Se mobiliser contre le sida en Afrique

Sous la santé globale, les luttes associatives

Collection « Anthropologies & Médecines »

Dirigée par Alice Desclaux et Laurent Vidal

À l'ère de la mondialisation, les diverses formes de thérapie (ethnomédecines, biomédecine, médecines profanes et savantes, thérapies inspirées par le religieux, pharmacothérapies) sont traversées par des influences multiples, tout en parvenant à se constituer en systèmes de sens et en offres de soins. S'ajustant à l'avancée des techniques, elles attestent de nouvelles constructions sociales du corps et de la vie biologique, et s'affrontent aux évolutions épidémiologiques des sociétés.

La collection « Anthropologies & Médecines », propose des études monographiques et des analyses ethnologiques comparatives des dispositifs de traitement, de leurs conditions d'émergence, des pathologies et enjeux sanitaires auxquels ils répondent, et de leurs effets sociaux. Ancrée dans une approche anthropologique, elle s'intéresse aux processus locaux ou produits par la confrontation avec les institutions nationales ou transnationales de « santé globale », issus d'assemblages culturels, ou inspirés par des réactions contrastées à la marchandisation du corps et de la santé. Elle aborde également les systèmes de soins comme des complexes sociaux et accueille de nouvelles approches théoriques de la santé et de la maladie qui conjuguent ce que pensent et ce que font les individus comme les collectifs.

Ouvrages parus :

DESCLAUX A., EGROT M. (dir.), 2015. *Anthropologie du médicament au Sud. La pharmaceuticalisation à ses marges*, Paris, L'Harmattan, 275 p.

Cohen P., Sarradon-Eck A., Rossi I., Schmitz O., Legrand E., 2016, *Cancer et pluralisme thérapeutique. Enquête auprès des malades et des institutions médicales en France, Belgique et Suisse*, Paris, L'Harmattan, 284 p.

Bonnet D., Duchesne V. (dir.), 2016, *Procréation médicale et mondialisation. Expériences africaines*, Paris, L'Harmattan, 250 p.

Ouattara F., Gruénais M.-E., Richard F., Ouédraogo C. (dir.), 2016, *Accompagner les femmes à la maternité au Burkina Faso. Anthropologie et santé publique dans un projet d'amélioration des soins obstétricaux*, Paris, L'Harmattan, 242 p.

Pourette D., Mattern C., Bellas Cabane C., Ravololomanga B. (dir.), 2018, *Femmes, enfants et santé à Madagascar. Approches anthropologiques comparées*, Paris, L'Harmattan, 300 p.

Kane H., 2018, *Anthropologie de la santé infantile en Mauritanie. Taire et soigner*, Paris, L'Harmattan, 274 p.

Actualités de la collection :

http://www.editions-harmattan.fr/index.asp?navig=catalogue&obj=collection&no=1074

Sous la direction
de Christophe BROQUA

SE MOBILISER CONTRE LE SIDA EN AFRIQUE

SOUS LA SANTÉ GLOBALE, LES LUTTES ASSOCIATIVES

Préface de Jean-Pierre Dozon

Postface de Vinh-Kim Nguyen

L'Harmattan

OUVRAGES DE L'AUTEUR

Broqua C., Deschamps C. (dir.), 2014, *L'échange économico-sexuel*, Paris, Éditions de l'EHESS, collection « Cas de figure ».

Eboko F., Bourdier F., Broqua C. (dir.), 2011, *Les Suds face au sida : quand la société civile se mobilise*, Marseille, IRD Éditions, collection « Objectifs Suds ».

Broqua C., 2006, *Agir pour ne pas mourir ! Act Up, les homosexuels et le sida*, Paris, Presses de Sciences Po, collection « Académique ».

Broqua C., Lert F., Souteyrand Y. (dir.), 2003, *Homosexualités au temps du sida : tensions sociales et identitaires*, Paris, Éditions ANRS, collection « Sciences sociales et sida ».

Pinell P., Broqua C., de Busscher P.-O., Jauffret M., Thiaudière C., 2002, *Une épidémie politique : la lutte contre le sida en France (1981-1996)*, Paris, PUF, collection « Science, histoire et société ».

Broqua C., Fillieule O., 2001, *Trajectoires d'engagement : AIDES et Act Up*, Paris, Textuel, coffret « Le génie associatif : dix portraits ».

5-7, rue de l'Ecole-Polytechnique, 75005 Paris

http://www.editions-harmattan.fr

ISBN : 978-2-343-16352-9
EAN : 9782343163529

SOMMAIRE

PRÉFACE

Jean-Pierre DOZON

Le sida ou, plutôt, le « phénomène sida », est encore loin d'avoir fini de susciter quantité de travaux de recherche en sciences humaines et sociales (SHS). Pourtant, en ces domaines, la littérature est déjà abondante et diversifiée, s'étant faite quasiment contemporaine du déroulement de l'épidémie, au point du reste d'avoir fourni une certaine histoire du sida alors même qu'il était apparu seulement quelques années plus tôt[1].

Dois-je rappeler ici que toutes les disciplines en SHS y ont apporté leurs contributions, la sociologie, l'anthropologie, la psychologie et psychologie sociale, la science politique, la démographie, l'économie, l'histoire ; telle ou telle pouvant s'associer à telle autre et pouvant rencontrer également, mais de manière pour le coup assez inédite, les centres d'intérêt des sciences biomédicales et de l'épidémiologie (qui ne furent pas, elles non plus, en reste de recherches et de publications) dans une perspective plus large de santé publique. À quoi il me faut immédiatement ajouter, par-delà les spécificités propres à chaque discipline, le riche éventail et le caractère souvent novateur des thématiques abordées par les unes et par les autres : sur les pratiques et comportements sexuels, sur les conduites face au risque, sur les stratégies de prévention, sur les politiques publiques et leurs impérities, sur les acteurs associatifs et les mouvements de lutte, sur des mondes sociaux particuliers (mondes de la prostitution, des usagers de drogue, des hémophiles, des migrants, etc.), sur les questions de stigmatisation et de discrimination, sur les capacités réformatrices des malades, sur les représentations dites culturelles de la maladie et de ses modes de transmission, ou encore sur la recherche et les milieux biomédicaux eux-mêmes.

En fait, dans une perspective résolue d'histoire et de sociologie des sciences, et puisqu'il s'agit d'une production intellectuelle et scientifique qui s'est déroulée sur plus de trois décennies, il conviendrait de suivre au plus près les changements et les innovations (possiblement conceptuelles) qui se sont opérés dans cette accumulation de thématiques et de confrontations disciplinaires. Bien

---

1 Je pense en particulier à l'ouvrage écrit en deux temps par Mirko D. Grmek (1989 et 1995).

sûr, pas seulement en France, mais également au plan international ; même si, sans doute (mais cela demanderait à être plus précisément vérifié et étudié), la France, à cause notamment du poids de ses structures d'intervention et de soutien à la recherche, telle que l'Agence nationale de recherche sur le sida (ANRS) fondée en 1988, a permis aux SHS de s'inscrire fortement dans une époque qu'elles ont fréquemment nommée elles-mêmes « temps du sida ».

Certainement aussi, conviendrait-il de constituer comme une sorte de « bêtisier » de ce qui a pu être affirmé ou suggéré dans de nombreux écrits, encore que, très tôt, des critiques ont été formulées à leur endroit et bien qu'au fil du temps, une manière de plus grande vigilance en même temps qu'un renouvellement des approches aient fait de cet amoncellement un corpus tout à fait remarquable, notamment au travers de la réalisation de très bonnes thèses de doctorat.

De la même manière, serait-il tout à fait intéressant d'examiner de près, pour en tirer d'utiles leçons, les rapports qu'ont entretenus nombre de chercheurs en SHS (mais le phénomène a existé aussi dans les disciplines biomédicales) avec un certain type d'engagement et de militance, ce qui sans doute n'a pas empêché de nécessaires distanciations. Pour ma part, je ne peux pas ne pas me remémorer, en écrivant ces lignes, l'élégance et la pertinence avec lesquelles le sociologue et historien Michael Pollak[2] a présidé la première commission des SHS à l'ANRS alors même qu'il était malade et se savait condamné.

Dans ce corpus, le sida en Afrique a occupé presque d'entrée de jeu une place, sinon importante, du moins assez singulière. D'abord, parce que l'épidémie y est vite apparue sans commune mesure avec celle qui avait cours dans d'autres régions du monde, spécialement dans les pays du Nord, les premières estimations de la séroprévalence du VIH y étant autrement plus élevées, et parce que le tout premier mode de transmission du virus y fut d'emblée identifié comme hétérosexuel (le second, en conséquence, étant la transmission maternelle) ; toutes choses qui mirent en exergue une spécificité qui, plus que partout ailleurs, pouvait générer une véritable catastrophe démographique. Ensuite, parce que cette spécificité, qui a pu s'énoncer un moment en termes de « promiscuité sexuelle », semblait tenir en large part à des éléments culturels (voire raciaux, ces éléments pouvant s'étendre à un « monde noir » installé hors de l'Afrique) enracinés de longue date et qu'il y avait donc là matière à promouvoir des changements de comportements de très grande envergure, comme une sorte de moralisation généralisée des mœurs[3].

Dans ce contexte assez particulier où s'ajoutait une quasi-absence de prise en charge des séropositifs et des malades (même pas l'AZT dont disposaient à la

---

2 Il a été l'un des tout premiers à lancer une enquête sociologique sur le sida en France.

3 C'est ce qui se traduira par des messages de prévention qui portèrent aussi bien sur l'usage du préservatif que sur la pratique de l'abstinence et de la fidélité.

fin des années 1980 les pays du Nord), les premiers travaux en SHS, du moins pour ce que j'ai pu en juger à l'époque dans les propositions de recherche françaises (et parfois africaines) au sein de ma propre discipline, se sont souvent contentés de prolonger les études qui venaient de se développer dans le champ de l'anthropologie médicale. Ils se sont en effet principalement focalisés sur les modèles explicatifs du sida et de ses différentes manifestations cliniques, sur les représentations relatives aux fluides corporels, ou encore sur les règles ou pratiques matrimoniales et sur les rapports hommes/femmes au sein de telle ou telle population.

Tout cela n'était évidemment pas inintéressant, mais il y avait certainement beaucoup mieux à faire. Ce qui est intervenu, somme toute, assez vite, à travers un ensemble de recherches, parfois plus sociologiques et plus appliquées, qui ont porté, en s'amplifiant année après année, sur une large palette d'objets ou de questions. Je mentionnerai, par exemple, mais sans bien sûr prétendre à l'exhaustivité, des recherches qui se dédièrent à des milieux sociaux particuliers, tels que celui de la prostitution professionnelle ou celui des transporteurs, à la manière dont l'accélération des mobilités, en ces années 1980-1990 où survinrent dans maints pays africains de nombreuses crises socio-économiques, a favorisé la multiplication des situations à risque ; d'autres recherches qui pouvaient recouper les précédentes, traitèrent de la question de la pauvreté et des stratégies de survie et, dans cette perspective, de la « vulnérabilité » des femmes, ou encore, affaire tout à fait importante, de la question des pratiques médicales, en particulier de l'annonce de la séropositivité.

Cependant, au-delà de l'intérêt et de la qualité des travaux ainsi produits et qui ont permis certainement une meilleure intelligibilité du phénomène sida en Afrique, restait une question qui était en arrière-plan de toutes les autres, mais qui n'a pas véritablement été traitée comme telle, sauf de manière latérale, et qui pesait en vérité lourdement sur l'ensemble. Cette question était tout simplement d'ordre politique. En effet, en plus de représenter quantité de drames et de souffrances, le sida a été d'entrée de jeu un phénomène typique d'extraversion ; c'est-à-dire que ceux qui ont été à l'initiative des programmes nationaux de lutte comme ceux qui, sur le plan des recherches biomédicales, épidémiologiques ou en sciences sociales, se sont saisis des différentes dimensions du phénomène sida en Afrique, ont été d'abord et avant tout des ressortissants des pays occidentaux et, bien souvent, des ressortissants des ex-puissances colonisatrices, ou issus, ce qui était peut-être un peu moins asymétrique, de grandes organisations internationales telles que Onusida que l'ONU créa en 1995.

Sans doute, assez vite, des autorités, des chercheurs ou des intervenants africains ont-ils été associés à ces programmes et ces recherches et, parfois, en ont-ils eu directement la charge. Sans doute également, n'était-ce pas la première fois qu'en matière de santé publique, spécialement d'épidémies, recherches et interventions pratiques étaient plus ou moins dans les mains d'organisations internationales, de grandes ONG ou d'institutions occidentales œuvrant au sein des systèmes de coopération bilatérale. L'affaire remontait en fait à l'époque coloniale où les métropoles, à travers, par exemple, l'Institut Pasteur pour la France, se sont chargées de campagnes de vaccination et de stratégies de lutte contre les grandes endémies.

À quoi il faut immédiatement ajouter que nombre de gouvernements africains, souvent dans le déni des épidémies de sida, n'ont guère cherché à rompre avec ce pesant héritage, sauf en acceptant que des ressources leur fussent allouées pour faire de la lutte contre le sida, plus ou moins imposée de l'extérieur, un programme dont ils pouvaient désormais se prévaloir.

Cependant, si elle n'avait rien de vraiment surprenant, cette logique d'extraversion a été quelque peu contre-productive par rapport aux objectifs des politiques de prévention et de lutte contre le sida qui consistaient d'abord et avant tout à informer et à convaincre. Durablement en effet, étant donné que le sida paraissait être étroitement associé aux pays du Nord (à la fois par ce qui était dit des débuts de l'épidémie aux États-Unis et par les déclarations qui s'y répandaient sur une Afrique équivalente à une sorte de « terre d'élection du sida »), le déni de leurs gouvernements quant à la réalité de l'épidémie ou aux explications scientifiques et pratiques qui en étaient données fut en bonne part partagé par les populations africaines. Pire encore, le sida, parce qu'il fut longtemps aussi présenté comme une maladie sans recours thérapeutique possible (« le sida tue » comme il était fréquemment affiché pour amener les gens à se protéger), donna lieu à quantité de rumeurs, notamment celle qui faisait du VIH une émanation de laboratoires de recherches occidentaux pour être introduit en Afrique plus ou moins volontairement.

Reste que l'épidémie se propageait bel et bien, encore que de manière très différenciée selon les pays (les taux de séroprévalence allant de 1 ou 2 % jusqu'à dépasser les 20 %) et qu'elle se concrétisait par quantité de personnes séropositives ou affectées par les maladies opportunistes (dont la tuberculose) et par un nombre grandissant de décès. La réalité du sida, quelles qu'en fussent les origines, s'imposa donc aux gouvernants comme aux gouvernés. Et c'est à ce moment, au début des années 1990, et alors qu'il était bien difficile pour les personnes très directement concernées de faire savoir autour d'elles leur situation, qu'apparurent en Afrique les premières associations de « personnes vivant avec le VIH » ; cela peu de temps avant que l'arrivée de la trithérapie ne fît prendre à l'histoire du sida un tournant majeur et qu'on envisageât que le traitement qui était donné aux séropositifs et aux malades des pays du Nord pût l'être également à leurs homologues d'Afrique ou de toutes autres régions du Sud. Ce qui ne fut pas une mince affaire et qui fit jouer à de grandes associations et ONG, en particulier françaises, mais aussi, il faut le reconnaître, aux autorités hexagonales de l'époque un rôle de tout premier plan pour que le traitement (la trithérapie) fût accessible en Afrique.

C'est de cela que traite remarquablement cet ouvrage dont je dirais volontiers qu'il était très attendu. Car si, précisément, d'excellents travaux avaient été réalisés sur les mouvements associatifs dans les pays du Nord, en France notamment sur AIDES et Act Up, on savait fort peu de choses sur leurs équivalents en Afrique alors même qu'ils y avaient des spécificités notables et qu'au fil de leur développement, ils ont changé quelque peu la vision qu'on pouvait avoir de l'épidémie en Afrique. Bien sûr, et c'est souligné par la plupart des contributions, on retrouve, dans cet ouvrage dédié pour l'essentiel à l'Afrique francophone, très clairement cette logique d'extraversion qui fit que les associations africaines naquirent à l'initiative ou avec le fort soutien d'associations, d'ONG ou de structures de coopération françaises ainsi que de leurs relais internationaux. Il y eut là, sans conteste, une forte dépendance, mais aussi fabrication, au fur et à mesure de leur multiplication, de compétitions entre elles pour obtenir des ressources et pour se conformer aux normes d'une « bonne gouvernance » associative. Comme il y eut création (en leur sein, entre elles et par rapport aux personnes atteintes non membres d'association) d'un accès inégal au traitement dès lors que celui-ci arriva en Afrique mais de manière peu massive.

Mais en dépit de ces spécificités qui les firent assez peu politiques, quand bien même certains pays africains connaitraient une évolution démocratique, il y en avait d'autres, particulièrement intéressantes, qui n'avaient pas d'équivalent dans les pays du Nord, à savoir l'importance des associations féminines. Ce qui, bien sûr, renvoyait au fait que le sida avait touché, depuis le début de l'épidémie, au moins, sinon plus, les femmes que les hommes, mais qui n'en révélait pas moins des dynamiques particulières, à l'instar d'associations de « prostituées » présentées dans l'ouvrage qui correspondirent à de très réelles mobilisations ou capacités d'action.

Et, quoiqu'elle rappelle bien davantage l'histoire des associations dans les pays du Nord tout en intervenant tardivement, presque en bout de parcours, la création d'associations d'homosexuels vivant avec le VIH en Afrique constitue indéniablement un phénomène assez remarquable. Car, s'il était une chose qui avait été fortement affirmée (constituant une sorte de lieu commun) dans les années 1980 concernant le sida en Afrique, c'est qu'il reposait d'autant plus sur une transmission essentiellement hétérosexuelle que les pratiques homosexuelles y étaient réputées presque inexistantes. Sans doute y étaient-elles et y sont-elles souvent prohibées ou déniées, mais il est patent que ces associations démontrent que la vision qui était répandue sur la sexualité africaine, sur une « cultura sexualis africana », comme l'avait ironiquement nommée Gilles Bibeau (1991), était pour le moins quelque peu erronée.

Le phénomène sida, en Afrique ou ailleurs (que sait-on vraiment de lui dans les pays de l'Europe de l'Est, en Russie, au Moyen-Orient ou en Asie, notamment en Chine ?), n'en a donc pas fini de donner lieu à des travaux en

SHS, spécialement en s'attachant à quelques lectures rétrospectives des trois décennies où il s'est déployé en diverses mobilisations (dans le domaine de la recherche, des moyens financiers et institutionnels de lutte, des associations de malades, etc.). Mais nul doute que cet ouvrage, sous la direction résolue de Christophe Broqua, va marquer une nouvelle et décisive avancée dans la compréhension de la manière dont il s'y est manifesté dans la région du monde où le VIH a fait et continue à faire de très loin le plus de victimes et où l'accès au traitement a encore bien du mal à être généralisé.

BIBLIOGRAPHIE

Bibeau G., 1991. « L'Afrique, terre imaginaire du sida : la subversion du discours scientifique par le jeu des fantasmes », *Anthropologie et sociétés*, 15, 2-3, p. 125-147.

Grmek M. D., 1995 [1989]. *Histoire du sida : début et origine d'une pandémie actuelle*, Paris, Payot.

Pour une histoire des mobilisations associatives contre le sida en Afrique

Christophe BROQUA

Pendant longtemps, les mobilisations associatives liées au sida en Afrique n'ont suscité qu'un faible intérêt des chercheurs en sciences sociales, en particulier dans le monde francophone[1], alors que les travaux sur ce thème ont été nombreux dans les pays d'Amérique du Nord ou d'Europe. La prise en compte de cet objet a découlé d'un changement de perspective qui s'est opéré progressivement dans le domaine de la recherche en sciences sociales, à travers une plus grande attention accordée à la dimension politique de l'épidémie en Afrique. À la fin des années 1980, Jean-Pierre Dozon et Didier Fassin publient deux articles sur les enjeux sociopolitiques du sida sur ce continent (Fassin & Dozon, 1988 ; Dozon & Fassin, 1989), approche qu'ils prolongent dans d'autres écrits[2] et à travers un séminaire d'« anthropologie politique de la santé ». Au cours de la seconde moitié des années 1990, apparaissent les premiers travaux qui, appréhendant le sida en Afrique comme objet politique, s'intéressent de manière plus ou moins centrale aux mobilisations associatives[3]. La décennie suivante, une nouvelle génération de doctorants en sciences sociales (anthropologie, sociologie, science politique) commence à étudier les dimensions politiques de la lutte contre le sida, à travers différents types d'acteurs dont les associations, notamment celles de personnes vivant avec le VIH (PVVIH), rompant ainsi avec l'appréhension qui avait longtemps dominé

---

1 Par exemple, dans les volumes collectifs sur le sida en Afrique publiés au cours des années 1990 et 2000, rares sont les contributions sur les associations (parmi les exceptions, voir Vidal, 1998 ; Mbodj & Taverne, 2002) et le seul ouvrage disponible sur les mobilisations contre le sida dans les Suds ne comporte qu'un chapitre sur l'Afrique (Eboko & Mandjem, 2011) – en revanche, le numéro de revue dont cet ouvrage était le prolongement en contient plusieurs (Eboko *et al.*, 2005).

2 Voir, par exemple, Fassin, 1994, 1996 ; Dozon, 2000, 2001.

3 Voir Cornu, 1996 ; Delaunay *et al.*, 1998 ; Eboko, 1999 ; Gruénais, 1999, 2000 ; Gruénais *et al.*, 1999.

la recherche en sciences sociales sur l'épidémie en Afrique (ou dans les migrations)[4].

Présentant les résultats d'une enquête collective sur l'évolution des dynamiques associatives liées au sida dans plusieurs pays africains, cet ouvrage réunit aussi d'autres chercheurs ayant travaillé sur les mêmes questions. Il en a résulté le choix de positionner la focale à deux niveaux différents : en s'intéressant de près à trois pays d'Afrique de l'Ouest en particulier, dont la situation est envisagée sous divers angles (Côte d'Ivoire, Mali, Sénégal), et de manière moins systématique à cinq autres (Bénin, Burkina Faso, Burundi, Éthiopie, Togo). L'ouvrage couvre donc principalement l'Afrique francophone. La plupart des enquêtes ont été réalisées entre la fin des années 2000 et le milieu des années 2010.

Dans ce texte introductif, je présenterai quelques questions transversales ou qui me semblent centrales, en me reposant à la fois sur les contributions à l'ouvrage et sur la littérature disponible.

LA PARTIE ÉMERGÉE DE L'ICEBERG

La lente apparition des recherches sur les dynamiques associatives en Afrique tient aux orientations choisies par les chercheurs, mais celles-ci découlent aussi de l'état des mobilisations telles qu'elles pouvaient être observées. Si des actions de lutte contre le sida ont été entreprises sur le continent dans les années 1980 et 1990 par les associations – notamment celles de PVVIH –, c'est à la fin des années 1990 et surtout à l'aube des années 2000 qu'elles commencent à attirer l'œil avec l'émergence d'un activisme africain.

Les conférences mondiales sur le sida sont des espaces privilégiés pour observer la diversité des formes d'engagement et leur évolution, en particulier celles qui se sont déroulées autour de la période charnière du passage au vingt et unième siècle. En 1998, la conférence de Genève avait pour thème « Bridge the gap », signifiant la volonté de lutter plus équitablement contre l'épidémie dans toutes les parties du monde. De nombreux conférenciers d'Afrique ou d'Amérique latine étaient présents. Il était apparu clairement qu'une partie des militants sud-américains avait recours à des modes d'action très comparables à ceux d'Act Up (Broqua, 1998). En revanche, le rapport des militants africains à ces pratiques contestataires était plus difficile à saisir. Au début de la conférence,

---

4 Voir les thèses suivantes : Musso, 2008 ; Mbaye, 2009 ; Mbodj, 2009 ; Tsotsa, 2009 ; Demange, 2010 ; Billaud, 2011 ; Awondo, 2012 ; Chabrol, 2012 ; Hejoaka, 2012 ; Hermann-Mesfen, 2012 ; David, 2013 ; Gning, 2013 ; Hunsmann, 2013 ; Kojoué Kamga, 2013 ; Sow, 2013 ; Bonvalet, 2014 ; De Wouters De Bouchout, 2014 ; Mounsade Kpoundia, 2014 ; Soriat, 2014 ; Bekelynck, 2015 ; Gerbier-Aublanc, 2016 ; Mbaye, 2016 ; De Rosis, 2017 ; Ndione, 2017 ; Castro, 2019. Voir aussi Soubeiga, 2016.

des activistes (d'Act Up-Paris principalement) avaient interrompu la cérémonie d'ouverture. Parmi eux se trouvait Désiré N'Da, membre d'une association de PVVIH de Côte d'Ivoire (le Club des Amis), qui avait pris la parole et lu un discours revendicatif. Certains commentateurs avaient vu là le fruit d'une manipulation d'Act Up-Paris visant à faire adopter à ce militant ivoirien une forme d'action différente de celles qui seraient habituellement pratiquées par les militants africains, supposément moins enclins à user de modes d'action protestataires.

Deux ans plus tard, en 2000, la conférence mondiale suivante avait lieu pour la première fois sur le continent africain, à Durban en Afrique du Sud, symbolisant un tournant dans l'histoire globale de l'activisme contre le sida. Cette fois-ci, il n'était plus possible de considérer que les activistes du Nord cherchaient à imposer leurs méthodes protestataires aux Africains. Lors des nombreuses manifestations organisées par des militants locaux, la présence des activistes et des séropositifs africains était devenue très visible. La conférence se déroulait en effet dans un pays où l'activisme contre le sida s'était développé à travers un groupe particulier, Treatment Action Campaign (TAC), qui, à l'échelle globale, prenait le relais des groupes du Nord, comme le soulignait dix ans plus tard un chercheur sud-africain : « Il est maintenant largement considéré comme la plus importante organisation militante contre le sida dans le monde et certainement le plus réussi des mouvements sociaux post-apartheid en Afrique du Sud » (Grebe, 2011 : 849 ; ma traduction)[5].

TAC apparaît en 1998 après le décès du militant homosexuel et anti-apartheid Simon Nkoli des suites du sida, sans qu'il ait pu bénéficier de thérapeutiques efficaces. Zackie Achmat propose alors la création d'un mouvement de lutte pour l'accès aux traitements qui est mené par des PVVIH ne faisant pas mystère de leur statut sérologique ; son image sera notamment marquée par son T-shirt « H.I.V. Positive », connu pour avoir été porté par Nelson Mandela. Le groupe est issu à la fois du militantisme homosexuel lié à l'African National Congress (ANC) et du combat contre l'apartheid, sachant qu'en Afrique du Sud, la mobilisation homosexuelle contre le sida a précédé la fin de l'apartheid (Mbali, 2013). Il bénéficie du contexte spécifique du nouveau régime, où l'attention portée aux droits est devenue centrale. L'action de TAC se fait connaître au moment où des firmes pharmaceutiques portent plainte contre le gouvernement sud-africain qui a autorisé la vente de médicaments génériques, ce qui constituera l'un de ses principaux combats. Mais TAC doit aussi lutter à l'intérieur du pays contre les déclarations du président Thabo Mbeki qui conteste le lien entre le VIH et le sida (Fassin, 2006 ; Nattrass, 2007).

5 Sur TAC, voir Achmat, 2004 ; Robins, 2004, 2006, 2009 ; Robins & von Lieres, 2004 ; Friedman & Mottiar, 2005, 2006 ; Mbali, 2013 ; Nattrass, 2007 ; Geffen, 2010 ; Grebe, 2011.

Avec ses méthodes proches de celles d'Act Up, TAC constitue une exception en Afrique. Dans le reste du continent, il existe des associations de lutte contre le sida depuis les années 1980, mais dont les méthodes diffèrent largement. Par exemple, en Ouganda, The AIDS Support Organisation (TASO) est l'une des plus anciennes organisations africaines de PVVIH[6]. Elle est « l'archétype des groupes communautaires sur le sida en Afrique » selon Peter Piot (2010 : 13). Bien que faisant partie d'un mouvement qui a vu apparaître un discours sur les droits, par opposition à d'autres discours plus stigmatisants, cette organisation agit en concertation avec les pouvoirs publics, cherchant à obtenir des changements en douceur et non au travers de pratiques confrontationnelles (Seidel, 1993).

Au cours des années 1990 puis 2000, dans la plupart des pays africains, la question de l'accès aux traitements vient modifier les formes de la mobilisation. Par exemple, contrairement à l'Afrique du Sud où cet enjeu a suscité des mobilisations activistes, en Tanzanie, « la surveillance par l'État de l'action collective des PVVIH et leur forte dépendance à l'égard des bailleurs empêchent ce qui pourrait être une expression politique de revendications du droit à la vie et aux moyens de subsistance auxquels tous les citoyens tanzaniens peuvent prétendre en vertu de la Déclaration des droits de 1984 » (Beckmann & Bujra, 2010 : 1061 ; ma traduction). Sur la question des droits humains à laquelle la lutte contre le sida est apparue liée dès les premières années de l'épidémie, les formes d'engagement « civique » et de citoyenneté diffèrent fortement selon les pays, y compris dans une même région, par exemple, l'Afrique australe (Fenio, 2011).

Toutefois, il ne s'agit pas de hiérarchiser les formes de mobilisation ou de valoriser l'une d'elles en particulier, en l'occurrence celle de l'activisme qui n'est pas la seule à garantir une certaine efficacité d'action et peut aussi se heurter à d'importantes difficultés. Ainsi, en dépit des succès obtenus par TAC, la situation de l'épidémie en Afrique du Sud est restée l'une des plus graves au monde, avec près de 20 % de prévalence du VIH. Une étude comparée avec le Brésil a montré que les relations de collaboration entretenues sur la longue durée entre le mouvement de lutte contre le sida et l'État au Brésil ont favorisé une gestion efficace de l'épidémie (la prévalence n'a pas augmenté), alors que la difficulté de l'État sud-africain à suivre les revendications du mouvement sida explique que la prévalence a explosé (Nunn *et al.*, 2012). Dans un autre registre, à partir d'une enquête ethnographique réalisée dans les townships de Soweto et Alexandra, Frédéric Le Marcis montre que les formes de reconnaissance que l'on pense liées à l'engagement militant, certains arrangements de l'expérience intime les permettent aussi parfois, là où le volontariat associatif peut à l'inverse ne pas les rendre possibles (Le Marcis, 2010, 2012).

---

6 Sur TASO, voir Seidel, 1993 ; Muriisa, 2010 ; Muriisa & Jamil, 2011 ; Seeley *et al.*, 2011 ; Grebe, 2016.

FAÇONNEMENTS INTERNATIONAUX ET LOCAUX

Après la découverte de traitements plus efficaces au milieu des années 1990, la lutte contre le sida en Afrique prend de l'ampleur avec l'entrée en scène de nouveaux bailleurs, dans un contexte désormais dit de « santé globale ». Ce processus est cependant progressif, car l'idée de rendre ces traitements accessibles au Sud ne s'est pas imposée d'emblée. Jusqu'au début des années 2000 dominait l'idée que la diffusion gratuite des antirétroviraux (ARV) en Afrique n'était pas réalisable, pour des raisons tant économiques que de mise en œuvre ou d'acceptabilité par les malades. Mais contre ce scepticisme, certains pays tels que le Sénégal ont montré la voie en décidant avec succès la mise à disposition gratuite des traitements (Taverne, 2015), bientôt suivis par d'autres.

Dès les années 1980, mais plus encore à partir de la fin des années 1990, la lutte contre le sida se globalise[7]. Différents organismes de financement en même temps que d'orientation des actions associatives ou gouvernementales voient le jour. En 1996, ONUSIDA est créée pour succéder au Global Programme on AIDS de l'OMS. En 2000, la Banque mondiale met sur pied un programme de lutte contre le sida. En 2002, apparaît le Fonds mondial de lutte contre le sida, la tuberculose et le paludisme. En 2003, Georges W. Bush crée The United States President's Emergency Plan for AIDS Relief (PEPFAR). S'ajoutent à cela des fondations telles que la Bill and Melinda Gates Fundation ou la Clinton Fundation qui consacrent une part très importante de leur budget à la lutte contre le sida.

Ces bailleurs vont avoir une influence considérable sur les formes locales de mobilisation dans divers pays du Sud. En finançant à la fois les domaines de l'accès aux traitements et de la prévention, ils cherchent à transformer les aspects contextuels ou comportementaux jugés favorables ou défavorables à l'optimisation de la lutte contre le sida. Par exemple, à partir de la création d'ONUSIDA, une attention plus grande commence à être accordée à certaines populations exposées au VIH jusqu'alors négligées dans les pays du Sud, telles que les minorités sexuelles. De même, durant la première moitié des années 2000, un membre de l'association des employés gays, lesbiennes et bisexuels de la Banque mondiale s'investit fortement sur la question du sida chez les « hommes ayant des rapports sexuels avec des hommes » (HSH) en Afrique, cherchant à susciter la création d'associations spécifiques dans différents pays en proposant un soutien financier (que refusent certains de ses interlocuteurs africains, répugnant à s'exposer ainsi publiquement). Mais ce désir d'influer sur les normes et les pratiques locales peut aussi s'exercer dans un sens contraire, visant plutôt le maintien de certaines valeurs morales ou religieuses. Par exemple, le PEPFAR promeut la stratégie préventive dite « ABC » (Abstinence,

[7] Voir notamment Altman, 1998 ; Patton, 2002 ; Smith & Siplon, 2006 ; Seckinelgin, 2008, 2017 ; Smith, 2013 ; Eboko, 2015.

Be Faithful, Condom, c'est-à-dire abstinence, fidélité, préservatif), dans le but de diffuser les préceptes de la droite religieuse américaine, la même qui en Ouganda a contribué à la campagne ayant abouti à l'adoption de l'Anti-Homosexuality Bill. L'influence des bailleurs s'exerce encore à travers l'aide qu'ils apportent, certes indirectement, aux associations de PVVIH ou de personnes représentant les groupes les plus exposés, qui sont considérées comme des exécutants techniques ou des courroies de transmission entre les organismes financeurs et les populations cibles, et dont le rôle et l'action sont fortement conditionnés par ces soutiens. Cette gouvernance globale de la lutte contre le sida a des effets très directs sur les situations locales. Par exemple, une étude comparée entre la Zambie et le Vietnam montre que les différences que l'on observe entre les mobilisations contre le sida dans ces deux pays tiennent autant à des éléments de contexte locaux qu'aux priorités des bailleurs internationaux qui affectent les logiques de mobilisation locales (Patterson & Stephens, 2012).

Plusieurs contributions à cet ouvrage, ainsi qu'une grande partie de la littérature, insistent sur le faisceau d'incitations et de contraintes qui enserre les mobilisations associatives en Afrique, se déployant sur deux niveaux interdépendants : sur le plan local, les associations sont souvent le produit de volontés extérieures et l'objet de dépendances à l'égard des acteurs qui ont rendu possible leur création ou qui leur permettent de continuer à exister ; sur le plan global, elles sont façonnées par les directives extra-nationales qui orientent les formes de la lutte contre le sida dans les pays du Sud et soumises aux desiderata des organisations desquelles proviennent ou par lesquelles transitent les financements internationaux.

Les titres des deux articles francophones les plus anciens et parmi les plus connus sur les associations de lutte contre le sida en Afrique donnent le ton : l'un parle de « concurrences et dépendances » (Delaunay *et al.*, 1998), l'autre de « participation décrétée » (Mbodj, 2007). Dans une version antérieure du second texte, qui fait état des positions associatives sur la question de l'accès aux traitements, la situation sénégalaise est ainsi résumée :

> Plusieurs éléments dans la genèse des associations de PVVIH peuvent expliquer l'absence d'une revendication militante en faveur de l'accès aux ARV au Sénégal : ces associations sont nées de l'initiative d'autres structures et n'ont jamais acquis une vraie indépendance financière vis-à-vis de leur tutelle d'origine ou de leur partenaire financier de relais. L'absence de capacités propres de mobilisation de fonds, le faible effectif, la crainte de la visibilité ou le souci de garder l'anonymat, l'absence de personnalité charismatique, et les fréquentes recompositions de ces associations suite à des dissensions internes, leur ont donné un faible impact en matière d'interventions de prévention, de prise en charge ou de plaidoyer (Mbodj & Taverne, 2002 : 205).

Dans bien d'autres pays d'Afrique francophone, les associations de lutte contre le sida, en particulier celles de PVVIH, ont aussi été créées sous l'impulsion d'acteurs extérieurs : médecins ou personnels médicaux, chercheurs, politiques, etc. Ou alors elles ont pu exister et se développer grâce aux mêmes types de soutien, car il ne suffit pas de créer une association, il faut ensuite pouvoir la faire perdurer, ce qui nécessite des moyens financiers et logistiques, un local ou un siège, etc. Il importe ainsi de tenir compte de la diversité des situations et des relations de pouvoir pouvant exister entre différentes associations. Le cas du Mali présenté par Laurence Touré dans cet ouvrage en offre un exemple intéressant. L'association ARCAD-SIDA a acquis une position dominante en se substituant à l'État mais en l'associant à ses projets. Elle a contribué à la création d'associations de PVVIH qui ont ensuite cherché en vain à se dépendre de leur dépendance à son égard, en particulier pour l'accès aux financements du Fonds mondial. Un cas différent mais en partie comparable se trouve en Côte d'Ivoire, avec l'ONG Espace Confiance, parfois critiquée elle aussi par des membres d'associations de « professionnelles du sexe » (PS) ou de HSH qu'elle a contribué à créer ou qu'elle a soutenues, et qui ont peiné à trouver leur autonomie. C'est que les associations apparaissent dans un « espace sida » (Pinell *et al.*, 2002) où de nombreux acteurs existent déjà, elles doivent s'y insérer et développer des relations avec les autres associations, les ONG (Eboko & Mandjem, 2011), les pouvoirs publics, les institutions (Vidal *et al.*, 2010), etc.

En même temps, les associations sont façonnées à l'échelle internationale de deux manières : leur création et leurs formes sont souvent influencées ou stimulées par des modèles extérieurs ; elles sont fortement dépendantes de la volonté des bailleurs de fonds et des organisations intermédiaires (entre les bailleurs et les associations bénéficiaires).

La globalisation de la lutte contre le sida a d'abord commencé par la circulation internationale de modèles d'action, par exemple, entre les États-Unis et l'Europe, ou entre l'Europe et l'Afrique. Des associations échangeaient entre elles et s'inspiraient les unes les autres. Les rencontres avec des personnes d'autres pays ou avec des modèles étrangers (par exemple, au sein du Réseau africain des personnes vivant avec le VIH/sida, ou RAP+) ont été déterminantes dans les décisions prises par certaines PVVIH de créer des associations (Cornu, dans cet ouvrage ; Soriat, dans cet ouvrage).

Une étape importante a été franchie lorsque des États se sont impliqués puis lorsque certains se sont accordés sur des principes supranationaux. Ce fut le cas lors du sommet de chefs d'État sur le sida organisé à Paris en 1994, au moment duquel une rencontre entre PVVIH du monde entier eut également lieu. Lors de ce sommet a été élaboré le principe GIPA – « Greater involvement of people living with AIDS » –, consistant en la « participation accrue des personnes infectées ou affectées par le sida » au niveau des politiques nationales. Ainsi, dans de nombreux pays tels que, par exemple, le Bénin (Soriat, dans cet ouvrage) ou le Sénégal (Sow, dans cet ouvrage), la création d'associations a été suscitée par les pouvoirs publics en raison de ces injonctions internationales et de l'adhésion des pays au principe GIPA.

De manière révélatrice, une grande part de la littérature anglophone sur la lutte contre le sida en Afrique porte sur les relations entre le local et la gouvernance globale. De même, une partie non négligeable de la littérature francophone sur les mobilisations collectives face au sida en Afrique traite des échanges et des collaborations Nord-Sud[8]. La plupart des chapitres de cet ouvrage contribuent eux aussi à dresser « une histoire nationale de la gouvernance globale » (Castro, 2013), montrant le fort impact des injonctions des bailleurs sur les fonctionnements associatifs (par exemple, Konan, dans cet ouvrage).

Dans le contexte de la santé globale, les associations de lutte contre le sida doivent se plier en particulier au principe de l'appel à projets (Whyte *et al.*, 2013 ; Knutsson, 2014 ; Soriat, 2018), conformément aux règles classiques de l'industrie du développement. Souvent, les organisations formulent leurs demandes en fonction de leurs intérêts plus que dans le but premier de résoudre tel ou tel problème (Dahl, 2015), et ce, en Afrique comme au Nord. Mais l'une des différences qui distinguent les associations africaines de celles du Nord, c'est que les premières sont soumises aux lois de l'industrie globale du sida qui supposent la présence d'acteurs intermédiaires entre les bailleurs et les associations de terrain.

Dans les pays d'Afrique francophone, les associations sont en même temps tributaires des logiques de la politique française d'aide au développement. Décrivant la politique de lutte contre le sida de la France à l'étranger comme relevant d'un « humanitaire d'État », Elhadji Mbaye & Anthony Billaud indiquent le passage du principe de l'« aide » à celui de la « coopération ». Dans ce contexte, les ONG jouent un rôle qui prolonge celui de l'État. Tant AIDES qu'ESTHER peuvent ainsi être considérées comme des appendices de l'État français et de sa politique africaine (Bonvalet-Döring, dans cet ouvrage ; Mbaye & Billaud, dans cet ouvrage).

Au-delà du cas de la France et des pays francophones, l'influence exercée par les organismes donateurs sur les sociétés bénéficiaires de l'aide internationale, que les auteurs les plus critiques présentent comme un « nouvel impérialisme » aux relents de « mission civilisatrice » (Thörn, 2011), crée les conditions d'une relation très asymétrique où certains outils tels que les audits permettent aux bailleurs l'imposition de leurs règles (Follér, 2013), ce qui n'empêche cependant pas toujours l'agentivité des acteurs locaux de la lutte contre le sida (Anderson & Patterson, 2017).

---

[8] Voir, par exemple, Bastien, 2005 ; Billaud, 2011 ; Bosia, 2011 ; Chartrain, 2011 ; Musso, 2011.

LES PVVIH ENTRE GOUVERNEMENTALITÉ ET AGENTIVITÉ

Rien n'illustre mieux la portée des injonctions internationales sur les formes de la lutte contre le sida en Afrique que la façon à la fois centrale et problématique dont y est apparue la question des témoignages publics autour de la séropositivité. Le principe GIPA, qui, dans les années 1990, incite à l'engagement de PVVIH, suppose donc qu'elles sont visibles. À la même période, d'autres notions circulent aussi bien dans les pays anglophones que francophones, notamment celle de « positive living » (Dilger, 2001, 2012 ; Benton *et al.*, 2017 ; De Rosis, dans cet ouvrage) ; il s'agit d'encourager les PVVIH à garder espoir et à adopter un mode de vie qui favorise leur santé et leur bien-être. L'un des moyens supposés est de ne pas dissimuler son statut sérologique, le secret présentant selon cette conception des risques pathogènes. Se développe ainsi un ensemble de techniques visant à favoriser le dévoilement et la parole du soi, que Vinh-Kim Nguyen, reprenant Michel Foucault, nomme des « technologies confessionnelles » (Nguyen, 2005a, 2005b, 2010, 2013). Cette incitation à dire, incluse dans un dispositif de « gouvernement » des PVVIH, rencontre un autre impératif qui consiste à accroître chez un public plus ou moins large la conscience de l'épidémie par le truchement de témoins qui lui donnent corps et voix. Ce qui était tout d'abord le produit d'une incitation visant le mieux-être et la conscientisation sociale s'est ensuite transformé chez certains PVVIH en moyen instrumental pour bénéficier de rétributions ou d'avantages tels que l'accès aux traitements. S'est ainsi ouvert un « marché des témoignages » (Nguyen, 2002), mêlant bénéfices attendus et instrumentalisations, certaines associations se plaignant d'être devenues des « prestataires de témoignages » pour les ONG (Delaunay *et al.*, 1998 : 138-139).

Dans le prolongement de la littérature disponible, certains chapitres de cet ouvrage montrent que les logiques présidant aux témoignages publics sont variées. Il est difficile aussi d'en dégager une évolution chronologique. Les témoignages publics auxquels ont été incitées ou qu'ont voulu accomplir certaines PVVIH ne correspondent au fond qu'à la situation la plus spectaculaire d'un problème qui se pose de manière bien plus large dans le milieu associatif, à savoir celui de la visibilité des PVVIH, la crainte d'être visible représentant un frein à l'action associative (Ouattara *et al.*, 2004). Les témoignages ont pu s'accomplir dans un contexte d'entre soi (entre pairs), dans le milieu plus large de la lutte contre le sida – éventuellement sous des formes « professionnalisées » pour celles ou ceux ayant des fonctions de médiateur, conseiller, pair-éducateur, etc. –, ou plus rarement auprès du grand public (Mbodj, 2015). Mais cette pratique n'est pas anodine ni sans risque ; par exemple, des témoignages de femmes vivant avec le VIH au Cameroun avaient provoqué leur exclusion familiale (Eboko, 1999). D'ailleurs, une étude réalisée à Zanzibar montre que tous les activistes ne dévoilent pas leur statut sérologique (Moyer, 2012).

Au Mali, les témoignages publics, de même que l'engagement associatif, sont vécus par certaines PVVIH comme contraints, dans un but d'accès aux traitements (Touré, dans cet ouvrage). Au Bénin, un militant historique explique que personne ne l'obligeait littéralement à s'y livrer mais que la rétribution financière associée agissait comme une forte incitation, voire comme une véritable contrainte dans certaines situations telles que lorsqu'il a dû témoigner dans son village d'origine (Soriat, 2016 et dans cet ouvrage).

D'autres auteurs décrivent un caractère plus volontaire ou des effets bénéfiques. Dans l'histoire des associations en Côte d'Ivoire, les témoignages ont joué un rôle important dès l'origine (Cornu, 1996 ; Nguyen, 2010). Pour atténuer les effets de la visibilité individuelle, il avait parfois recouru à une technique de témoignage collectif mais anonyme, un groupe d'intervenants informant l'assistance de la présence de PVVIH parmi eux (Cornu, dans cet ouvrage). Au Sénégal, au début des années 1990, les témoignages étaient rares et parfois motivés par des rétributions financières (Mbodj, 2015). Au cours de la seconde moitié des années 2000, ils ne semblaient plus forcés et présentaient même des effets bénéfiques (Sow, dans cet ouvrage). Carolina De Rosis (dans cet ouvrage) insiste aussi sur leurs effets positifs de reconstruction de soi et sur le fait que cela crée du lien entre les personnes qui témoignent (en Éthiopie). Mais de tous, le principal effet bénéfique des témoignages a été la possibilité d'accès aux traitements.

Entre la découverte de médicaments plus efficaces au milieu des années 1990 et le début de leur diffusion en Afrique à la fin de la même décennie, leur rareté donnait lieu à une sélection des malades pouvant en bénéficier, généralement des membres d'associations. Cette situation a eu pour effet l'émergence d'une population de PVVIH réclamant l'accès aux traitements, que la condition de personnes en besoin thérapeutique a rendu audible, produisant ce que Vinh-Kim Nguyen a nommé la « citoyenneté thérapeutique » (Nguyen, 2002, 2005a, 2010 ; Nguyen *et al.*, 2007). Celle-ci correspond aux « revendications et devoirs découlant de l'appartenance à une collectivité biomédicale ; par exemple, les personnes vivant avec le VIH revendiquent l'accès aux traitements tout en reconnaissant le devoir d'une vie sexuelle responsable » (Nguyen, 2002 : 85). L'auteur la définit encore comme un ensemble de « revendications faites sur un ordre social global à partir d'une situation thérapeutique difficile » (Nguyen, 2005a : 126 ; ma traduction). La « citoyenneté thérapeutique » confère des droits et des responsabilités, elle implique une conscientisation politique et de nouvelles formes de subjectivité :

> C'est cette dialectique entre une économie thérapeutique mondiale, des tactiques locales de mobilisation des ressources et des processus biopolitiques par lesquels les interventions humanitaires produisent des subjectivités particulières qui donnent naissance à ce que j'ai appelé une citoyenneté thérapeutique – une forme de citoyenneté sans État où les revendications sont faites sur un ordre mondial à partir d'un état

> biomédical, et des responsabilités élaborées dans le contexte des économies morales locales (Nguyen, 2005a : 142 ; ma traduction).

La notion de « citoyenneté thérapeutique » a connu un succès très important, mais aussi des échos plus réservés de la part de chercheurs qui, enquêtant sur les PVVIH dans d'autres contextes africains, considèrent qu'elle n'est pas ou seulement partiellement applicable aux situations qu'ils ont étudiées. Ainsi, une étude menée en Tanzanie montre que les personnes sous ARV sont soumises à un pouvoir médical disciplinaire et un poids des relations sociales tels qu'ils ne leur permettent pas d'adopter le rôle de « citoyen thérapeutique » (Mattes, 2011). De même, au Mozambique, les PVVIH sous traitement affrontent un problème d'accès à la nourriture et perçoivent ainsi l'aide qui leur est apportée sur le plan thérapeutique comme étant déséquilibré par rapport à l'aide alimentaire qui leur fait défaut, l'auteur plaidant pour la défense non pas seulement d'une « citoyenneté thérapeutique » mais d'une « citoyenneté sociale et économique » (Kalofonos, 2010)[9]. D'autres auteurs ont détourné l'expression « citoyenneté thérapeutique » pour attirer l'attention sur des dimensions leur paraissant plus centrales. Contrairement à l'époque de l'enquête de Vinh-Kim Nguyen, il existe depuis la décennie 2000 de nouveaux bailleurs qui ont fait de la lutte contre le sida dans les pays concernés un espace qui fonctionne par projets. Un « clientélisme thérapeutique » s'est ainsi instauré, étudié à partir du cas ougandais (Whyte *et al.*, 2013) : les organisations sont devenues les clients des bailleurs tandis que les PVVIH ont développé des relations clientélaires avec les cliniques ou autres organisations spécifiquement chargées de délivrer les ARV. Rappelant des réserves déjà exprimées par d'autres, une étude réalisée en Zambie montre que le poids des contraintes de tous ordres interdit l'engagement « politique » des PVVIH et conduit plutôt à un « pacifisme thérapeutique » (Patterson, 2016). Dans cet ouvrage, enfin, Khoudia Sow rappelle qu'au Sénégal, les traitements ont été rendus disponibles par les pouvoirs publics en l'absence de toute revendication associative, empêchant l'application de la notion de « citoyenneté thérapeutique » aux associations locales (voir aussi Desclaux, 2011).

On peut facilement supposer que ce concept, y compris dans les pays où ont été menées les études qui ont conduit à son élaboration (Burkina Faso et Côte d'Ivoire), ne s'appliquait pas à l'ensemble des PVVIH, mais seulement à une minorité d'entre elles. Toutefois, l'essentiel n'est sans doute pas tant le nombre de personnes répondant directement au profil dessiné que le fait que cette catégorie existe désormais dans l'espace social et politique, justifiant qu'elle soit mobilisée pour l'analyse peut-être davantage en tant qu'idéal-type que comme catégorie applicable à tous. De plus, au-delà des associations de PVVIH, elle

---

9 Sur le problème de l'accès à la nourriture des personnes sous traitement, voir aussi Prince, 2012.

peut offrir un cadre de réflexion utile pour penser l'évolution de la façon dont ont été produites les catégories cibles de la lutte contre le sida en Afrique.

LA PRODUCTION DES CATÉGORIES CIBLES

Dans un article faisant la synthèse des connaissances en sciences sociales sur le sida en Afrique au cours de la seconde moitié des années 1990, Claude Raynaut émet quelques doutes sur la version officielle des modes de transmission sur le continent :

> L'une des caractéristiques de l'épidémie africaine est que, contrairement à ce qui s'est passé en Europe et sur le continent nord-américain, on n'a pas pu l'associer à quelques facteurs de risques bien définis : homosexualité, usage de drogues ou transfusions sanguines intervenues avant la mise en place de procédures de sécurité rigoureuses. Au sud du Sahara, la contamination inter-individuelle se réalise pour l'essentiel par l'intermédiaire de comportements hétérosexuels (prolongés par une transmission mère-enfant) qui concernent toutes les catégories de la population sexuellement active. Il ne faut certainement pas négliger l'existence d'autres modes de transmission : en dépit des efforts accomplis, les conditions de fonctionnement des structures de soins sont loin d'assurer toujours une sécurité satisfaisante, la consommation de drogues devient localement un phénomène préoccupant et l'homosexualité n'est peut-être pas partout une pratique aussi marginale qu'on se plaît à le dire (Raynaut, 1997 : 11-12).

L'histoire globale du sida a vu différentes notions dominer tour à tour la façon dont était pensée l'épidémie. Aux « groupes à risques » ont succédé les « comportements à risques », puis la « vulnérabilité » de certains groupes ou individus (Delaunay, 1999). Suivant cette évolution des catégorisations, le continent africain est devenu lui-même l'espace par excellence de la vulnérabilité au sida, en raison non seulement de la « pauvreté » et du faible « développement », mais aussi de particularités culturelles supposées, telles que la promiscuité (hétéro)sexuelle (Delaunay, 1999 ; Dozon, 2001). Des figures de la vulnérabilité plus particulières ont été dégagées : les femmes *et* les prostituées. Ces opérations de classification ont eu un effet sur les mobilisations qui, elles-mêmes, ont influé sur la définition des catégories touchées.

Comme indiqué précédemment, l'histoire a connu un nouveau développement avec l'apparition au début des années 2000 de nouveaux bailleurs. Les différentes mesures de l'épidémie au cours de cette même décennie vont confirmer un phénomène que l'on souhaitait révolu : dans de nombreux pays du monde, l'épidémie continuait à toucher prioritairement certains « groupes de transmission ». Ainsi a-t-on vu (ré)apparaître, pour les qualifier, la notion de « most-at-risk populations » (ou MARPs). Mais rapidement, en raison des mêmes réserves qui avaient valu la disparition de la formule « groupes à risques », une autre catégorie s'est imposée pour la remplacer durablement[10] : celle de « populations clés », expression désignant les groupes les plus touchés par le VIH et en direction desquels les politiques de lutte contre le sida devaient être menées prioritairement, ces populations ayant un rôle « clé » à la fois dans la dynamique de l'épidémie et dans la réponse à y apporter[11]. Bien que la liste varie selon les organismes ou les périodes, sont généralement considérées comme « populations clés » : les HSH, les PS, les usagers de drogues, les prisonniers, les « transgenres ».

Ce changement de vocabulaire reflète une évolution importante de la place des groupes concernés dans les politiques globales de lutte contre le sida, à commencer par celles mises en œuvre par le Fonds mondial. Les pays qui bénéficient de ses financements doivent mettre en place un CCM (Country Coordinating Mechanism, ou Instance de coordination nationale) réunissant différents acteurs de la lutte à l'échelle nationale. Selon les résultats d'une enquête publiée en 2008, seulement cinq des soixante-cinq CCM recensés comprenaient des représentants identifiables d'organisations « LGBT » (Fried & Kowalski-Morton, 2008 : 5). Quelques années plus tard, un « plan d'action en faveur des populations clés » était publié (Fonds mondial, sans date) et des représentants des associations de « populations clés » intégraient progressivement les CCM. De même, alors que le PEPFAR était initialement connu pour chercher à exporter les préceptes de la droite religieuse américaine, il présente désormais l'action en direction des « populations clés » comme l'une de ses priorités.

Sans être spécifiques à l'Afrique, ces évolutions sémantiques vont y jouer un rôle de premier plan. Alors que de nombreux pays africains connaissent des épidémies « généralisées » (prévalence du VIH élevée en « population

---

[10] À titre d'exemple, alors qu'ONUSIDA et l'OMS publiaient en 2011 des « Directives pour la surveillance des populations les plus exposées au VIH » (« Guidelines on surveillance among populations most at risk for HIV »), ONUSIDA recommandait en 2015 dans son « Guide de terminologie » de ne pas utiliser l'expression « populations les plus exposées » (« most-at-risk populations ») (ONUSIDA, 2015 : 6). Il recommandait aussi d'abandonner les expressions « groupe à (plus) haut risque » (« high(er)-risk group ») et « groupes vulnérables » (« vulnerable groups ») et de les remplacer par « populations clés » (« key populations ») (ONUSIDA, 2015 : 5).

[11] « L'ONUSIDA a identifié les principaux groupes de populations clés, à savoir les hommes gays et autres hommes ayant des rapports sexuels avec des hommes, les professionnels du sexe et leur clientèle, les personnes transgenres, les consommateurs de drogues injectables, les prisonniers et les autres personnes incarcérées. Ces populations sont souvent victimes de lois punitives ou de politiques stigmatisantes, et comptent parmi celles qui présentent un risque plus élevé d'exposition au VIH. Leur mobilisation est essentielle au succès de la riposte au VIH, partout dans le monde. Elles sont au cœur de l'épidémie et au cœur de la riposte. Chaque pays doit définir ses propres populations clés pour l'épidémie et pour la riposte en fonction du contexte épidémiologique et social » (ONUSIDA, 2015 : 33).

générale »), l'affinement des mesures épidémiologiques a permis de montrer que certains pays connaissent plutôt des épidémies « concentrées » (prévalence élevée dans certains « groupes de transmission ») ou des épidémies « mixtes » (prévalence élevée à la fois en « population générale » et dans certains « groupes de transmission »), en particulier en Afrique de l'Ouest francophone. L'appropriation de la catégorie « populations clés » – ou dans certains cas l'usage de notions équivalentes forgées localement, telles que celle de « population hautement vulnérable » en vigueur en Côte d'Ivoire –, accompagne dans ces pays la reconnaissance d'une nécessité de lutter au sein de groupes spécifiques.

Si toutes les catégories jugées vulnérables correspondent à des constructions politiques, ou plus précisément à un mélange entre constructions politiques et savantes (principalement épidémiologiques), à commencer par celle des « orphelins et enfants vulnérables » (Hejoaka, 2014), le cas des homosexuels masculins, ou plutôt des HSH, représente un exemple édifiant de la façon dont une « population clé » peut émerger et s'imposer progressivement, jusqu'à être intégrée aux programmes nationaux de lutte contre le sida. C'est au Sénégal, qui s'était précédemment illustré comme l'un des premiers pays en Afrique à rendre les ARV disponibles gratuitement, qu'a été réalisée la première enquête épidémiologique consacrée aux HSH sur le continent. En 2003, certains responsables des autorités sanitaires décident en effet d'entreprendre une étude comportementale et de prévalence, dont les résultats publiés en 2005 marquent le début d'une prise de conscience globale de la gravité de l'épidémie dans cette population sur le continent. Les enquêtes se multiplient ensuite dans divers pays, qui montrent toutes des prévalences élevées, conduisant à la mobilisation des organisations internationales et des bailleurs, puis à l'ouverture d'un « marché du sida homosexuel ». Ainsi les HSH sont-ils devenus l'une des principales « populations clés » sur le continent au cours de la décennie suivante, favorisant la création d'associations spécifiquement consacrées à ce groupe, mais aussi l'intégration de cette préoccupation par une partie des associations généralistes, non sans réticence ni sans heurts (Gallardo *et al.*, dans cet ouvrage). Dans le même temps, des controverses autour de l'homosexualité apparaissaient dans de nombreux pays africains, mais la menace sanitaire pesant sur ce groupe a obligé à le prendre en considération et en charge. Pour comprendre cela, souvenons-nous que, plus largement, certains groupes exposés au VIH, manquant parfois de reconnaissance sociale, ont pu bénéficier d'une attention spécifique sur le plan sanitaire, en vertu d'un principe de « bio-légitimité » :

> L'hypothèse que l'on peut avancer est que, dans ces opérations de mise en priorité, une reconnaissance plus grande est accordée plus à l'intégrité du corps qu'à l'intégrité de la personne ou, pour le dire autrement, que la reconnaissance de la personne passe par la reconnaissance du corps altéré ou souffrant. Je suggère de nommer bio-légitimité cette priorité donnée au vivant dans le gouvernement des affaires humaines (Fassin, 2000 : 105).

En Afrique, cette logique s'est trouvée renforcée lorsqu'a été jugée nécessaire et rendue possible la diffusion des ARV au sein des groupes les plus touchés. C'est ici que l'on peut considérer l'émergence de la « citoyenneté thérapeutique » comme un cadre favorable à la prise en compte, la mobilisation et le « gouvernement » sanitaire des « populations clés » :

> La citoyenneté thérapeutique a émergé comme un point de ralliement pour l'activisme transnational dans un monde néolibéral où les revendications liées à la maladie ont plus de poids que celles basées sur la pauvreté, l'injustice ou la violence structurelle (Nguyen, 2005a : 143 ; ma traduction).

À cela s'ajoutent deux idées importantes qui se sont progressivement imposées dans le contexte international de la lutte contre le sida. Tout d'abord, avec la promotion d'une approche dite « communautaire » par certaines organisations phares telles qu'ONUSIDA, ont été identifiées des « communautés » exposées au VIH auxquelles il s'est agi d'octroyer un rôle actif dans la réponse à l'épidémie. Ensuite, et de manière liée, la notion d'« empowerment » a permis de désigner cette nécessité d'attribuer du pouvoir aux groupes concernés, l'action en direction des « populations clés » passant généralement par l'identification de ceux qu'on appelle des « leaders communautaires ».

La « valorisation » des populations les plus touchées par le VIH a induit logiquement des phénomènes de concurrence. Vont alors coexister, voire s'affronter des groupes représentant les « populations clés » (associations dites « identitaires » s'agissant des HSH) et d'autres acteurs s'intéressant aux mêmes publics. Cette production des catégories cibles par l'industrie globale du sida induit aussi des enjeux de lutte autour de la désignation et de la définition des populations concernées. Ceci est particulièrement sensible au sujet des PS. Au Mali, l'une des associations étudiées par Julie Castro a choisi d'organiser ses actions autour de la catégorie des « femmes libres », imposant cette identité aux membres de l'association, jusqu'à y refuser les femmes mariées (Castro, dans cet ouvrage). Au Sénégal, certains intervenants de santé prennent en compte la variété et la complexité des catégories locales rencontrées sur le terrain, mais au final, on constate de leur part une tentative de rabattre ces catégories sur celle du « travail du sexe » (Poleykett, dans cet ouvrage). En Côte d'Ivoire – mais c'est aussi valable dans d'autres contextes –, les PS impliquées dans le milieu associatif déplorent le fait d'être trop souvent associées, par les organismes qui les encadrent ou les financent, aux HSH avec lesquels elles considèrent ne pas toujours partager les mêmes problèmes ni les mêmes besoins (Blibolo & Broqua, dans cet ouvrage).

Des enjeux de définition comparables apparaissent autour des « usagers de drogues », l'une des « populations clés » dont l'émergence est la plus récente en Afrique. Alors qu'en France, la catégorie qui était au cœur des politiques de lutte contre le sida était celle des « usagers de drogues par voie intraveineuse », en raison du risque de transmission majeur que suppose la pratique d'injection en cas de partage de seringue, dans différents pays d'Afrique, la catégorie prise pour cible par des recherches ou des actions est celle des « usagers de drogues injectables », ce qui permet d'inclure une population plus large que celle des seuls injecteurs. Elle est aussi parfois étendue aux « usagers de drogues » simples. Cette nouvelle catégorie attire notre attention sur deux dimensions en particulier, déjà perceptibles dans le cas des autres « populations clés ». Tout d'abord, les associations spécialisées se créent souvent dans un contexte d'intérêt plus général pour le groupe spécifique qu'elles représentent. Ensuite, les recherches scientifiques, principalement épidémiologiques ou en santé publique, peuvent jouer un rôle primordial dans la dynamique menant à la création d'associations, notamment lorsqu'elles sont accompagnées d'actions de prise en charge ou de prévention (Ndione, dans cet ouvrage).

L'évolution du monde association en Afrique suit donc d'assez près (ou parfois précède) celle des catégories cibles de la lutte contre le sida, en cherchant à la fois à mobiliser autour d'un trait commun et à répondre aux lois du « marché du sida » tant local que global. Deux tendances récentes l'illustrent bien, qui consistent en l'émergence d'un côté de nouvelles associations à l'intersection de différents groupes (par exemple, HSH et usagers de drogues), visant donc à mettre en avant des individus qui combinent plusieurs facteurs de risques, et de l'autre des associations toujours plus spécialisées, souvent issues de scissions, telles que les groupes spécifiquement trans (ou trans et intersexués) qui souhaitent s'autonomiser des associations HSH puis LGBT qui prenaient jusqu'alors ces publics sous leurs ailes.

« MOBILISER SANS PROTESTER » ?

Les différentes notions qui, en sciences sociales, permettent de penser les mobilisations collectives – telles que celle de « mouvements sociaux » – ont été forgées à partir d'objets localisés dans les pays du Nord, et leur usage pour penser l'engagement dans les contextes africains ne va pas de soi (Siméant, 2013). J'ai choisi d'utiliser ici le terme « mobilisation » pour désigner principalement des regroupements associatifs, sachant que, comme en France, il existe dans les pays d'Afrique francophone (sur lesquels portent presque toutes les contributions à ce livre) un statut associatif légalement établi. Si la plupart des auteurs de cet ouvrage se sont livrés à une appréhension empirique des mobilisations associatives étudiées, certains s'interrogent aussi sur la qualification de « mobilisation » (Castro, dans cet ouvrage ; Soriat, dans cet ouvrage). Je préciserai ici ma conception qui se veut inclusive et soucieuse de ne pas délégitimer une forme au profit d'une autre, étant entendu que les mobilisations liées au sida en Afrique prennent des formes variées, qui vont des associations de « populations clés » aux mobilisations religieuses[12].

Comme indiqué plus haut, dans le domaine de la lutte contre le sida, les formes apparentées à l'« activisme » ou au « militantisme » telles qu'on les envisage au Nord sont plutôt rares dans les pays africains étudiés. Il ne faudrait pas en déduire que les mobilisations n'y existent pas, en établissant implicitement une hiérarchie entre différents types d'« engagement ». Mais les formes de mobilisation décrites dans l'ouvrage ne s'accompagnent généralement d'aucune « protestation » (Bouilly, 2017). Deux phénomènes en particulier expliquent cette absence : la dépolitisation de la lutte contre le sida d'une part, et une conception de l'engagement associatif comme ressource financière ou professionnelle d'autre part.

Avec la diffusion des traitements ARV et l'apparition de nouveaux bailleurs, l'espace de la lutte contre le sida dans les pays africains s'est trouvé doté de moyens sans précédent en même temps que soumis à des impératifs logistiques calqués sur le modèle du « new public management ». Les politiques de développement, auxquelles peut être assimilée la majeure partie des politiques de lutte contre le sida dans les pays étudiés, sont souvent pensées sous l'angle de la dépolitisation. Cette notion et celles qui lui sont apparentées ne sont pas d'usage aisé, car il existe différents niveaux possibles de politisation ou de dépolitisation, voire de repolitisation. Politisation et dépolitisation peuvent coexister sur différents plans (par exemple, ceux des idées, des personnes, des organisations, etc.), mais aussi se succéder dans le temps sur un même plan. Dans son étude pionnière sur les actions menées contre la pauvreté au Lesotho, James Ferguson (1990) montre que les projets de développement produisent un effet de dépolitisation de cet enjeu au niveau de l'État, en transformant les problèmes politiques en questions techniques. Dans le cas de la lutte contre le sida, un tel effet peut exister au niveau des États, mais celui que je souhaite souligner est l'effet de dépolitisation touchant les associations, principalement en raison de la logique de répartition des fonds dont elles bénéficient et de la présence d'organisations intermédiaires par lesquelles ceux-ci transitent (Thörn, 2011). Les associations de lutte contre le sida en Afrique sont de ce fait transformées en opérateurs techniques et leur action s'en trouve en grande partie politiquement neutralisée. Elles sont l'objet d'innombrables formations (Watkins & Swidler, 2013), en particulier de « renforcement de capacités » (« capacity building ») (De Wouters De Bouchout, 2014), visant à faire d'elles avant tout des opérateurs de mise en œuvre des programmes dont les orientations et les modalités sont le plus souvent décidées par d'autres. Dans ce contexte, elles deviennent même parfois les partenaires des pouvoirs publics dans un cadre déconflictualisé où les rapports de confrontation sont absents. De

[12] Sur ces dernières, voir, par exemple, Dilger, 2001, 2014 ; Patterson, 2010, 2014 ; Burchardt *et al.*, 2013 ; Beckmann *et al.*, 2014 ; Burchardt, 2014.

plus, l'apparition des traitements a accentué la dépolitisation des groupes de PVVIH, notamment parce qu'en retrouvant la santé, il leur fallait aussi retrouver une place dans la société et gagner leur vie (Beckmann & Bujra, 2010).

Cette dépolitisation a été possible d'abord en raison des financements disponibles et des effets produits par la rétribution d'une partie des membres d'associations. Si le volontariat, au sens d'engagement non rétribué financièrement, existe en Afrique (Prince & Brown, 2016), il semble peu courant dans le domaine de la lutte contre le sida. Par exemple, Christophe Cornu montre que la notion de bénévolat pouvait difficilement s'appliquer à l'engagement associatif dans les années 1990 en Côte d'Ivoire et au Burkina Faso. Selon lui, il n'était pas rare que certaines personnes accusent des membres d'associations de PVVIH de se faire passer pour séropositifs afin d'en tirer profit. La figure de l'imposteur ou du membre intéressé hante ainsi la vie des associations. Khoudia Sow évoque aussi les limites du bénévolat, tandis que Bla Claire Konan souligne l'importance du travail rétribué dans la vie des femmes engagées. Se pose donc la question de l'activité rémunérée, de manière assez classique dans l'étude des associations, souvent en partie professionnalisées. Pourtant, cet aspect n'est pas le plus traité par la littérature consacrée à la lutte contre le sida en Afrique, alors qu'il occupe une importance considérable dans la vie des associations.

Le travail bénévole dans le domaine de la santé n'est pas spécifique à la lutte contre le sida. La conférence d'Alma-Ata sur les soins de santé primaires organisée en 1978 a donné lieu à une déclaration recommandant pour les « pays en développement » la « participation communautaire », expression dont l'usage s'est fortement développé depuis, même si on retrouve son principe sous des formes embryonnaires dans les périodes antérieures, notamment dans le cadre de la médecine coloniale. Cette « participation » étant difficile à obtenir gratuitement, différentes formes de rétributions sont prévues par les industries du développement et de la lutte contre le sida. L'une d'elles est le « per diem », souvent recherché pour lui-même, ce qui nuit à l'activité menée selon certains auteurs (Ridde, 2012). Concernant des tâches plus durables, plusieurs fonctions rétribuées se dégagent au sein des associations, telles que celles de « médiateur », de « pair-éducateur », d'« agent de santé communautaire », etc. ; autant de catégories supposant souvent l'appartenance communautaire de la personne.

Parmi celles-ci, la fonction d'« agent de santé communautaire » recouvre une large palette d'activités (Lefeuvre *et al.*, 2014). Au Cameroun, les « agents de relais communautaires », comme on les y nomme, déplorent un statut précaire et se trouvent en concurrence avec des corps de métier mieux établis tels que les infirmiers, par exemple (Tantchou Yakam, 2008 ; Tantchou Yakam & Gruénais, 2009). Recrutés sur certains projets ou plus tard par l'État camerounais sur des contrats ponctuels, ils sont généralement obligés d'être membres d'associations pour être embauchés (Mounsade Kpoundia, 2013, 2015 ; Vidal, 2014). Dans les pays anglophones, une littérature importante existe sur les motivations et les conditions de maintien en activité des « agents de santé communautaire », à propos du sida et au-delà. En Éthiopie comme au Mozambique, on constate leur volonté importante d'œuvrer pour le bien d'autrui, mais souvent aussi, dans le même temps, de subvenir à leurs besoins (Maes, 2012 ; Kalofonos, 2013). Or, bien que leur travail soit reconnu comme précieux, les agents ne sont pas toujours payés ou le sont peu (Maes, 2014). Il en va de même au Kenya pour les « volontaires » qui cherchent à travers leur engagement des activités rémunérées : c'est ce que signifie le terme « tarmacking » (Prince, 2013), qui évoque l'expression « se chercher » que l'on retrouve dans plusieurs pays d'Afrique de l'Ouest.

Dans un contexte de « biopolitiques néolibérales » où les PVVIH sont incitées à devenir des acteurs économiques entreprenants et responsables (Knutsson, 2016), le travail associatif qu'ils accomplissent est pourtant mal – voire pas du tout – rémunéré, même si le passage par les associations offre certaines voies de rétribution ou de professionnalisation. Au Sénégal, par exemple, au sein de l'association féminine Aboya, le statut de militante a permis à certaines d'être engagées comme médiatrices (Sow, dans cet ouvrage). C'est aussi le cas dans une étude de cohorte où a été créé un poste de médiatrice (Couderc & Desclaux Sall, 2014). Les militants deviennent parfois des salariés, voire convertissent leur capital militant en capital professionnel (Soriat, 2013, 2016, 2018 et dans cet ouvrage). Mais pour la plupart, cette rétribution du travail est faible et surtout non pérenne. Certains militants de renom peuvent gagner leur vie pendant plusieurs années sur des projets ponctuels ; mais lorsqu'ils ne sont plus embauchés par les organisations intermédiaires ou par l'État, ils se retrouvent parfois fort démunis. C'est la raison pour laquelle, en Côte d'Ivoire comme au Sénégal, des travailleurs associatifs revendiquent d'être intégrés au corps des fonctionnaires.

La frontière est ainsi floue entre bénévolat et engagement rétribué, les différentes catégories de membres associatifs se trouvant souvent mêlées. L'engagement bénévole nécessite de disposer de revenus par ailleurs, ce qui est courant dans les pays riches, mais beaucoup plus rare dans ceux qui le sont moins. Chercher à obtenir une rétribution financière ou matérielle ne veut pas dire que l'on ne souhaite pas œuvrer pour autrui ou pour la communauté à laquelle on appartient. De la même manière, cela ne signifie pas que l'on n'entend pas s'engager dans le but de transformer la société, de lutter pour améliorer le sort de catégories discriminées, y compris par la confrontation sociale ou politique. Il est donc difficile de catégoriser les groupes et les individus. D'ailleurs, des revendications peuvent survenir de manière inattendue chez des acteurs qui ne sont pas coutumiers du fait, comme ce fut le cas lors d'une action de type happening effectuée par des femmes de l'association

Aboya au Sénégal pour revendiquer le maintien de l'allaitement artificiel (Desclaux, 2011). Ainsi, la protestation peut être sous-jacente à des mobilisations en apparence dépolitisées. Mais l'étude de la même association Aboya réalisée par Khoudia Sow (dans cet ouvrage) durant la période d'« après-revendication » permet aussi de comprendre que les contraintes qui pèsent sur elle ne lui permettent pas facilement de s'autonomiser ni de situer son action dans le registre militant. Cela illustre plus largement le fait que les façons d'agir ou de s'exprimer des personnes ou des groupes engagés, plus qu'elles ne révèlent le positionnement de leurs aptitudes ou dispositions sur une échelle des formes de mobilisation, doivent être comprises sous l'angle des contraintes et des relations de pouvoir qui façonnent les actions menées par les associations de lutte contre le sida en Afrique.

PRÉSENTATION DE L'OUVRAGE

L'ouvrage débute par trois contributions qui offrent, à des échelles variées, différentes visions de l'enchevêtrement du local et de l'international devenu constitutif des mobilisations contre le sida en Afrique.

Le chapitre de Laurence Touré au sujet du cas malien montre, en même temps que le poids du global, la nécessité de resituer l'action associative dans le contexte des politiques nationales de lutte contre le sida. Cette histoire singulière, qui voit la principale association devancer l'État mais en l'impliquant et en collaborant avec lui, illustre l'impact voire la violence de la santé globale, à travers l'histoire des financements du Fonds mondial, un temps suspendus au Mali en raison de détournements supposés.

Perrine Bonvalet-Döring s'intéresse à une forme de mobilisation qui n'est pas strictement associative, celle du réseau ESTHER reliant des médecins français et africains, ici au Bénin. À l'inverse des associations qui n'ont eu que peu d'impact sur la définition des politiques locales, le réseau ESTHER a joué un rôle important dans la mise en œuvre des politiques nationales d'accès aux traitements antirétroviraux.

La contribution d'Elhadji Mamadou Mbaye et Anthony Billaud relativise les distinctions souvent faites entre catégories d'acteurs : il défend le point de vue selon lequel il existe un lien entre les politiques françaises d'intervention en Afrique et les actions des ONG, associations (telle AIDES) ou réseaux (tel ESTHER), qui participent de l'« humanitaire d'État » que la France applique en Afrique dans le domaine sanitaire.

La seconde partie de l'ouvrage se focalise sur les associations de PVVIH, qui ont été relativement nombreuses en Afrique et souvent impulsées par des acteurs extérieurs.

Dans le seul chapitre qui porte sur un pays anglophone, l'Éthiopie, Carolina de Rosis retrace l'histoire de la lutte contre le sida et la place occupée par le mouvement associatif. Elle montre que les injonctions internationales qui ont mené à la création d'associations de PVVIH n'ont pas empêché certains malades d'y connaître des parcours d'engagement bénéfiques, y compris au travers des témoignages souvent décrits ailleurs comme contraints.

Christophe Cornu nous renvoie dans un passé à la fois proche et lointain, celui des années 1990 en Côte d'Ivoire et au Burkina Faso, qu'il a étudié à l'époque dans le cadre d'un mémoire universitaire pionnier – et c'est à ce titre qu'il a été invité à exhumer ses données ici. Le chapitre évoque un temps où la lutte était conditionnée par la gravité de l'épidémie et l'urgence des solutions recherchées, ce qui donnait à l'engagement un sens différent de celui qu'il prendra plus tard avec les nouveaux traitements et les impératifs de la santé globale, même si plusieurs des phénomènes décrits ont traversé les époques et les générations.

S'intéressant au cas du Bénin, Clément Soriat y décrit la place et le parcours des associations de PVVIH. Il s'intéresse de près à la trajectoire d'un militant associatif qui permet d'une part d'historiciser les formes d'engagement contre le sida et d'autre part de comprendre le processus de reconversion du capital militant en capital professionnel dont ont pu bénéficier certains membres associatifs.

Les associations de femmes infectées par le VIH sont l'une des spécificités notables de la lutte contre le sida en Afrique. Bla Claire Konan a étudié trois d'entre elles à Abidjan. Elle montre l'évolution historique qui a conduit à la professionnalisation des engagements en leur sein, en même temps que le souci de faire respecter un principe de « bonne gouvernance » incitait les bailleurs à imposer une standardisation des fonctionnements associatifs.

Dans la troisième partie, sont examinés les processus par lesquels le ciblage de la lutte contre le sida par publics spécifiques implique un travail continu de définition sociale et politique des catégories concernées, à travers l'exemple des « travailleuses du sexe ».

Deux associations spécialisées sont examinées par Julie Castro au Mali, dont tant les opérations de catégorisation que les objectifs diffèrent : l'une vise l'auto-support des « femmes libres », l'autre la lutte contre le sida auprès des « travailleuses du sexe ». Ces particularités impliquent un accès différencié aux ressources financières internationales, ainsi qu'un rapport différent au politique.

Au Sénégal, la situation est spécifique, comme le montre Branwyn Poleykett, tout d'abord parce qu'il existe un système d'enregistrement des prostituées, ensuite en raison d'une catégorie prégnante de sexualité transactionnelle (le *mbaraan*), enfin parce que la principale ONG engagée dans le domaine dispose de moyens importants, d'une grande expérience et d'une expertise fine qui lui permettent de cibler l'ensemble des femmes potentiellement concernées. Mais ce faisant, cette ONG procède à une opération ambiguë d'homogénéisation des pratiques rencontrées.

En Côte d'Ivoire, une association spécialisée a été créée par des « professionnelles du sexe » dans le contexte de la lutte contre le sida. Auguste Didier Blibolo et Christophe Broqua rendent compte de sa difficulté à trouver l'autonomie qu'elle recherche. Tout d'abord hébergée au sein d'une structure reconnue, elle est ensuite soumise aux desiderata des bailleurs qui lui permettent de prendre un certain envol mais conditionnent, voire brident les formes de son développement.

La quatrième et dernière partie montre comment, au sujet de populations et d'enjeux spécifiques, certaines associations en viennent à construire de nouvelles identités ou de nouvelles revendications, là encore généralement en relation avec les offres du marché du sida à la fois local et international.

La contribution de Khoudia Sow aurait eu sa place dans la seconde partie puisqu'elle porte sur une association de femmes vivant avec le VIH au Sénégal, mais l'une des particularités de cette dernière est d'avoir formulé avec fermeté une revendication relative à l'allaitement artificiel. Cet exemple montre entre autres la capacité d'action des groupes ordinairement contraints aux lois de la santé globale.

Lucille Gallardo et ses collègues analysent le trouble provoqué par l'émergence des HSH comme nouvelle « population clé » à travers l'exemple de trois pays (Burkina Faso, Burundi, Togo). Les associations qui se trouvent confrontées à cette problématique sont l'objet d'une tension entre le désir de s'emparer de cette thématique dans une optique de santé publique et les objections de certains membres face à ce qu'ils considèrent comme un risque de « promotion de l'homosexualité ».

Albert Gautier Ndione s'intéresse à une autre population récemment ciblée par les politiques de lutte contre le sida en Afrique : les usagers de drogues injectables. Il montre que les associations spécifiques qui émergent au Sénégal, notamment à la suite d'un programme de recherche, peinent à s'autonomiser de leur tutelle, mais aussi à s'accorder sur les objectifs des usagers impliqués dans la mobilisation, notamment entre santé publique et sevrage.

La postface de Vinh-Kim Nguyen offre, plutôt qu'un bilan des connaissances apportées par l'ouvrage, un nouveau cadrage qui contextualise les études présentées dans l'histoire mondiale des politiques et des mobilisations contre le sida (principalement nord-américaines) qui a conduit à la configuration de la santé globale telle qu'elle encadre actuellement la lutte contre le sida en Afrique.

Inévitablement, l'ouvrage présente certaines limites, plusieurs questions n'étant pas traitées en profondeur ; elles pourront faire l'objet de nouvelles recherches et de futures publications. C'est, par exemple, le cas du thème des « patients experts », mieux évoqué dans d'autres contextes (Bureau-Point, 2016), ou encore celui du rôle de prestataires de soins des associations ; ils mériteraient une plus grande attention, d'autant que ces questions prendront sans doute de l'ampleur avec la professionnalisation croissante des associations et la revendication de certaines d'entre elles de s'emparer d'une partie du travail médical (tel que l'offre de dépistage, par exemple). De même, les rapports entre recherche clinique et associations devraient être explorés, en particulier autour de la notion de « recherche communautaire » qui tend à se développer. Enfin, les effets de vieillissement et d'essoufflement, et les conséquences de la succession des générations, mériteraient aussi des recherches et des publications spécifiques.

En outre, l'ouvrage présente une tonalité générale assez sombre, qui n'a pas été décidée *a priori* mais qui découle de la somme des constats établis chapitre après chapitre, faisant notamment état d'un certain désenchantement militant et de la difficulté croissante pour les associations à exister dans des dispositifs locaux et globaux qui limitent bien souvent leurs marges de manœuvre et leur autonomie.

REMERCIEMENTS

Cet ouvrage a pour origine une recherche collective consacrée aux mobilisations associatives contre le sida dans quatre pays d'Afrique de l'Ouest et du centre (Cameroun, Côte d'Ivoire, Mali, Sénégal). À ce programme financé par l'ANRS (ANRS 12201) étaient associées deux bourses de thèse (Awondo, 2012 ; Castro, 2019). En plus des textes issus du programme, l'ouvrage propose des contributions émanant d'autres recherches ayant porté sur des thèmes proches au cours de la même période.

Merci à toutes les personnes, les associations, les organisations et les institutions auprès desquelles ont été menées les enquêtes présentées ici ; aux comités nationaux d'éthique de la recherche en santé qui, dans les pays concernés, ont autorisé la conduite des études ; à l'ANRS qui a financé la recherche à l'origine de cet ouvrage dont elle a aussi soutenu la publication.

À Bamako, merci à Laurence Touré (association Miseli) qui a été responsable Sud du programme ANRS 12201.

À Abidjan, merci à l'équipe de PACCI (site ANRS de Côte d'Ivoire), à commencer par Xavier Anglaret et Christine Danel, pour avoir hébergé le volet ivoirien du programme.

À Dakar, merci à l'équipe du CRCF (site ANRS du Sénégal), et tout particulièrement à Alice Desclaux et Bernard Taverne, qui m'ont accueilli dans un second temps. Mon accueil concomitant par l'UMI TransVIHMI a permis d'y gérer la réalisation de ce livre.

Merci aussi à Fred Eboko qui m'a orienté vers certains auteurs de cet ouvrage ; à Charles Becker, Anne Bekelynck, Julie Castro, Karine Delaunay et Lucille Gallardo qui ont relu certains chapitres ; et tout particulièrement à Alice Desclaux qui a formulé des commentaires et proposé des corrections sur l'ensemble du manuscrit.

Merci enfin à Vinh-Kim Nguyen, responsable du programme "Eradication: The Science and Politics of 'a World without AIDS'" (financé par le European Research Council), dans le cadre duquel j'ai pu achever cet ouvrage.

BIBLIOGRAPHIE

Achmat Z., 2004. "The Treatment Action Campaign, HIV/AIDS and the Government", *Transformation*, 54, p. 76-84.

Altman D., 1998. "Globalisation and the 'AIDS Industry'", *Contemporary Politics*, 4, 3, p. 233-246.

Anderson E.-L., Patterson A. S., 2017. *Dependent Agency in the Global Health Regime: Local African Responses to Donor AIDS Efforts*, New York, Palgrave McMillan.

Awondo P., 2012. *Homosexualité, sida et constructions politiques : ethnographie des trajectoires entre le Cameroun et la France*, Thèse d'anthropologie sociale et ethnologie, EHESS, Paris.

Bastien V., 2005. « Lutte contre le sida : collaboration entre ONG du Nord et associations du Sud », *Face à face : regards sur la santé*, 7, http://faceaface.revues.org/308.

Beckmann N., Bujra J., 2010. "The 'Politics of the Queue': The Politicization of People Living with HIV/AIDS in Tanzania", *Development and Change*, 41, 6, p. 1041-1064.

Beckmann N., Gusman A., Shroff C. (dir.), 2014. *Strings Attached: AIDS and the Rise of Transnational Connections in Africa*, Oxford, Oxford University Press.

Bekelynck A., 2015. *Les entreprises privées dans l'action publique de lutte contre le VIH/sida en Côte d'Ivoire : un acteur comme les autres ?*, Thèse de sociologie, Université Paris Descartes.

Benton A., Sangaramoorthy T., Kalofonos I., 2017. "Temporality and Positive Living in the Age of HIV/AIDS: A Multisited Ethnography", *Current Anthropology*, 58, 4, p. 454-476.

Billaud A., 2011. *« Le pouvoir fonctionne » : les experts profanes face au VIH/sida à Dakar (Sénégal)*, Thèse de sociologie, EHESS, Paris.

Bonvalet P., 2014. *De l'urgence politique à la gestion de l'action publique : construire et institutionnaliser l'accès aux traitements du VIH/sida au Bénin*, Thèse de science politique, Université de Bordeaux/Sciences Po Bordeaux.

Bosia M., 2011. « Sida et politiques postcoloniales : l'activisme face à la science et à l'idéologie universaliste en France ». *In* F. Eboko, F. Bourdier, C. Broqua (dir.), *Les Suds face au sida : quand la société civile se mobilise*, Marseille, IRD éditions, p. 331-365.

Bouilly E., 2017. *« Du couscous et des meetings contre l'émigration clandestine » : mobiliser sans protester au Sénégal*, Thèse de science politique, Université Paris 1 Panthéon-Sorbonne.

Broqua C., 1998. « La place de l'"activisme" dans la conférence de Genève », *ANRS/Le Journal du sida/Transcriptase*, Spécial XIIe conférence internationale sur le sida, p. 35-39.

Burchardt M., 2014. "AIDS Activism in the Age of ARV Treatment in South Africa: Christianity, Resource Mobilisation and the Meanings of Engagement", *Journal of Southern African Studies*, 40, 1, p. 59-74.

Burchardt M., Patterson A. S., Rasmussen L. B., 2013. "The Politics and Anti-Politics of Social Movements: Religion and HIV/AIDS in Africa", *Canadian Journal of African Studies/Revue canadienne des études africaines*, 47, 2, p. 171-185.

Bureau-Point, E. 2016. *Les patients experts dans la lutte contre le sida au Cambodge : anthropologie d'une norme globalisée*, Aix-en-Provence, Presses universitaires de Provence.

Castro J., 2013. « Une histoire nationale de la gouvernance globale : la lutte contre le sida au Mali », *Face à face : regards sur la santé*, 12, http://faceaface.revues.org/788.

Castro J., 2019. *Des échanges économico-sexuels en temps de santé globale : enquête sur la prostitution et la lutte contre le VIH/sida à Bamako*, Thèse d'anthropologie, EHESS, Paris.

Chabrol F., 2012. *Prendre soin de sa population : le sida au Botswana entre politiques globales du médicament et pratiques locales de citoyenneté*, Thèse de sociologie, EHESS, Paris.

Chartrain C., 2011. « Le glissement de l'association Solidarité Sida vers l'international : entre évidence et jeux de position ». *In* F. Eboko, F. Bourdier, C. Broqua (dir.), *Les Suds face au sida : quand la société civile se mobilise*, Marseille, IRD éditions, p. 281-331.

Cornu C., 1996. *Les associations de personnes vivant avec le VIH/sida à Abidjan, Côte d'Ivoire : le malade du sida, réformateur social en Afrique subsaharienne ?*, Mémoire de DEA de sociologie, Institut d'Étude du Développement Économique et Social, Université Paris I – Panthéon-Sorbonne.

Couderc M., Desclaux Sall C., 2014. « De l'information des patients à l'engagement associatif des personnes vivant avec le VIH participant à une recherche médicale au Sénégal – cohorte ANRS 1215 », *Bulletin de la Société de pathologie exotique*, 107, 4, p. 286-291.

Dahl B., 2015. "Sexy Orphans and Sugar Daddies: The Sexual and Moral Politics of Aid for AIDS in Botswana", *Studies in Comparative International Development*, 50, 4, p. 519-538.

David P.-M., 2013. *Le traitement de l'oubli, épreuve de l'incorporation des antirétroviraux et temporalités des traitements du sida en Centrafrique*, Thèse de philosophie/sociologie, Faculté des études supérieures de l'Université de Montréal/Université de Lyon 1.

De Rosis C., 2017. *Exercices et constructions du pouvoir aux marges de la « cité » : la participation des femmes à la lutte contre le VIH/sida en Éthiopie, entre marginalité et mobilité sociale*, Thèse d'anthropologie sociale, EHESS, Paris.

De Wouters De Bouchout C., 2014. *Le renforcement des capacités : entre autonomisation et contrôle. Le cas de la politique publique de lutte contre le VIH/sida au Sénégal*, Thèse de sciences politiques et sociales, Université libre de Bruxelles, Faculté des sciences sociales et politiques.

Delaunay K., 1999. « Des groupes à risques à la vulnérabilité des populations africaines, discours sur une pandémie », *Autrepart*, 12, p. 37-51.

Delaunay K., Blibolo A. D., Cissé-Wone K., 1998. « Des ONG et des associations : concurrences et dépendances sur un "marché du sida" émergent. Cas ivoirien et sénégalais ». *In* J.-P. Deler, Y.-A. Fauré, A. Piveteau, P.-J. Roca (dir.), *ONG et développement : société, économie, politique*, Paris, Karthala, p. 115-141.

Demange É., 2010. *La controverse « Abstain, Be faithful, use a Condom » : transnationalisation de la politique de prévention du VIH/sida en Ouganda*, Thèse de science politique, LAM/Institut d'Études Politiques de Bordeaux.

Desclaux A., 2011. « Le "choix" des femmes sénégalaises dans la prévention de la transmission du VIH par l'allaitement : analyse d'une revendication ». *In* A. Desclaux, P. Msellati, K. Sow (dir.), *Les femmes à l'épreuve du VIH dans les pays du Sud : genre et accès universel à la prise en charge*, Paris, Éditions ANRS, collection « Sciences sociales et sida », p. 149-161.

Dilger H., 2001. "'Living PositHIVely in Tanzania': The Global Dynamics of AIDS and the Meaning of Religion for International and Local AIDS Work", *Afrika Spectrum*, 36, 1, p. 73-90.

Dilger H., 2012. "Targeting the Empowered Individual: Transnational Policy Making, the Global Economy of Aid, and the Limitations of Biopower in Tanzania". *In* H. Dilger, A. Kane, S. A. Langwick (dir.), *Medicine, Mobility, and Power in Global Africa: Transnational Health and Healing*, Bloomington, Indiana University Press, p. 60-91.

Dilger H., 2014. "No Public? Class Dynamics, the Politics of Extraversion, and the Non-Formation of Political Publics and (Religious) AIDS Activism in Urban Tanzania". *In* C. Schmitt, A. Vonderau (dir.), *Transnationalität und Öffentlichkeit : Interdisziplinäre Perspektiven*, Bielefeld, Transcript Verlag, p. 175-205.

Dozon J.-P., 2000. « Des appropriations sociales et culturelles du sida à sa nécessaire appropriation politique : quelques éléments de synthèse ». *In* C. Becker, J.-P. Dozon, C. Obbo, M. Touré (dir.), *Vivre et penser le sida en Afrique*, Paris, Karthala/CODESRIA/IRD, p. 679-688.

Dozon J.-P., 2001. « Le sida et l'Afrique ou la causalité culturelle en question ». *In* J.-P. Dozon, D. Fassin (dir.), *Critique de la santé publique : une approche anthropologique*, Paris, Balland, p. 209-231.

Dozon J.-P., Fassin D., 1989. « Raison épidémiologique et raisons d'État : les enjeux sociopolitiques du sida en Afrique », *Sciences sociales et santé*, VII, 1, p. 21-36.

Eboko F., 1999. « Logiques et contradictions internationales dans le champ du sida au Cameroun », *Autrepart*, 12, p. 123-140.

Eboko F., 2015. *Repenser l'action publique en Afrique : du sida à l'analyse de la globalisation des politiques publiques*, Paris, Karthala.

Eboko F., Bourdier F., Broqua C., Fillieule O. (dir.), 2005. « Mobilisations collectives face au sida dans le monde : translations internationales et dynamiques locales », *Face à face : regards sur la santé*, 7, http://faceaface.revues.org/289.

Eboko F., Mandjem Y. P., 2011. « ONG et associations de lutte contre le sida en Afrique : incitations transnationales et ruptures locales au Cameroun ». *In* F. Eboko, F. Bourdier, C. Broqua (dir.), *Les Suds face au sida : quand la société civile se mobilise*, Marseille, IRD éditions, p. 205-230.

Fassin D., 1994. « Le domaine privé de la santé publique : pouvoir, politique et sida au Congo », *Annales HSS*, 49, 4, p. 745-775.

Fassin D., 1996. « Idéologie, pouvoir et maladie : éléments d'une anthropologie politique du sida en Afrique ». *In* M. Cros (dir.), *Les maux de l'autre : la maladie comme objet anthropologique*, Paris, L'Harmattan, p. 65-93.

Fassin D., 2000. « Entre politique du vivant et politique de la vie : pour une anthropologie de la santé », *Anthropologie et sociétés*, 24, 1, p. 95-116.

Fassin D., 2006. *Quand les corps se souviennent : expériences et politiques du sida en Afrique du Sud*, Paris, La Découverte.

Fassin D., Dozon J.-P., 1988. « Les États africains à l'épreuve du sida », *Politique africaine*, 22, p. 79-85.

Fenio K. G., 2011. "Tactics of Resistance and the Evolution of Identity from Subjects to Citizens: The AIDS Political Movement in Southern Africa", *International Studies Quarterly*, 55, p. 717-735.

Ferguson J., 1990. *The Anti-Politics Machine: "Development", Depoliticization, and Bureaucratic Power in Lesotho*, Cambridge, Cambridge University Press.

Follér M.-L., 2013. "Governing AIDS Through Aid to Civil Society: Global Solutions Meet Local Problems in Mozambique", *African Journal of AIDS Research*, 12, 1, p. 49-59.

Fonds mondial, sans date. *Plan d'action en faveur des populations-clés, 2014-2017*, Genève, Fonds mondial.

Fried S. T., Kowalski-Morton S., 2008. "Sex and the Global Fund: How Sex Workers, Lesbians, Gays, Bisexuals, Transgender People, and Men who Have Sex with Men Are Benefiting from the Global Fund, or Not", *Health and Human Rights*, 10, 2, p. 127-136.

Friedman S., Mottiar S., 2005. "A Rewarding Engagement? The Treatment Action Campaign and the Politics of HIV/AIDS", *Politics & Society*, 33, 4, p. 511-565.

Friedman S., Mottiar S., 2006. "Seeking the High Ground: The Treatment Action Campaign and the Politics of Morality". *In* R. Ballard, A. Habib, I. Valodia (dir.), *Voices of Protest: Social Movements in Post-Apartheid South Africa*, Durban, University of KwaZulu-Natal Press, p. 23-44.

Geffen N., 2010. *Debunking Delusions: The Inside Story of the Treatment Action Campaign*, Johannesburg, Jacana Media.

Gerbier-Aublanc M., 2016. *Du* care *à l'*agency *: l'engagement associatif des femmes d'Afrique subsaharienne dans la lutte contre le VIH/sida en France*, Thèse de sociologie, Université Paris Descartes.

Gning N. N., 2013. *Une réalité complexe : sexualités entre hommes et prévention du sida au Sénégal*, Thèse d'anthropologie sociale/ethnologie, Université de Bordeaux Segalen.

Grebe E., 2011. "The Treatment Action Campaign's Struggle for AIDS Treatment in South Africa: Coalition-Building Through Networks", *Journal of Southern African Studies*, 37, 4, p. 849-868.

Grebe E., 2016. "The Ambiguities of the 'Partnership' Between Civil Society and the State in Uganda's AIDS Response during the 1990s and 2000s as Demonstrated in the Development of TASO", *Global Public Health*, 11, 4, p. 496-512.

Gruénais M.-É. (dir.), 1999. *Organiser la lutte contre le sida : une étude comparative sur les rapports État/société civile en Afrique (Cameroun, Congo, Côte d'Ivoire, Kenya, Sénégal)*, Rapport de recherche à l'ANRS.

Gruénais M.-É., 2000. « Les dispositifs de lutte contre le sida à l'heure d'ONUSIDA et de la démocratisation ». *In* C. Becker, J.-P. Dozon, C. Obbo, M. Touré (dir.), *Vivre et penser le sida en Afrique*, Paris, Karthala/CODESRIA/IRD, p. 455-471.

Gruénais M.-É., Delaunay K., Eboko F., Gauvry É., 1999. « Le sida en Afrique, un objet politique ? », *Bulletin de l'APAD*, 17, p. 19-36, http://apad.revues.org/476.

Hejoaka F., 2012. *L'enfant gardien du secret : vivre et grandir avec le sida et ses traitements à Bobo-Dioulasso (Burkina Faso)*, Thèse d'anthropologie sociale et ethnologie, EHESS, Paris.

Hejoaka F., 2014. « La concurrence des souffrances : genèse et usages électifs de la catégorie des orphelins et enfants vulnérables au temps du sida », *Autrepart*, 72, p. 59-75.

Hermann-Mesfen J., 2012. *L'implication du christianisme éthiopien dans la lutte contre le sida : une socio-anthropologie de la « guérison »*, Thèse d'anthropologie, Université d'Aix-Marseille.

Hunsmann M., 2013. *Depoliticising an Epidemic: International AIDS Control and the Politics of Health in Tanzania*, Thèse de socio-économie du développement, EHESS, Paris.

Kalofonos I. A., 2010. "'All I Eat Is ARVs': The Paradox of AIDS Treatment Interventions in Central Mozambique", *Medical Anthropology Quarterly*, 24, 3, p. 363-380.

Knutsson B., 2014. "Smooth Machinery: Global Governmentality and Civil Society HIV/AIDS Work in Rwanda", *Globalizations*, 11, 6, p. 793-807.

Knutsson B., 2016. “Responsible Risk Taking: The Neoliberal Biopolitics of People Living with HIV/AIDS in Rwanda”, *Development and Change*, 47, 4, p. 615-639.

Kojoué Kamga L., 2013. *Enfants et VIH/sida au Cameroun : construction et implications de l’agenda politique*, Thèse de science politique, Université Montesquieu Bordeaux IV.

Le Marcis F., 2010. *Vivre avec le sida après l’apartheid : Afrique du Sud*, Paris, Karthala.

Le Marcis F., 2012. “Struggling with AIDS in South Africa: The Space of the Everyday as a Field of Recognition”, *Medical Anthropology Quarterly*, 26, 4, p. 486-502.

Lefeuvre D., Dieng M., Lamara F., Raguin G., Michon C., 2014. « Les agents de santé communautaire dans la prise en charge thérapeutique du VIH/sida », *Santé publique*, 26, 6, p. 879-888.

Maes K., 2012. “Volunteerism or Labor Exploitation? Harnessing the Volunteer Spirit to Sustain AIDS Treatment Programs in Urban Ethiopia”, *Human Organization*, 71, 1, p. 54-64.

Maes K., 2014. “‘Volunteers Are Not Paid Because They Are Priceless’: Community Health Worker Capacities and Values in an AIDS Treatment Intervention in Urban Ethiopia”, *Medical Anthropology Quarterly*, 29, 1, p. 97-115.

Maes K., Kalofonos I., 2013. “Becoming and Remaining Community Health Workers: Perspectives from Ethiopia and Mozambique”, *Social Science & Medicine*, 87, p. 52-59.

Mattes D., 2011. “‘We Are Just Supposed to Be Quiet’: The Production of Adherence to Antiretroviral Treatment in Urban Tanzania”, *Medical Anthropology*, 30, 2, p. 158-182.

Mbali M., 2013. *South African AIDS Activism and Global Health Politics*, New York, Palgrave McMillan.

Mbaye A. C., 2016. *Les discours sur l’homosexualité au Sénégal : l’analyse d’une lutte représentationnelle*, Thèse, Universität Bayreuth.

Mbaye E. M., 2009. *De la contradiction en politiques publiques : l’action publique en direction des migrants vivant avec le VIH/sida en France*, Thèse de science politique, Université de Grenoble.

Mbodj F. L., 2007. « Les associations de personnes vivant avec le VIH au Sénégal : genèse d’une participation décrétée ». *In* M.-C. Diop, J. Benoist (dir.), *L’Afrique des associations : entre culture et développement*, Paris, Karthala, p. 215-229.

Mbodj F. L., 2009. *Enjeux politiques et moraux au temps des antirétroviraux : une sociologie du sida au Sénégal*, Thèse de sociologie, EHESS, Paris.

Mbodj F. L., 2015. « "On ne se dévêt pas devant n'importe qui" : le témoignage oral des personnes vivant avec le VIH au Sénégal », *Cahiers d'études africaines*, LV, 217, p. 133-162.

Mbodj F., Taverne B., 2002. « L'impact des traitements antirétroviraux dans le paysage associatif sénégalais de lutte contre le sida ». *In* A. Desclaux, I. Lanièce, I. Ndoye, B. Taverne (dir.), *L'initiative sénégalaise d'accès aux traitements antirétroviraux : analyses économiques, sociales, comportementales et médicales*, Paris, Éditions ANRS, collection « Sciences sociales et sida », p. 195-206.

Mounsade Kpoundia F., 2013. "HIV's Counsellors in Hospitals, Between Health Profession and Associative Involvement", *Psychology Research*, 3, 7, p. 418-423.

Mounsade Kpoundia F., 2014. *Sida et mutations professionnelles dans les structures de santé au Cameroun : l'exemple de la prise en charge psychosociale*, Thèse d'anthropologie, Université d'Aix-Marseille.

Mounsade Kpoundia F., 2015. « L'expertise profane dans la prise en charge hospitalière du VIH/sida au Cameroun : entre bénévolat et emploi », *Anthropologie & santé*, 10, http://anthropologiesante.revues.org/1629.

Moyer E., 2012. "*Faidha gani ?* What's the Point: HIV and the Logics of (Non)-Disclosure Among Young Activists in Zanzibar", *Culture, Health & Sexuality*, 14, S1, p. S67-S79.

Muriisa R. K., 2010. "The Role of NGOs in Addressing Gender Inequality and HIV/AIDS in Uganda", *Canadian Journal of African Studies/Revue canadienne des études africaines*, 44, 3, p. 605-623.

Muriisa R. K., Jamil I., 2011. "Addressing HIV/AIDS Challenges in Uganda : Does Social Capital Generation by NGOs Matter ?", *SAHARA-J : Journal of Social Aspects of AIDS*, 8, 1, p. 1-12.

Musso S., 2008. *Sida et minorités postcoloniales : histoire sociale, usages et enjeux de la cible des « migrants » dans les politiques du sida en France*, Thèse d'anthropologie sociale et ethnologie, EHESS, Paris.

Musso S., 2011. « Les Suds du Nord : mobilisations de personnes originaires du Maghreb face à l'épidémie de sida en France ». *In* F. Eboko, F. Bourdier, C. Broqua (dir.), *Les Suds face au sida : quand la société civile se mobilise*, Marseille, IRD éditions, p. 231-279.

Nattrass N., 2007. *Mortal Combat : AIDS Denialism and the Struggle for Antiretrovirals in South Africa*, Scottsville, University of KwaZulu-Natal Press.

Ndione A. G., 2017. *Le traitement des usagers de drogues au Sénégal : la médicalisation d'une déviance sociale.* Thèse de sociologie, Université Cheikh Anta Diop, Dakar.

Nguyen V.-K., 2002. « Sida, ONG et la politique du témoignage en Afrique de l'Ouest », *Anthropologie et sociétés*, 26, 1, p. 69-87.

Nguyen V.-K., 2005a. "Antiretroviral Globalism, Biopolitics, and Therapeutic Citizenship". *In* A. Ong, S. J. Collier (dir.), *Global Assemblages: Technology, Politics, and Ethics as Anthropological Problems*, Malden, Blackwell Publishing, p. 124-144.

Nguyen V.-K., 2005b. "Uses and Pleasures : Sexual Modernity, HIV/AIDS, and Confessional Technologies in a West African Metropolis". *In* V. Adams, S. Leigh Pigg (dir.), *Sex in Development: Science, Sexuality, and Morality in Global Perspective*, Durham, Duke University Press, p. 245-267.

Nguyen V.-K., 2010. *The Republic of Therapy: Triage and Sovereignty in West Africa's Time of AIDS*, Durham, Duke University Press.

Nguyen V.-K., 2013. "Counselling Against HIV in Africa: A Genealogy of Confessional Technologies", *Culture, Health and Sexuality*, 15, S4, p. S440-S452.

Nguyen V.-K., Ako C. Y., Niamba P., Sylla A., Tiendrébéogo I., 2007. "Adherence as Therapeutic Citizenship: Impact of the History of Access to Antiretroviral Drugs on Adherence to Treatment", *AIDS*, 21, S5, p. S31-S35.

Nunn A., Dickman S., Nattrass N., Cornwall A., Gruskin S., 2012. "The Impacts of AIDS Movements on the Policy Responses to HIV/AIDS in Brazil and South Africa: A Comparative Analysis", *Global Public Health*, 7, 10, p. 1031-1044.

ONUSIDA, 2015. *Guide de terminologie de l'ONUSIDA*, Genève, ONUSIDA.

Ouattara F., Gruénais M.-É., Huygens P., Traoré A., 2004. *Sida, stigmatisation et exclusion : étude anthropologique au Burkina Faso (Bobo-Dioulasso, Banfora, Niangoloko, Orodara)*, Rapport de recherche à l'ANRS.

Patterson A. S., 2010. "Church Mobilisation and HIV/AIDS Treatment in Ghana and Zambia: A Comparative Analysis", *African Journal of AIDS Research*, 9, 4, p. 407-418.

Patterson A. S., 2014. "Societal Dynamics, State Relations, and International Connections: Influences on Ghanaian and Zambian Church Mobilization in AIDS Treatment". *In* R. van Dijk, H. Dilger, M. Burchardt, T. Rasing (dir.),

Religion and AIDS Treatment in Africa: Saving Souls, Prolonging Lives, Farnham, Ashgate, p. 197-221.

Patterson A. S., 2016. "Engaging Therapeutic Citizenship and Clientship: Untangling the Reasons for Therapeutic Pacifism Among People Living with HIV in Urban Zambia", *Global Public Health*, 11, 9, p. 1121-1134.

Patterson A. S., Stephens D., 2012. "AIDS Mobilisation in Zambia and Vietnam: Explaining the Differences", *Contemporary Politics*, 18, 2, p. 213-224.

Patton C., 2002. *Globalizing AIDS*, Minneapolis, University of Minnesota Press.

Pinell P., Broqua C., De Busscher P.-O., Jauffret M., Thiaudière C., 2002. *Une épidémie politique : la lutte contre le sida en France (1981-1996)*, Paris, PUF.

Piot P., 2010. *L'épidémie du sida : mondialisation des risques, transformations de la santé publique et développement*, Paris, Collège de France/Fayard.

Prince R. J., 2012. "The Politics and Anti-politics of HIV interventions in Kenya". *In* P. W. Geissler, R. Rottenburg, J. Zenker (dir.), *Rethinking Biomedicine and Governance in Africa: Contributions from Anthropology*, Bielefeld, transcript Verlag, p. 97-116.

Prince R. J., 2013. "'Tarmacking' in the Millennium City: Spatial and Temporal Trajectories of Empowerment and Development in Kisumu, Kenya", *Africa*, 83, 4, p. 582-605.

Prince R., Brown H., 2016. "The Politics and Ethics of Voluntary Labour in Africa". *In* R. Prince, H. Brown (dir.), *Volunteer Economies: The Politics and Ethics of Voluntary Labour in Africa*, Oxford, James Currey, p. 1-28.

Raynaut C., 1997. « L'Afrique et le sida : questions à l'anthropologie, l'anthropologie en question », *Sciences sociales et santé*, 15, 4, p. 9-37.

Ridde V., 2012. « Réflexions sur les per diem dans les projets de développement en Afrique », *Bulletin de l'APAD*, 34-36, http://apad.revues.org/4111.

Robins S., 2004. "'Long Live Zackie, Long Live'": AIDS Activism, Science and Citizenship After Apartheid", *Journal of Southern African Studies*, 30, 3, p. 651-672.

Robins S., 2006. "From 'Rights' to 'Ritual': AIDS Activism in South Africa", *American Anthropologist*, 108, 2, p. 312-323.

Robins S., 2009. "Humanitarian Aid Beyond 'Bare Survival': Social Movement Responses to Xenophobic Violence in South Africa", *American Ethnologist*, 36, 4, p. 637-650.

Robins S., von Lieres B., 2004. "Remaking Citizenship, Unmaking Marginalization: The Treatment Action Campaign in Post-Apartheid South Africa", *Canadian Journal of African Studies/Revue canadienne des études africaines*, 38, 3, p. 575-586.

Seckinelgin H., 2008. *International Politics of HIV/AIDS: Global Disease – Local Pain*, Abingdon – New York, Routledge.

Seckinelgin H., 2017. *The Politics of Global AIDS: Institutionalization of Solidarity, Exclusion of Context*, New York, Springer.

Seeley J., Mbonye M., Ogunde N., Kalanzi I., Wolff B., Coutinho A., 2011. "HIV and Identity: The Experience of AIDS Support Group Members who Unexpectedly Tested HIV Negative in Uganda", *Sociology of Health & Illness*, 34, 3, p. 330-344.

Seidel G., 1993. "The Competing Discourses of HIV/AIDS in Sub-Saharan Africa: Discourses of Rights and Empowerment vs Discourses of Control and Exclusion", *Social Science & Medicine*, 36, 3, p. 175-194.

Siméant J., 2013. « Protester/mobiliser/ne pas consentir : sur quelques avatars de la sociologie des mobilisations appliquée au continent africain », *Revue internationale de politique comparée*, 20, 2, p. 125-143.

Smith R. A. (dir.), 2013. « Global HIV/AIDS Politics, Policy, and Activism: Persistent Challenges and Emerging Issues. » *Volume 3 : Activism and Community Mobilization*, Santa Barbara, Praeger.

Smith R. A., Siplon P. D., 2006. *Drugs Into Bodies : Global AIDS Treatment Activism*, Westport, Praeger Publishers.

Soriat C., 2013. « S'investir ou investir dans la lutte contre le sida au Bénin ? Trajectoires d'entrepreneurs et reconversions associatives », *Face à face : regards sur la santé*, 12, http://faceaface.revues.org/800

Soriat C., 2014. « Les acteurs associatifs et la lutte contre le sida au Bénin : de la professionnalisation au gouvernement des corps », thèse de science politique, Université Lille 2 – Droit et santé.

Soriat C., 2016. « Les tiraillements identitaires d'un militant associatif béninois reconverti dans une carrière d'expert en VIH/sida », *Savoir/Agir*, 38, p. 83-88.

Soriat C., 2018. « Imposition et appropriation de la lutte contre le sida par projet au Bénin : l'instrumentalisation de l'action publique comme observatoire des trajectoires étatiques africaines », *Gouvernement et action publique*, 7, 2, p. 95-115.

Soubeiga K. A. M., 2016. « Mobilisations associatives et reconfiguration de l'action publique dans la lutte contre le sida au Burkina Faso », HDR en science politique, Université de Bordeaux.

Sow N. K., 2013. « De l'exception à la « normalisation » : anthropologie de la santé reproductive confrontée au VIH au Sénégal », thèse d'anthropologie, Université d'Aix-Marseille.

Tantchou Yakam J. C., 2008. « Les nouveaux acteurs de la lutte contre le VIH/sida : chevauchement et revendication d'utilité au sein des structures existantes », *Médecine tropicale*, 68, 3, p. 300-305.

Tantchou Yakam J. C., Gruénais M.-É., 2009. "Involving New Actors to Achieve ART Scaling-Up : Difficulties in an HIV/AIDS Counselling and Testing Centre in Cameroon", *International Nursing Review*, 56, 1, p. 50-57.

Taverne B., 2015. « La gratuité des médicaments antirétroviraux au Sénégal : biographie d'une décision de santé publique ». *In* A. Desclaux, M. Égrot (dir.), *Anthropologie du médicament au Sud : la pharmaceuticalisation à ses marges*, Paris/Montpellier, L'Harmattan/Éditions de l'IRD, p. 47-61.

Thörn H., 2011. "Aid(s) Politics and Power: A Critique of Global Governance", *Politikon: South African Journal of Political Studies*, 38, 3, p. 433-451.

Tsotsa E. N., 2009. « L'action publique de lutte contre le VIH/sida : acteurs controverses et dynamiques. Analyse comparée à partir des exemples sud-africains, burkinabé et camerounais », thèse de science politique, Université Montesquieu Bordeaux IV, Institut d'Études politiques de Bordeaux.

Vidal L., 1998. « Le rôle des associations ». *In* A. Desclaux, C. Raynaut (dir.), *Le dépistage VIH et le conseil en Afrique au sud du Sahara*, Paris, Karthala, p. 245-250.

Vidal L. (dir.), 2014. *Le sida au Cameroun : nouvelles militances et société civile*, Paris, L'Harmattan.

Vidal L., Hane F., Ba M., Mballa J., 2010. « Les associations face aux institutions : sida, tuberculose et coinfection ». *In* L. Vidal, C. Kuaban (dir.), *Sida et tuberculose : la double peine ? Institutions, professionnels et sociétés face à la coinfection au Cameroun et au Sénégal*, Louvain-la-Neuve, Academia Bruylant, p. 283-304.

Watkins S. C., Swidler A., 2013. "Working Misunderstandings: Donors, Brokers, and Villagers in Africa's AIDS Industry", *Population and Development Review*, 38, S1, p. 197-218.

Whyte S. R., Whyte M. A., Meinert L., Twebaze J., 2013. "Therapeutic Clientship : Belonging in Uganda's Projectified Landscape of AIDS Care".

In J. Biehl, A. Petryana (dir.), *When People Come First: Critical Studies in Global Health*, Princeton, Princeton University Press, p. 140-161.

RECOMPOSITIONS DES MOBILISATIONS EN CONTEXTE DE SANTÉ GLOBALE

L'EXCEPTION MALIENNE DANS LA TOURMENTE : MOBILISATIONS CONTRE LE SIDA À L'HEURE DU FONDS MONDIAL

Laurence TOURÉ

Vingt ans après le début de la pandémie, au début des années 2000, l'arrivée des traitements antirétroviraux (ARV) en Afrique puis le financement du Fonds mondial de lutte contre le sida, la tuberculose et le paludisme marquent un tournant considérable dans la lutte contre le sida. Des dispositifs de prise en charge plus efficaces se mettent en place, associant étroitement, situation inédite, la société civile. Le Mali, longtemps pays modèle en termes de résultats dans la lutte contre le sida, est un bon exemple de mobilisation communautaire et d'implication associative. Pourtant, après quelques années, ce pays exemplaire se trouve être celui par lequel le scandale arrive, le début des gros problèmes du Fonds mondial vis-à-vis de ses bénéficiaires. L'objet de ce texte est de comprendre comment et pourquoi la situation a ainsi évolué, sous la conjonction de quels facteurs et avec quelles fêlures, sous une apparence de « success story ».

Au démarrage de notre étude, nous nous sommes centrés sur quatre associations de personnes vivant avec le VIH (PVVIH) de Bamako, la capitale malienne : AMAS, AFAS, Yeleen et Sabu Nyuman. Ces associations sont sans doute peu représentatives de l'ensemble du milieu associatif sida mais les éléments qui les caractérisent expliquent que nous les ayons retenues : elles sont en effet la mémoire de la lutte contre le sida au Mali puisque mises en place avant l'arrivée des ARV et des financements, elles évoluent à proximité des lieux de décision et de pouvoir et elles ont bénéficié d'appuis financiers et techniques largement supérieurs à ceux auxquels ont pu prétendre bon nombre d'associations de PVVIH installées dans les régions. Elles constituent de ce fait un pilier autour duquel la lutte contre le sida aurait pu s'organiser.

Nous avons mené des observations pendant plusieurs mois entre 2010 et 2013, avant et après l'arrêt des financements du Fonds mondial, dans des sites de prise en charge du VIH/sida, associatifs ou publics, et au siège de différentes associations. Des entretiens ont été réalisés en tenant compte des observations recueillies et sur des thèmes spécifiques, tels que l'historique de la lutte contre le sida dans le pays, les relations entre les acteurs impliqués, l'évolution du dispositif de prise en charge et la condition des PVVIH. La documentation disponible au sein des associations étant parcellaire et souvent obsolète[1], nous avons entrepris en 2011 une enquête par questionnaire auprès de tous les membres actifs de ces quatre associations de PVVIH[2], afin de définir leurs profils, leurs parcours, leurs perceptions du militantisme associatif, les bénéfices qu'ils ont tirés de leur adhésion, et enfin leurs opinions sur le monde associatif et les problèmes rencontrés. Nous avons élargi progressivement nos investigations à d'autres acteurs institutionnels ou médicaux, afin de mettre en perspective les situations observées et les entretiens réalisés dans les associations.

L'étude s'est déroulée pendant une période troublée, d'abord par la crise consécutive aux investigations du Fonds mondial, puis par la succession d'événements lors des premiers mois de l'année 2012 (invasion du nord du Mali par les jihadistes, coup d'État). L'instabilité et le climat de méfiance qui prévalaient alors dans le monde du VIH nous ont contraints à stopper pendant quelques mois les enquêtes. L'étude de cette période de crises, après cette interruption, s'est avérée fort instructive, puisque révélatrice de problèmes sous-jacents peu visibles en période « normale ».

Nous avons choisi d'organiser ce chapitre en quatre parties, dans une perspective chronologique, pour faire ressortir le processus dynamique d'élaboration puis de fragilisation du dispositif de prise en charge des malades du VIH/sida[3].

---

1 Il n'a pas été possible d'obtenir ne serait-ce qu'une estimation actualisée du nombre d'adhérents, encore moins d'établir leurs profils sur la base des informations disponibles dans les registres.

2 Nous avons ainsi administré des questionnaires aux soixante-dix-huit membres actifs des associations que nous avons pu recenser et qui étaient présents au moment de l'enquête. Par membre actif, nous avons considéré les membres impliqués dans les activités d'accompagnement psychosocial ou d'animation des associations ou les membres des bureaux passés ou présents.

3 Je remercie Christophe Broqua, Julie Castro et Stéphanie Tchiombiano pour leurs relectures attentives et leurs observations sur des versions précédentes du texte.

1. LA CONSTRUCTION DU DISPOSITIF DE PRISE EN CHARGE DU VIH/SIDA : UN MONTAGE TRIPARTITE EFFICACE

1.1. *La prise en charge médicale : une initiative associative innovante et un engagement politique tardif de l'État à l'échelle nationale*

Le premier cas de sida est détecté au Mali en 1985. L'État malien, comme beaucoup d'autres, tend dans un premier temps à dénier la maladie. Il n'existe pas de traitement connu, le système sanitaire est fragile, peu équipé et le milieu médical est impuissant à traiter cette pathologie fortement anxiogène.

> *Moi, j'ai connu une fille qui a fait dix ans de maladie là-bas au Gabriel Touré [hôpital de Bamako]. Elle était venue à Bamako pour faire la bonne et elle a eu ce problème de sida. À ce moment, il n'y avait pas d'ARV, mais elle était là-bas à l'hôpital. Si ça va mieux, les médecins lui font quitter le lit. Elle ne savait pas où aller. Moi, je démarchais pour qu'elle reste à l'hôpital. Elle couchait parmi les malades, et des fois, je l'amenais dans notre famille chez ma maman. Elle passait la nuit là-bas, et le matin, elle revenait à l'hôpital pour faire des petites commissions des gens. Elle gagnait son pain ainsi. Elle est restée là-bas à l'hôpital jusqu'à sa mort.*
>
> Personnel, service social

Face à cette nouvelle maladie, les instances internationales privilégient des politiques d'information et de prévention, mises en œuvre assez rapidement par des ONG nationales ou internationales, en abordant conjointement sida et maladies sexuellement transmissibles. Finalement, l'État malien met en place un Programme national de lutte contre le sida (PNLS) en 1987 sous l'égide de l'OMS. Il peine néanmoins à lui donner un contenu.

> *Cette création du PNLS, c'était purement formel. En fait, à l'époque, il y avait des cas mais par la faute de nos chefs d'État, c'était camouflé, aucun chef ne voulait qu'on dise qu'il y a du sida chez lui... Au Mali, quand les femmes sont parties à la conférence de Beijing, elles avaient comme recommandation de dire qu'il n'y avait pas de sida au Mali. L'Afrique a caché, car même un cas, c'était une honte pour l'État lui-même, pour la nation.*
>
> Membre du premier PNLS

C'est dans ce contexte d'immobilisme institutionnel, face au sida mais favorable à la mobilisation et à l'organisation de la société civile qui bénéficie de soutiens techniques et financiers, que l'association ARCAD-SIDA (Association de recherche, de communication et d'accompagnement à domicile des personnes vivant avec le VIH et le sida) est créée en 1994. Cette création procède d'une action conjointe de Maliens et d'expatriés, de médecins confrontés au nombre croissant de patients diagnostiqués séropositifs, de chercheurs et de membres d'ONG impliqués dans la prévention contre cette maladie, « des fous, des illuminés, des utopistes », selon l'un des membres fondateurs.

Le dynamisme de l'association ARCAD-SIDA doit beaucoup à un homme, Aliou Sylla, son fondateur et premier directeur. À l'époque, ce jeune médecin, engagé professionnellement dans la médecine communautaire, identifie et suit les premiers cas de sida dans un des centres de santé communautaire de Bamako. Il tente un accompagnement médical et psychosocial.

> *J'avais une mission à accomplir et deux principes : donner l'exemple par soi-même mais ne jamais faire quelque chose seul.*
>
> Aliou Sylla

Lors des entretiens que nous avons réalisés, ses collaborateurs du passé comme du présent mettent en avant ses qualités à la fois professionnelles et personnelles. Ils décrivent un homme intelligent, ouvert, chaleureux et travailleur infatigable. Ses qualités de négociateur, sa gestion souple mais efficace et les partenariats qu'il sait nouer sur le plan national ou sur la scène internationale sont mobilisés.

> *Grâce à ses relations, il a réussi à mobiliser des financements. Je pense que c'est dû à sa personne essentiellement car c'est un gros travailleur, un type très intelligent et doué dans les affaires. Et les discussions avec les partenaires financiers, ce sont des affaires.*
>
> Membre du premier PNLS

Dans un pays où les cadres estiment souvent que démarcher, c'est déchoir et rechercher de l'information, c'est un aveu d'ignorance ; ce jeune cadre n'hésite pas à s'informer et à solliciter les responsables nationaux et internationaux afin de faire aboutir son projet. Sa capacité d'écoute, son sens du contact et des relations sociales sont en outre fort appréciés.

> *Il a la capacité de convaincre les chefs, les dirigeants, il va les voir, cela ne le dérange pas. Il est extraordinaire, il a toujours un objectif à atteindre et se donne les moyens. Sans lui, la chose n'aurait jamais marché jusque-là. De plus, c'est un bon dirigeant, il sait faire cela avec honnêteté. Et il bosse comme un fou. Il écoute beaucoup les gens, il aime les contacts.*
>
> Membre du premier PNLS

L'équipe d'ARCAD-SIDA revendique le professionnalisme et l'expertise médicale de ses membres, cherchant dès le départ à se démarquer du mouvement associatif né dans les années 1990.

> *On ne voulait surtout pas que la création de l'ONG soit un prétexte de création d'emplois pour nous, comme cela se faisait couramment depuis*

1991. Nous étions des professionnels soucieux de mettre ensemble notre expertise et nos compétences personnelles et diversifiées.

Membre fondateur d'ARCAD-SIDA

Le positionnement d'ARCAD-SIDA, c'est une relation de proximité avec les patients, ainsi qu'il est recommandé dans le cadre de la lutte contre le sida, et surtout la prise en charge médicale gratuite des malades. L'appui de la coopération française (300 millions de FCFA) va permettre de l'envisager, via la société civile, à une période où la plupart des bailleurs refusent de s'y engager.

ARCAD-SIDA occupe le terrain laissé vierge par l'État malien sans pour autant chercher à accaparer les résultats. L'association parvient ainsi à composer avec le ministère de la Santé pour la signature d'une convention Mali-France prévoyant la création d'un centre associatif curatif dont la gestion est assurée par l'association.

Ma démarche a donc été d'aller au PNLS et de m'incruster dans leurs axes stratégiques, d'amener nos idées. La chance d'ARCAD, c'est qu'on arrivait dans un terrain vierge. Nous étions les bonnes opportunités. Et moi, je me mettais au niveau des gens, je donnais l'information. Pour qu'ARCAD puisse continuer contre vents et marées, il fallait développer notre réseautage. À l'opposé de la société civile de la sous-région ou d'ailleurs, qui était en confrontation avec les autorités nationales, je suis parti dans l'approche qu'il n'y a pas de société civile forte sans État fort, pas de résultat qui appartienne à la société civile dans la mesure où c'est l'État qui lui donne une place, un récépissé, qui accepte de lui déléguer une partie de ses pouvoirs, donc à qui on doit rendre compte des résultats. Mon approche a toujours été de contextualiser le militantisme… Et j'ai tissé de bonnes relations avec le système national public.

Aliou Sylla

ARCAD-SIDA ouvre donc le premier centre de prise en charge des PVVIH, le CESAC (Centre d'écoute, de soins, d'animation et de conseil), en 1996[4]. L'État malien accepte de soutenir financièrement cette initiative de la société civile. Au démarrage, la prise en charge consiste à faire l'annonce post-test, à soigner les infections opportunistes, à prodiguer des soins palliatifs et à apporter un réconfort moral aux patients et à leurs proches. La découverte des ARV et la mise en place de l'ONUSIDA en 1996 ouvrent de nouvelles perspectives. Les conférences internationales se multiplient, auxquelles le Mali participe. Avant tout le monde au Mali, ARCAD-SIDA obtient pour ses patients des ARV dans le cadre d'un mouvement dénommé « Appel Métis »[5] et grâce également à

4 Sur le CESAC et cette période de la lutte contre le sida au Mali, voir Le Palec & Pagezy, 2003.

5 « Appel Métis » est un « mouvement de soignants pour l'égalité thérapeutique internationale face au sida », pour un accès général et immédiat aux traitements du sida dans le monde. Il a été lancé en 2000.

l'aide de plusieurs associations françaises, AIDES, Sidaction et Solidarité Sida notamment. L'association négocie aussi directement avec les représentants locaux des firmes pharmaceutiques pour la réduction des coûts des traitements. L'évaluation positive des actions d'ARCAD-SIDA par le ministère de la Santé permet quelques années plus tard une nouvelle mobilisation de fonds auprès de la coopération française, pour une décentralisation du modèle CESAC dans deux capitales régionales, Mopti et Sikasso.

À l'exemple du modèle sénégalais, l'État se mobilise pour mettre en place l'Initiative malienne d'accès aux ARV (IMAARV) en 2001. Le président malien, Alpha Oumar Konaré, décide de lui allouer une enveloppe de 5 milliards de FCFA sur quatre ans, avant d'obtenir un appui conséquent de la Banque mondiale via le financement du Programme d'appui multisectoriel de lutte contre le sida (MAP).

Dans le cadre de l'IMAARV, le CESAC est retenu avec l'hôpital du Point G et l'hôpital Gabriel Touré comme sites de prise en charge. Cette initiative introduit le principe de subvention des ARV en fonction du niveau de revenus des patients, et la gratuité des soins est proposée à trois catégories de bénéficiaires : les membres des associations de PVVIH, les enfants et le personnel soignant.

L'État se plie en outre aux recommandations internationales concernant l'architecture institutionnelle du dispositif de lutte contre le sida. Le Haut conseil national de lutte contre le sida (HCNLS), instance plus politique que technique, est créé en 2004 et placé sous l'autorité du président de la République. Il est constitué d'une représentation égalitaire entre le secteur public, le secteur privé et le secteur de la société civile qui compte en son sein les représentants des associations de PVVIH.

Au final, les acteurs intervenant dans le domaine du VIH/sida s'organisent en deux pôles bien distincts. Le pôle prévention/sensibilisation est assuré par des ONG nationales ou internationales, plutôt généralistes et regroupées pour la plupart dans la coordination Groupe Pivot Santé Population[6]. La prise en charge globale des PVVIH est assurée par l'État et par ARCAD-SIDA, politiquement très engagée, puis par deux autres ONG prestataires de soins, Walé à Ségou et Kenedougou Solidarité à Sikasso.

---

6 Le Groupe Pivot Santé Population, coordination d'ONG créée en 1992, réunit et appuie les ONG intervenant dans le domaine de la santé (deux cents en 2011, dont 90 % d'ONG nationales). Un grand nombre d'entre elles interviennent dans le domaine de la sensibilisation face au sida. De ce fait, le Groupe Pivot Santé Population a été retenu par le secrétariat exécutif du HCNLS parmi les bénéficiaires secondaires des subventions accordées au Mali par le Fonds mondial, avec une quarantaine d'ONG ou associations sous bénéficiaires.

1.2. *La naissance des associations de PVVIH ou le « militantisme obligé »*

Les associations de PVVIH sont peu impliquées dans le domaine de la prévention/sensibilisation géré par les ONG du Groupe Pivot. En revanche, ARCAD-SIDA comprend très vite la nécessité de les associer à ses activités. Les deux premières associations de PVVIH, AMAS (Association malienne d'aide et de soutien aux séropositifs et malades du sida), créée en 1995, puis AFAS (Association féminine d'aide et de soutien aux séropositifs et malades du sida), créée en 1997[7], sont constituées par les premiers malades traités au CESAC et par des membres d'ARCAD-SIDA ou du PNLS.

La création de nouvelles associations, à Bamako puis à l'intérieur du pays, est envisagée par ARCAD-SIDA sur la base d'un « essaimage » à partir de ces deux associations pionnières. Dans les régions, ce mouvement échappe cependant très vite au contrôle d'AMAS/AFAS, chacune des associations souhaitant une indépendance juridique vis-à-vis des associations mères. À Bamako, des initiatives indépendantes prennent aussi forme dans les structures hospitalières. Presque dix ans après AMAS et AFAS, et pour bénéficier des actions engagées en faveur des PVVIH au même titre que les malades du CESAC, deux autres associations voient le jour, à l'initiative du service social, du personnel médical et de quelques patients : Yeleen en 2004 à l'hôpital du Point G, puis Sabu Nyuman en 2005 à l'hôpital Gabriel Touré.

Les associations de PVVIH s'intègrent dans les structures de prise en charge, CESAC et hôpitaux, où commence à s'organiser l'accompagnement psychosocial des patients. L'implication des PVVIH dans la lutte, et leur légitimité à y participer, tient principalement à leur capacité de témoignage sur leur statut sérologique pour assurer un soutien moral aux nouveaux patients, pendant et après l'annonce de leur séropositivité. La nécessité d'avoir recours à des témoignages publics s'impose également très vite pour assurer un certain succès aux premières campagnes d'information mises en œuvre. Un certain déni de la maladie, de la part du gouvernement malien dans un premier temps mais plus encore de la population, nécessite de faire sortir les PVVIH de l'ombre, malgré le risque fort de stigmatisation qu'elles courent.

> *Si on disait que telle personne avait le sida, c'était le début du calvaire. Les gens se cachaient quand ils avaient la maladie, signe à l'époque qu'ils étaient plus libidineux que les autres. Si on leur demandait de venir dans l'association, ils diraient que tout le monde découvrira qu'ils sont malades. Mais beaucoup étaient obligés de venir puisque l'association les*

---

[7] Les femmes de l'association AMAS, particulièrement affectées par les conséquences socio-économiques de leur maladie et plus dynamiques que les hommes, décident de créer leur propre association et de développer des activités génératrices de revenus (confection de poupées, etc.).

> *aidait. Si on n'a pas les moyens, on est obligé de venir et de mettre la honte à côté.*
>
> Personnel soignant

Ainsi que le rappelle Vinh-Kim Nguyen, le contexte international encourage alors fortement « l'humanisation des statistiques », à tel point que « cette optique est devenue la doctrine officielle au Sommet mondial sur le sida à Paris en 1994 » (Nguyen, 2002 : 81). Les PVVIH en sont bien conscientes. Celles qui adhèrent aux associations et acceptent ainsi une certaine forme de visibilité obtiennent en retour quelques compensations significatives.

> *Avant la gratuité des ARV, c'était le militantisme obligatoire parce que le traitement était à 400 000 FCFA. Adhérer à une association était une condition d'accès au traitement. Maintenant, avec la gratuité des ARV, il n'y a plus la nécessité du militantisme.*
>
> Membre d'une association de PVVIH

Le 8 mars 2000 est une date clé de la lutte contre le sida au Mali. Dans le cadre des festivités organisées pour cette Journée de la femme, un groupe de PVVIH accompagné par ARCAD-SIDA fait un témoignage public à la télévision, ce qui a pour conséquence directe d'amener le président de la République à tenir un Conseil des ministres sur le thème du sida.

1.3. Des acquis importants : la gratuité des soins et l'accès aux financements du Fonds mondial

La collaboration et l'engagement des différents acteurs, la conjoncture internationale, la volonté présidentielle de poser un acte fort en matière de lutte contre le sida, l'exemple du Sénégal et la perspective de financements importants (Fonds mondial) créent un contexte favorable à la prise de décision de la gratuité du traitement ARV en 2004. Cette décision est néanmoins prise de manière assez abrupte, sans étude de faisabilité préalable et sans dispositif opérationnel pour rendre cette mesure effective, et alors même que la prise en charge gratuite des sept cent cinquante patients sous ARV repose sur des fonds publics (Tchiombiano, Koné *et al.*, 2012).

La loi votée en 2006 définit pourtant un paquet de gratuité assez large comprenant l'accès aux ARV et aux préservatifs masculins et féminins, la prise en charge du coût des analyses, du dépistage et du suivi biologique, des consultations, du diagnostic, du traitement des maladies opportunistes et de l'alimentation du bébé né d'une mère séropositive par les substituts du lait maternel.

Par ailleurs, une proposition du Mali pour le Round 4 du Fonds mondial[8] est rédigée avec une forte contribution d'ARCAD-SIDA.

> *C'est nous qui avons écrit le Round 4 au moment où l'État traînait des pieds. Le CESAC a été modélisé dans le Round 4, la décentralisation a été décrite dans le Round 4. Par miracle, nous avons obtenu le financement et c'est à ce moment-là que les gens se sont réveillés. Mais c'était trop tard.*
>
> Membre fondateur d'ARCAD-SIDA

> *Pour l'écriture du Round 4, on invitait tous les acteurs à venir donner leur avis, faire des propositions, mais personne ne venait. Pour vous dire, j'étais à l'époque médecin stagiaire bénévole à l'hôpital du Point G, mais c'est moi qu'on envoyait représenter l'hôpital. Personne ne prenait au sérieux le financement du Fonds mondial. Quand le financement est arrivé, les gens se sont demandé comment ARCAD avait fait pour avoir tout ça, mais c'est parce qu'ARCAD savait ce qu'elle voulait et que les autres ne s'investissaient pas.*
>
> Ex-membre du CSLS

En septembre 2005, cette proposition est acceptée par le Fonds mondial. Elle porte sur la période 2005-2010 pour un montant de 52 millions de dollars US. Les premiers médicaments du Fonds mondial sont finalement disponibles en juin 2006.

Sur le plan international, le Mali revendique une figure de pays précurseur dans la sous-région. Le dynamisme de son secteur associatif est également remarqué positivement. Les acteurs impliqués dans la lutte contre le sida feront tout désormais pour garder cette image positive.

2. LA LUTTE CONTRE LE SIDA AU TEMPS DE LA GRATUITÉ ET DES FINANCEMENTS DU FONDS MONDIAL : UNE OBLIGATION DE RÉSULTATS PARTAGÉE

2.1. *Une haute implication de l'État*

Rompant avec le déni et le flottement des mesures politiques, et dans le prolongement de l'IMAARV, l'engagement du gouvernement malien se traduit par la loi introduisant la gratuité des ARV et le financement de la lutte contre les IST et le VIH/sida[9] à hauteur de presque 3,2 milliards de FCFA, soit 18 % du total des dépenses engagées en 2008 au Mali dans le domaine de la santé (Étude REDES, citée dans UNGASS, 2010).

---

[8] Les financements du Fonds mondial sont organisés par périodes/tranches (« Round »).

[9] Via le financement obtenu dans le cadre du MAP (programme de la Banque mondiale).

Après quinze ans d'existence, le PNLS est remplacé en 2005 par la Cellule sectorielle de lutte contre le sida du ministère de la Santé (CSLS), qui a pour mission d'assurer la planification, la coordination, le suivi-évaluation de toutes les activités de lutte contre le sida au sein du ministère de la Santé. Depuis sa création, cette cellule est dirigée par le fondateur d'ARCAD-SIDA, qui a réussi à s'imposer dans cette fonction grâce à des appuis haut placés et à ses relations internationales aux yeux desquelles il fait figure de personne incontournable dans la lutte contre le sida, et cela, malgré un profil de médecin communautaire non fonctionnaire, atypique pour assurer cette fonction. Aliou Sylla fait bénéficier la cellule de ses capacités de travail et de son dynamisme, s'entourant de personnes de qualité, bien rémunérées (la majorité de l'équipe est contractualisée sur financements du Fonds mondial et non par l'État). C'est sur cette équipe que repose largement l'écriture du Round 8.

> *Pour l'écriture du Round 8, c'était la même chose. Je travaillais à la cellule à ce moment-là mais aucun représentant des hôpitaux n'est venu retirer la requête pour faire part de leurs besoins. C'est encore moi qui ai pris cette requête et qui suis venu la leur présenter. Là encore, ils n'ont rien proposé. Alors, on a réfléchi à leur place et c'est comme ça qu'on a envisagé les centres d'excellence au sein des hôpitaux.*
>
> Ex-membre du CSLS

L'État malien bénéficie également d'appuis techniques extérieurs importants, comme celui de l'ONG Solthis (Solidarité thérapeutique et initiatives pour la santé) ou du GIP ESTHER (Ensemble pour une solidarité thérapeutique hospitalière en réseau). Le soutien porte sur différents aspects de la politique, la gestion des approvisionnements en produits de santé (quantification des besoins, approvisionnement, gestion des stocks), le système de suivi des données très élaboré, donc contraignant, et la formation du personnel soignant.

2.2. *La montée en puissance d'ARCAD-SIDA et la réalisation d'une ambition : devenir un pôle d'excellence et coordonner tous les acteurs de la lutte contre le sida au Mali*

Dix ans après sa création, ARCAD-SIDA revendique toujours une démarche communautaire permettant de maintenir une grande proximité avec les associations de PVVIH, proximité indispensable pour prétendre parler en leur nom mais également pour que soit assurée la fonction d'accompagnement psychosocial des patients, dont la mise en œuvre facilite sensiblement l'atteinte des indicateurs de performance. De leur côté, les PVVIH comptent sur ARCAD-SIDA pour se reconstruire individuellement, pour former un collectif et définir leur place dans la lutte, ce que rendent difficile leur profil disparate et le niveau de formation limité de la plupart d'entre elles[10]. Une relation que

---

[10] L'étude réalisée en 2011 auprès de soixante-dix-huit membres actifs des quatre associations montre que près de 70 % d'entre eux sont des femmes et que leur niveau de

chacune des parties juge positive s'installe autour d'une obligation de résultats partagée et du souci de reconstruction du lien social autour des PVVIH. La légitimité d'ARCAD-SIDA repose aussi largement sur l'expertise acquise, ses performances effectives et sur les liens qu'elle a créés et su pérenniser au niveau international (participation à toutes les rencontres, partenariats fructueux), qui lui permettent de prétendre être un pôle d'excellence au Mali.

ARCAD-SIDA a multiplié et conservé diverses sources de financement grâce à ce réseau international, mais l'arrivée des financements du Fonds mondial autorise une forte montée en charge de ses activités. Ainsi, en 2006, le budget d'ARCAD-SIDA s'élève à 2 milliards de FCFA, dont 80 % financés par le Fonds mondial et la Banque mondiale, ce qui lui permet de maintenir son cap de départ : jouer un rôle central « au cœur du défi national pour la prévention, le conseil dépistage, l'accès universel aux soins et aux traitements du VIH/sida et l'accompagnement psychosocial »[11], en innovant et expérimentant de nouvelles activités tout en composant avec l'État, chargé du passage à l'échelle de ces innovations.

Le CESAC a valu à la directrice d'ARCAD-SIDA, entre autres, le Prix international 2008 de Sidaction pour le meilleur acteur de la prise en charge communautaire. L'association a proposé en outre un modèle de décentralisation de la prise en charge qui repose sur la création d'Unités de soins, d'accompagnement et de conseil (USAC) pour les PVVIH. Ce sont des unités intégrées au sein des centres de santé de référence des cercles dont la gestion est assurée par ARCAD-SIDA. Elles ont l'avantage d'être animées par des équipes réduites qui travaillent avec les autres unités des centres de santé hôtes pour le dépistage et les soins connexes (médecine, laboratoire, maternité, etc.). On comptait quatorze USAC en 2013 et au total, les sites associatifs drainaient environ 60 % de la file active des patients sous ARV, ce qui représente une singularité malienne. La CSLS, qui s'est imposée au niveau national dans la gestion du sida au détriment de la Direction nationale de la santé, appuie fortement cette décentralisation du pôle associatif de prise en charge, pilotée par ARCAD-SIDA.

Selon l'un des membres fondateurs, le développement des activités de l'association entre 2002 et 2006 repose sur la conviction interne que « si, chaque année, nous n'avons pas une ou deux idées, nous mourrons. ARCAD-SIDA ne peut vivre que de ses prestations. La pérennisation, ce sont nos résultats. Les gens viennent acheter les résultats. Il faut innover ». ARCAD-SIDA investit successivement différents domaines de la lutte, le développement du projet AGR (« activités génératrices de revenus ») pour les PVVIH qui, en 2010, a

formation est très hétérogène : 64 % n'ont pas dépassé un niveau d'étude primaire et moins de 12 % ont poursuivi des études supérieures.

11 Plaquette de présentation d'ARCAD-SIDA.

distribué plus de 180 000 euros, la mise en place d'une cellule de suivi-évaluation pour les activités d'ARCAD-SIDA et celles de ses sous-bénéficiaires dans le cadre du financement Fonds mondial, les initiatives en direction des groupes à risque, professionnel/les du sexe ou homosexuels, problématiques difficiles à prendre en compte dans le contexte malien. La création d'un centre de formation, Donya, « lieu d'expression, de valorisation et de diffusion des bonnes pratiques et expériences à destination des différents acteurs impliqués dans la réponse nationale, qu'ils soient privés, associatifs ou publics »[12], marque la volonté d'ARCAD-SIDA de se placer comme référence régionale. Ces différentes réalisations, ce positionnement permanent dans l'anticipation, à l'écoute des recommandations internationales, donnent à ARCAD-SIDA une envergure et une légitimité qui lui permettent de devenir un partenaire incontournable de l'État malien, un interlocuteur de référence des bailleurs ou partenaires internationaux. L'ONG se pose ainsi en intermédiaire technique et financier entre les différents bailleurs (Fonds mondial, ESTHER) et les autres acteurs de la société civile, associations de PVVIH ou autres ONG prestataires, ce qui suscite chez les uns ou les autres un certain agacement.

> *Vu son dynamisme, ARCAD a pris le pas sur les autres. Plein d'associations ont été mises sous ARCAD, ce qui a suscité pas mal de plaintes de leur part, à commencer par les autres structures associatives de prise en charge. J'ai reçu plein de lettres qui disaient qu'ils ne sont pas d'accord, qu'ARCAD est une ONG comme eux et qu'ils n'ont pas à dépendre d'elle.*
>
> Membre du Groupe Pivot Santé Population

Il devient difficile pour les autres acteurs de se faire une place dans le domaine du sida sans son aval ou son implication.

> *ARCAD est devenue une énorme machine qui veut tout contrôler et qui a en même temps une capacité d'initiative inégalée, comme en témoigne le système des USAC, mais également les actions entreprises en faveur des homosexuels. La philosophie d'ARCAD est spécifique, par rapport même aux autres associations de prise en charge, Walé et Kenedougou Solidarité. ARCAD est dans le pouvoir.*
>
> Membre d'une ONG internationale

---

12 Plaquette de présentation d'ARCAD-SIDA.

2.3. *Lorsque logiques individuelles des PVVIH et logiques collectives de la lutte se rejoignent*

Au moment de l'annonce de leur séropositivité[13], la plupart des membres actifs des associations étaient insérés socialement et économiquement dans la société : une majorité d'entre eux avaient fondé une famille[14] et étaient engagés dans la vie active, essentiellement dans le commerce et l'artisanat, souvent dans un contexte d'expatriation (60 %). L'annonce de la maladie entraîne un retour au Mali, un arrêt des activités professionnelles, des deuils et une certaine marginalisation familiale et sociale. Pour la plupart des membres pionniers des associations, le souci d'une sécurisation personnelle face à la maladie constitue donc une forte motivation d'adhésion aux associations. Les acteurs ayant vécu cette période soulignent la richesse de la vie associative d'alors et leur engagement fort qui se traduisait par le témoignage public ou des activités bénévoles auprès des pairs.

Outre des informations et un suivi médical de proximité, ils cherchent au sein des associations des opportunités de (re)construction professionnelle et sociale, ce qu'ils vont rapidement y trouver. Les mariages entre membres associatifs sont fréquents. L'arrivée successive des ARV et des financements du Fonds mondial permettent l'augmentation du nombre de personnes dépistées et mises sous traitement, ce qui entraîne un accroissement sensible de la charge de travail pour les équipes soignantes et un besoin de professionnaliser les PVVIH autour des activités d'accompagnement psychosocial. Un programme de formation tout à fait conséquent est en outre mis en place, tant sur le renforcement des capacités des associations que sur la professionnalisation de leurs membres autour des activités d'accompagnement. 64 % des membres actifs que nous avons pu interroger ont ainsi bénéficié de plus de quatre formations qualifiantes, et un quart d'entre eux a participé à une mission à l'étranger. Au final, un grand nombre de membres actifs des associations ont été ou sont encore salariés[15], principalement sur les budgets du Fonds mondial et via ARCAD-SIDA, et ont donc opéré une reconversion professionnelle dans le domaine de la lutte contre le sida.

Ces opportunités professionnelles rendent le domaine de la lutte contre le sida fortement attractif et le nombre d'associations de PVVIH se multiplie. Cette situation inquiète ARCAD-SIDA, qui voit dans ce foisonnement plus d'opportunisme que d'engagement sincère et craint sans doute aussi de perdre le

---

[13] Selon les résultats de notre enquête de 2011, 69 % des membres actifs des associations ont appris leur séropositivité avant 2004, donc avant l'arrivée des ARV et de la gratuité.

[14] 65,5 % sont mariés et 11,5 % ont déjà fait l'expérience d'une rupture conjugale, divorce ou veuvage ; 86 % ont au moins un enfant.

[15] 11,5 % des membres actifs sont salariés dans le domaine du VIH/sida depuis plus de dix ans, 27 % depuis six à dix ans et 50,5 % depuis quatre à cinq ans.

contrôle des associations de PVVIH. Face à cela, et conformément à ce qui existe à l'échelle du continent et dans d'autres pays africains, ARCAD-SIDA propose aux associations maliennes de s'organiser en réseau. Le Réseau malien des associations de PVVIH (RMAP+) est créé en 2002, avec comme premier président un séropositif de la première heure, un des piliers de l'association AMAS, étroitement lié à ARCAD-SIDA. Ce dernier était encore en 2013 coordinateur du réseau et également président du Réseau africain des associations de PVVIH. En 2008, le RMAP+ parvient à être accepté comme bénéficiaire secondaire du Fonds mondial, via le Groupe Pivot Santé Population, un des deux bénéficiaires principaux du Round 8.

> La nouvelle est tombée le vendredi 30 mai 2008, le RMAP+ [...], grâce à sa persévérance, a été honoré par le Fonds mondial, tout en devenant bénéficiaire secondaire dudit Fonds. C'est la reconnaissance du mérite. Le Mali vient encore une fois de plus prouver sa détermination de mettre les personnes vivant avec le VIH et le sida (PVVIH) au centre de la réponse à l'épidémie du VIH.
>
> *Malijet*, 2 juin 2008

Consécration suprême, en juin 2010, le président du RMAP+ est élu président du CCM[16]. Cette structuration en réseau va dans le sens des attentes des associations qui commencent à revendiquer plus d'indépendance vis-à-vis d'ARCAD-SIDA, de poids dans les décisions politiques et surtout, un accès direct aux financements du Fonds mondial.

2.4. Un bilan globalement positif qui fait du Mali un bon élève du Fonds mondial

Les résultats obtenus par le Mali dans la lutte contre le sida sont globalement positifs : un dispositif de prévention conséquent, une politique de formation exceptionnelle avec, par exemple, 12 010 personnes formées en 2007 sur financement de la Banque mondiale, et la progression exponentielle du nombre de patients mis sous traitement. En décembre 2011, selon les chiffres officiels (CSLS, 2011), le Mali comptait cent sites de prise en charge (délivrant des ARV gratuits) et 29 237 patients régulièrement suivis sous ARV sur 42 000 ayant besoin d'un traitement, selon une estimation de l'ONUSIDA (Tchiombiano, Koné *et al.*, 2012).

Enfin, des études réalisées sur les politiques d'exemption du paiement au Mali montrent que la gratuité concernant le sida est à la fois la plus généreuse et la mieux appliquée, comparativement à celles de la césarienne ou du traitement du paludisme pour les jeunes enfants (Touré, 2014). Tout est fait pour éviter la

---

16 Les Country Coordinating Mechanism (CCM) nationaux sont au cœur de l'engagement du Fonds mondial pour l'appropriation locale et la prise de décision participative. Après approbation de la subvention, ils supervisent les progrès en cours d'exécution.

rupture en ARV, notamment un système de réseautage très efficace entre structures de prise en charge. Le dépistage, certains examens biologiques tels que le comptage des CD4 et la charge virale, les ARV, les consultations médicales, le diagnostic et traitement de la tuberculose sont systématiquement gratuits.

Le Mali est partout présenté comme « un modèle de volonté politique et de mobilisation associative » (Chabrol, 2005) et semble bien s'adapter aux contraintes de la logique du Fonds mondial, logique de rentabilité et de résultats à court terme (« performance based funding »). Le Fonds mondial, connu pour sa politique de « tolérance zéro » à l'égard des malversations et très regardant sur les résultats des programmes mis en œuvre grâce à ses financements, confirme que le Mali est un excellent élève. ARCAD-SIDA partage avec les autorités politiques et sanitaires la même obligation de résultats et développe un réel souci de performance, qui explique aussi son besoin de contrôle, au nom de l'expertise acquise.

3. DES FISSURES DANS LE DISPOSITIF INTERNE DE LUTTE CONTRE LE SIDA DANS UN CONTEXTE DE RARÉFACTION DES RESSOURCES

3.1. *Un montage technique et financier à reconsidérer*

Le fait de contourner presque totalement le service public pour la prise en charge du sida a amené la mise en place d'un dispositif parallèle, peu intégré au système de santé. Cette situation a pour conséquence l'instauration progressive d'un système de prise en charge des PVVIH à double vitesse, secteur public versus secteur associatif.

> *C'est vrai qu'il existe un système à deux vitesses mais ce n'est pas de notre responsabilité et ce n'est pas notre souhait.*
>
> Membre du pôle exécutif d'ARCAD-SIDA

Le personnel recruté dans le secteur associatif est rendu plus performant, du fait d'une bonne politique de recrutement, de formations qualifiantes et de conditions de rémunération avantageuses. Dans le public, la question des primes au personnel impliqué dans la prise en charge du VIH a souvent été mise en débat mais elle est restée en suspens. Cela constitue une source de frustration du personnel et explique sa faible disponibilité. Les consultations sont souvent assurées par des médecins non spécialistes du VIH ou par des stagiaires.

> *J'entends dire les professeurs qu'ils ne gagnent pas ce que gagnent les médecins qui travaillent dans d'autres sites au compte d'ARCAD. Ils disent que c'est difficile pour eux de faire le même travail et de gagner si*

> *peu. Ce sont les stagiaires qui travaillent ici, les chefs ne font rien si ce n'est de s'occuper des gens de classe supérieure, des* faama.
>
> Membre d'une association de PVVIH

Autre conséquence, les conseillers psychosociaux, profanes mais parfois mieux payés que les médecins des établissements publics, y sont souvent mal acceptés. Le volet d'accompagnement psychosocial est donc plus ou moins assuré, selon que la PVVIH évolue en milieu associatif ou en milieu public.

> *Les relations étaient bonnes au départ avec le personnel de l'hôpital mais depuis la venue de l'argent du Fonds mondial, tout le monde est frustré, à commencer par les médecins qui gagnent souvent moins que ce qui nous est proposé. Cela se traduit par un refus de collaborer. Le pharmacien ne nous communique pas la liste des perdus de vue et ne nous envoie pas de patients inobservants.*
>
> Membre d'une association de PVVIH

Ce dispositif à double vitesse est une source de tensions dont les USAC fournissent une parfaite illustration. Ces unités dépendent administrativement et hiérarchiquement du médecin-chef des centres de santé de référence (CSREF) mais leur gestion et le financement de leurs coûts de fonctionnement sont assurés par ARCAD-SIDA. Quelques mesures ont été prises par l'association pour favoriser leur acceptation au sein des CSREF et montrer une volonté de renforcement du système public : les pharmaciens de ces unités sont mis à disposition du centre de santé de référence dans son ensemble (jusque-là, aucun CSREF ne disposait de pharmacien). De même, des investissements en personnels et matériels permettent à leurs laboratoires d'être plus performants. Malgré ces mesures, cette entité au sein d'une formation sanitaire publique reste perçue, à juste titre, comme une enclave privilégiée.

> *Je ne suis pas d'accord avec le système d'USAC. Avec les fonds de la Banque mondiale, ils viennent chez toi construire une maisonnette qu'ils peuvent évaluer à 100 millions de FCFA et ensuite, ils amènent le personnel et le paient. En tant que médecin-chef, tu n'as aucun contrôle sur cette unité et elle ne te produit aucun rapport. C'est un État dans l'État. Et s'il y a un problème, c'est quand même toi qu'on interpelle.*
>
> Responsable sanitaire, CSREF

Le périmètre de gratuité est également variable selon le type de site : les sites associatifs proposent généralement à leurs patients un paquet de gratuité plus large et plus constant. Ils ont mis en place des caisses de solidarité ou disposent de petits financements de partenaires leur permettant d'augmenter le paquet de gratuité assuré par l'État et de mieux faire face aux ruptures d'intrants, concernant le traitement des infections opportunistes, par exemple, de plus en plus fréquentes.

Cette forte externalité du dispositif, voulue par les bailleurs internationaux, est coûteuse et le rend largement dépendant des ressources extérieures, particulièrement celles du Fonds mondial dont l'engagement entraîne d'ailleurs un retrait progressif d'autres bailleurs (Tchiombiano, Koné *et al.*, 2012). Les ressources internes de l'État malien représentent entre 26 % et 18 % du budget global entre 2006 et 2009 (Rapport REDES, cité dans UNGASS, 2010), ce qui est particulièrement important comparativement aux ressources internes mobilisées dans d'autres pays de la sous-région, mais le financement extérieur demeure néanmoins la principale source de financement avec un montant de près de 15 milliards de FCFA, soit 82 % des ressources et dépenses totales au titre de l'année 2008.

À partir des années 2008-2009, compte tenu de l'augmentation énorme des besoins et de la crise financière qui entraîne la chute des contributions des États riches au « pot commun » qu'est devenu le Fonds mondial, on note une baisse des fonds disponibles sur le plan mondial pour le VIH. Des arbitrages nationaux dans l'allocation des ressources deviennent indispensables et la priorité revient au volet médical et à la disponibilité des ARV, au détriment des activités de prévention ou des activités communautaires d'accompagnement, assurées largement par le volet associatif.

> *Avec le Fonds mondial, nous avons treize gros indicateurs. Et les associatifs ne sont pas concernés. Il n'y a pas d'indicateur qui mesure les activités des associations, visites à domicile, etc. Les associations ne sont pas indispensables pour avoir les indicateurs, on les a inclus dans le projet pour qu'ils puissent vivre, faire des plaidoyers, mais ils ne sont pas indispensables.*
>
> Membre d'ARCAD-SIDA

Les financements qui permettaient à chaque association de PVVIH de couvrir ses frais de fonctionnement et de salarier un coordinateur sont supprimés. ARCAD-SIDA impose la mise en place d'une coalition des quatre associations bamakoises, sise au siège des associations AMAS/AFAS, mis à disposition gracieusement par l'État malien. Seules les activités communautaires organisées dans les formations sanitaires sont financées et les membres associatifs déplorent en particulier l'arrêt des repas communautaires qui drainaient les malades aux sièges des associations.

Par ailleurs, avec la diminution des fonds disponibles à l'échelle mondiale, les bailleurs se plaignent d'une prise en charge trop coûteuse au Mali, puisqu'assurée partiellement par le secteur associatif, donc privé, et préconisent un retour de la lutte dans le service public, conformément aux nouvelles recommandations globales en matière de lutte contre le sida. Un consensus ARCAD-SIDA/ministère de la Santé s'établit donc autour de la nécessité de penser maintenant l'intégration partielle des initiatives associatives dans le service public. Deux défis principaux sont à relever : intégrer le dispositif USAC dans le système public et prévoir le recrutement et le financement de conseillers pour le service public.

> *Notre modèle CESAC n'est pas pérenne car trop dépendant des financements extérieurs. Nous souhaitons que le ministère s'approprie cette stratégie de prise en charge globale dans les USAC, d'ici la fin du financement du Fonds mondial en 2015.*
>
> Membre d'ARCAD-SIDA

De fait, la place d'ARCAD-SIDA doit être redéfinie, sans heurt. L'État ne souhaite plus « se laisser déborder par cette association » (Membre du HCNLS), même s'il reconnaît son apport déterminant dans la lutte contre le sida et son expertise. Celle-ci doit maintenant être mise à la disposition du service public et l'aider à améliorer la qualité de ses prestations.

> *L'État ne veut tuer ni le CESAC ni Walé mais en faire des références, un cadre de contrôle de qualité pour que l'État relève le niveau de qualité des prestations dans ses sites. ARCAD peut se positionner en supervision formative et d'autres domaines de compétence. C'est extraordinaire ce qu'ARCAD a fait mais elle ne doit pas outrepasser ses droits.*
>
> Membre du HCNLS

ARCAD-SIDA a anticipé cette situation et a cherché à partir de 2010 à obtenir officiellement le statut d'association d'utilité publique pour mieux pouvoir collaborer avec l'État dans les structures étatiques. L'association a conscience qu'une intégration même partielle du dispositif de prise en charge associatif dans le secteur public peut jouer négativement sur les indicateurs de performance. Elle souhaite donc mettre son expertise au service du développement de structures de soins de santé publique. Le but de l'association est de rester un modèle, un moteur de la lutte, un pôle d'excellence.

> *Nous espérons que d'ici là, nous obtiendrons le statut d'utilité publique qui nous permettra de devenir prestataire pour le ministère de la Santé et subventionné par lui. Nous serons alors payés par lui pour réaliser des prestations. Nous sommes les premiers à faire cette démarche et nous avons donc beaucoup d'espoir. On voudrait d'ailleurs maintenant s'ouvrir à d'autres pathologies chroniques en offrant le même type de prise en charge globale. Et nous envisageons également de proposer une offre de renforcement des capacités des associations de patients.*
>
> Membre d'ARCAD-SIDA

3.2. La « société civile sida » divisée par des enjeux de pouvoir

Dans ce contexte de compétition mondiale autour des financements disponibles, il n'est pas question de faire état des frustrations des agents du service public, ni de la division de la société civile impliquée dans la lutte, ni du mécontentement grandissant du milieu associatif, particulièrement ciblé par les politiques d'austérité. Ces différents problèmes sont pourtant bien réels.

Les associations de PVVIH ont bénéficié d'avantages et de financements conséquents afin de structurer le milieu et de professionnaliser leurs membres. Le bilan des efforts consentis pendant quelques années n'est souvent pas à la hauteur des attentes. Ainsi, l'archivage et la gestion interne de chaque association sont tout à fait rudimentaires, à tel point qu'il n'a pas été possible de documenter de manière précise la composition et la situation des adhérents par association. Les entretiens avec les membres actifs et visibles des associations font surtout ressortir la désaffection des membres et l'absence de nouvelles adhésions. Les procès-verbaux des réunions statutaires ne permettent pas de rendre compte, même sommairement, des débats internes. Enfin, et malgré les multiples formations, les associations peinent à élaborer des plans d'actions qui ne soient pas seulement les plans des activités financées par les bailleurs.

Par ailleurs, les associations sont devenues en quelques années le lieu de fortes rivalités entre les membres qui bénéficient d'emplois salariés et ceux qui en attendent, entre ceux qui sont instruits et ceux dont la légitimité repose sur leur engagement et leur témoignage public aux premières heures de la lutte, entre ceux qui bénéficient des faveurs d'ARCAD-SIDA, le « grand frère » dispensateur de postes et autres avantages, et ceux qui contestent à mots couverts (ou pas) son emprise sur les associations.

Le renouvellement du bureau des associations constitue un premier motif de conflit, l'intérêt étant de se maintenir dans le leadership des associations pour un meilleur accès aux informations et aux avantages éventuels[17]. Ce n'est que l'impossibilité, au nom de la bonne gouvernance, de cumuler un poste dans le bureau et une fonction salariée, qui permet finalement un certain renouvellement de ces instances à partir de 2011. Les associations de PVVIH dénoncent volontiers l'ingérence d'ARCAD-SIDA dans le fonctionnement interne des associations, favorisant, lors du renouvellement des bureaux, les membres pionniers, les « purs », au détriment des nouveaux venus jugés opportunistes, et d'autant moins faciles à manipuler que leur niveau de formation est élevé. ARCAD-SIDA est même accusée d'avoir nui physiquement aux rares « intellectuels » que comptent les associations.

> *À l'intérieur d'AMAS, ARCAD dicte sa loi et c'est pour cela que c'est difficile d'être le président. À tel point que quand on prend une décision en CA, le lendemain, ce n'est plus d'actualité car finalement, c'est ce que dit ARCAD qui passe… il n'y a pas de décision souveraine.*
>
> Membre d'une association de PVVIH

---

[17] On remarque un certain verrouillage dans l'accès aux postes de responsabilité et aux postes salariés. Par exemple, 87 % des membres actifs d'AMAS et 63 % de ceux d'AFAS ont adhéré à l'association avant 2004 et sont toujours à l'avant-garde de ces deux associations.

> *Entre nous associatifs, nous disons que si tu ne fais pas ce qu'ARCAD veut, Dieu va te tuer ou t'humilier. On dit cela pour se moquer de nous-mêmes.*
>
> Membre d'une association de PVVIH

L'accès aux fonctions rémunérées et aux avantages matériels est le principal enjeu autour duquel les membres associatifs se déchirent. La gestion interne de ces avantages (emplois salariés, soutien scolaire des enfants, dons de nourriture et de médicaments, attribution de logements sociaux, financement d'« activités génératrices de revenus ») dont bénéficient les PVVIH semble manquer singulièrement de transparence. Par exemple, 60 % des membres actifs, y compris ceux qui bénéficient de postes salariés, ont bénéficié d'« activités génératrices de revenus », pour certains à plusieurs reprises et sans toujours honorer leur engagement de remboursement.

> *Ceux qui ont eu accès aux AGR refusent de le rembourser sous prétexte que cet argent est venu pour les PVVIH et qu'il n'était pas question de le rembourser. Ils disent qu'il faut être maudit pour rembourser cet argent des AGR. C'est ainsi que les premiers ont détruit cet outil d'aide, sa pérennisation.*
>
> Membre d'une association de PVVIH

Les associations reprochent également à ARCAD-SIDA de s'imposer dans le recrutement des membres associatifs, sans réel souci de communication ni de concertation avec les bureaux des associations. La gestion des rémunérations est peu explicitée, les décisions prises à ce sujet (baisse des salaires, par exemple) sont jugées souvent arbitraires.

> *ARCAD se permet d'attribuer les postes rémunérés à qui il veut et les retire quand il veut sans raison valable. Cette attitude contribue à décourager les associatifs et à les mettre dos à dos.*
>
> Membre d'une association de PVVIH

> *La stratégie d'ARCAD a été de prendre quelques PVVIH leaders au sein des associations et d'en faire leur objet. Ils les ont prises comme boucliers, ce qui fait qu'on ne pourra jamais voir la réalité des choses.*
>
> Membre d'une association de PVVIH

Finalement, les associations reprochent à ARCAD-SIDA une certaine ambivalence : avoir joué officiellement un rôle déterminant dans les processus de structuration des associations et de professionnalisation des PVVIH mais maintenir de fait les associations dans une profonde dépendance : c'est par ARCAD-SIDA que transitent les fonds destinés à la professionnalisation des PVVIH, au financement de postes de conseillers, d'animateurs. ARCAD-SIDA assure également le suivi-évaluation de leurs activités, et leurs résultats sont agrégés par ARCAD-SIDA et présentés en son nom et pas en celui des associations, ce qui limite clairement leur visibilité. Sans compter les frais de fonctionnement qui bénéficient généralement à l'ONG et non aux associations de PVVIH.

> *Nous, associations de PVVIH, restons invisibles dans les données produites au Mali. Je me demande pourquoi nous existons. Il ne suffit pas juste d'avoir un financement, mais il faut arriver à se faire valoir sur le plan des activités.*
>
> Membre d'une association de PVVIH

Par ailleurs, les associations de PVVIH ne parviennent pas à s'imposer sur la scène locale, ni à dénoncer les abus constatés. Si la présence des associations et des conseillers sur les sites de prise en charge permet de mieux gérer certains dysfonctionnements habituels des services de santé, notamment publics (petit racket pour accéder à certains services), leur marge de manœuvre reste étroite. Le personnel de santé ne reconnaît pas aux « profanes » ce qu'il considère être une ingérence dans les questions médicales. Une des conditions d'acceptation des associations de PVVIH dans les structures de prise en charge publiques est précisément qu'elles se limitent à des fonctions d'accompagnement. Dans les centres associatifs de prise en charge, la situation est presque identique. Dans les faits, et en contradiction avec ses déclarations en faveur d'une démarche communautaire, ARCAD-SIDA cantonne les PVVIH dans certaines activités bien spécifiques et n'entend pas qu'elles dépassent ce domaine de compétence.

> *L'appareil qui permet le comptage des CD4 manque à l'hôpital du Point G depuis presque un an. Nous signalons ça pendant les grandes réunions. Nous avons fait des pancartes à ce sujet pour la Journée internationale de la lutte contre le sida pour montrer ce problème aux gens. À cause de ça, il y a encore la mésentente entre la direction d'ARCAD-SIDA et nous. Elle nous a accusés d'avoir montré aux gens que nous avons ce manque d'appareil.*
>
> Membre d'une association de PVVIH

Or, les membres associatifs sont avant tout des malades eux-mêmes pris en charge dans les structures pour lesquelles ils travaillent en tant que conseillers. Il leur est par conséquent difficile d'émettre des réserves sur certains aspects de la prise en charge alors qu'ils cherchent à nouer des relations privilégiées pour leur propre suivi médical et celui des personnes qu'ils souhaitent recommander. Les PVVIH ont finalement « des pratiques qui expriment le plus souvent le désir, tout à fait légitime mais qui n'est en rien révolutionnaire, d'obtenir avant tout une meilleure qualité des services médicaux » (Herzlich & Pierret, 1984 : 282).

> *Je peux dire que mes relations avec les agents de santé m'ont servi à beaucoup de choses. Même si mon médecin traitant n'est pas présent, n'importe quel médecin que je trouve sur place renouvelle mon ordonnance pour moi. Même pendant la période de crise, on m'a donné les médicaments pour six mois. Quand je suis enceinte, je peux bénéficier de trois échographies gratuites. Quand la femme de mon oncle a été*

hospitalisée ici, on m'a donné gratuitement beaucoup de choses pour elle. Grâce à mes relations, un de mes voisins a fait ses analyses à demi-tarif. Je l'avais présenté comme un frère à moi.

Membre d'une association de PVVIH

Les membres des associations de PVVIH sont responsables de l'accompagnement psychosocial donc, trop impliqués dans la prise en charge globale pour la critiquer, si nécessaire. Ils savent en outre que leur survie dépend des appuis financiers internationaux et sont réceptifs aux arguments selon lesquels il est plus sage de taire certains dysfonctionnements, susceptibles de décourager les bailleurs, si ces derniers en étaient informés.

Chez nous, le militantisme se limite à adhérer à une association et à s'inscrire aux aides. C'est « j'adhère au cas où, s'il y a aide, on ne m'oublie pas ». Aujourd'hui, c'est ça le militantisme et il est difficile de faire évoluer la situation pour deux raisons. Souvent, ceux qui parlent en notre nom sont achetés par des faveurs ou des titres honorifiques, médailles, alors ils se désolidarisent de toute initiative capable d'amener un changement quelconque. Et puis, il y a aussi l'analphabétisme, qui fait que la plupart des PVVIH ne savent pas quoi faire, comment mener la lutte.

Membre d'une association de PVVIH

C'est nous qui devrions parler des difficultés de disponibilité des médicaments. Mais est-ce que nous faisons cela ? La question des médicaments est politisée. Le Fonds mondial même est politisé. Quand tu te permets de tout dire, si ton père ne meurt pas, c'est ta mère qui meurt. On ne dit pas tout ici. Nous voyons tous les choses. C'est la politique qui gâte tout au Mali. Les choses que nous disons politiquement sont souvent loin de la réalité.

Membre d'une association de PVVIH

Enfin, le souci de discrétion et d'invisibilité des PVVIH explique un certain immobilisme. Si les associations de PVVIH ont été amenées temporairement à donner une visibilité à la maladie, l'arrivée des ARV a brisé la nécessité de rendre publique sa séropositivité. Certains membres associatifs entretiennent une certaine confidentialité autour de leur statut, y compris dans leur entourage immédiat.

La raison du mutisme des associations, c'est la peur de la stigmatisation. Les soignants savent que les PVVIH ont peur de s'afficher, qu'elles sont dans la situation de quelqu'un qui veut une chose et son contraire.

Membre d'une association de PVVIH

Au final, la question de la discrimination (et de son impact sur la mobilisation), celle du faible capital social des PVVIH, leur dépendance vis-à-vis des agents médicaux, les compétitions internes et l'instrumentalisation qui est faite de leurs associations par les autres acteurs de la lutte, dans un champ dominé par les acteurs biomédicaux, les coupent progressivement de leur base. Le vécu de la maladie varie fortement suivant le niveau de vie de la PVVIH ou sa plus ou moins grande proximité avec le secteur associatif. Il n'y a rien de commun en effet entre le quotidien des patients « VIP », qui peuvent cacher leur statut à leur entourage et bénéficier de mesures de faveur négociées avec le personnel de santé, et les patients ordinaires, dépendants de leur entourage et donc obligés de se dévoiler pour bénéficier de soins. De même, les patients ordinaires ont désormais la possibilité de cultiver le secret, au prix sans doute d'une solitude, d'un stress que l'élite associative, surprotégée, n'évalue pas forcément et dont elle ne se préoccupe pas. Ce manque de représentativité des associations et de leur réseau ne freine pourtant pas leurs revendications d'une place au premier plan de la lutte, en tant que « porteurs de droit », seuls véritablement légitimes à défendre l'intérêt des PVVIH, ce qui passe nécessairement par l'accès plus direct aux financements du Fonds mondial. Or, les associations pensent qu'ARCAD-SIDA se met « devant elles » dans son propre intérêt, et pour disposer librement et sans transparence des fonds donnés par les bailleurs pour l'accompagnement psychosocial.

> *Les associations qui viennent du Nord, AIDES, Sidaction et autres, quand ils viennent, ils sont bloqués par d'autres personnes qui ne sont pas PVVIH. On ne les voit même pas. Si tu les sollicites directement, ils vont te dire qu'ils ont déjà un partenaire ici, qui n'est pas une association de PVVIH mais qui aide les PVVIH. Eux non plus, ils ne cherchent pas à traiter directement avec les associations de PVVIH.*
>
> Membre d'une association de PVVIH

> *Nous, les PVVIH, on a été utilisés comme les balles à fusil. Ils nous mettent dans les fusils et ils tirent, pan !*
>
> Membre d'une association de PVVIH

On arrive donc à cette situation assez paradoxale où des associations qui viennent pourtant de bénéficier d'un renforcement important de compétences et d'appuis conséquents développent et expriment un sentiment de grande vulnérabilité. Malgré les efforts consentis, elles n'ont pas réussi à atteindre une certaine autonomie.

Pour ARCAD-SIDA, elles sont affaiblies par leurs querelles internes et par la désertion des adhérents.

> *J'ai fait des constats amers concernant les associations. On a essayé de leur donner la parole, de les rendre plus visibles mais en fait, ce n'était pas leur bon vouloir. Le président du réseau et son équipe n'ont pas permis l'émergence de membres actifs forts, animés d'une volonté de pouvoir taper sur la table si l'intérêt des PVVIH est menacé... Toutes les petites pacotilles qu'on leur donne les détournent de cela.*
>
> Membre d'ARCAD-SIDA

Les associations voient plutôt dans ARCAD-SIDA le principal responsable de cette situation, qui leur a fait supporter les principales restrictions budgétaires et les a placées dans une relation de dépendance structurelle, que d'autres n'hésitent pas à qualifier de « mise sous tutelle ».

> *Actuellement, on les [associations de PVVIH] met sous tutelle et pas seulement ARCAD... On pense qu'elles ne sont pas capables de faire, donc on fait à leur place. ARCAD fait de très bonnes choses mais à un certain âge, il faut sevrer l'enfant. Le Groupe Pivot a essayé de jouer un rôle dans ce sens mais cela n'a pas été bien compris. ARCAD a pensé qu'on voulait récupérer les associations. Selon notre vision, les associations des PVVIH doivent un jour être capables de démarcher les partenaires, de gérer leurs projets et d'être indépendantes. Et notre rôle, c'est vraiment de les aider à cela par un renforcement de compétences. Mais peut-être qu'ARCAD peut penser que cette vision est suicidaire pour elle, je ne sais pas...*
>
> Membre du Groupe Pivot Santé Population

La structuration en réseau, dont certains attendaient beaucoup, favorise cependant une certaine indépendance de prise de position, comme en témoignent deux événements marquants.

En 2009, les associations de PVVIH et leur réseau organisent une conférence de presse. Cette manifestation est motivée d'une part par une baisse des salaires des membres associatifs financés par le Fonds mondial, sans explication convaincante, d'autre part par des ruptures de plus en plus fréquentes de réactifs et de médicaments pour les infections opportunistes. Le RMAP+ en profite pour demander le pilotage direct des associations de PVVIH, donc le financement du Fonds mondial, qui jusque-là transitait par ARCAD-SIDA.

> *Il y a eu des réactions immédiates des autorités et on a su très vite que c'était un problème de répartition des produits gratuits. On a fait venir des produits de là où il y en avait en stock. Cette conférence de presse a provoqué un effet positif immédiat. Les responsables ne voulaient même pas que cela atteigne ce niveau.*
>
> Membre d'une association de PVVIH

Cette initiative entraîne une mobilisation des autorités pour éviter trop de publicité autour des ruptures, ce qui permet leur résolution rapide, mais ARCAD-SIDA n'apprécie pas la manière adoptée par les associations pour se faire entendre.

> *Lors du Round 4, ARCAD a bien voulu laisser une place au réseau, pour qu'il nous aide à assurer le suivi technique des associations. Or, à la fin du Round 4, il s'est passé un événement. Le réseau, à travers son président, a fait un fort plaidoyer et a cru bon de faire une conférence de presse qui n'a pas été bien vue par ARCAD. Il a présenté les choses comme si nous, on s'accaparait de quelque chose qui lui appartenait.*

Alors que c'est faux. C'est nous qui l'avons invité. Il aurait demandé, cela aurait été différent, mais sa manière de faire... Sa revendication était que les associations qui dépendent de nous doivent maintenant dépendre du réseau et que, par conséquent, les fonds de la fin du Round 4 lui soient attribués. Et ça, c'était trop fort. Pour moi, c'était de l'ingratitude caractérisée. Nous voulions le faire mais doucement, nous voulions que le réseau soit la cheville ouvrière d'ARCAD pour les associations. Alors que lui voulait être bénéficiaire direct et que les associations et leurs financements transitent par le réseau. Les associations étaient divisées mais certaines le soutenaient. C'est la manière qui nous a déplu. Nous, on a été presque le papa et la maman de ces associations mais s'exprimer à la TV et faire comme s'il a tout construit alors qu'il est arrivé en dernier... Nous voulions le responsabiliser mais avec cette conférence de presse où il cherchait à nous imposer sa prépondérance sur les associations, alors qu'il ne nous avait rien dit avant... On a découvert ses revendications à la TV comme le commun des mortels.

Membre d'ARCAD-SIDA

Le RMAP+ réitère sa démarche lors de la signature du Round 8. Il refuse de suivre ARCAD-SIDA et choisit de se positionner en tant que bénéficiaire secondaire du Groupe Pivot, en tentant d'emmener les associations avec lui. De fait, « le réseau n'est plus dans le rang d'ARCAD » (Responsable du Groupe Pivot Santé Population).

Cette velléité d'indépendance du réseau n'est pas appréciée par ARCAD-SIDA, qui, lors du montage pour le Round 8 du Fonds mondial, a fait le choix de se désolidariser du camp de la société civile, au risque de « la fragiliser », de « mettre un mur entre le réseau et les associations qui le composent, entre les associations et le Groupe Pivot » (Membre du HCNLS).

Au départ, logiquement, nous avons rallié le Groupe Pivot. Mais lorsque le Round 8 a été accepté et validé, nous avons fait marche arrière à mon initiative personnelle, et cela, pour deux raisons. D'une part, nous étions les seuls à offrir des soins alors que les autres sont plutôt dans la prévention et nous nous sentions comme un cheveu dans la soupe. D'autre part, nous n'étions pas forcément les bienvenus. L'écriture du Round 4 avait été émaillée de pas mal de difficultés. Dans la société civile, on ne se fait pas de cadeau. On nous a reproché d'avoir pris toute la place lors du Round 4, d'avoir des salaires trop élevés alors qu'il s'agit souvent de docteurs. Bref, j'ai compris que cela allait générer des tensions préjudiciables pour la bonne marche du travail et j'ai écrit au Haut conseil pour lui demander de venir avec le pôle public.

Membre d'ARCAD-SIDA

En contradiction totale avec leurs prises de position verbales, et soucieuses de préserver le financement dont elles bénéficient via ARCAD-SIDA, les associations décident finalement de rester derrière l'ONG.

Quand on écrivait le Round 8, le président du réseau a proposé aux associations de venir avec lui, mais elles n'ont pas voulu. Ce n'était pas évident pour les associations de se désolidariser d'ARCAD car elles travaillent dans nos sites. Il y a aussi la relation de soignant-soigné qui existe. La combine a échoué mais cela a refroidi nos relations. Le réseau RMAP+ a donc décidé d'aller tout seul avec le Groupe Pivot pour s'occuper de la coordination politique.

Membre d'ARCAD-SIDA

Entre l'ONG et le RMAP+, la rupture est consommée.

Le seul coup de force qu'ils ont fait, c'est une conférence de presse organisée par une trentaine de membres pour accuser ARCAD de leur prendre leur argent. Depuis, il faut qu'ils sachent qu'ils ont coupé quelque chose entre nous. Et ils ont trahi leurs amis décédés. Ils ont eu des médicaments gratuits, des vêtements gratuits, la scolarisation de leurs enfants gratuite, des maisons gratuites, alors que nos médecins n'ont rien eu... Mais ils ne se rendent pas compte de ce qu'ils ont gagné par rapport à d'autres pathologies. Ce sont des pleurnichards, des enfants gâtés... Ils ont oublié leurs devoirs, le droit des autres. Notre réconfort, c'est que certaines PVVIH sont restées dans la pureté, dans l'action, dans le combat.

Membre d'ARCAD-SIDA

Les associations, quant à elles, sont convaincues de leur impuissance à échapper à cette tutelle.

Vous savez, on ne voit pas à temps les mauvaises intentions de celui qui sèche nos larmes en matière d'argent. On ne les voit que lorsqu'il est trop tard. Ce sont les gens plus gradés que toi qui peuvent t'aider à changer les choses, toi tu ne peux pas sortir du trou tout seul. En plus, tu peux parler mais est-ce que cette parole va sortir pour aller là où elle doit aller ? Il y a eu une conférence de presse mais ils ont tout fait pour que ce qui a été dit reste ici au Mali. À ce moment-là, ils avaient la puissance et ils ont pu canaliser les choses, contrôler la situation. Ils ont fait disparaître ce qui a été dit.

Membre d'une association de PVVIH

Les associations de PVVIH n'ont pas pu se débarrasser de l'emprise et du paternalisme d'ARCAD-SIDA. Les investigations du Fonds mondial qui mettent au jour des infractions graves dans la gestion des fonds tuberculose et paludisme constituent une excellente opportunité de voir les principaux leaders de la lutte contre le sida pris en défaut.

4. LA CRISE : LE FONDS MONDIAL ET LE MALI, DE PAYS MODÈLE À PAYS FAUTIF

4.1. *Un coup de tonnerre sur fond de délations*

Une mission d'investigation de l'Office of Inspector General (OIG) du Fonds mondial est organisée au printemps 2010 et ses résultats confirment un détournement de plusieurs millions de dollars sur ces fonds concernant la tuberculose et le paludisme. Cette situation entraîne la démission du ministre de la Santé et l'emprisonnement d'une dizaine de cadres du ministère. Au même moment, une mission d'inspection du financement sida arrive, « une mission d'inspection de quarante-cinq jours pour tout inspecter, une mission qui confirme notre note de A1 et en fait état lors d'une conférence de presse », selon le HCNLS. Le chef d'État, Amadou Toumani Touré (ATT), est alors en mission à New York, invité à présenter l'expérience malienne en matière de lutte contre le sida à la troisième rencontre de reconstitution des ressources du Fonds mondial.

Ayant estimé que « la fraude est systémique », selon des propos que certains auraient entendus de la bouche des enquêteurs, l'OIG décide de mener un audit complet sur le sida. L'enquête concernant le Round 4 et le Round 8 démarre en octobre 2010, sur fond de délations.

> *Le Fonds mondial a reçu plus de cent cinquante appels téléphoniques de dénonciations, ce sont les Maliens qui appellent, ce sont les Maliens qui dénoncent, certainement des PVVIH frustrées, celles qui sont oubliées par ARCAD. Mais nous n'avons aucune preuve des auteurs des dénonciations.*
>
> Membre du HCNLS

Sur Internet, la parole se libère et les biens possédés par les principaux acteurs de la lutte contre le sida font l'objet de toutes les spéculations. Le HCNLS est accusé d'avoir favorisé la famille présidentielle dans l'attribution de certains marchés liés à la lutte contre le sida mais ARCAD-SIDA reste la principale cible des attaques et en a bien conscience.

> *Quelqu'un a envoyé une lettre au Fonds mondial à Genève pour faire une dénonciation. Cette lettre disait : « Venez voir ». Ce qui signifiait tout simplement qu'il fallait venir voir la fortune actuelle d'Aliou Sylla, les châteaux que Bintou [Bintou Keita, alors directrice d'ARCAD-SIDA] et Aminata Traoré [CSLS] ont construits. Je sais tout ce qui a été dit sur notre dos. C'est pour cela que l'inspecteur du Fonds mondial est venu vérifier. Tous les Maliens veulent s'humilier les uns les autres.*
>
> AG d'ARCAD-SIDA, 2010

En décembre 2010[18], quatre pays sont accusés par l'OIG de malversations (Mali, Mauritanie, Djibouti, Zambie). En plus de la suspension des volets tuberculose et paludisme, l'un des deux bénéficiaires principaux de la composante sida, le Groupe Pivot Santé Population, est suspendu[19]. Le Fonds mondial demande au CCM de lui proposer un autre bénéficiaire principal. Il est annoncé que le second bénéficiaire principal, le HCNLS, chez lequel aucune fraude n'a été révélée jusqu'alors, et dont ARCAD-SIDA est sous-bénéficiaire, continuera à mettre en place son plan d'action, sous réserve de quelques mesures exceptionnelles, les mesures d'assurance additionnelles, « afin de ne pas retirer les fonds du pays ». En mars 2011, le Fonds mondial demande que les produits de santé qu'il finance passent désormais par le VPP (Voluntary Pooled Procurement ou Mécanisme volontaire d'approvisionnement groupé) et non plus par la centrale d'achat nationale. Les missions d'audit du Fonds mondial sont finalement interrompues par des menaces de mort à l'encontre des auditeurs, puis par le coup d'État en mars 2012.

Le Mali se défend de la mise en accusation par le Fonds mondial en arguant des bons résultats obtenus dans la lutte contre le sida.

> *Du Round 4 au Round 8, on s'est accordé avec le Fonds mondial sur quatorze indicateurs et on a eu 100 % de réalisation et onze indicateurs sur quatorze qui avaient atteint 100 % sur l'ensemble des prestataires. Trois indicateurs ont obtenu 87,5 %, 90 % et 97,5 % en 2007. C'est sur le site du Fonds mondial qui a fait le classement et nous a mis A1 comme note. Cela montre que l'argent a largement été utilisé pour obtenir de tels résultats. Ou alors, on ne peut pas faire confiance aux données produites par le Mali. Pourtant, un bureau d'études américain est venu pour étudier le système de données pendant quarante-cinq jours et a donné une note de 93/100 en termes de fiabilité et pertinence des données.*
>
> Membre du CSLS

Cet argumentaire est abondamment relayé dans les journaux. Dans un article du 9 novembre 2011[20], la journaliste en conclut que « dans un pays à tradition solennelle comme le Mali, il serait dommage que de sombres irrégularités financières viennent saper la réputation d'un travail collectif et remettre en question les "hauts faits" d'un organe dédié à la lutte contre le sida ». Le système de financement et les procédures exigées par le Fonds mondial pour le volet sida sont également évoqués pour montrer l'impossibilité même de frauder. Les méthodes d'investigation de l'auditeur, jugées dignes « d'un cow-

---

18 Nous avons repris ici l'historique rédigé par Solthis (Tchiombiano, Calmettes *et al.*, 2012).

19 Lettre de suspension en date du 18 février 2011.

20 « Fonds mondial : le HCNLS soupçonné », *Journal du Mali*, http://www.journaldumali.com/2011/11/09/fonds-mondial-le-hcnls-soupconne/

boy » par bon nombre des interlocuteurs maliens, sont perçues comme une atteinte à la souveraineté nationale.

4.2. La riposte malienne : une gestion efficace de la phase de transition grâce à l'implication sans faille des ONG prestataires de soins

Le Mali multiplie les demandes officielles du rapport justifiant toutes les mesures conservatoires qui sont prises. En vain. Fin 2011, à la demande d'ATT, une mission du vérificateur général du Mali est demandée pour auditer tous les financements du volet sida, y compris bien sûr les subventions du Fonds mondial. Jusqu'en 2013, les comptes-rendus provisoires ne sont pas rendus publics mais leurs résultats sont mis à disposition des structures auditées pour qu'elles puissent y répondre. Bien que provisoires, ils sont abondamment cités par ces mêmes structures (HCNLS, CSLS, ARCAD-SIDA) pour réfuter toutes les accusations du Fonds mondial. La « contre-expertise » demandée par le Mali ferait ressortir des vices de procédures plus que des détournements.

Pendant ces mois de négociation avec le Fonds mondial, et jusqu'à fin 2012, le Mali bénéficie de l'appui de partenaires bilatéraux (USAID) et d'institutions internationales telles que la Banque mondiale, la Banque africaine de développement (financement des médicaments contre les infections opportunistes et des ARV pour le nord du Mali), l'UNICEF (financement de la prévention de la transmission mère-enfant, des supervisions, des situations spécifiques liées à la crise et à la partition du pays). Le gouvernement malien apporte une contribution financière décisive sur son budget national. Pour la continuité de la prise en charge, il assure le financement des commandes déjà lancées concernant les médicaments et les réactifs à hauteur de plusieurs milliards de FCFA.

Malgré tout, le Fonds mondial est le principal bailleur de la lutte contre le sida au Mali, et les conséquences de l'arrêt de ses financements sont lourdes. À partir de mars 2011, certains sous-bénéficiaires commencent à diminuer leurs activités ou à ne plus pouvoir financer les salaires de leurs agents. On estime qu'environ trois cents personnes sont à ce moment-là salariées sur des activités de lutte contre le sida sur le Round 8 (environ deux cents sur le volet prévention avec le Groupe Pivot Santé Population et une centaine sur les activités de prise en charge et de soutien, sous la coupe du secrétariat exécutif du HCNLS). Les premiers ne reçoivent plus de salaire depuis presque une année, d'autres depuis plusieurs mois. De nombreuses ONG nationales impliquées dans les activités de prévention et sous-bénéficiaires du Groupe Pivot Santé Population ferment et rendent leurs locaux.

Les structures associatives de prise en charge parviennent à convaincre leur personnel de poursuivre leurs activités, malgré des arriérés de salaires conséquents. De fait, ARCAD-SIDA se concentre sur la continuité de la prise en charge en tandem avec la CSLS et est même amenée à souscrire un prêt bancaire pour faire face aux urgences salariales, en cette période de Carême et de Tabaski. En 2012, tous les acteurs semblent assez convaincus que les activités vont finalement reprendre et que les arriérés vont être payés. Les différents acteurs de la lutte se mobilisent en outre pour faire parvenir des ARV dans la partie nord du pays alors occupée par les islamistes et retrouver les PVVIH réfugiés au Sud.

L'impact des différentes crises sur les patients n'est cependant pas négligeable puisqu'en dehors des ARV, il devient difficile de bénéficier de la gratuité pour le traitement des infections opportunistes et les analyses biologiques. Mais cette mobilisation générale permet une réelle continuité de la prise en charge, dans un contexte difficile.

4.3. *Un nouveau montage avec le Fonds mondial : vers encore plus d'externalité*

En juillet 2013, soit deux ans et demi après le début des investigations qui ont entraîné de profonds bouleversements au Mali (avec un défi financier à relever) comme au sein du Fonds mondial (le directeur a changé et l'investigateur a été limogé pour mauvaises performances), l'investigation du Fonds mondial n'a toujours pas été menée à terme pour le volet sida. Le Fonds mondial invoque les menaces de mort dont son équipe a fait l'objet, puis l'insécurité consécutive au coup d'État de mars 2012 pour justifier la suspension des missions, mais toutes les spéculations ont cours pour expliquer cette situation. Certaines font référence au souci du Fonds mondial d'éviter de relancer une polémique qui révélerait tout autant ses propres dysfonctionnements que ceux de l'État malien. Sa structure de contrôle de gestion des fonds ayant validé pendant trois ans toutes les dépenses, la mise en évidence d'un vaste détournement remettrait en cause tout le dispositif suivi-évaluation du Fonds mondial et son incapacité à maîtriser les risques de malversation. D'autres pensent qu'un lobbying malien très fort fait pression pour étouffer la vérité, dans cette période préélectorale. Enfin, certains n'hésitent pas à conclure par une responsabilité partagée et bien comprise : des financements irréguliers et un déficit de contrôle de la part du Fonds mondial, des « arrangements » concernant la gestion des fonds par la partie malienne, qui a accepté un manuel de procédures beaucoup trop exigeant sans se préoccuper de sa faisabilité.

> *Concernant la crise du Fonds mondial, je pense qu'on peut parler de responsabilité partagée entre le Fonds mondial et le Mali. Au début, le suivi budgétaire et le volet supervision n'étaient pas bien assurés malgré l'importance des montants alloués. Seule l'AGF [Agence de gestion financière] assurait un contrôle. Je n'ai jamais vu d'audit extérieur pendant ces années du Round 4. Il n'y avait ni bons outils de gestion, ni canevas, ni bon rapportage financier. Si on me donne des milliards sans*

suivi, j'aurai des intentions... Finalement, les gens se permettaient trop, notamment la fabrication de reçus avec les montants qui arrangeaient, ils prenaient des libertés.

Ex-membre du CSLS

Alors que la fierté des Maliens[21] et les performances de la lutte contre le sida au Mali ont pâti de cette situation, peu d'entre eux soutiennent la position du Groupe Pivot Santé Population qui souhaiterait en découdre devant la justice afin d'obtenir réparation du préjudice causé par le Fonds mondial. La plupart de nos interlocuteurs pensent plutôt que tourner la page, avec ou sans rapport, représente pour tous une sortie honorable de cette affaire. Par nécessité, réalisme ou opportunisme, on s'achemine, début 2013, vers cette position conciliante. D'autant que la plupart des personnes mises en cause dans la gestion des fonds paludisme sont finalement acquittées.

Je pense qu'autorités maliennes et Fonds mondial se sont parlé sur cette base : Il n'y a rien. Est-ce que c'est la peine de continuer ? Il n'y a pas d'intérêt que le Mali soit en conflit avec le Fonds mondial. Ce n'est pas bon si c'est un obstacle à l'accès aux financements. Le Mali reste toujours un exemple, c'est ce qui fait notre charme. Dans la vie, c'est le plus et le moins, il faut faire cohabiter les deux.

Membre du CSLS

Les résultats antérieurs du Mali ayant peut-être joué en sa faveur, les financements des Round 10 pour paludisme et tuberculose et de la phase 2 du Round 8 pour le sida sont finalement autorisés, alors même que le rapport n'est pas sorti. En novembre 2012, le Fonds mondial approuve le financement, à hauteur de 58 millions d'euros, du dépistage, de la prévention et du traitement du VIH/sida au Mali pour les trois années suivantes. Le démarrage des activités est effectif en février 2013. Les conditions dans lesquelles les activités reprennent sont acceptées à contrecœur par les acteurs maliens. Le nouveau montage proposé par le Fonds mondial donne en effet une place de premier plan à deux ONG américaines qui sont proposées comme bénéficiaires principaux. Le CCM accepte l'ONG Plan International Mali en remplacement du Groupe Pivot Santé Population mais refuse que Care Mali remplace le HCNLS et propose finalement le PNUD (Programme des Nations Unies pour le développement).

---

21 Les principaux acteurs maliens de la lutte déplorent, par exemple, le traitement de faveur de plusieurs ONG internationales américaines (Plan International, PSI, CRS, Care), pourtant sous-bénéficiaires du Groupe Pivot Santé Population, lui-même fortement indexé. Elles ont été investiguées mais de nouvelles responsabilités ont été confiées à certaines d'entre elles avant même que le rapport ne soit sorti et qu'elles aient été blanchies. Le PNUD a refusé d'être investigué, « alors qu'il gérait tous les médicaments » (Membre d'une ONG internationale), arguant de sa convention de partenariat général, signée avec le Fonds mondial.

Le principe du « zero cash policy »[22] est imposé. Ce système, extrêmement procédurier, suscite de fortes réticences mais les acteurs l'acceptent au final, espérant, comme l'a laissé entendre le Fonds mondial, qu'il serait abandonné au bout de quelques mois. Un renforcement des compétences a d'ailleurs été prévu et organisé par le PNUD pour permettre un retour au principe du transfert de compétence en deuxième année du financement. Avec l'ONG Plan International Mali, le démarrage est finalement différé.

4.4. Les associations de PVVIH : victimisation et quête d'une improbable émancipation

Les associations, ou certains de leurs membres, sont soupçonnées d'être à l'origine des dénonciations qui ont déclenché les investigations du Fonds mondial sur le volet sida. Si ces soupçons n'ont pu être confirmés ou infirmés, les propos que nous avons recueillis de la part de membres associatifs révèlent qu'ils accueillent plutôt favorablement ces investigations et qu'ils en attendent des changements importants, que ce soit au sein du mouvement associatif ou par rapport à ARCAD-SIDA.

> *Aujourd'hui, le Mali est démonté en pièces avec cette histoire. Qu'on en finisse avec cet audit pour que nous ayons la paix. Qu'on puisse sanctionner les coupables pour que respirent les innocents. Espérons que ce qui sortira sera solide pour éviter une répétition.*
>
> Membre d'une association de PVVIH

> *Je suis heureuse que le financement du Fonds mondial soit interrompu. Nous sommes maintenant égaux. L'argent du Fonds mondial nous était destiné mais certains l'utilisaient pour eux seuls.*
>
> Membre d'une association de PVVIH, non salarié

Les associations n'ont pas manifesté trop d'inquiétudes concernant les investigations dont elles font l'objet. Elles gèrent finalement très peu d'argent et sont placées sous tutelle d'ARCAD-SIDA pour toutes les questions financières. Elles ont pourtant conscience de ne pas avoir toujours été claires, concernant notamment le partage de dons ou le remplissage des supports de gestion ou de suivi des activités, mais se sentent surtout coupables de ne pas avoir dénoncé « les dérives dans la gestion des fonds » (Membre d'une association de PVVIH).

> *C'est nous, les associatifs, qui sommes en partie responsables de la dégradation de la situation. Nous n'avons pas su veiller à la bonne gestion des acquis. S'il est vrai que les chefs (mogobaw) ont puisé dans les fonds, nous aussi, les associatifs, nous n'avons pas été des saints.*
>
> Membre d'une association de PVVIH

---

[22] Le principe du « zero cash policy » est le versement direct sur compte bancaire des fournisseurs par une agence de gestion financière. Les bénéficiaires n'ont plus de trésorerie, et toutes les dépenses passent par ces structures intermédiaires.

Elles s'inquiètent en revanche et se plaignent de l'arrêt des financements des activités d'accompagnement psychosocial qui les concernent directement, ce qui vient aggraver les conséquences des mesures financières restrictives déjà prises par ARCAD-SIDA à l'encontre des associations. Cette crise leur révèle leur profonde vulnérabilité et les conforte dans l'idée que la disponibilité des ARV n'est pas assurée sur le long terme. À ce propos, et bien que généralement bien informées, elles dénoncent les changements de molécules composant les ARV et s'en émeuvent, alors qu'ils sont dus autant aux ruptures effectives consécutives à la crise qu'au changement de protocole demandé par l'OMS et appliqué à la même période au Mali. Le thème des ruptures est en effet approprié pour faire oublier que « les associations s'intéressent surtout à la question salariale qui ne concerne finalement que peu d'associatifs » (Membre d'une association de PVVIH).

En 2012, le RMAP+ menace d'organiser une nouvelle conférence de presse pour exposer les dommages que cette situation leur fait subir : ruptures, démotivation des membres, menaces d'expulsion des sièges faute de paiement du loyer, etc. Le secrétariat exécutif du HCNLS parvient à décourager cette action « qui risque de choquer le Fonds mondial », en promettant un règlement prochain des arriérés.

Cette période de transition correspond pour le réseau et les associations bamakoises que nous avons suivies à une longue période de désœuvrement. À l'exception des membres de l'AFAS, fortement liée à ARCAD-SIDA et animée par des femmes engagées et conciliantes, les activités sont bâclées alors qu'il est pourtant question quotidiennement de récupérer les arriérés de salaires.

> *Ce matin au CESAC, j'ai rencontré une dame qui avait du mal à accepter son statut de PVVIH. Elle était une perdue de vue et n'est revenue que lorsqu'elle a été terrassée par la maladie. Je l'ai aidée à se coucher puis je lui ai fait un* counseling*. Mais à cause des problèmes matériels que j'avais en tête, je ne suis pas allée jusqu'au bout avec cette dame que je peux certainement aider en temps de salaire. Ce n'est pas facile pour nous actuellement. Aidez-nous avec les financements.*
>
> Conseillère sur le Fonds mondial

Les rapports d'activité rentrent au compte-gouttes, avec souvent beaucoup de retard, ce qui fait dire à un coordinateur plus scrupuleux que « certains conseillers font comme si leur statut de PVVIH suffisait pour mériter un salaire » (Membre d'une association de PVVIH).

Pendant toute la période de crise, les discussions au siège de la coalition avec les quelques membres associatifs qui font encore régulièrement le déplacement s'articulent autour de deux thèmes : la date de reprise des financements et le nouveau montage à envisager lors du redémarrage des activités avec le PNUD. Les associations de PVVIH souhaitent négocier une position de premier plan dans le dispositif de lutte. Il ne peut plus être question de continuer à se faire voler les idées par d'autres acteurs (l'idée du goûter reprise par ARCAD-SIDA dans les salles d'attente des consultations ou celle des repas communautaires), ni de laisser d'autres acteurs, séronégatifs, représenter le Mali lors d'événements en dehors du pays ou occuper des postes importants.

Ah ! Il est temps qu'on recrute des PVVIH à certains postes importants de la lutte contre le VIH. C'est ce que nous avons toujours défendu. Sais-tu qu'au bureau du secrétariat du HCNLS, les PVVIH ne sont pas représentées ? Est-ce normal que nous ne soyons pas là où on décide de notre prise en charge ? J'aimerais que le PNUD recrute des PVVIH à certains des postes qu'il cherche à pourvoir.

Membre d'une association de PVVIH

La tentation d'échapper à l'emprise d'ARCAD-SIDA relève de la même rhétorique, et les acteurs associatifs bénéficient pour cela du soutien discret du Groupe Pivot et du secrétariat exécutif du HCNLS.

Le pouvoir associatif, c'est ce qui fait la force de pays comme la France où les gens connaissent leurs droits. Il nous faut ici une société civile forte, qui va se battre et demander des comptes. Cela fait marcher à la fois le public et le privé. Le Haut conseil ne peut être fort que si la société civile est forte. Or actuellement, la société civile est dans l'affairisme avec les associations de PVVIH... On cherche à donner plus de droits aux malades puisque tous les autres ne sont pas des porteurs de droit. On est créé pour eux. C'est eux qui peuvent interpeller toutes les structures, ce qui n'est pas le cas actuellement.

Secrétariat exécutif du HCNLS

Les associations butent sur le fait que le PNUD demande un interlocuteur unique avec qui traiter en lieu et place des quatorze associations, et n'a pas accepté le RMAP+ comme bénéficiaire secondaire du fait de ses limites institutionnelles, financières et même techniques (système de rapportage). Finalement, et alors que le Fonds mondial accepte de payer six mois d'arriérés de salaire avant que la situation ne soit reprise par le PNUD, les associations demandent à ARCAD-SIDA de bien vouloir préfinancer un mois de salaire pour leur permettre de fêter le Ramadan. Et lors du déblocage des fonds via le PNUD, les associations se rangent derrière ARCAD-SIDA.

Il suffira que nos gens obtiennent leurs six mois d'arriérés et tu verras qu'ils vont oublier leur volonté d'autonomie. Un peu d'argent et ils oublient tout.

Membre d'une association de PVVIH

Dans le cadre de la préparation du Round 8, j'avais déjà défendu cette idée que les associations ne soient plus biberonnées, ni par ARCAD, ni par nous et soient responsabilisées dans le suivi-évaluation des activités d'accompagnement. Mais ARCAD a mis les pieds dans le plat. Certains malades doivent leur vie à ARCAD. Ils ont donc décidé de suivre ARCAD cette fois encore. Ils ont été roulés. ARCAD ne comprend pas que sa force n'est plus là, que l'herbe est plus verte ailleurs. Sans compter que les associatifs ne sont pas convaincus de leur compétence, de leur capacité à aller travailler ailleurs. On n'a pas pu faire infléchir les PVVIH, il y a eu la zizanie entre eux et ils ont été finalement instrumentalisés.

Membre du HCNLS

Le RMAP+ a postulé à l'appel à candidature pour les bénéficiaires secondaires de Plan International Mali et, dans l'intervalle, a sollicité une mission d'expertise pour renforcer ses compétences (Initiative 5 %). Mais le Mali n'est pas une démocratie sanitaire, et au-delà de quelques actions symboliques, il est peu probable que les patients obtiennent une responsabilité réelle face à une oligarchie médicale puissante.

CONCLUSION

La lutte contre le sida au Mali a traversé une période de crise majeure et a été mise à mal, moins par l'instabilité politique et la partition du pays que par les investigations du Fonds mondial. Faisant basculer le Mali de pays « modèle » à pays « fautif », ces investigations ont suscité un sentiment de frustration chez les acteurs nationaux impliqués dans la lutte, ont compromis l'atteinte des objectifs, accentué la vulnérabilité des PVVIH, sans que les performances du Mali ne soient finalement mises en cause, sans non plus que les allégations de fraude n'aient été confirmées. Le rapport, qui est finalement sorti en octobre 2014, fait référence à des vices de forme de faible ampleur[23]. La reprise des financements du Fonds mondial est effective depuis octobre 2012, avec le PNUD et Plan International Mali comme bénéficiaires principaux, tout d'abord selon le principe irréalisable du « zero cash policy », qui n'a été assoupli qu'en janvier 2016 et seulement pour certains sous-bénéficiaires, capables de répondre aux nouvelles exigences du Fonds mondial[24].

L'ampleur et les conséquences de la crise provoquée par l'arrêt des financements du Fonds mondial révèlent l'emprise internationale via ses

23 Les conclusions du rapport du Fonds mondial font ressortir un montant total injustifié de 3 050 dollars US soit 0,007 % du budget, des factures supposées non conformes d'un montant de 2 207 055 dollars US soit 4,88 % du budget, faute d'avoir pu rencontrer les fournisseurs et prestataires concernés. Le rapport recommande un renforcement des systèmes de contrôle interne des structures auditées.

24 Ce principe était encore en vigueur en 2016 pour la CSLS qui ne parvient pas à répondre à toutes les exigences du Fonds mondial. Pour certains sous-bénéficiaires du Fonds mondial, comme ARCAD-SIDA, c'est le principe de « restricted cash policy » qui s'applique depuis janvier 2016. Selon ce principe, le « zero cash policy » ne s'applique qu'à certaines lignes de financement, d'autres bénéficiant d'avance de fonds.

financements, paradigmes ou recommandations, qui reconfigurent périodiquement le dispositif et donnent de nouvelles orientations (Castro, 2013). Au Mali, la lutte contre le sida n'a pas échappé aux caractéristiques universelles de la prise en charge de cette pathologie, à savoir la verticalité, la dépendance, la hiérarchie et la médicalisation (Fassin, 1994). Le montage institutionnel fait ainsi dépendre l'ensemble du dispositif de la présidence de la République, ce qui constitue le sida en question hautement politique, fragilisée dans un contexte de compétition électorale ou de crise politique. Le poids de l'international s'illustre également avec le contournement manifeste du service public pour le traitement médical. Il est difficile de savoir si la création d'une véritable « enclave sida » a impacté favorablement sur les performances et sur la bonne résilience du dispositif pendant la crise, mais il est évident qu'elle a entraîné une extrême dépendance financière du dispositif sida et l'instauration d'un système de prise en charge à deux vitesses, toutes deux préjudiciables à la pérennisation des acquis. En outre, l'échec patent de la lutte contre les discriminations sociales est le prix à payer de cette particularisation extrême de la pathologie, aux antipodes d'une banalisation maintenant indispensable. Trente ans après le premier cas de sida, les séropositifs cultivent toujours soigneusement le secret autour de leur séropositivité, et ceux qui peinent à y parvenir vivent dans une grande insécurité. Ce poids des discriminations ressenties ou subies constitue sans doute l'un des plus grands obstacles à l'optimisation des performances obtenues au Mali.

L'étude montre surtout ce que les indicateurs de performance mesurables retenus par les instances internationales ne donnent pas à voir et ce que les autorités maliennes s'évertuent même à cacher sous couvert d'un consensus apparent : la manière dont l'international intervient dans le jeu des acteurs nationaux et les tensions internes inévitables générées par « les transformations globales importantes qu'a connues la lutte contre le sida cette dernière décennie » (Castro, 2013).

Le leadership assuré par ARCAD-SIDA dépend largement du crédit donné au départ par les acteurs internationaux à la société civile, au détriment d'une sphère publique jugée corruptible et techniquement incapable de faire face à l'épidémie. L'ONG a su faire fructifier ce capital confiance en portant une vive attention aux recommandations internationales et en se positionnant en acteur déférent vis-à-vis des autorités nationales. Ce positionnement revendiqué depuis les premières heures de la lutte a été maintenu jusqu'à obtenir, via son premier directeur, une place au cœur du dispositif de lutte qu'est la CSLS.

> *Nous n'étions pas des activistes car le contexte socioculturel et politique malien ne sied pas à l'activisme. Celui-ci est considéré comme irrespectueux des institutions et des aînés. Mon activisme était différent. Nous étions plutôt dans la collaboration, aller voir ce qui existe, ce qui se fait, et apporter notre contribution. Montrer que quelque chose est faisable et donner à l'État les résultats pour qu'il les amplifie.*
>
> Aliou Sylla

L'hétérogénéité de la société civile impliquée dans la lutte contre le sida est bien mise en évidence, ainsi que son mode d'organisation autour de ce leadership, avec la construction progressive d'un lien de patronage entre ARCAD-SIDA et les associations de PVVIH grâce aux financements obtenus par l'ONG. Parallèlement, on assiste à la construction d'une nouvelle catégorie sociale et politique, celle des « porteurs de droit », symptomatique aussi de l'empreinte internationale.

L'étude fait enfin ressortir les tensions qui traversent le dispositif de lutte, et pour la gestion desquelles la sphère internationale est encore convoquée. Sur le fond, c'est la suprématie d'ARCAD-SIDA qui est contestée, essentiellement par les associations de PVVIH, maintenant structurées en réseau, qui revendiquent une place au-devant de la scène, au nom de leur « citoyenneté biologique » (Fassin, 2005), alors même qu'elles constituent plus un écran qu'un relais des attentes et besoins des PVVIH ordinaires. Il semble clair en effet que sous une apparente séropositivité commune, la condition de PVVIH est hétérogène, la capacité ou non de maîtrise du secret sur sa séropositivité et la proximité de l'élite associative constituant les principaux éléments clivants. Malgré les mises en garde d'ARCAD-SIDA, brandissant la menace d'une diminution des financements internationaux pour faire taire les voix off, la contestation de l'ONG s'exprime autour de la dénonciation d'une surévaluation des données, de quelques ruptures de médicaments, d'une gestion peu transparente de certains fonds, autant de thèmes auxquels la communauté internationale est sensible. Et elle se fait selon la seule manière qui semble appropriée, la dénonciation anonyme, et au mépris d'une vertu malienne, la *moussalaka*, au nom de laquelle il est attendu des acteurs nationaux qu'ils présentent à la fois un front uni et des résultats sans faille.

> Moussalaka, *cela veut dire sauver la face même si cela ne va pas. Au regard d'un œil étranger, faire comme si tout baigne. C'est aussi éviter de tenir en face de quelqu'un des propos dérangeants pour lui éviter les chocs. Cela nous vient de l'éducation en famille où on nous dit tout le temps qu'il n'est pas bon de dire la vérité crue, qu'il faut faire semblant. Les gens veulent toujours montrer une bonne face d'eux-mêmes, cacher leurs problèmes. Tout le monde apprécie quelqu'un qui se comporte comme ça. On va dire qu'il sait supporter les choses. Ceux qui en parlent en bien apprécient aussi cela parce que l'œil étranger ne doit pas savoir que ça brûle. Mais en évoluant, cette manière de faire tourne à la perversion. Avant,* moussalaka, *c'était purement dans le sens d'être diplomate, de mettre les formes, mais pas dans le sens de cacher ce qui est. Maintenant, on devient de plus en plus matérialiste et c'est devenu aussi une manière de donner une fausse image aux bailleurs, de faire semblant de croire à leurs propositions.*
>
> Cadre de la Direction nationale du développement social et de l'économie solidaire

Le Fonds mondial est ainsi interpellé par des acteurs qui, en dénonçant des pratiques censées compromettre les résultats, espèrent faire tomber des têtes.

Après ces deux années (2011-2013) qui ont plongé les acteurs du dispositif de lutte contre le sida dans l'humiliation et les malades dans l'inquiétude et une profonde incertitude concernant l'avenir, on aboutit à une sortie de crise, sans mise à plat des tensions internes, sans remise en question des facteurs qui l'ont provoquée. On constate un alignement sur les nouvelles injonctions globales avec une phase de re-médicalisation, la mise de côté des actions de prévention et, ces dernières années, un focus porté sur les populations cibles. Au Mali, il est ainsi question de « sortir le sida de son isolement », en intégrant progressivement le dispositif associatif dans le public, en promouvant une démarche intégrée de prise en charge des différentes pathologies chroniques qui permettrait des économies d'échelle et éviterait une escalade de la dépendance financière. Cette situation donne à l'État l'argumentaire idéal pour écarter en douceur ARCAD-SIDA de la sphère du pouvoir, en valorisant désormais sa seule expertise technique. L'ONG sort néanmoins grandie des différentes épreuves. Elle s'est beaucoup mobilisée pendant les crises pour assurer une continuité dans l'accès aux traitements, et les résultats de l'audit la disculpent largement. Elle a même obtenu une dérogation lui permettant d'être à la fois sous-bénéficiaire du Fonds mondial, pour le PNUD d'une part, pour Plan international d'autre part. Toujours dans la conciliation, elle cherche un nouveau positionnement, « tout contre l'État » (Siméant, 2014). Aucune mesure concrète n'a finalement été prise pour échapper au diktat de l'international et à la dépendance financière, pour accorder un intérêt plus soutenu à la qualité des activités de prévention, sans lesquelles il paraît pourtant difficile de faire reculer la discrimination. Les ONG membres du Groupe Pivot Santé Population, chargées d'assurer les activités de prévention, ont d'ailleurs pour la plupart disparu, faute de financement, ou se sont investies dans d'autres sphères du développement, au gré des modes internationales et des financements. Les associations de PVVIH sont les grandes perdantes de ces conflits. Leur souhait de voir ébranlée la toute-puissante association ARCAD-SIDA ne s'est pas réalisé. Certaines se sont rangées à nouveau derrière elle, d'autres attendent encore, avec le RMAP+, le financement par le Fonds mondial des activités de prévention, via le deuxième bénéficiaire principal.

Un parallèle troublant peut ainsi être établi entre la crise qui a ébranlé le monde du sida au Mali et celle qui a traversé l'ensemble du pays en 2012, sanctionnée par un coup d'État et la partition du pays. Dans la genèse de l'une et de l'autre, on retrouve le consensus apparent des acteurs nationaux pour soigner l'image d'un pays modèle (vitrine démocratique, performances de la lutte contre le sida) face à des partenaires techniques et financiers, d'ailleurs peu soucieux de questionner au-delà des apparences. On retrouve également l'éclatement de ce consensus sous le poids des frustrations internes, mettant au jour à la fois les divisions et la somme des intérêts particuliers soigneusement cachés aux instances internationales. On retrouve enfin une même humiliation nationale mais une gestion et sortie de crise sans heurt ni dénonciation officielle des responsabilités de la communauté internationale dans ce double séisme. Sans remise en cause non plus des divisions internes, de la frustration profonde des catégories oubliées, vulnérables, et de leur défiance totale d'une élite trop accaparée par l'image qu'elle souhaite donner du pays à l'international, et d'une façon générale par ses propres intérêts, pour écouter attentivement les attentes et entendre les besoins de la base. L'occasion est pourtant là, pour les acteurs nationaux et internationaux, de tirer toutes les leçons qui s'imposent. Pas sûr pourtant que la situation d'urgence qui prévaut maintenant dans l'un et l'autre cas soit propice à une réflexion de fond. Les enjeux financiers et politiques sont énormes, le temps presse, l'action doit être évaluée, chiffrée, et les instances internationales savent pouvoir compter sur la bonne volonté des acteurs maliens, en quête d'un nouveau consensus, pour construire un nouveau mirage.

BIBLIOGRAPHIE

Castro J., 2013. « Une histoire nationale de la gouvernance globale : la lutte contre le sida au Mali », *Face à face : regards sur la santé*, 12, http://faceaface.revues.org/788

Chabrol F., 2005. « L'accès aux soins au Mali : un modèle de volonté politique et de mobilisation associative », *Le Journal du sida*, 175, p. 31-32.

CSLS/Ministère de la Santé du Mali, 2011. *Rapport annuel 2011.*

Fassin D., 1994. « Le domaine privé de la santé publique : pouvoir, politique et sida au Congo », *Annales HSS*, 49, 4, p. 745-775.

Fassin D., 2005. « Le sens de la santé : anthropologie des politiques de la vie ». *In* F. Saillant, S. Genest (dir.), *Anthropologie médicale : ancrages locaux, défis globaux*, Québec, Les presses de l'Université de Laval, p. 383-399.

Herzlich C., Pierret J., 1984. *Malades d'hier, malades d'aujourd'hui*, Paris, Payot.

Le Palec A., Pagezy H., 2003. *Vivre avec le VIH au Mali : stratégies de survie*, Paris, L'Harmattan.

Nguyen V.-K., 2002. « Sida, ONG et la politique du témoignage en Afrique de l'Ouest », *Anthropologie et sociétés*, 26, 1, p. 69-87.

Siméant J., 2014. *Contester au Mali : formes de la mobilisation et de la critique à Bamako*, Paris, Karthala.

Tchiombiano S., Calmettes S., Pizarro L., 2012. « Le processus de contrôle fiduciaire du Fonds mondial vu du terrain : l'exemple de la composante VIH au Mali », présentation lors de la conférence *AFRAVIH*, Genève, http://www.solthis.org/fr/espace-infos/documents/conferences/911-prsentation-fm-afravihcom-orale-afravih-2012-vf/download.html

Tchiombiano S., Koné Y., Prévalet A., Mbaye E., 2012. *Émergence, formulation et mise en œuvre au niveau national des politiques d'exemption de paiement des soins de santé au Mali : synthèse du volet institutionnel*, Bamako, rapport de recherche Miseli.

Touré L., 2014. « La gratuité comme révélateur des dysfonctionnements ordinaires du système de santé au Mali : approche comparée des exemptions de paiement concernant le sida et la césarienne ». *In* J.-P. Olivier de Sardan, V. Ridde (dir.), *Une politique publique de santé et ses contradictions : la gratuité des soins au Burkina Faso, au Mali et au Niger*, Paris, Karthala, p. 183-198.

UNGASS, 2010. *Rapport national UNGASS 2010.*

La mobilisation des experts biomédicaux dans l'élaboration de la politique d'accès aux traitements au Bénin : le rôle d'un réseau de médecins

Perrine BONVALET-DÖRING

Dans le cadre de cet ouvrage consacré aux mobilisations autour du VIH/sida en Afrique subsaharienne, notre contribution entend mettre en avant des mobilisations d'acteurs autres que ceux de la « société civile » qui occupe souvent une place centrale dans les analyses et les discours sur ces thématiques. En effet, la construction des politiques et programmes de lutte contre le sida en Afrique a offert une place extrêmement importante aux acteurs extérieurs à l'État et particulièrement aux acteurs non gouvernementaux (ONG, associations) au point que, dans le contexte africain, la prise en charge ne se conçoive quasiment plus sans avoir recours à ces acteurs « communautaires » ou « associatifs » (UNAIDS *et al.*, 2005).

Historiquement, les États africains ont eu de grandes réticences à prendre en charge une épidémie qui les mettait face à une double « nécessité interne » : préserver, face à leur population, l'apparence d'une maîtrise de la situation, et maintenir le contrôle politique dans un contexte de légitimité réduite (Dozon & Fassin, 1989). Cette mise en retrait de l'État, combinée à l'implication de nombreux acteurs associatifs, a contribué à faire de ces derniers des acteurs essentiels de la mise en œuvre des politiques de lutte contre le sida en Afrique. De plus, la place prépondérante qu'occupent également les organisations internationales dans le financement et l'orientation de ces politiques renforce encore l'accent mis sur la nécessité de la participation de ces acteurs non gouvernementaux à la mise en œuvre d'une prise en charge de qualité. En effet, comme dans la plupart des secteurs de l'aide au développement, la méfiance généralisée des organisations internationales vis-à-vis des États africains les a conduites à privilégier des partenariats avec les organisations de la société civile, même si cette catégorie représente plutôt en réalité un fourre-tout d'acteurs extrêmement hétérogènes. Ainsi, en mars 2006, 50 % des financements du Fonds mondial étaient dirigés vers ces organisations (Doyle & Patel, 2008). Si les évolutions récentes des discours de l'aide internationale tentent de redonner une place plus centrale et un leadership aux États récipiendaires – initiative « Three Ones » dans le domaine du sida, par exemple –, les organisations de la société civile demeurent tout de même des acteurs incontournables de la lutte contre le sida en Afrique (UNAIDS, 2004). Elles sont supposées à la fois pallier les déficiences de l'État en agissant en tant que prestataires de services et organiser la mobilisation collective afin d'améliorer la lutte contre le sida. L'importance accordée, dans le modèle de prise en charge du VIH et le discours des acteurs, à des organisations de la société civile en capacité d'assurer une prise en charge globale des patients, depuis le dépistage jusqu'au suivi nutritionnel, en passant par la prescription des antirétroviraux (ARV), et d'organiser des actions de mobilisation pour faire avancer leur cause, est représentative de cette tendance (UNAIDS *et al.*, 2005).

En décalage avec ce modèle, l'analyse du cas du Bénin met en avant la place centrale qu'occupe un groupe professionnel particulier dans l'accès aux ARV : les médecins et experts de santé publique spécialisés dans le VIH. Le Bénin permet ainsi de mettre en lumière les mobilisations de médecins et d'experts de santé publique, c'est-à-dire des « élites biomédicales », dans la mise en œuvre de l'Initiative béninoise d'accès aux ARV (IBA-ARV) en 2001 puis dans l'amélioration de la prise en charge[1]. Si la domination « biomédicale » dans le domaine du sida a déjà été étudiée dans le contexte d'autres pays (Eboko, 2005a), l'analyse du cas du Bénin permet de s'intéresser plus particulièrement aux processus de mobilisation de ces acteurs dans l'élaboration des politiques d'accès universel aux traitements.

Cette contribution souhaite donc s'intéresser aux médecins et au rôle qu'ils jouent dans l'élaboration de cette politique d'accès aux traitements au Bénin. Elle s'appuiera plus particulièrement sur l'analyse du réseau qui s'est développé autour du GIP ESTHER (Ensemble pour une solidarité thérapeutique hospitalière en réseau), dont le rôle a été primordial dans la mise en œuvre de l'IBA-ARV. Basé sur des relations d'interconnaissance et sur des réseaux professionnels et de formation, ce réseau constitué de médecins spécialistes du VIH en France et au Bénin fonctionne sur le principe du jumelage hospitalier et du transfert d'expertise.

Dans une perspective de réflexion sur les réseaux et la circulation des idées, l'analyse d'ESTHER et de son fonctionnement permet de mettre en avant deux aspects particuliers. D'une part, elle montre l'importance des relations d'interconnaissance dans la constitution et le fonctionnement du réseau. D'autre part, elle souligne la manière dont l'expertise est une ressource politique

[1] Par amélioration de la prise en charge, nous entendons ici un « rattrapage » des prestations de prise en charge offertes dans les pays du Nord par la mise à disposition des outils et technologies déjà existants dans ces pays.

mobilisée pour asseoir et maintenir la position des acteurs dans l'espace social du VIH/sida (Pinell *et al.*, 2002).

Réalisée au Bénin entre 2010 et 2012, cette enquête utilise une méthodologie qualitative basée sur des observations (notamment de séances de formation) et sur plus d'une centaine d'entretiens semi-directifs avec des représentants de la coopération internationale, des ONG locales et internationales, des acteurs étatiques et des personnels de santé des sites de prise en charge. Nous reviendrons dans une première partie sur la construction de l'espace du VIH/sida au Bénin et les raisons pour lesquelles les médecins occupent une place aussi primordiale à l'intérieur de cet espace. Nous nous intéresserons ensuite à la manière dont s'est constitué et fonctionne le « réseau ESTHER » qui se trouve au cœur de la politique d'accès aux traitements du Bénin. Enfin, nous proposerons une analyse des mécanismes par lesquels ce réseau mobilise l'expertise comme ressource politique dans le processus de construction de la politique d'accès aux traitements au Bénin[2].

LA CONSTRUCTION DE L'ESPACE SOCIAL DU VIH/SIDA AU BÉNIN : UNE POLITIQUE TECHNICISÉE, UNE AFFAIRE D'EXPERTS MÉDICAUX

Le Bénin fait partie des États africains qui sont longtemps restés silencieux face à l'épidémie de VIH/sida, laissant des acteurs parapublics ou non gouvernementaux prendre en charge cette question. Depuis la reconnaissance officielle du premier cas national de sida en 1985, cette « adhésion passive » (Eboko, 2005b) du Bénin aux directives internationales met en avant toute la difficulté pour les acteurs étatiques de s'engager dans cet espace et de faire du sida un « objet politique » (Gruénais *et al.*, 1999). L'absence de construction du sida comme problème public pourrait s'expliquer par un taux de séroprévalence relativement bas – stabilisé à moins de 2 % depuis plusieurs années (CNLS, 2012) –, mais la comparaison avec la situation d'autres pays africains, tels que le Sénégal, montre bien que taux de séroprévalence et implication des acteurs politiques ne sont pas nécessairement corrélés (Eboko *et al.*, 2009). Le manque d'engagement politique sur ces questions, la difficulté à s'investir dans un domaine relevant en partie des pratiques sexuelles, la forte implication d'acteurs internationaux dans cet espace sont autant d'explications de l'absence de construction de cette question comme problème politique. Une revue de la presse nationale montre ainsi que si le sida apparaît régulièrement dans les quotidiens, c'est plus sous la forme de faits divers ou de comptes-rendus

2 Cette recherche a été financée par l'ANRS (projet ANRS 12220).

d'activités mises en œuvre dans ce domaine que pour une analyse des aspects politiques de l'épidémie[3].

Au contraire, la nature médicale du VIH a permis la mise en avant de son caractère technique plutôt que politique, ouvrant la possibilité d'un débat d'experts autour de solutions présentées comme uniquement « techniques ». Ce processus est renforcé, au Bénin, par l'absence de controverse publique autour de ce que devrait être la lutte contre le sida. En effet, comme le montre le cas de la définition de la politique de prévention du sida en Ouganda, l'émergence d'une controverse politique est le fruit de jeux d'acteurs (tel que le PEPFAR et les acteurs liés aux milieux américains évangélistes) portant des positions divergentes sur les principes moraux devant guider la politique nationale (abstention et fidélité versus protection, par exemple) et tentant de les renforcer par le biais d'un débat politique (Demange, 2010). Le caractère très technique d'une épidémie récente sur laquelle les connaissances scientifiques ne cessent d'évoluer offre également une place centrale aux acteurs en mesure de parler et de comprendre le langage médical (Epstein, 1996). Les médecins, et plus particulièrement ceux qui sont spécialisés dans le VIH ou ont une formation en santé publique, se retrouvent donc au cœur de l'espace du VIH/sida car ils sont en mesure d'imposer leur légitimité à évoquer des problématiques médicales ou à diriger des programmes dans le secteur de la santé. Ainsi, la quasi-totalité des postes de coordination de la lutte contre le sida au Bénin, que ce soit dans les agences étatiques – Comité national de lutte contre le sida (CNLS), Programme national de lutte contre le sida (PNLS) –, dans les représentations locales des organisations internationales (OMS, ONUSIDA, UNICEF) ou dans celles des organisations non étatiques (Fondation Clinton, Plan Bénin, etc.), est occupée par des médecins.

L'État apparaît alors, dans la construction de cette politique, principalement à travers ses agences spécialisées (PNLS, CNLS), « enclaves bureaucratiques fonctionnelles » (Blundo, 2011) représentatives de l'organisation de nombreux programmes de développement et dont les postes de responsabilités sont occupés par des experts spécialisés dans le domaine. Si le PNLS, pas exemple, est bien inclus dans l'organigramme du ministère de la Santé, il occupe cependant une place à part car les agents qui y travaillent sont partiellement rémunérés par des financements du Fonds mondial. De plus, le PNLS fonctionne plus en lien avec les institutions (nationales ou internationales) de la lutte contre le sida au Bénin qu'avec les autres services du ministère de la Santé.

Les associations de personnes vivant avec le VIH (PVVIH) et les ONG jouent également un rôle extrêmement marginal dans l'élaboration des politiques de lutte contre le sida et plus encore en ce qui concerne la prise en charge. Les associations de PVVIH, tout d'abord, n'ont de manière générale pas

[3] Revue de presse de trois quotidiens et d'un hebdomadaire, 2009-2012.

la capacité de se positionner en tant qu'acteur majeur dans l'élaboration des politiques de lutte contre le sida au Bénin bien que la « participation des populations bénéficiaires » à l'élaboration des politiques qui les concernent soit un axe important des activités financées par les acteurs de la coopération internationale, dont le Fonds mondial, principal bailleur de la lutte contre le sida au Bénin[4]. Ainsi, le Réseau béninois des associations de personnes vivant avec le VIH (RéBAP+) est un acteur régulièrement convié à la grande majorité des forums et réunions de la lutte contre le sida aussi bien par les acteurs étatiques qu'internationaux. Mais le manque de capacités du RéBAP+ et sa dépendance totale à ces acteurs le relèguent à une position dominée dans ces espaces de négociation. Comme cela a été le cas dans de nombreux autres pays d'Afrique, ces associations et le RéBAP+ ont été créés sous l'impulsion d'acteurs extérieurs (PNLS ou ONUSIDA notamment) (Eboko & Mandjem, 2011). Mais, dans le cas du Bénin, le processus de professionnalisation et d'autonomisation qui a pu se produire ailleurs n'a pas eu lieu : les associations de PVVIH demeurent bloquées dans des « stratégies de survie », tentant de dégager de (maigres) bénéfices pour leurs membres. Majoritairement peu diplômés et peu formés au « métier de courtier en développement » (Bierschenk *et al.*, 2000), ces acteurs ne sont donc pas en mesure de peser sur l'élaboration des politiques et se cantonnent à des revendications limitées (paiement du salaire des médiateurs, par exemple), certes nécessaires mais centrées sur les bénéfices qu'ils peuvent en retirer. Même lors de ruptures majeures d'approvisionnement en ARV au niveau national, leur capacité à « faire du bruit » afin d'attirer l'attention du gouvernement et du public sur ces problématiques demeure limitée, comme le montrent une analyse de la presse nationale et la quasi-absence d'articles écrits à ce sujet lors de ruptures majeures[5].

En ce qui concerne les ONG impliquées dans la lutte contre le sida, dont on pourrait imaginer qu'elles bénéficient de plus de ressources pour se positionner et s'impliquer dans l'élaboration de ces politiques, leur rôle demeure également assez limité. Contrairement aux mobilisations militantes qu'elles ont produites dans les pays occidentaux, les acteurs qui composent les ONG du Bénin restent dans une logique d'entrepreneur politique et non de militant (Soriat, 2013). Cela est encore plus visible dans le domaine de la prise en charge dans lequel elles s'impliquent finalement peu : seules trois ONG nationales offrent une prise en charge par ARV au Bénin (environ 10 % des patients adultes), et les aspects complémentaires pour une prise en charge globale (nutritionnelle, psychosociale, conseil, etc.) sont directement inclus par nombre de programmes dans les prestations/services offerts par les centres de santé publics. Cette marginalité des ONG dans la prise en charge pourrait s'expliquer par trois types

---

4 Global Fund to fight HIV/AIDS, tuberculosis and malaria, « Civil society », http://www.theglobalfund.org/en/partners/civilsociety/ [Consulté le 28 juin 2012].

5 Revue de presse de trois quotidiens nationaux et d'un hebdomadaire, 2009-2012.

de variable (Bonvalet & Demange, 2011). Tout d'abord, leurs liens assez distendus avec les réseaux d'ONG transnationales rendent le processus de professionnalisation et d'attraction des ressources (humaines et financières), prérequis pour la prise en charge, bien plus complexes car elles bénéficient de peu d'appuis extérieurs pour se développer. Ensuite, la délégation par l'État de services de santé aux ONG est limitée dans le domaine du sida car la prise en charge s'effectue selon un modèle de déconcentration (bien qu'il soit appelé « décentralisation ») où elle est quasi exclusivement déléguée à des services déconcentrés de l'État, plutôt qu'à l'extérieur de l'État. Enfin, en lien avec la seconde caractéristique, la vision dominante de la santé au Bénin met en avant la notion de « service public » de la santé, privilégiant à nouveau les centres publics de santé.

Cet environnement politique et le positionnement des acteurs dans le domaine de la lutte contre le sida au Bénin ont conduit au développement d'une politique de prise en charge dans laquelle les acteurs associatifs ne jouent pas un rôle central et où l'État intervient principalement à travers ses programmes spécialisés et ses experts médicaux[6]. C'est dans ce cadre qu'il convient d'analyser le rôle joué par le « réseau ESTHER » et son positionnement.

LE « RÉSEAU ESTHER » : UN RÉSEAU TRANSNATIONAL D'EXPERTS MÉDICAUX CONSTRUIT SUR DES RELATIONS INTERPERSONNELLES

Avant d'analyser plus avant ce que nous appelons ici le « réseau ESTHER », il est important de rappeler que ce réseau ne peut être parfaitement identifié au programme ESTHER dont il est issu : les membres de ce réseau interagissent bien évidemment au-delà des frontières de ce programme et l'appartenance à ce réseau n'est pas nécessairement liée à la participation aux activités du programme[7]. La proximité entre les deux, réseau et programme, nous conduit malgré tout à analyser la mise en place du programme comme point de départ de la constitution du réseau.

---

6 Durant les premières années de la mise en œuvre de l'IBA-ARV, plusieurs ONG internationales (Médecins du Monde, Médecins Sans Frontières, Solthis, etc.) avaient mis en place des programmes, principalement autour de la question de la décentralisation de la prise en charge. Pour diverses raisons, aucune de ces ONG n'a renouvelé son programme. En 2012, plus aucune ONG internationale n'est présente pour mettre directement en œuvre un programme de prise en charge du VIH sur le territoire béninois. Nous laisserons de côté cette question dans le cadre de ce chapitre.

7 Ainsi, l'un des médecins de ce réseau, pour des raisons de conflits internes à l'hôpital où il travaille, a cessé de prendre part au programme ESTHER de jumelage hospitalier mais demeure, pour notre analyse, un membre du réseau par ses liens professionnels et personnels avec les autres acteurs de ce réseau (formation médicale sous la supervision de l'un des médecins français, participation à des activités communes, etc.).

Créé en 2002, le groupement d'intérêt public « Ensemble pour une solidarité thérapeutique hospitalière en réseau » est un programme de la coopération française sous tutelle du ministère des Affaires étrangères et du ministère de la Santé. Il a pour but « le renforcement des capacités en matière de lutte contre le VIH/sida et les maladies infectieuses » dans les pays dits « à ressources limitées » grâce à la création de jumelages hospitaliers entre Nord et Sud (The European ESTHER Alliance, sans date). Le Bénin a bénéficié depuis 2000 de l'appui du Fonds de solidarité thérapeutique international (FSTI), ancêtre du GIP ESTHER, lors du processus de lancement de l'IBA-ARV, puis de celui d'ESTHER dès sa création.

Une analyse en termes purement financiers conduit à souligner que, jusqu'en 2011, ESTHER n'a jamais été l'un des contributeurs principaux à la lutte contre le sida au Bénin[8]. Si le développement de nouveaux projets et programmes depuis 2011 renforce singulièrement son rôle de bailleur dans l'espace du VIH/sida au Bénin, le budget sur fonds propres d'ESTHER Bénin demeure modeste. Les « atouts » de ce programme se situent en effet moins dans les financements qu'il représente que dans l'expertise médicale et technique qu'il est capable de mobiliser sur la longue durée. Le renforcement de capacités des personnels de santé par la formation au niveau local, national ou international constitue en effet le cœur des programmes d'ESTHER (stages en hôpital régional ou français, séminaires de formation, site Internet dédié à la formation, etc.). Liant hôpitaux du Nord et du Sud sur le long terme, l'accent mis sur le jumelage hospitalier a conduit au développement de relations interpersonnelles d'acteurs français internationalisés avec des acteurs au niveau national et local par la répétition de missions sur le terrain, la participation à des stages, l'échange d'expériences, etc. Jusqu'à récemment, le fonctionnement très souple de ce programme et son hébergement au sein du PNLS ont conforté ces liens et contribué au développement de relations informelles (relations de longue durée, collaboration dans l'établissement des budgets annuels, etc.)[9]. Cela a été favorisé par une relative stabilité des acteurs nationaux à leurs postes et un nombre assez restreint d'acteurs impliqués dans ce domaine de l'action publique[10]. Le coordinateur pays et la coordinatrice médicale d'ESTHER Bénin sont d'ailleurs des personnes qui se sont impliquées dans le domaine de la lutte contre le sida

---

8 Le lancement en 2011 d'un programme en coopération avec UNITAID (ESTHERAID) et sa sélection comme sous-récipiendaire de la subvention du Round 11 du Fonds mondial sur la composante « société civile » ont considérablement développé les capacités financières de cet acteur.

9 L'arrivée des programmes financés par le Fonds mondial a conduit à l'application de procédures budgétaires plus strictes et à l'agrandissement de l'équipe de coordination, amenant au déménagement vers des bureaux hors du PNLS bien qu'ils en demeurent à une distance raisonnable.

10 Les personnes en charge de la coordination du PNLS et ses chefs de service n'ont pratiquement pas changé de 2006 à 2012.

au Bénin bien avant leur recrutement par ESTHER et qui ont donc une connaissance très profonde des acteurs et des problématiques du terrain, renforçant encore une fois le caractère personnel et informel des relations qui existent entre ce programme et les acteurs nationaux, participant du positionnement central du programme.

Historiquement, la coopération française a joué un rôle majeur dans la mise en œuvre d'une politique d'accès aux traitements au Bénin. L'engagement politique de la France pour les pays du Sud sur ce thème dès 1996 a conduit à la création du FSTI, offrant des financements à quelques pays africains pour la mise en place de projets pilotes de prise en charge par les ARV de patients séropositifs. Le remplacement du FSTI par le GIP ESTHER a permis la pérennisation et l'amplification de cette initiative. La sélection du Bénin parmi les pays choisis pour le FSTI entre 1999 et 2001 puis l'implication toujours croissante d'ESTHER au niveau national permettent d'illustrer la manière dont fonctionne ce réseau, au croisement entre relations institutionnelles et interpersonnelles, en construisant sur les programmes de coopération existants.

De manière générale, vingt ans après le début de l'épidémie en Europe, le positionnement des médecins français spécialisés dans le VIH est devenu central et multiple puisqu'ils sont à la fois chefs de service dans des hôpitaux parisiens, fondateurs d'ONG, membres de comités d'experts divers, présidents de fondations, etc. Cette place au sein des institutions françaises les positionne de manière stratégique et leur facilite l'accès à des ressources financières et d'expertise pour la mise en œuvre d'activités de lutte contre le sida dans les pays du Sud, dans lesquels ils poursuivent bien souvent leur engagement dans ce domaine.

Dans le cas du Bénin, leur implication remonte à la sollicitation par un médecin béninois du Pr Christian Courpotin, pédiatre français spécialisé dans les maladies infectieuses à l'hôpital Armand-Trousseau (Paris), rencontré lors de son stage en France. C'est lui ensuite qui utilisera son propre réseau afin de mobiliser les premières ressources financières et d'expertise nécessaires au lancement de l'IBA-ARV.

Son positionnement d'expert à la fois spécialisé dans le VIH pédiatrique en Europe et dans les pays du Sud et son engagement personnel dans la lutte contre le sida (participation à la fondation d'ONG et missions diverses de consultance notamment) le situent en effet au cœur de réseaux multiples entre médical et politique, organisations internationales ou françaises, et acteurs associatifs. En 1999-2000, époque des prémisses de ce réseau au Bénin, en tant que chef du service pédiatrie d'un hôpital parisien, il est largement reconnu comme expert médical dans le domaine du VIH en France, a été choisi pour coordonner le programme du FSTI au Sénégal en 1999, réalise depuis plus de dix ans des missions sur le VIH pour Médecins du Monde et fait partie du conseil d'administration de l'Organisation panafricaine de lutte pour la santé présidée par le Pr Marc Gentilini – ancien président de la Croix-Rouge française (pour laquelle le Pr Courpotin réalise également des missions) et de l'Académie de médecine, figure centrale de la lutte contre le sida en France, qui a formé dans son service toute une génération de médecins spécialisés dans le VIH ou la médecine tropicale (Node-Langlois, 1995).

> *Le premier contact par rapport à ça remonte à décembre 1999. [...] J'étais venu pour assister à la réunion panafricaine des pédiatres. On a organisé une table ronde d'une heure. Et il y a eu beaucoup de gens qui sont venus, en particulier du PNLS. On a été obligé de refaire la table ronde le lendemain. Il y avait une forte demande parce qu'il n'y avait rien. Il y avait quelques patients au CNHU mais aucune organisation. [...] Donc, en mars [2000], plus largement que les pédiatres, formation VIH/sida. On a organisé cette formation. C'était un défi parce qu'on n'avait rien pour la faire. C'est le FSTI qui a financé cette formation que j'ai faite avec Sophie Matheron, Françoise Brun-Vézinet, les gens de Bichat, Christine Katlama. Ça a été important dans le rapport [avec les Béninois] parce qu'on s'est engagé. [...] Et à partir de cette formation, on a commencé un peu à savoir quel programme allait pouvoir se mettre en place pour appuyer la mise en place de l'organisation du VIH/sida.*
>
> Entretien avec Christian Courpotin, 2010

Comme le montre cet extrait d'entretien, c'est bien autour de relations professionnelles préexistantes que commence à se développer ce qui deviendra le programme ESTHER Bénin. Il est intéressant de remarquer que ce mode de relation concerne aussi bien les relations que les médecins français entretiennent entre eux que celles qui existent entre médecins français et béninois. Nous pouvons également noter la nature informelle de ces relations et la (longue) durée de cet « engagement » puisque les différents médecins français cités dans cet extrait ont poursuivi leurs interventions au Bénin d'une manière ou d'une autre. Enfin, la constitution de ce réseau autour du partage d'un savoir et d'une expertise médicale apparaît clairement dans ce premier extrait.

> *C'était l'époque du FSTI, on a pris des contacts avec le gouvernement pour mettre en place le premier partenariat et mettre en place un accès aux traitements. C'était la première fois qu'on prononçait le mot, uniquement sur Cotonou et limité à quatre cents patients. [...] Pas juste au niveau du CHU de Cotonou justement. Quand l'accord a été signé au niveau du gouvernement, on a cherché à avoir des partenaires. Les partenaires qui se sont dessinés à l'époque étaient tous localisés sur Cotonou, c'était le CNHU, l'Hôpital d'instruction des armées qui a été très difficile à faire rentrer parce que le gouvernement ne voulait pas que les militaires soient associés, [...] parce que c'était un circuit parallèle considéré comme le secteur privé. [...] Et puis, il y avait le CTA et l'hôpital de Porto-Novo.*
>
> Entretien avec Christian Courpotin, 2010

Ce second extrait, lui, met en avant le multi-positionnement de ces médecins français, qui ont à la fois un accès assez direct aux personnes en charge, dans les structures étatiques françaises, des projets financés par le FSTI, et la capacité de les convaincre de mettre en œuvre un projet du FSTI au Bénin. Il convient de rappeler que le FSTI avait alors peu de ressources financières et que le Bénin ne figurait pas forcément parmi les pays où l'épidémie de sida s'était le plus propagée. Cet extrait souligne également encore une fois la manière dont ce partenariat se diffuse à partir de contacts préétablis et de relations préexistantes[11]. Si ce réseau de médecins se base sur le programme ESTHER, il n'y est cependant pas identifié. L'engagement des médecins français et béninois dans ce réseau et dans l'espace de la lutte contre le sida au Bénin est avant tout de nature personnelle, du fait du développement de relations de longue durée avec leurs collègues béninois.

Ce multi-positionnement se retrouve également du côté des acteurs béninois placés dans des positions de « chevauchement », entre prise en charge et processus décisionnel. Il est ainsi possible de dresser un idéal-type du médecin béninois impliqué dans ce réseau. Après des études de médecine au Bénin (voire une spécialisation en France), il obtient ses premiers postes, souvent dans des zones rurales ou des hôpitaux périphériques, au cours desquels il se trouve confronté à la question du VIH sans avoir les moyens de véritablement lutter du fait de l'absence de politique ou de moyens de prise en charge. Suite à un choix personnel ou à une opportunité professionnelle, il est formé sur le VIH et commence à prendre les patients en charge. Il continue à exercer et obtient des postes plus prestigieux, souvent relevant plus de la gestion de programme et de l'administration (responsable d'un programme, d'une évaluation, directeur d'un centre, coordinateur d'un projet, etc.) qu'il associe à sa pratique médicale. Bientôt reconnu comme un expert dans le domaine du VIH, il est sollicité pour des formations vers le niveau plus local (au sein de l'hôpital ou pour former le personnel de centres périphériques). Il tente alors aussi de développer la reconnaissance de ses compétences en tant que scientifique en développant ou participant à des projets de recherche sur la prise en charge des patients séropositifs à partir de données qui peuvent être collectées au sein des services de prise en charge des patients.

La carrière de la plupart des membres du réseau se déroule donc au sein de l'espace du VIH/sida. Cela suppose alors la construction d'une trajectoire professionnelle dans cet espace et un engagement personnel sur la question. D'une part, la séparation entre les services de prise en charge du VIH et le reste du système de santé renforce ce phénomène de trajectoire au sein de l'espace en

[11] Le partenariat avec la clinique privée de Porto-Novo est notamment issu d'un partenariat déjà existant construit sur la base de relations personnelles entre un professeur du CNHU de Besançon et le directeur de la clinique qui avaient fait leurs études de médecine ensemble en France.

isolant les médecins spécialisés dans la prise en charge du VIH des autres médecins. D'autre part, la composante militante qui existe dans la construction du sida comme maladie exceptionnelle permet ce cadrage particulier de l'activité par les médecins qui pensent appartenir à cet espace. Les effets de système et la représentation de ce travail comme vocation peuvent ainsi expliquer la construction d'une carrière au sein de cet espace.

Intéressant à ce titre est le parcours d'un médecin béninois actuellement employé par l'OMS. Après un premier poste de médecin dans un centre de santé rural « au nord [du Bénin] », dans des conditions difficiles, il réussit à être recruté à Cotonou sur un autre poste. En tant que médecin généraliste, il coordonne un projet de santé de la reproduction (de ce fait, en partie autour du VIH) mis en œuvre par l'UNFPA (United Nations Population Fund). Cette expérience lui donne envie de renforcer sa spécialisation en santé publique, souvent un prérequis pour ce type de poste, et il suit une formation en santé publique à l'Institut régional de santé publique du Bénin. À la suite de cette formation, il occupe différents postes dans différents types d'organisation avant d'être recruté par l'OMS en 2006, mettant en évidence la construction d'une trajectoire professionnelle (en grande partie) autour du VIH et une stratégie de multi-positionnement : point focal dans une Direction du ministère de la Santé, coordinateur technique de l'IBA-ARV, poste au sein de l'Association béninoise de planification familiale, participation à un projet de l'USAID dans la santé de l'éducation (Entretien avec un acteur de la coopération internationale).

Il convient également de souligner que la centralité des acteurs béninois dans ce domaine et ce réseau va de pair avec celle des centres dans lesquels ils exercent, généralement dans des hôpitaux de niveau central (CNHU) ou de statut particulier dans le domaine de la lutte contre le sida (premiers sites ayant mis en place la prise en charge). La position particulière de ces centres provient non seulement de leur centralité géographique et dans la pyramide sanitaire (centres de prise en charge proches du ministère de la Santé, hiérarchiquement et géographiquement) mais également de leur caractère pionnier dans la prise en charge des patients séropositifs.

L'analyse des modes de fonctionnement de ce réseau permet, quant à elle, de mettre en lumière la permanence des relations personnelles et informelles, et donc la continuité des modalités de structuration du réseau. Par cette structuration, c'est la centralité du réseau qui émerge à travers, d'une part, la présence historique de ses membres au sein des structures responsables de la production de la politique de prise en charge du VIH et, d'autre part, leur stabilité. L'analyse des comptes-rendus des réunions du comité de pilotage de l'IBA-ARV en 2001 permet de mettre en lumière plusieurs éléments de fonctionnement et de structuration du réseau (ministère de la Santé, 2001). Tout d'abord, le rôle que les médecins français jouent dans la production de la politique de lutte contre le sida au Bénin va bien au-delà des seules activités de formation des médecins dans les centres de santé puisqu'ils ont fait partie du comité de pilotage de cette Initiative et continuent d'être mobilisés lorsqu'il s'agit de produire de nouveaux documents de procédure de prise en charge pour de nouveaux domaines plus techniques tels que les deuxièmes lignes de traitement ou la charge virale. Ensuite, ce document met en avant la continuité du réseau à travers l'évolution professionnelle de ses membres au sein de l'espace du VIH/sida. Ainsi, le coordonnateur de l'une des ONG invitées à faire partie du comité de pilotage est maintenant le coordonnateur du programme ESTHER au Bénin. Ou encore, le médecin responsable de la prise en charge des patients séropositifs au CNHU est entre-temps devenu professeur agrégé de médecine, directeur du service de médecine interne et, pour une durée limitée, coordonnateur du PNLS. Plus de dix ans après, ce sont donc les mêmes personnes qui continuent à intervenir dans ce domaine, dans le cadre d'évolutions de carrière qui les portent à des postes différents et souvent hiérarchiquement plus élevés.

Il est d'ailleurs intéressant de noter que les organisations de la société civile ne sont progressivement plus conviées à des réunions qui sont conçues, par les acteurs médicaux qui en maîtrisent l'organisation, comme des forums de discussion entre experts médicaux sur des problématiques purement techniques. C'est donc en mobilisant l'expertise comme ressource politique et en se positionnant comme experts que les membres de ce réseau réussissent à renforcer la centralité de leur position dans le domaine du sida, ce que nous allons étudier dans la dernière partie de ce chapitre.

L'EXPERTISE COMME RESSOURCE POUR LES MÉDECINS IMPLIQUÉS DANS LA PRODUCTION DE LA POLITIQUE DE PRISE EN CHARGE

Depuis les premières années de l'IBA-ARV, les acteurs liés au « réseau ESTHER » ont joué un rôle important dans le comité responsable de l'élaboration des protocoles de prise en charge. Leur participation au comité de pilotage de l'IBA-ARV durant les premières années a déjà été mentionnée. Une analyse de leur participation en termes de nombre de réunions auxquelles ils sont présents pour cette première année 2001 de mise en place de la politique de prise en charge du VIH souligne leur présence particulièrement centrale. Une lecture des comptes-rendus de ces réunions permet également de mettre en avant le lien direct qu'ils créent entre pratique au sein des centres de santé et production de la politique nationale (ministère de la Santé, 2001). Ils représentent aussi aujourd'hui le « noyau dur » du comité d'experts, même si ce comité a tendance à élargir progressivement le nombre de personnes y participant pour inclure les « nouveaux spécialistes » du VIH, c'est-à-dire les médecins plus récemment formés (Entretien avec la coordinatrice du PNLS, 2012). Qui plus est, les documents utilisés pour réviser les protocoles de prise en charge incluent, en plus des recommandations de l'OMS, un livre écrit par le Pr Pierre-Marie Girard (médecin coordonnateur du jumelage hospitalier avec le CNHU de Cotonou pour un hôpital parisien et directeur du conseil de surveillance de l'IMEA[12]) et un « mémento thérapeutique » écrit par le Pr Serge Eholié (médecin ivoirien lié notamment à ESTHER et à l'IMEA) et le Pr Girard, à côté de documents produits par le RESAPSI (Réseau africain des praticiens assurant la prise en charge des personnes vivant avec le VIH/sida). Et il est toujours possible de faire appel à d'autres spécialistes (français) du VIH, liés au « réseau ESTHER », comme le Pr Bruno Hoen (Hôpital de Besançon) pour l'écriture d'un algorithme pour le passage en deuxième ligne de traitement.

De plus, comme nous l'avons évoqué précédemment, le VIH/sida et plus particulièrement l'élaboration des protocoles nationaux de prise en charge et de traitement sont considérés comme relevant d'une expertise quasi purement médicale et reste, au Bénin, l'affaire de médecins spécialisés. Les professions paramédicales n'ont ainsi qu'un rôle périphérique dans l'élaboration de ces protocoles et leurs représentants restent peu nombreux dans le comité d'experts qui les élaborent (Entretien avec le chef de service du PNLS, 2012). Cela peut s'expliquer en grande partie par le fait que seuls les médecins sont habilités à prescrire des ARV car il n'existe pas officiellement de délégation des tâches au Bénin – même si le manque de médecins conduit de fait à une délégation de ces prescriptions aux infirmiers formés sur le VIH, au moins en ce qui concerne les visites de routine et le renouvellement des ordonnances. L'idée d'un « patient-expert » ou la possibilité d'un « expert profane » (RJCSSVIH, 2010) n'ont pas non plus émergé au Bénin dans le cadre de la politique de traitement, ce qui peut s'expliquer par le manque de capacités des ONG précédemment mentionné. Mais l'élaboration des protocoles de prise en charge n'est pas seulement quasi réservée aux médecins, elle est en fait restreinte aux médecins spécialistes du VIH, et les médecins appartenant au « réseau ESTHER » y jouent donc un rôle prépondérant car ils ont bien souvent été les premiers à être formés sur le VIH (étant donné que la faculté de médecine de Cotonou n'offre pas de véritable formation sur la prise en charge médicale du VIH).

C'est en fait du décalage entre une catégorisation des acteurs « officiels » et « pertinents » de la politique de prise en charge du VIH qu'il est question ici (Gabas, 2003). En effet, l'élaboration de la politique de prise en charge est l'une des fonctions du PNLS. Cette politique doit s'inscrire dans le contexte plus

---

12 L'Institut de médecine et d'épidémiologie appliquée, hébergé au sein de l'hôpital Bichat-Claude Bernard à Paris, est une fondation qui développe des programmes de formation et de recherche clinique dans le domaine des grandes endémies sévissant dans les pays en développement et tout particulièrement en Afrique francophone. L'institut édite des ouvrages pédagogiques à destination des acteurs de terrain dans le domaine du sida, du paludisme et du bon usage des antibiotiques. Voir : http://imea.fr/imea-fichiershtml/imea-aa-fondation.php?IMEA [Consulté le 2 novembre 2013].

général du « cadre stratégique de lutte contre le VIH/sida et les IST » produit par le CNLS, l'institution en charge de la coordination de la lutte contre le sida au Bénin (CNLS, 2006). Dans les faits, le « cadre stratégique » est un document très général d'orientation de la politique de lutte contre le sida dont les différents axes couvrent la quasi-totalité des activités possibles et imaginables dans ce domaine. Les acteurs « pertinents » en charge de l'élaboration des « politiques, normes et procédures pour la prise en charge des personnes vivant avec le VIH au Bénin » restent donc assez libres des orientations qu'ils veulent faire prendre à cette prise en charge (PNLS, 2010)[13]. Leur marge de manœuvre est d'autant plus grande que le manque de capacités aussi bien humaines que financières du CNLS, ne lui permet pas véritablement de jouer un rôle de supervision rapprochée du processus d'élaboration de ces procédures.

Le caractère ouvertement « technique » du comité d'experts responsable de proposer ou de réviser les procédures de prise en charge du VIH permet d'évacuer les aspects politiques des questions qui sont évoquées au sein de ce comité. Pourtant, nombre de choix effectués au sein de ce comité relèvent de questions politiques car ils ont un impact financier, influent sur l'allocation des ressources au sein de l'espace du VIH/sida et de la santé et engagent l'État sur le long terme. La mise en place d'un « paquet minimum gratuit » pour la prise en charge (ARV, bilans et prophylaxie des infections opportunistes), la fixation à la hausse du niveau de CD4 nécessaire à l'initiation du traitement ou le passage à des combinaisons de molécules différentes sont autant de changements s'inscrivant dans une logique d'amélioration de la qualité de la prise en charge et de rattrapage des niveaux technologiques disponibles dans les pays occidentaux. Ces choix sont en fait de véritables choix politiques qui sont légitimés grâce à des discours d'expertise. Ils bénéficient ainsi d'une légitimation scientifique et d'un cadrage technique qui dissimule la hiérarchisation des priorités et les enjeux d'allocation des ressources qui les fondent (Hunsmann, 2013).

Un deuxième aspect à souligner autour de la question de la mobilisation d'expertise est celui de la capacité du réseau à diffuser cette expertise vers les niveaux périphériques, diffusant ainsi un cadrage particulier de ce que doit être la prise en charge du VIH, grâce au contrôle des activités de formation. Tout d'abord, au sein du projet-pays d'ESTHER pour le Bénin, les formations occupent une place primordiale parmi les activités développées par les centres

13 Demeure bien évidemment la contrainte des recommandations de l'OMS pour la prise en charge des patients séropositifs (WHO, 2010) dont le suivi est un prérequis à l'obtention de financements internationaux. Les différentes options proposées dans ces recommandations et leur intériorisation par les acteurs en charge de l'élaboration des procédures de prise en charge montrent qu'il s'agit en fait plus d'une diffusion que d'une imposition forcée de l'extérieur (Bonvalet, 2010).

de santé associés à ce programme[14]. En 2009, le projet-pays d'ESTHER Bénin comprenait onze formations sur site, huit stages en France, quatorze en Côte d'Ivoire (pour la prévention de la transmission mère-enfant), six bourses pour la participation à la conférence francophone sur le VIH de Casablanca et quatre bourses pour des formations (DU) en santé publique et épidémiologie par Internet (ESTHER, 2010). Ensuite, les membres du réseau sont régulièrement sollicités pour intervenir en tant que formateurs. ESTHER intervient beaucoup dans les formations qui sont organisées au niveau national. Les formations du personnel soignant relèvent de la compétence du PNLS mais ses moyens financiers limités et l'occasionnelle nécessité d'avoir recours à des formateurs extérieurs l'obligent à solliciter des partenaires internationaux pour l'organisation de ces formations. ESTHER n'est donc pas la seule organisation y participant mais sa participation ne se limite généralement pas à une simple dimension financière et inclut la mobilisation de son réseau afin de fournir des formateurs. Au Bénin, le cours le plus intensif/complet, et le plus reconnu au niveau national pour les médecins, est le « cours régional sur la prise en charge globale des personnes vivant avec le VIH/sida » organisé par le PNLS chaque année pendant un mois. De nombreux partenaires participent au financement et à l'organisation de ce cours. Mais seul ESTHER intervient dans le contenu de la formation à travers la distribution de documents d'appui et l'animation des sessions dédiées plus particulièrement à la prise en charge (animation du cours, rédaction des supports PowerPoint, etc.). Ils forment ainsi lors de ce cours d'autres médecins (principalement) béninois dont cette formation constituera le principal apport de connaissances sur la question et dont les documents (notamment les présentations PowerPoint utilisées par les formateurs) seront mobilisés en cas de doute lors de la pratique (Entretiens avec cinq médecins de différents centres de prise en charge, Cotonou, 2012).

Les formateurs béninois, appartenant eux-mêmes au « réseau ESTHER », deviennent alors des « médiateurs » (Nay & Smith, 2002) et permettent la diffusion de plus en plus large de cette vision du VIH/sida. Leur formation par les médecins français dès les premières années de l'épidémie, leur « intérêt personnel »[15] pour ces questions, ainsi que leur engagement professionnel dans cet espace ont contribué à faire d'eux des experts, d'abord au niveau local puis au niveau international (participation à des conférences internationales, des projets de recherche internationaux, sollicitation pour l'écriture de programmes nationaux dans d'autres pays, etc.). Cette mise en réseau des médecins a permis

---

[14] Ce sont les centres du Sud, en coopération avec leurs partenaires du Nord, qui sont supposés élaborer leur propre projet pour l'année à venir et proposer les activités qu'ils souhaitent mettre en place, avec la demande de budget correspondante, qui devront ensuite être validées par l'équipe d'ESTHER au Bénin et à Paris.

[15] Au sens où leur intérêt personnel pour ce sujet en tant que moteur de leur spécialisation dans le domaine du VIH a été régulièrement souligné lors des entretiens réalisés.

la construction d'une véritable expertise nationale, mais le rapport « maître-disciple » créé par les liens professionnels et de formation au sein du réseau ainsi que les nombreuses années d'expérience des « doyens » du Nord continuent à faire de ces derniers les points de référence des médecins béninois dans leur ensemble. À ce stade, il est tout de même important de souligner que, s'il continue d'exister une différence entre médecins français et béninois – notamment du fait des années d'expérience des premiers, de leur degré de transnationalisation et de l'avancée de la prise en charge dans les pays occidentaux –, la véritable distinction se situe en fait entre les médecins béninois du « centre » et ceux de la « périphérie ». La différence est plus présente entre ceux qui ont commencé la prise en charge dans les premiers hôpitaux de l'IBA-ARV et qui ont maintenant près de dix ans d'expérience et ceux qui viennent de recevoir leur première formation et entament à peine la prise en charge dans leur centre de santé (ou ont quelques années d'expérience mais hésitent, par exemple, encore sur les combinaisons de molécules à utiliser pour les passages en seconde ligne). Et c'est donc à la fracture entre « centre » et « périphérie » que se situent ces médiateurs, formant aujourd'hui à leur tour leurs propres disciples, diffusant ainsi toujours plus localement cette conception militante de l'épidémie de VIH/sida.

CONCLUSION

La construction de l'espace de la lutte contre le sida au Bénin autour d'une technicisation du problème a offert aux experts médicaux une place particulièrement centrale dans le processus d'élaboration des politiques de lutte. Lors de l'apparition des traitements et de la mise en place d'une politique de prise en charge, la mise en réseau de médecins français et béninois par l'intermédiaire du programme ESTHER leur a permis d'occuper cette position centrale dans la définition de cette politique et l'élaboration des protocoles nationaux de traitement à suivre. L'analyse des caractéristiques du réseau d'experts biomédicaux français et béninois au cœur du processus d'élaboration de la politique d'accès aux traitements du Bénin nous a permis de mettre en avant sa structuration autour de relations personnelles et professionnelles préexistantes entre médecins français et béninois. Dans un contexte de stabilité de l'espace du VIH/sida et de continuité de la présence des acteurs à l'intérieur, les modalités de fonctionnement de ce réseau autour de relations informelles et personnelles entre acteurs multi-positionnés et en capacité de mobiliser les ressources d'expertise nécessaires pour être reconnus comme des acteurs du processus décisionnel expliquent la centralité de ce réseau dans l'élaboration de la politique d'accès aux traitements. La mobilisation des outils théoriques de l'analyse des réseaux conduit à la qualification de ce réseau d'experts en tant que « communauté épistémique » (Haas 1992), mettant ainsi l'accent sur sa constitution autour d'une vision commune du problème du VIH et de la diffusion de solutions politiques à cette vision, afin d'orienter la politique d'accès aux traitements. Cette contribution a donc été l'occasion de mettre en lumière un type de mobilisation plus silencieux que les mobilisations traditionnellement privilégiées dans l'espace du VIH/sida, celui des experts biomédicaux insérés dans un réseau et se situant au cœur des institutions de lutte contre le sida, qui utilise d'autres ressources (d'expertise) mais qui n'en est pas moins efficace.

Bibliographie

Bierschenk T., Chauveau J.-P., Olivier de Sardan J.-P. (dir.), 2000. *Courtiers en développement : les villages africains en quête de projets*, Paris, Karthala/APAD.

Blundo G., 2011. « Une administration à deux vitesses : projets de développement et construction de l'État au Sahel », *Cahiers d'études africaines*, LI, 202-203, p. 427-452.

Bonvalet P., 2010. "Policy Transfer and Idea Diffusion: Why Do International and Benin AIDS Policies Look So Much Alike?", *AEGIS Biennial Summer School*, Cortona, 7-13 juin 2010.

Bonvalet P., Demange É., 2011. "Explaining the Differences in Civil Society Involvement in AIDS Care in Africa: Comparing Benin and Uganda" (poster), *16th ICASA*, Addis Abeba, 4-8 décembre.

CNLS, 2006. *Cadre stratégique de lutte contre le VIH/sida et les IST 2007-2011*, Cotonou, CNLS.

CNLS, 2012. *Rapport national de situation à l'intention de l'UNGASS : Bénin*, Cotonou, CNLS/UNAIDS.

Demange É., 2010. *La controverse "Abstain, Be faithful, use a Condom": transnationalisation de la politique de prévention du VIH/sida en Ouganda*, Thèse de science politique, LAM/Institut d'études politiques de Bordeaux.

Doyle C., Patel P., 2008. "Civil Society Organisations and Global Health Initiatives: Problems of Legitimacy", *Social Science and Medicine*, 66, p. 1928-1938.

Dozon J.-P., Fassin D., 1989. « Raison épidémiologique et raisons d'État : les enjeux sociopolitiques du sida en Afrique », *Sciences sociales et santé*, VII, 1, p. 21-36.

Eboko F., 2005a. « Institutionnaliser l'action publique en Afrique : la lutte contre le sida au Cameroun ». *In* P. Quantin (dir.), *Gouverner les sociétés africaines : acteurs et institutions*, Paris, Karthala, p. 263-287.

Eboko F., 2005b. “Patterns of Mobilization: Political Culture in the Fight Against AIDS”. *In* A. Patterson (dir.), *The African State and the AIDS Crisis*, Aldershot, Ashgate, p. 37-58.

Eboko F., Mandjem Y. P., 2011. « ONG et associations de lutte contre le sida en Afrique : incitations transnationales et ruptures locales au Cameroun ». *In* F. Eboko, F. Bourdier, C. Broqua (dir.), *Les Suds face au sida : quand la société civile se mobilise*, Marseille, IRD éditions, p. 205-230.

Eboko F., Owona Nguini M. E., Enguéléguélé M., 2009. « Cameroun, Burkina Faso, Botswana, une approche comparée de l'action publique contre le sida en Afrique », *Téléscope*, 15, 2, p. 52-67.

Epstein S., 1996. *Impure Science: AIDS, Activism, and the Politics of Knowledge*, Berkeley, University of California Press.

ESTHER, 2010. *Rapport d'activités ESTHER, pays : Bénin, période : janvier-décembre 2009*, Paris, ESTHER.

Gabas J.-J., 2003. « Acteurs et politiques publiques », *Mondes en développement*, 31, 124, p. 33-47.

Gruénais M.-É., Delaunay K., Eboko F., Gauvry É., 1999. « Le sida en Afrique, un objet politique ? », *Bulletin de l'APAD*, 17, p. 19-36, http://apad.revues.org/476.

Haas P., 1992. “Introduction: Epistemic Communities and International Policy Coordination”, *International Organization*, 46, 1, p. 1-35.

Hunsmann M., 2013. *Depoliticising an Epidemic: International AIDS Control and the Politics of Health in Tanzania*, Thèse de socio-économie du développement, EHESS, Paris.

Ministère de la Santé, 2001. *Compte-rendu des réunions du Comité de pilotage de l'Initiative béninoise d'accès aux antirétroviraux (IBA-ARV)*, Cotonou, ministère de la Santé.

Nay O., Smith A. (dir.), 2002. *Le gouvernement du compromis : courtiers et généralistes de l'action publique*, Paris, Economica.

Node-Langlois F., 1995. « Marc Gentilini, le mandarin des tropiques », *Libération*, 21 mars.

Pinell P., Broqua C., De Busscher P.-O., Jauffret M., Thiaudière C., 2002. *Une épidémie politique : la lutte contre le sida en France (1981-1996)*, Paris, PUF.

PNLS, 2010. *Politiques, normes et procédures pour la prise en charge des personnes vivant avec le VIH au Bénin*, Cotonou, MS-Bénin/PNLS.

RJCSSVIH (Réseau Jeunes Chercheurs Sciences sociales et VIH/sida), 2010. « État des lieux, enjeux et limites de l'expertise profane dans la lutte contre le sida », Journée scientifique coordonnée par Cécile Chartrain, Anthony Billaud et Melaine Cervera, Paris, 2 avril.

Soriat C., 2013. « S'investir ou investir dans la lutte contre le sida au Bénin ? Trajectoires d'entrepreneurs et reconversions associatives », *Face à face : regards sur la santé*, 12, http://faceaface.revues.org/800.

The European ESTHER Alliance, sans date. « Charter, Quality of Partnership », http://www.esther.fr/qui-sommes-nous [Consulté en ligne le 20 juin 2012].

UNAIDS, 2004. *"Three Ones", Key Principles. "Coordination of National Responses to HIV/AIDS", Guiding Principles for National Authorities and their Partners*, Washington Consultation, 25 avril, Conference paper 1.

UNAIDS, Sidaction, WHO, 2005. *Expanding Access to HIV Treatment through Community-Based Organizations*, Genève, UNAIDS, "UNAIDS Best Practice Collection".

WHO, 2010. *Antiretroviral Therapy for HIV Infection in Adults and Adolescents: Recommendations for a Public Health Approach. 2010 Revision*, Genève, WHO.

La coopération sanitaire française engagée dans la lutte contre le sida en Afrique : les ONG au service des États ou des populations ?

Elhadji Mamadou MBAYE,
Anthony BILLAUD

En 2003, à la fin d'une étude sur la préservation de la santé, l'accès aux soins et les droits de l'Homme, le Comité consultatif national d'éthique pour les sciences de la vie et de la santé français (CCNE) mentionnait :

> Il semble […] qu'une certaine prise de conscience universelle se dessine, d'autant plus qu'au-delà d'une solidarité élémentaire avec les pays du Sud, il y va de l'intérêt du Nord de contribuer à diminuer l'accroissement de cette inégalité en termes de santé. Si l'accroissement de la richesse des uns s'accompagne du développement de la misère des autres, comment imaginer que, dans le cadre de la mondialisation puissent s'établir des rapports économiques stables à l'échelle planétaire ?
>
> CCNE, 2003 : 100

Quelques années plus tard, la Commission nationale consultative des droits de l'Homme française (CNCDH) commentait ainsi ce passage de l'avis du CCNE :

> Il appartient donc à la France, en tant que pays développé, non seulement de prendre des mesures afin de répondre aux inégalités sur son territoire, mais également de prendre ses responsabilités en traitant des inégalités au-delà des frontières. […] [Cette action] doit se faire non seulement par des financements, mais aussi par de la coopération et collaboration dans les domaines de l'accès aux soins et aux médicaments essentiels, de la recherche, de la prévention en général et de la promotion de la santé, de manière adaptée aux besoins et aux demandes.
>
> CNCDH, 2006 : 36

Ces deux extraits nous renseignent sur les modalités de légitimation de l'action de la France dans le domaine de la santé dans les pays dits « du Sud » et sur le lien entre la situation sanitaire en France et celle des pays où les structures de santé sont peu développées.

Si le sida a été découvert aux États-Unis au début des années 1980, sa diffusion à travers le monde s'est opérée très rapidement. La lutte contre cette maladie a été initiée dans les pays développés (Steffen, 2001) avant que l'Afrique ne devienne l'épicentre de l'épidémie. L'arrivée des molécules antiprotéases et des multithérapies dans les années 1995-1996 a très vite réduit la propagation de la maladie dans les pays du Nord tandis que, dans le même temps, celle-ci décimait une part importante de la population africaine qui n'avait pas accès à ces traitements[1] : en 2005, treize millions d'individus étaient décédés du sida (ONUSIDA, 2006). En 2008, un rapport d'ONUSIDA notait que trente-trois millions de personnes vivaient avec le VIH. En 2011, 68 % d'entre elles vivaient en Afrique subsaharienne (ONUSIDA, 2008, 2011). C'est dans ce contexte que s'est posée la question de l'intervention des pays du Nord, des organisations internationales ainsi que des ONG dans la lutte contre l'épidémie de VIH qui risquait de compromettre le développement du continent africain, voire, selon les prévisions les plus pessimistes, de le rayer de la carte du monde (Jackson, 2004). Même si la mobilisation internationale contre le sida en Afrique n'a pas attendu l'arrivée des multithérapies, ce chapitre revient sur cette mobilisation après la seconde moitié des années 1990. Comme le note Michel Caraël en analysant rétrospectivement les vingt premières années de mobilisation contre le VIH,

> after a long period of indifference on the part of political and public opinion decision makers, the international community again mobilized itself at the highest level, spurred on by UNAIDS. From now on, AIDS would be discussed in meetings of ministers of finance, the G8, at the Davos Forum as much as in those meetings where cancellation of the third world's debt, developmental crisis and security were discussed.
>
> Caraël, 2006 : 37

Pour intervenir en Afrique au moment où la question de l'accès aux traitements antirétroviraux (ARV) se pose, une controverse a pris place dans les institutions internationales telles que l'OMS, renforcée par la question du coût de ces traitements, divisant les adeptes de l'universalisme pondéré et ceux de l'universalisme rapide (Dodier, 2003). Les partisans d'un universalisme pondéré considéraient qu'il fallait transférer les technologies par recompositions progressives, autrement dit, tenir compte des conditions sociales, culturelles, politiques et économiques des pays du Sud avant de mener ces transferts. En somme, il fallait régler les problèmes à l'origine de la propagation du sida dans ces pays – absence de structures sanitaires efficaces, pauvreté, éducation, etc. – avant de leur fournir les traitements. Ces acteurs défendaient l'idée selon laquelle une politique de prévention était plus adaptée que la mise à disposition

[1] En 2002, un rapport d'ONUSIDA relevait que seulement 4 % des personnes infectées bénéficiaient de traitements antirétroviraux (ONUSIDA, 2002).

de traitements qui seraient mal utilisés[2]. En outre, ils insistaient sur les facteurs culturels et une approche culturaliste du sida en Afrique, pourtant fortement critiquée par les chercheurs en sciences sociales (Fassin, 2001). Selon ces acteurs, il fallait d'abord changer les comportements avant de s'attaquer à la résolution du problème, un propos reflétant la persistance des préceptes et avatars culturalistes du comportementalisme ayant prévalu dans le tout préventif d'avant 1996. Dans le même temps, ils étaient conscients du rôle qui leur incombait dans la lutte contre le sida en Afrique, dans la mesure où les pays africains étaient jugés incapables de résoudre eux-mêmes le problème du sida. Cependant, toujours dans leur logique, offrir les médicaments aux pays du Sud risquait de constituer un danger sanitaire pour les pays du Nord car les firmes pharmaceutiques pourraient dans ce cas se désengager de la recherche médicale. Pour conforter ces arguments, les États-Unis ont publié avant la déclaration de Doha de l'Organisation mondiale du commerce en 2001[3] un rapport insistant sur les risques que faisaient courir les producteurs de génériques sur la sécurité mondiale (CIA, 2002). Le leitmotiv fut pendant longtemps la prévention, incluant les infections opportunistes, plutôt que la prise en charge jugée trop coûteuse et dangereuse.

Face à ces partisans d'un universalisme pondéré, certaines ONG françaises comme Médecins Sans Frontières, Act Up ou AIDES, étaient favorables à un universalisme rapide lorsque les multithérapies sont arrivées. Pour elles, les avancées réalisées au Nord constituaient également des acquis pour les pays du Sud. Il n'était donc pas nécessaire de refaire les mêmes expériences, ni de prendre en compte de nouveaux facteurs tels que la culture ou la situation socioéconomique, alors qu'au même moment, le pronostic vital des Africains et l'avenir même du continent étaient en jeu.

Ces controverses se sont exacerbées au moment où le risque de diffusion du sida fut considéré, à la fin des années 1990, comme un enjeu de sécurité internationale (Chabrol, 2002), avec pour slogan : « À crise mondiale, action mondiale » (Dixneuf, 2003). Toutes les organisations internationales ainsi que les pays développés considèrent dès lors le sida comme un problème public mondial auquel il faut apporter des réponses internationales et supranationales. La lutte contre le sida apparaît ainsi comme un bien public mondial (Hugon, 2003). Cette notion suppose un changement de paradigme, d'échelle de temps et d'espace, permettant de penser aussi bien les court, moyen et long termes, et aussi l'imbrication entre le local et le global. La nécessité de cette réponse

---

[2] Il faut noter ici que ce point de vue a été critiqué et que de nombreuses recherches ont démontré que les patients des pays du Sud étaient en mesure de suivre les traitements ARV. Voir, entre autres, Desclaux *et al.*, 2002.

[3] Cette déclaration appuie les droits des pays d'agir pour leurs enjeux vitaux de santé publique et, en particulier, de promouvoir l'accès aux médicaments essentiels pour tous. Se référer à : www.wto.org.

mondiale rapide dans la lutte contre le sida ne pouvait attendre la mise en place, par les pays du Sud, de stratégies et de politiques publiques nationales internes alors que le drame de l'épidémie devenait un enjeu international. On voit donc s'amorcer un virage entre l'universalisme pondéré et l'universalisme rapide, en particulier dans un contexte africain où les réponses à l'épidémie ont dès le départ été marquées du poids de l'aide internationale, comme le montrent les travaux de Fred Eboko :

> L'épidémie du VIH représente une des épreuves les plus radicales qui ait été imposée à la gestion des « cités » africaines. Avec près de 70 % de cas de sida déclarés dans le monde, l'Afrique subsaharienne fait face à une multiplicité de défis dans son action contre la pandémie. Dans le même temps, ce drame sanitaire constitue un péril épidémiologique et une préoccupation politique qui dépassent les simples frontières de l'Afrique pour occuper les agendas des organisations internationales et des États du Nord. Dans cette logique, l'analyse de la lutte contre le sida en Afrique est aussi une « perspective globale d'un drame local ».
>
> Eboko, 2005 : 353

Certains de ces États, à l'image du Gabon ou de l'Afrique du Sud[4], ont même officiellement nié la réalité de la maladie sur leur territoire durant les années 1980 alors que celle-ci ravageait déjà une partie de leur population. Face à ce déni de la part de certains États et aux jugements portés sur leur incapacité à mener des politiques de santé publique cohérentes et efficaces, la stratégie adoptée par la communauté internationale fut d'« offrir » des politiques de lutte contre le sida à des États qui se chargeraient uniquement de la mise en œuvre de décisions prises au niveau international (Eboko, 2005).

Le rôle des ONG internationales et des associations locales, qui articulent les différents niveaux des politiques de lutte contre le sida, est devenu central face à l'impuissance médicale qui caractérisait la prise en charge du sida dans les années 1980. Les analyses de Karine Delaunay et ses collègues montrent que :

> le problème du sida ouvre la voie à l'intervention d'une multiplicité d'acteurs dont les actions débordent largement le registre médical et mettent en évidence la construction de réseaux à l'interface du local et de l'international.
>
> Delaunay *et al.*, 1998 : 116

Si les ONG ne disposent pas d'une légitimité internationale qui justifierait d'un point de vue juridique leurs interventions dans tel ou tel pays, il est intéressant de noter que les acteurs de la société civile disposent d'un espace de légalité transnational, reconnu par les Nations Unies : elles peuvent avoir le

---

4 Concernant le cas de l'Afrique du Sud, le déni du lien entre VIH et sida par le président Thabo Mbéki, tout comme ses discours contre les traitements (notamment l'AZT), sont analysés dans leur complexité par Didier Fassin (2006c).

statut d'observateurs internationaux, siéger dans certains conseils internationaux, et sont reconnues à travers les principes du droit humanitaire (Bouchet Saulnier, 2006). Dans le domaine du sida, la légitimité des associations est fondée sur leur rôle essentiel dans les actions de proximité. De plus, la montée en puissance d'associations de personnes vivant avec le VIH (PVVIH), qui s'inscrit dans la politique globale de participation accrue des PVVIH (Greater Involvement of People living with AIDS – GIPA) issue du Sommet de Paris de 1994, renforce leur poids dans la lutte contre le sida.

Dans ce contexte d'arrivée des multithérapies, de controverses internationales et de mobilisation de la société civile, ce chapitre propose d'analyser l'action de deux organismes français, l'un privé non lucratif, l'association AIDES, et l'autre semi-public, le programme Ensemble pour une solidarité thérapeutique hospitalière en réseau (ESTHER), dans la régulation de la lutte contre le sida en Afrique francophone. La constitution de réseaux inter-associatifs entre le local et l'international est au cœur de ce texte. La problématique centrale repose sur la question suivante : dans le champ de la lutte contre le sida, les ONG et associations sont-elles au service des États ou des populations (Muller, 1989) ? En d'autres termes, quelles sont les marges d'intervention et de négociation dont les acteurs associatifs disposent face à la coopération sanitaire étatique, en l'occurrence celle de l'État français ? Ces questionnements s'inscrivent dans l'analyse des mécanismes de la coopération bilatérale, finalement relativement peu étudiés sur la question du sida en Afrique.

L'approche adoptée est résolument pluridisciplinaire, puisqu'elle utilise les apports croisés de la science politique, de la socio-anthropologie du développement (Olivier de Sardan, 1995), de la sociologie du sida (Thiaudière, 2002) et des théories des relations internationales. L'enquête empirique a été menée conjointement en France, auprès de l'association AIDES et du GIP ESTHER, et en Afrique francophone – au Cameroun, au Mali et au Sénégal. Les principaux documents publics du ministère des Affaires étrangères (MAE) français, d'ESTHER et d'AIDES ont été analysés. De 2006 à 2011, des missions de terrain au Sénégal, au Mali et au Cameroun ont permis de réaliser des entretiens avec des acteurs associatifs, des professionnels de santé et des acteurs politiques nationaux et internationaux en charge de la lutte contre le sida. À partir de ces enquêtes, et en gardant à l'esprit que nous ne prétendons pas aborder l'ensemble de la politique de lutte contre le sida française en Afrique puisque nous la circonscrivons autour du cas de la région francophone, nous souhaitons mettre en évidence les principaux mécanismes de régulation mis en place par ESTHER et AIDES. Ces mécanismes s'articulent en partie, et c'est là notre hypothèse, autour d'enjeux géopolitiques étatiques.

Notre propos est organisé autour de trois points principaux. Dans une première partie, il est question de poser le contexte de la place de la France dans les politiques de lutte contre l'épidémie en Afrique francophone, qui oscille entre « humanitaire d'État » et géostratégie. Une seconde partie se penche sur le GIP ESTHER et son intervention sur le continent africain, qui vise à former des experts de la lutte contre le sida. Enfin, une troisième partie analyse l'internationalisation de l'association AIDES en direction du continent africain, notamment à travers la constitution du Réseau Afrique 2000. L'analyse de ces différentes formes d'intervention dans la lutte contre le sida, entre le local et l'international, le gouvernemental et le non gouvernemental, nous permettra de mieux cerner les enjeux de l'intervention « multiniveaux » de la France, marquant la « polycentricité » des formes de l'action publique face au sida en Afrique. Les politistes Jacques Commaille et Bruno Jobert (1998) nomment « polycentricité des formes de régulation » le processus qui consiste à voir interagir plusieurs types d'acteur sur un même champ, tel que le VIH/sida, en se caractérisant par une multitude de centres décisionnels et organisationnels. L'articulation entre les ONG et le MAE français, entre les ONG et les pouvoirs publics locaux, et entre les ONG et les bailleurs internationaux montre bien cette multitude d'acteurs, qui interagissent tous dans des arènes de régulation qu'il conviendra d'étudier.

1. LA FRANCE DANS LA LUTTE CONTRE LE SIDA EN AFRIQUE : ENTRE « GOUVERNEMENT HUMANITAIRE » ET INTÉRÊTS GÉOSTRATÉGIQUES

Tout d'abord, il est nécessaire de prendre en compte l'histoire de la coopération sanitaire française engagée dans la lutte contre le sida en Afrique. C'est à travers cette perspective historique que nous verrons comment les interventions humanitaires et étatiques de l'après 1996 – arrivée des ARV – se croisent et, loin de s'opposer, se complètent. Les interventions de l'association AIDES et du GIP ESTHER s'inscrivent, à divers degrés, dans le référentiel de la politique de coopération sanitaire de la France sur le continent africain, rendant poreuse la frontière entre intervention étatique et intervention non gouvernementale. Nous sommes donc tentés de recourir au concept de « gouvernement humanitaire », que nous définirons, avec Didier Fassin, comme :

> l'administration des populations au nom d'un principe moral supérieur qui fait de la préservation de la vie et du soulagement de la souffrance les valeurs suprêmes de l'action.
>
> Fassin, 2006b : 16

Il souligne que si les pouvoirs publics se sont emparés de ce nouveau leitmotiv qu'est l'humanitaire, c'est qu'en :

> s'appropriant le langage humanitaire pour donner sens à son action publique, l'État récuse donc cette division du travail moral. On peut voir

> dans ce refus de laisser le monopole du cœur aux organisations non gouvernementales des raisons à la fois anthropologiques, qui tiennent à la prégnance croissante des valeurs attachées à la compassion dans le monde contemporain, et tactiques, qui relèvent de la plus-value symbolique que ce registre représente dans l'espace public.
>
> Fassin, 2006b : 17

Plusieurs éléments confirment la montée en puissance de ce « gouvernement humanitaire » dans la politique de lutte contre le sida française en Afrique, notamment l'utilisation d'un régime discursif commun entre acteurs gouvernementaux et non gouvernementaux et la promotion d'un modèle de transfert d'expertise s'apparentant à ce que Nicolas Dodier nomme l'universalisme rapide.

1.1. Cadre de l'intervention de la France dans la lutte contre le sida en Afrique

1.1.1. Approche chronologique

La coopération sanitaire, produit d'une longue histoire entre la France et l'Afrique, est marquée dans le domaine du sida par trois dates clés. Tout d'abord, 1985, avec les premières actions de prévention et de dépistage initiées dans des pays d'Afrique. Le cas du Sénégal est ici symptomatique, puisque ce pays a été retenu dès 1986 par la coopération française, puis plus tard par l'ANRS, comme l'un des sites pour le renforcement des capacités de recherche sur le VIH (Delaunay, 1999). Ensuite, la Conférence de Paris qui s'est tenue en 1994, où de nombreux engagements et promesses ont été pris et notamment le soutien des associations de PVVIH du Nord pour la création du GIPA. Toutefois, pour reprendre une expression de Dominique Bari (1994), cette conférence fut surtout « un grand sommet d'intention aux poches vides ». Enfin, après l'avènement des ARV, s'est produit un recentrage sur la question de l'accès aux traitements avec notamment, en 1997, à Abidjan, la Conférence internationale sur le sida et les maladies sexuellement transmissibles en Afrique (CISMA). Cette dernière fut marquée par la déclaration de Jacques Chirac pour la création d'un Fonds de solidarité thérapeutique internationale (FSTI) et le début d'une coopération sanitaire effective, pour un universalisme rapide et vers l'égalité de l'accès aux soins entre les pays du Nord et du Sud. L'année 1997 marque aussi un changement de paradigme dans la politique menée jusque-là par la France en Afrique. Elle décide désormais de mener :

> une politique sanitaire différente, abandonnant une coopération marquée par une assistance technique de substitution pour une assistance technique d'accompagnement tenant compte des compétences locales et de la volonté de diminuer globalement le nombre d'assistants techniques.
>
> Gentilini, 2006 : 10

Ce changement entérine le passage du « faire pour » (assistance) au « faire avec » (coopération), caractéristique d'une nouvelle approche d'intervention dans les pays du Sud (Brunel, 1997). Cependant, la création de l'UNITAID en 2006, financée en partie par les taxes sur les billets d'avion, semble marquer la continuité de la politique du « faire pour », avec l'objectif de faciliter l'accès aux ARV dans les pays du Sud, mais géré par la France. Ces deux logiques s'inscrivent en même temps dans la redéfinition des politiques d'aide publique au développement qui passent de fondements géopolitiques à ce que Jean-Michel Severino et Olivier Ray (2011) appellent l'« éthique compassionnelle ». Conscients de la dépendance des États africains au financement international de la lutte contre le sida, il s'agit désormais pour les bailleurs extérieurs de trouver des moyens de financements pérennes aux biens publics mondiaux. La protection de ces biens publics nécessite aussi un transfert de compétences. Les financements jadis discrétionnaires se pérennisent et se stabilisent. L'instauration de l'UNITAID ainsi que les actions d'ESTHER et d'AIDES, financées par les pouvoirs publics français, s'inscrivent dans cette logique. La création de l'UNITAID n'est donc pas seulement liée à un changement de modèle d'assistance mais également à un (re)positionnement de la France sur la scène internationale de lutte contre le sida en Afrique, comme en témoignent les discours officiels du service de coopération du MAE ou du Haut conseil sur la coopération internationale, marqués par une politique volontariste et le souci de développer un universalisme rapide pour le transfert de compétences dans la lutte contre la pandémie. La France épouse la logique du financement régulier et pérenne de la lutte contre le sida comme bien public mondial. Ces actions s'inscrivent dans un contexte où elle se trouve de plus en plus concurrencée dans son pré carré par des acteurs multilatéraux comme le Fonds mondial, bilatéraux comme les États-Unis (à travers le PEPFAR) et la Grande-Bretagne, ou des fondations comme celle de Bill et Melinda Gates. La France a donc voulu cibler et mieux orienter ses actions pour ne pas « perdre la face ». Son fort engagement contre le sida en Afrique peut ainsi être interprété à travers cette reconfiguration des zones d'influence géostratégiques.

L'action de la France en Afrique a été impulsée par plusieurs acteurs dont le Conseil national du sida (CNS) qui, après l'arrivée des multithérapies pour les malades du Nord, fustigeait l'universalisme pondéré des organisations internationales et des États du Nord et appelait à une mise à disposition rapide des traitements en Afrique qui dépasse les intérêts économiques et les considérations néocoloniales (Sobel, 2000). Opérant une réduction de l'aide publique au développement (APD) consacrée à la santé (4 % contre 11 % dans les pays de l'OCDE[5]), la France décide d'abandonner son action qualifiée d'hospitalocentriste pour mettre en place une nouvelle politique basée sur ce que Philippe Ryfman (1999) appelle l'« humanitaire d'État », où l'État se place lui-

---

5 Source : http://www.diplomatie.gouv.fr/fr/IMG/pdf/doc-2.pdf.

même en acteur de la solidarité internationale. L'action de l'État français fut adaptée au contexte international marqué par une prépondérance des organisations internationales, l'arrivée en Afrique de nouveaux acteurs (américains[6], anglais, allemands) et la mise sur agenda de la santé comme enjeu de sécurité internationale. Entre 2001 et 2003, le programme santé français a reçu 185 millions d'euros de l'APD et 95,7 % des financements santé sont allés à la zone de solidarité internationale et notamment à l'Afrique qui en reçoit 87,63 %. Depuis 2004, une réforme est engagée dans le domaine de la coopération pour éviter la fragmentation de l'aide et pour se concentrer sur les objectifs du millénaire pour le développement (OMD) lancés en 2000. La lutte contre le sida, qui constitue l'objectif 6 des OMD, a pour sa part reçu 31 % des financements santé (57,21 millions d'euros)[7]. En parallèle, des organisations telles que le CNS, l'ANRS ou Sidaction s'ouvrent de plus en plus à l'international et aux pays du Sud en initiant des recherches associant des chercheurs du Nord et du Sud, en organisant des formations pour les acteurs du Sud et en prenant position pour l'accès aux multithérapies. En 2010, la France décide de faire passer 5 % de son financement au Fonds mondial à travers un canal bilatéral de financement d'assistance technique dédié aux projets du Fonds.

1.1.2. Les moyens d'action : l'« humanitaire d'État »

En 2002, l'État français a mis en place un programme spécifique de lutte contre le sida en Afrique qui repose sur cinq axes stratégiques : privilégier une approche régionale qui prenne en compte les diversités nationales et locales ; appréhender le problème dans sa globalité médicale et extra-médicale (dimensions sociales, culturelles, religieuses, économiques, politiques et juridiques) ; impliquer les partenaires non gouvernementaux et les personnes atteintes dans la définition et la mise en œuvre des programmes à tous les niveaux ; développer la recherche appliquée dans le cadre de partenariats Nord-Sud ; stabiliser les acquis (ministère des Affaires étrangères, 2002). Ces axes intègrent parfaitement le tournant opéré par la coopération sanitaire française, substituant à l'aide directe et la politique d'assistance une politique globale de coopération reposant sur les communautés locales. On peut aussi y relever l'accent mis sur la participation des acteurs non gouvernementaux. Bien entendu, la définition de tels axes ne préjuge pas de la réalité de leur mise en œuvre. Ainsi, la mobilisation effective des acteurs non gouvernementaux dans la lutte contre le sida ne permet pas toujours leur pleine intégration dans les projets de coopération. Comme le notent Marc-Éric Gruénais et ses collègues :

---

6 Sur le cas spécifique des États-Unis dans les pays d'Afrique francophone, voir Aba, 2002 ou Schraeder, 2000.

7 Les chiffres sont disponibles sur le site du ministère français des Affaires étrangères dans la rubrique coopération.

> le secteur associatif en Afrique est largement engagé dans une logique d'extraversion. Pour exister, les ONG et les associations œuvrant dans la lutte contre le sida ont besoin de fonds qui, dans la situation actuelle des États africains, ne peuvent guère être espérés qu'auprès de bailleurs étrangers au pays.
>
> Gruénais *et al.*, 1999

Pour le cas du Sénégal, Fatou Leïty Mbodj (2007) parle même, à propos des associations de PVVIH, d'une « participation décrétée ».

La santé est devenue un secteur clé de la diplomatie et des relations internationales. C'est ce dont témoigne le rapport Morange sur l'évaluation de l'action de la France en faveur de la réalisation des OMD dans le domaine de la santé. Il rappelle que :

> par nature une valeur neutre et universelle, commune à tous les peuples, la santé peut être un vecteur exceptionnel, efficient et très puissant, des relations internationales, un instrument charismatique de la diplomatie française, un cheval de Troie de son influence politique, géostratégique et militaire, de son rayonnement intellectuel et de son image, de ses ambitions économiques, industrielles et commerciales.
>
> Morange, 2005 : 215

Cette utilisation de la santé comme « cheval de Troie » de l'influence française n'est certes pas nouvelle ; elle prend ses racines dans la période de colonisation (Lapeyssonnie, 1988). Il s'agit alors de considérer la coopération sanitaire comme un outil au service de l'État français pour renforcer son influence sur le continent. L'action du GIP ESTHER s'inscrit dans une politique de solidarité internationale et dans l'« humanitaire d'État ». Cette stratégie montre que l'État français tente de conserver des relations privilégiées avec ses anciennes colonies et ses partenaires africains. La perspective « réaliste » des théories des relations internationales (Kourchid, 1998 ; Viotti & Kauppi, 1999) pose comme principe que la coopération internationale est guidée par les intérêts géostratégiques des États. Ainsi, « foreign aid is an instrument of foreign policy » (Liksa, 1960 : 14) ; autrement dit, l'assistance étrangère est généralement inséparable de la politique étrangère. On prévoit que les programmes d'aide facilitent les intérêts des États donateurs et qu'ils soient minimalement associés au développement économique, social et sanitaire. Sur le continent africain, l'État français utilise le secteur de la santé pour négocier ou promouvoir d'autres secteurs, ce qui est d'ailleurs commun à toutes les coopérations internationales (USAID, ACDI, AECID, JICA, AFD, CTB, GTZ). Sans se limiter à cette théorie, il reste indéniable que l'engagement de la France dans la lutte contre le sida en Afrique n'est pas étranger à cette perspective.

1.2. Le Sénégal et le Mali : des cas typiques de l'influence de la coopération sanitaire française

En partant du cas du Sénégal et du Mali, on peut révéler plusieurs faits intéressants. La France y participe massivement au financement et à l'aide technique de la lutte contre le sida. Quelques chiffres étayent cette idée : le budget total des ONG santé au Sénégal est 44,5 fois supérieur à celui du ministère de la Santé (Niane, 2003)[8], et au Mali, les ONG internationales – estimées à plus d'une centaine – quadrillent tout le territoire et gèrent l'essentiel des soins apportés aux enfants de moins de cinq ans et aux femmes enceintes (ministère de la Santé publique, 2011). D'une part, ceci montre le pouvoir des ONG face aux pouvoirs publics locaux dans la lutte contre le sida. D'autre part, ces ONG sont principalement financées par les partenaires internationaux et notamment par la France. Au Sénégal, même si l'USAID, la Banque mondiale et le Fonds mondial constituent les trois plus importants contributeurs de la lutte contre le sida (26,8 % pour la Banque mondiale et 38 % pour le Fonds mondial), la France soutient plusieurs pans du secteur de la santé. Plusieurs exemples peuvent être donnés : la découverte du VIH2 en 1986 au Sénégal a pu être faite grâce au soutien de l'Institut Pasteur ; en 1999, c'est en étroite collaboration avec l'ANRS et le FSTI que le ministère de la Santé sénégalais initie les premiers projets-pilotes d'essais thérapeutiques sur les ARV démontrant la faisabilité et l'efficacité de ces traitements dans un contexte de pays en développement. L'année suivante, la coopération française appuie le Sénégal dans la négociation pour l'obtention de la première réduction du prix des ARV avec six firmes pharmaceutiques. À travers sa contribution au Fonds mondial et à l'association AIDES (financée à 90 % par le MAE sur ses programmes en Afrique), la coopération française finance directement des activités de prise en charge des malades, de counseling, de dépistage, de sensibilisation et de recherche sur le sida au Sénégal. La mise en place en mai 2005 du Centre régional de recherche et de formation à la prise en charge clinique (du VIH et des maladies associées) (CRCF)[9] au sein du service des maladies infectieuses du Centre hospitalier national universitaire de Fann et son rôle moteur dans la prise en charge et la recherche sur le VIH confirment la position de partenaire privilégié de la France. Au Mali, le FONGIM, qui regroupe les plus importantes ONG internationales agissant dans le pays, est devenu une nouvelle structure de pouvoir dans le champ de la santé. L'ONG française Solthis, qui est à la tête du FONGIM depuis 2011, a saisi cette opportunité pour défendre le droit à la

---

8 Pour le secteur de la santé, sept ONG réunissent la somme de 1 157 182 500 FCFA (PNUD, 2003), tandis que le budget de l'État sénégalais réunit seulement 26 millions de FCFA (Niane, 2003).

9 Le CRCF est une association de droit sénégalais créée par des membres fondateurs institutionnels sénégalais et français.

gratuité des ARV et des médicaments associés pour les PVVIH[10]. Le Mali, comme le Sénégal, sont ainsi devenus des lieux d'expérimentation et de mise en œuvre de la politique française en matière de lutte contre le sida en Afrique.

Après avoir dessiné les contours de l'intervention des pouvoirs publics français dans la lutte contre le sida sur le continent africain, il est nécessaire d'approfondir l'analyse de l'action de deux acteurs centraux de la coopération entre la France et l'Afrique : le GIP ESTHER et l'association AIDES. Comparer l'intervention de ces deux acteurs avec la coopération étatique sanitaire française et analyser les effets de leur intervention dans la région ouest-africaine constituent les deux enjeux majeurs de notre propos.

2. LE GIP ESTHER : FORMER DES EXPERTS EN AFRIQUE POUR FAVORISER L'INFLUENCE DE L'ÉTAT FRANÇAIS ?

2.1. *Transfert d'expertise médicale et profane sur le VIH/sida : l'action d'ESTHER en Afrique*

Créée en marge de l'Assemblée générale extraordinaire des Nations Unies sur le VIH/sida les 25-27 juin 2001, l'initiative du FSTI s'inscrit dans le refus de la logique d'une épidémie à deux vitesses. Dans le cadre d'une prise en charge globale des patients, l'objectif est de faciliter l'accès aux médicaments, y compris aux ARV, dans les pays du Sud. Le paradigme de l'universalisme pondéré semble bien faire place à celui de l'universalisme rapide. En effet, ce dossier a été initié et porté par la France depuis la conférence d'Abidjan de 1997. Porté personnellement par l'ancien secrétaire d'État à la santé, Bernard Kouchner, devenu administrateur de l'ONU au Kosovo, le FSTI souffre du départ de son initiateur et peine à mobiliser des fonds pour la prise en charge des malades dans les pays du Sud. En 2001, Bernard Kouchner relance le FSTI et souhaite qu'il soit porté par une coopération à l'échelle internationale. Le premier ministre, Lionel Jospin, annonce en Afrique du Sud la mise à disposition de 150 millions d'euros, il sera rejoint par d'autres pays de l'Union européenne, comme l'Italie, l'Espagne, le Portugal, le Luxembourg... C'est ainsi que l'initiative « Ensemble pour une solidarité thérapeutique hospitalière en réseau » (ESTHER) est impulsée. En 2002, le GIP ESTHER est créé par Bernard Kouchner, soutenu en France par les ministères de la Santé et de la Coopération. Si son statut de GIP le positionne clairement du côté de la

---

[10] On notera que les débats sur la gratuité des soins sont devenus centraux depuis une vingtaine d'années. L'Observatoire régional sur la gratuité des soins, soutenu par l'Université canadienne Mc Gill, a ainsi été mis en place au Mali, soutenu par Médecins Sans Frontières Belgique et l'ONG malienne Alliance médicale contre le paludisme (AMCP).

coopération étatique, son rôle semble s'approcher de ce qui a été qualifié d'ONG gouvernementale ou Governemental Non Governemental Organizations (GONGO).

L'action d'ESTHER s'inscrit alors autour de quatre axes[11]. Au niveau politique, ESTHER appuie les stratégies nationales de prise en charge des PVVIH en renforçant le réseau de personnes ressources, dont le savoir-faire et l'expérience permettent d'assurer un suivi global des PVVIH. Au niveau de la prise en charge, ESTHER assure le développement des plateaux techniques et la fourniture d'équipements hospitaliers. Cette amélioration se base sur une formation en commun des acteurs médicaux, paramédicaux et associatifs en vue d'une action concertée. Au niveau hospitalier, ESTHER promeut et appuie la mise en œuvre d'une stratégie de continuité des soins de l'hôpital à la famille en aidant à la décentralisation des soins et en œuvrant à la dimension communautaire et psychosociale de la prise en charge. En somme, l'objectif d'ESTHER est d'aider les pays à restructurer leur système de santé. Les pays ne peuvent être retenus par ESTHER que lorsqu'ils favorisent l'émergence d'associations de soutien aux malades et le développement d'une prise en charge globale des PVVIH. C'est dire qu'au-delà de la formation et du jumelage, il y a aussi un transfert de normes pour influencer les politiques de lutte contre le sida en Afrique, qui repose sur l'émergence et le développement des acteurs associatifs.

L'action d'ESTHER s'inscrit ainsi dans le changement de paradigme évoqué plus haut en ce qui concerne les stratégies d'intervention dans le domaine de la santé en Afrique : au lieu de l'assistance technique de substitution qui a très vite montré ses limites dans une approche hospitalocentrée, l'objectif est désormais le transfert de compétences et l'association de la société civile. ESTHER soutient ainsi la société civile et principalement les PVVIH, notamment dans les politiques de prise en charge psychosociale. ESTHER œuvre pour la formation des cadres, en vue de remplacer une assistance médicale de substitution par une capitalisation des savoir-faire. La nouvelle logique est la formation de spécialistes (aussi bien associatifs qu'hospitaliers) dans des domaines où l'organisation et les ressources humaines garantissent une bonne performance de l'activité de soins[12]. L'une des priorités d'ESTHER est ainsi la formation des acteurs de la lutte contre le sida dans les pays de la « zone de solidarité prioritaire », dont la définition repose sur des intérêts géostratégiques de l'État français. ESTHER intervient aussi comme fournisseur d'assistance technique dans la mise en œuvre des activités financées par le Fonds mondial. En

---

11 Voir le site internet d'ESTHER : http://www.esther.fr.

12 La nouvelle stratégie du « financement basé sur la performance » (« performance based funding ») et son imposition dans la plupart des stratégies sanitaires nationales en Afrique de l'Ouest est révélatrice de cette nouvelle approche visant à intégrer le secteur de la santé au « new public management ».

avril 2005, ESTHER a ainsi pu former des représentants des programmes nationaux VIH/sida, des acteurs de la prise en charge, des membres de la société civile et des consultants de douze pays africains, dans le cadre du cinquième appel d'offres du Fonds mondial pour l'élaboration et la rédaction de propositions[13]. La demande en formation et en renforcement des capacités des acteurs de la lutte contre le sida des pays africains est très forte. Face à cette demande, ESTHER tente de mettre en place un travail en réseaux entre les différents pays d'une même sous-région en créant des cadres de concertation et d'échanges, des masters internationaux de lutte contre le sida, des forums de discussion et d'information. Au niveau de la décision politique, ESTHER s'est fortement engagé dans le soutien technique des autorités politico-administratives pour la mise en place des normes et des procédures de régulation des politiques de lutte contre le sida. L'un des axes forts de son action est la décentralisation de l'accès aux ARV dans un contexte de pénurie des ressources humaines (personnel médical) et d'objectif de gratuité des traitements. Au Cameroun, en juin 2006, sur une demande du ministère de la Santé, ESTHER s'est impliqué dans treize Unités de prise en charge de la province du Centre (UPEC) en renforçant la formation du personnel soignant dans chaque unité ; 1 051 personnels soignants ont été formés dont 434 médecins, 592 paramédicaux. Au-delà de l'objectif quantitatif, il y a une logique de normalisation des schémas d'intervention suivis par les acteurs impliqués dans la prise en charge du VIH.

ESTHER soutient également directement des associations de PVVIH dans le cadre de politiques de décentralisation, montrant une nouvelle fois son implication dans l'émergence et le développement d'une société civile engagée dans la lutte contre le sida. Le 20 avril 2007 à Dchang (au Cameroun), dans une activité de transfert de compétences, le président de l'association de PVVIH Colibri remerciait ainsi les responsables d'ESTHER :

> *L'engagement, la fermeté, le courage, la persévérance nous ont permis d'approcher plusieurs partenaires et réseaux qui n'ont pas été tous tendres envers nous, heureusement que plusieurs organismes et structures telles que [...] ESTHER ont résolu de ne pas nous lâcher dans un désert. Nous devons donc [...] au GIP ESTHER toute l'ossature et l'architecture de nos locaux connus sous le nom de Centre d'écoute et d'information sur le VIH/sida, où nous conduisons plusieurs activités dont l'une des plus importantes est l'aide à l'observance des ARV. Que Mme X [représentante de ESTHER] en soit vivement remerciée.*

En effet, le renforcement des ressources des acteurs associatifs passe également par le financement non pas seulement de formations, mais aussi de locaux et de matériels informatiques. ESTHER a mené des actions semblables au Sénégal, en soutenant plusieurs associations de PVVIH, et en participant à la création d'un réseau inter-associatif de lutte contre le sida.

---

13 Voir le site internet d'ESTHER : http://www.esther.fr/articles.php?id=945.

Enfin, ESTHER intervient aussi dans l'achat des ARV, même si cette action ne constitue pas une vocation première du GIP : en 2003, sur les 3,3 millions d'euros décaissés, seulement 1,4 million ont été consacrés à l'achat d'ARV, de réactifs et de consommables ainsi qu'à la réhabilitation de laboratoires. En mars 2005, en marge de la conférence tenue à Paris sur « VIH et Francophonie », ESTHER a élargi son action en Afrique en signant avec l'ANRS un accord en vue de rapprocher les logiques des deux organismes français. La signature de cet accord permet à ESTHER de « boucler la boucle » dans la régulation des politiques de lutte contre le sida en Afrique car si son action se limitait jusque-là à la mise en œuvre des politiques publiques, elle s'étend désormais à leur évaluation, à la recherche biomédicale et en sciences sociales. Il faut toutefois garder à l'esprit que le contexte de crise économique mondiale a largement amputé ESTHER de son budget, comme nous le confirmait un responsable du GIP à Paris en 2009 lors d'un entretien.

2.2. *La logique d'extraversion de l'intervention d'ESTHER en Afrique francophone*

L'analyse de l'action d'ESTHER montre que le GIP intervient dans toutes les séquences de la politique publique de lutte contre le sida dans les pays concernés. Son action et sa place posent la question du rôle des acteurs étrangers dans la régulation des politiques de lutte contre le sida. Si des études ont déjà montré que la conception de ces politiques s'inscrivait dans le cadre d'une offre externe internationale (Eboko, 2005), l'action d'ESTHER questionne la capacité même des États africains non pas à mener une politique publique, mais à répondre à un péril devenu planétaire. Les interventions d'ESTHER et celles des autres ONG et organisations internationales ouvrent la question de savoir jusqu'où les États concernés sont en mesure d'organiser eux-mêmes l'action publique sans l'aide et le soutien des partenaires extérieurs. L'Afrique est-elle toujours sous perfusion ? Sa survie dépend-elle de la communauté internationale (Bayart, 1989) ? La gratuité des soins et l'accès aux traitements de seconde ligne, actuellement en débat, sont totalement dépendants de la réponse des organisations internationales et des partenaires étrangers car la majorité des États africains ne sont pas en mesure de mener seuls la réponse publique contre le sida[14]. En reprenant les réflexions de Jean-Pierre Dozon et Didier Fassin (1989, 2001), il est possible de mettre en évidence :

> les modalités internationales et « globales » de la structuration des inégalités [...] pour souligner que le sida constitue une série d'épreuves qui cristallisent des concaténations d'inégalités : celles qui situent les États africains dans une position de dominés actifs au sein des relations avec

[14] La réponse de la Gambie aux arrêts des subventions internationales à la lutte contre le sida fut la création par le président Yayyah Jammeh d'un traitement contre le sida qu'il inoculait lui-même aux patients. Cette attitude fut condamnée par toute la communauté internationale.

> leurs partenaires internationaux et dans une position d'aspirants au « gouvernement de la vie » au plan national […] ; puis celles qui relient le global et le local via les corpus issus de la santé publique.
>
> Eboko, 2005 : 362-363

Les États africains, relégués au rôle de « dominés actifs » au sein du dispositif international de lutte contre le sida sont confrontés aux dynamiques d'inégalité de la sphère globale. Dès lors, on peut se demander : « quelle est la place de l'État dans la conduite d'une politique publique qui a été conçue de "l'extérieur" ? » (Eboko, 2005 : 366).

En Europe, l'État français se sert de l'expérience acquise en Afrique dans le domaine de la santé pour se positionner en expert des questions africaines. Si le GIP regroupe actuellement une dizaine de pays européens, il tente d'élargir son action en Amérique du Sud et en Asie. Il se place comme le spécialiste, au Nord et dans le monde, des jumelages hospitaliers avec le Sud. La reconnaissance de l'action d'ESTHER au niveau international a permis la signature d'accords avec différentes organisations internationales : un protocole d'accord avec l'OMS et l'ONUSIDA pour un soutien technique aux pays du Sud ; une déclaration commune avec le Fonds mondial en 2004, qui reconnaît l'expertise d'ESTHER dans la régulation des politiques de lutte contre le sida en Afrique ; en septembre 2006, un accord de collaboration avec le programme alimentaire mondial[15] et un accord avec le Programme des Nations Unies pour le développement (PNUD). Des signatures d'accords étaient en cours en 2007 avec l'UNICEF et le Fonds des Nations Unies pour la population (UNFPA) sur la santé des femmes. Toutes ces signatures visent à démontrer le dynamisme d'ESTHER et de la France dans le secteur du sida et elles sont un moyen d'occuper le terrain face aux autres acteurs de la coopération internationale. Ces accords décuplent l'action d'ESTHER au niveau international et accentuent la pression normative portée sur les États du continent africain bénéficiant de son soutien. Ceci montre une nouvelle fois la logique d'extraversion des politiques de santé publique anti-sida sur le continent africain. Au-delà de l'action d'ESTHER, d'autres acteurs français, cette fois privés, interviennent également dans la régulation des politiques de lutte contre le sida en Afrique. C'est notamment le cas de l'association AIDES.

---

15 Voir le site internet d'ESTHER, rubrique Partenaires internationaux : http://www.esther.fr.

3. AIDES : UNE ASSOCIATION D'UTILITÉ PUBLIQUE FRANÇAISE, À LA RECHERCHE DE NOUVEAUX CHAMPS D'INTERVENTION

3.1. *L'internationalisation des actions d'AIDES en direction du continent africain*

L'internationalisation croissante des associations françaises de lutte contre le sida s'inscrit dans un mouvement plus global, que décrit parfaitement Johanna Siméant (2005). Elle montre que l'internationalisation des ONG françaises est liée à la recherche de nouvelles ressources humaines et financières pour mieux promouvoir leurs propres valeurs et accroître leurs champs d'intervention. Ces financements sont d'abord recherchés auprès des acteurs publics français. Dans sa nouvelle politique internationale de lutte contre le sida, orientée vers une approche systémique, la France a décidé d'associer les acteurs associatifs qui avaient déjà fait leurs preuves au niveau national. L'engagement d'AIDES à l'international accentue la porosité de la frontière entre solidarité publique et privée, au profit d'une mobilisation de ressources humaines et financières supplémentaires dans la lutte contre l'épidémie. Le ministère des Affaires étrangères saluait ainsi la montée en puissance d'associations françaises s'engageant à l'international :

> Les associations de lutte contre le sida ont [...] acquis une réelle expertise dans le domaine de l'implication communautaire ; leur participation à la recherche, aux actions de prévention, à la mise au point de traitements et à l'accompagnement thérapeutique est reconnue comme un élément incontournable des politiques de santé publique. [...] L'expérience des associations du Nord en fait des partenaires de premier plan dans la coopération avec les associations de lutte contre le sida des pays du Sud.
>
> Ministère des Affaires étrangères, 2002 : 33

Ainsi, ces associations ont développé des partenariats avec leurs homologues des pays du Sud. Un véritable réseau s'est créé à l'échelle internationale. Il fait entendre sa voix dans les instances onusiennes ou au sein des nouvelles initiatives globales comme le Fonds mondial où la représentante des ONG a été élue à la vice-présidence de 2003 à 2005. Un autre facteur est aussi souligné par Karine Delaunay et ses collègues :

> la situation nouvelle créée au Nord, par la baisse de fonds alloués à la lutte contre le sida comme par l'apparition des trithérapies, tend à faire de l'Afrique un nouveau champ d'intervention pour les principales associations françaises.
>
> Delaunay *et al.*, 1998 : 139

Si la vocation première d'AIDES n'était pas la solidarité internationale, son ouverture à l'action dans les pays d'Afrique a véritablement commencé après l'arrivée des multithérapies alors que, comme d'autres associations de lutte contre le sida, elle était marquée par une désaffection de ses publics classiques, à savoir les hommes ayant des relations sexuelles avec des hommes. En effet, elle s'interrogeait sur l'actualité de son action et cherchait de nouveaux champs d'intervention aussi bien en France que dans le reste du monde (Pinell *et al.*, 2002). Cependant, l'action d'AIDES a toujours été la défense des malades quelles que soient leur origine, leur orientation sexuelle ou leur situation administrative (Pollak, 1988). Cela tant que les publics malades, notamment en France, étaient constitués en majorité d'homosexuels. L'arrivée des populations migrantes parmi les publics malades en France a constitué une réalité nouvelle qui a confronté AIDES à des enjeux inédits : AIDES devait se positionner sur la question des sans-papiers et des femmes migrantes vivant avec le VIH, alors qu'elle ne disposait ni des ressources humaines ni de l'expertise nécessaires lui permettant d'entrer en conflit avec les pouvoirs publics sur les politiques d'immigration. La question des migrants vivant avec le VIH a ainsi acquis au fil des années une légitimité dans les actions d'AIDES (Mbaye, 2009). En fait, trois variables ont longtemps déterminé la question des migrants au sein de l'association AIDES : une forte demande de services par les migrants, une faible mobilisation de leur part et donc un faible nombre de porteurs de cause et de bénévoles pour porter les projets migrants. Néanmoins, en 2005, elle se positionne résolument sur cette question en organisant les États généraux des migrants vivant avec le VIH en France (AIDES, 2006). Lors de l'ouverture des journées, le président d'AIDES précise néanmoins que :

> *la question des migrants est une problématique nouvelle dans les priorités d'AIDES car nous avons eu de multiples déclinaisons de l'action. Parfois nous le faisions directement, parfois nous avons été sollicités, parfois nous avons été des passeurs, souvent une association de catalyse. Mais AIDES c'est ça, c'est de faire en sorte que des combats se lèvent. Nous attendons une participation de la société civile, les Églises, la recherche, les médias. Il faut trouver des alliances nouvelles.*

Autrement dit, AIDES était prête à s'investir sur cette problématique, mais elle ne le ferait pas seule. Elle réussit ainsi à augmenter le nombre de bénévoles africains au sein de l'association, ce qui lui donne une certaine légitimité pour s'engager dans la lutte contre le sida sur le continent africain. Cette ouverture à l'international rejoignait ses principes d'accès aux soins pour tous les malades et son adhésion à un universalisme rapide.

La question de l'intervention d'AIDES dans le domaine international peut poser la question de son autonomie et de son indépendance vis-à-vis de la politique humanitaire de l'État français. En effet, reconnue d'utilité publique dès 1990, AIDES, à l'inverse de l'association Act Up, recevait au milieu des années 2000 une part importante de son budget de la part des pouvoirs publics (59,6 %

en 2004, 58,7 % en 2005)[16]. De plus, la proximité des ONG avec les acteurs de terrain leur confère une légitimité d'intervention vis-à-vis des pouvoirs publics, qui préfèrent les financer plutôt que financer les pouvoirs publics locaux (Brunel, 1997) : les ONG internationales peuvent toucher des secteurs que les partenaires publics au développement ne peuvent atteindre. Elles jouent un double rôle : aider l'État à faire prendre conscience aux citoyens du Nord de l'impératif de la solidarité internationale face à des urgences sanitaires comme le VIH, et l'inciter à prendre conscience de certaines problématiques dans les pays du Sud. En effet, AIDES n'est pas à proprement parler une ONG, selon les cinq critères définis par Philippe Ryfman (2004), et notamment du fait que la majorité de ses activités est réalisée en France. C'est une association qui tente, depuis les années 2000, de développer son action internationale. Dès 1994, à la conférence de Paris sur le sida, des contacts avaient été établis avec les associations de PVVIH du Sud. Lors de la CISMA à Abidjan en 1997, ces contacts furent consolidés et la même année, après plusieurs missions de repérage menées par les membres d'AIDES au Burundi et en Côte d'Ivoire, la décision fut prise de mettre en place un réseau inter-associatif : le Réseau Afrique 2000. Ce réseau regroupait en 2012 seize associations de sept pays : six d'Afrique de l'Ouest (Sénégal, Mali, Niger, Côte d'Ivoire, Guinée Conakry, Togo), et un d'Afrique centrale (Burundi), en plus de l'association française. En 2006, l'expérience du réseau en Afrique de l'Ouest fut transférée en Afrique centrale avec la participation de huit pays et la même année, une rencontre fut organisée autour du plaidoyer, de la formation des acteurs associatifs et du développement de leur implication dans la lutte contre le sida.

3.2. Le Réseau Afrique 2000 : fournir des ressources aux associations du Sud via le transfert de savoirs et savoir-faire

L'intervention d'AIDES en Afrique n'est pas une offre étrangère à un problème local mais veut répondre à une demande de soutien des associations africaines à un partenaire étranger. Cependant, la première intervention d'AIDES en Côte d'Ivoire a été une formation sur les ARV destinée aux professionnels de santé et acteurs associatifs d'Afrique de l'Ouest dans le cadre de l'initiative ONUSIDA d'accès aux traitements, qui lui a permis de nouer des contacts avec des associations locales. Les espaces multi-niveaux et la « polycentricité » des acteurs engagés dans la lutte contre le sida intensifient les collaborations Nord-Sud et favorisent l'émergence de nouvelles formes de mobilisation contre la pandémie, engageant des associations, des organisations internationales et les pouvoirs publics.

Contrairement à l'histoire du sida dans les pays du Nord, la réaction de la société civile dans les pays africains face au sida a été lente en raison des

16 Voir le rapport financier sur le site internet d'AIDES : http://www.aides.org.

contextes épidémiologiques, politiques, sociaux et économiques. Il faut noter que la plupart des organismes communautaires sont l'émanation des Plans nationaux de lutte contre le sida (PNLS) ou de certains de leurs membres. Certains d'entre eux se regroupent sous forme de collectifs pour mieux se légitimer au sein des PNLS. Au cours des années 1990, les organismes communautaires ont ainsi d'abord acquis une dimension internationale en Afrique en étant soutenus par des partenaires internationaux (Delaunay *et al.*, 1998). C'est grâce à ces derniers, à leurs financements et à leurs réseaux, qu'ils sont entrés en contact avec les associations de PVVIH du Nord. L'inexistence d'associations identitaires composées en majorité de personnes touchées par le VIH a retardé la prise en charge politique d'un problème longtemps cantonné à la sphère médicale[17]. Le sommet de Paris en 1994 a été l'occasion pour les premières associations africaines de PVVIH de se confronter au contexte international et de découvrir directement l'action des associations du Nord. La nouvelle approche autour du renforcement de l'implication des PVVIH (GIPA) interpelle aussi les quelques associations africaines présentes sur place, comme l'Association nationale de soutien aux séropositifs et malades du sida (ANSS) du Burundi, créée en 1993, et qui, durant la conférence, entre en contact avec les associations du Nord, notamment AIDES (De Haro, 2003). Selon cette dernière, le discours des associations du Sud envers les leaders associatifs du Nord était celui-ci : « Vous êtes forts, organisés, écoutés, nous voulons nous soigner et vous devez nous aider »[18]. C'est à la suite de ces discussions et négociations que fut mis en place le Réseau Afrique 2000, au sein duquel AIDES assurerait un rôle central en ayant la charge du secrétariat et en mobilisant les fonds nécessaires à son fonctionnement. Le réseau bénéficie d'un financement de l'Agence française de développement, qui dépend du MAE, ce qui pose une nouvelle fois la question de son indépendance vis-à-vis de l'« humanitaire d'État » porté par la France.

Dans le cadre du Réseau Afrique 2000, les associations africaines profiteraient de l'expérience d'AIDES en matière de lobbying et échangeraient avec elle sur la prise en charge des PVVIH. Les cinq objectifs majeurs du réseau sont : faire accepter et reconnaître la place de la société civile dans la lutte contre le sida ; réunir des associations qui ont dans leurs objectifs le soutien aux personnes touchées ; favoriser le transfert de savoir-faire associatifs des membres tout en l'adaptant aux réalités locales ; renforcer la collaboration entre PVVIH et professionnels de santé ; encourager la mobilisation communautaire pour préserver la dignité des personnes touchées. Comme l'affirmait le responsable des programmes internationaux d'AIDES lors d'un entretien à Paris

---

[17] Ce retard dans la création des associations de PVVIH peut s'expliquer en partie par le fait que les premiers acteurs de la lutte contre le sida étaient des professionnels de santé et en particulier des médecins.

[18] Voir la rubrique internationale sur le site internet d'AIDES : http://www.aides.org.

en 2006 : « Nous voulons contrebalancer le pouvoir médical, en faisant reconnaître la place des personnes touchées par le VIH. C'est l'un des objectifs les plus importants du Réseau Afrique 2000 ». Le credo du réseau est donc de permettre le transfert des savoir-faire acquis par AIDES en France en les adaptant aux réalités du Sud ; il s'agit également de faciliter la collaboration et l'échange d'expériences entre acteurs associatifs du Sud tout en renforçant le plaidoyer pour un accès effectif aux traitements et aux soins à tous les niveaux (Réseau Afrique 2000, 2005). Les premières actions du réseau étaient centrées sur la formation des acteurs du Sud, et non sur une prise en charge des PVVIH ou des financements directs. Ceci s'explique par deux éléments : d'une part, contrairement aux ONG nord-américaines ou britanniques, les ONG françaises, caractérisées par des ressources financières limitées, investissent davantage le champ de la formation que celui des financements directs aux associations du Sud[19]. D'autre part, dès la création du Réseau Afrique 2000, AIDES a largement insisté sur cet impératif de formation des acteurs du Sud, au détriment d'une intervention directe.

Des regroupements semestriels du réseau sont organisés en vue de favoriser la visibilité et la reconnaissance des associations. Les thèmes abordés visent entre autres à améliorer la connaissance de l'environnement de la lutte contre le sida pour mieux faciliter le plaidoyer et les demandes de financements auprès des bailleurs internationaux comme ONUSIDA. Le réseau œuvre également au soutien et à la médiation entre les associations membres et les autorités locales. À la demande des associations du Sud, des stages Sud-Sud sont également organisés, au sein desquels AIDES joue le rôle de facilitateur, et portant sur des thèmes précis comme le counseling et l'accompagnement au dépistage, le suivi médical et l'observance des traitements, le soutien socio-économique et l'accompagnement à la création d'« activités génératrices de revenus » (AGR). L'impact de ces formations est important, comme le résume un membre associatif dakarois lors d'un entretien en 2007 :

> *On a bénéficié de beaucoup d'appuis avec le réseau, notamment avec les stages Sud-Sud et un stage Nord-Sud. Ça portait sur l'élaboration d'un projet associatif et sur la gestion des associations et j'ai beaucoup appris. C'est vraiment un besoin de notre part [...]. Et aussi sur la pharmacie communautaire, j'ai maintenant des notions sur ça, alors qu'avant je ne m'y connaissais pas trop.*

---

[19] Par exemple, les 485 millions d'euros qui représentent les ressources cumulées des quarante ONG françaises les plus importantes constituent à peine le budget du groupe humanitaire américain Care ou celui des treize associations britanniques regroupées au sein d'OXFAM. Rappelons que l'ONG qui dispose des plus importantes ressources est World Vision (États-Unis) avec plus d'un milliard de dollars par an ; ensuite vient l'ONG Care et en troisième position Médecins Sans Frontières, avec 800 millions de dollars par an en 2011.

En 2003, un centre de formation nommé Donya en bambara (la « connaissance » en français) fut ouvert à Bamako en partenariat avec l'association malienne ARCAD-SIDA pour la formation de formateurs et la diffusion des expériences au sein du réseau. Pour faciliter l'autonomie des PVVIH, le réseau a créé le fonds d'appui à l'initiative communautaire qui combine le soutien à des AGR et la mise en place d'un système d'épargne de santé communautaire. Grâce au soutien d'AIDES, la plupart des associations du réseau ont pu créer leur propre centre de soins intégré au dispositif public de prise en charge sanitaire et sociale. Des accords de financement du Fonds mondial avec toutes les associations du réseau améliorent ainsi leur indépendance financière vis-à-vis des autorités publiques et leur permettent d'augmenter leur couverture auprès des PVVIH, du dépistage jusqu'au soutien psychosocial, en passant par l'accès aux soins médicaux et l'aide à l'observance thérapeutique.

L'indépendance financière des associations du réseau est une condition nécessaire pour des actions de plaidoyer fortes, capables d'influencer les politiques de lutte contre le sida en Afrique. L'écart entre les financements très limités des autorités nationales envers ces associations et celles des organisations internationales confirme le fait que la survie des associations africaines de lutte contre le sida dépend principalement des partenaires du Nord (ONG et organisations internationales). Dans le jeu complexe des relations internationales, ces partenaires du Nord mettent à profit cette position de domination pour faire appliquer, dans les pays du Sud, des politiques de santé publique qu'ils jugent efficaces contre le sida.

3.3. AIDES et l'émergence de nouvelles formes de régulation de la lutte contre le sida

Contrairement à ESTHER, AIDES ne travaille pas directement avec les autorités politico-administratives des États africains. Cependant, son implication dans la coopération sanitaire française lui permet de mener un lobbying politique et de faire remonter ses préoccupations et celles de ses partenaires nationaux auprès des autorités consulaires françaises dans les pays d'intervention (par exemple, AIDES œuvre contre la condamnation des homosexuels dans les pays d'Afrique). AIDES en profite également pour promouvoir et soutenir les associations de minorités sexuelles dans certains pays africains où elle intervient et encourager les membres du réseau à proposer des services aux homosexuels (Simonpietri, 2010). En 2007, face à la recrudescence des cas de sida chez les homosexuels en Afrique, AIDES et Sidaction décident de soutenir la création du réseau Africagay contre le sida, avec pour objectif de renforcer les capacités et les ressources des associations homosexuelles engagées dans la lutte contre le sida. Cependant, l'envie de promouvoir les droits des homosexuels dans des pays où la législation condamne l'homosexualité entraîne des réticences et des actions de grande envergure contre les homosexuels et leurs collectifs soutenus par AIDES[20].

L'action d'AIDES en Afrique s'inscrit alors dans ce que Jacques Commaille et Bruno Jobert (1998) appellent la « polycentricité des formes de régulation ». Il s'agit de fournir des ressources et d'accompagner la demande de légitimité des associations dans les politiques de lutte contre le sida en Afrique. Cependant, cette action de soutien n'est pas toujours simple à mener en raison des blocages institutionnels et des enjeux liés au sida en Afrique. L'importance des financements des organisations internationales, l'occupation du terrain par les professionnels de santé et par les acteurs politico-administratifs ont réduit de plus en plus la place des associations de lutte contre le sida dans certains pays (Mbodj & Taverne, 2002 ; Billaud, 2011). En effet, celles-ci sont fortement dépendantes et attirées par les financements internationaux. La faiblesse des ressources politiques, financières et cognitives des associations renforce les blocages à leur intégration dans l'action publique contre le sida dans ces pays.

Le cas de l'association Colibri au Cameroun illustre l'action d'AIDES dans la régulation des politiques de lutte contre le sida. En effet, dans une province de l'Ouest du Cameroun, à Bafoussam, l'association Colibri a renouvelé fin février 2007, dans le cadre d'un transfert de compétences, la même formation sur l'observance thérapeutique que celle reçue avec le réseau d'AIDES en Afrique centrale. Ce transfert de compétences a pu profiter aux associations du département de la Menoua mais aussi à des médecins et des conseillers psychosociaux engagés dans la lutte contre le sida[21]. Colibri a ainsi réussi à mener, grâce à son expérience et à la formation acquise avec le soutien d'AIDES, une *décentralisation de la décentralisation.* Il s'agit pour elle de transférer aux associations locales dans les régions les plus reculées du Cameroun la formation acquise dans le cadre du partenariat avec AIDES. Au-delà de l'action en direction des associations, les projets que réalise l'association AIDES s'inscrivent également dans une dépolitisation de la lutte contre le sida (Eboko, 2005), au sens « politics » du terme, en fournissant aux acteurs associatifs des ressources techniques pour augmenter leur professionnalisation. Il s'agit d'éviter la récupération politique de la lutte contre le sida par des acteurs politiques professionnels et d'œuvrer pour que les associations de PVVIH soient plus autonomes et plus professionnelles.

---

[20] Il faut rappeler ici l'arrestation de militants dakarois d'associations d'hommes ayant des relations sexuelles avec des hommes en 2008, avec pour chef d'inculpation « association de malfaiteurs, troubles à l'ordre public et comportements contraires aux bonnes mœurs » suite à une conférence organisée à Dakar.

[21] Nous avons effectué en février 2007 un séjour de recherche au Cameroun. Voir aussi Colibri, 2007, « Atelier de formation sur l'aide à l'observance des ARV », à Teclaire Palce Hotel à Dschang du 19 au 23 février 2007.

Grâce à son action en Afrique, AIDES a élargi ses capacités de mobilisation et d'action au-delà du territoire français. Si la démocratisation de l'action publique contre le sida et le soutien aux malades, quelles que soient leur situation et leur origine, était à la base de l'association, l'ouverture à l'international n'était pas dans les prérogatives originelles d'AIDES. Son intervention en Afrique s'inscrit dans une demande des associations africaines, et elle lui permet aussi d'acquérir de la légitimité au niveau international. Les réseaux Afrique 2000 et Africagay contre le sida lui ont aussi permis d'avoir une reconnaissance du leadership dans le soutien aux associations africaines francophones en matière de lutte contre le sida. Si sa légitimité à s'occuper de la question des étrangers malades en France est contestée par certaines associations migrantes de lutte contre le sida, l'action menée en Afrique lui donne néanmoins une certaine légitimité auprès des pouvoirs publics et d'une partie des Africains vivant avec le VIH en France. En effet, les actions d'AIDES en Afrique (Réseau Afrique 2000 et Africagay contre le sida) sont plus importantes aux yeux des responsables de l'association que la mobilisation auprès des migrants vivant avec le VIH en France. La reconnaissance internationale en Afrique lui procure davantage de ressources symboliques dans un contexte où les défis majeurs en matière de lutte contre le sida se situent dans les pays du Sud, et notamment en Afrique.

CONCLUSION

L'action d'acteurs internationaux a contribué à réduire le poids de l'État dans la régulation des politiques de lutte contre le sida en Afrique. Ceci a pu conduire dans certains cas à une privatisation de l'action publique, qui s'inscrit dans le cadre plus large de la privatisation des États (Hibou, 1999). L'État n'est plus un acteur unilatéral, asymétrique sur l'ensemble d'un problème de santé publique : l'espace de production des cadres globaux d'interprétation du monde sur le sida se situe au-delà de son emprise. L'autonomie et le professionnalisme des associations locales (Abélès, 2005) dans la lutte contre le sida tendent à réduire le rôle de l'État en Afrique et à favoriser la fragmentation de la souveraineté. Cette perte de souveraineté est en partie liée au développement de l'« humanitaire d'État », porté par les États du Nord, et à l'internationalisation croissante des associations de lutte contre le sida. Le développement de l'« humanitaire d'État » et la montée en puissance des associations du Nord semblent reconfigurer les dynamiques de pouvoir à l'œuvre dans le domaine de la lutte contre la pandémie. Les États du Nord contrôlent l'action des acteurs privés et semi-publics via leur financement. L'« humanitaire d'État » constitue ainsi pour les États qui le promeuvent un moyen d'avoir une mainmise sur les acteurs qui se retrouvent assujettis à leurs normes.

En soumettant les acteurs français de la lutte contre le sida à sa vision du monde et de l'intervention humanitaire, l'État français gagne aussi bien sur le terrain africain que sur son propre terrain. Son influence est ainsi préservée, voire renforcée via son engagement dans la lutte contre le sida et son soutien aux ONG. C'est pour cela que le rapport Morange a appelé à augmenter le financement de l'aide publique au développement française accordée aux ONG en la faisant passer de 1,11 % à 5 %, qui est la norme parmi les autres pays européens, l'un des objectifs étant de créer les fameuses Governemental Non Governemental Organizations (GONGO) à la française. Dans les pays du Sud, les rapports États-associations ne reposent pas réellement sur des questions financières, puisque rares sont les associations locales qui bénéficient d'un financement de l'État. Les pouvoirs publics n'interviennent que pour délivrer une reconnaissance administrative et juridique des associations, même si celle-ci est parfois contournée (Billaud, 2009). Les associations du Sud, avec le soutien de leurs partenaires du Nord, participent à diffuser les normes sanitaires globales sur le VIH, et à faire pression sur leurs États respectifs pour l'application de ces normes. Les associations soutenues par AIDES via le Réseau Afrique 2000 ont renforcé leur légitimité auprès de leur gouvernement et sont maintenant davantage associées aux PNLS, comme au Sénégal et au Mali. Dans le cadre d'un transfert Nord-Sud, elles ont aussi augmenté leurs moyens techniques et leurs ressources financières, et sont en mesure de mener des actions de plaidoyer au niveau local. Cependant, comme le faisaient remarquer Fatou Leïty Mbodj et Bernard Taverne pour le cas du Sénégal :

> *Certaines associations du Nord se sont posées en défenseurs des intérêts d'associations sénégalaises de PVVIH. [...] Ces associations du Nord, pour peu qu'elles éludent la question de la spécificité des associations sénégalaises liée à leur construction et à leur contexte historique, courent le risque de se livrer à un « transfert de militantisme » (transfert d'idéologie ou de techniques du militantisme). Une telle approche limite les chances de réussite de leurs interventions.*
>
> Mbodj & Taverne, 2002 : 201

Cette question des limites du transfert de militantisme est déterminante dans le cadre de l'intervention d'AIDES à travers le Réseau Afrique 2000, car les transferts Nord-Sud ne sont pas automatiques et dépendent de dynamiques complexes au niveau local (Billaud, 2011). L'étude de ces deux acteurs multi-niveaux dans la régulation des politiques de lutte contre le sida en Afrique montre qu'ils ne sont pas seulement des acteurs multi-niveaux au sens spatial du terme (national et international) mais aussi au sens séquentiel des politiques publiques (Jacquot, 2004). Ils participent à la régulation des politiques publiques, à la formation des entrepreneurs politiques (lobbying, plaidoyer), à celle des *policy makers* (acteurs politico-administratifs), à la mise sur agenda, à la conception des programmes publics, à leur mise en œuvre et aujourd'hui à l'évaluation des politiques publiques, et ce, au niveau international comme local.

L'analyse de leur action montre également que le simple fait de parler de politiques publiques de lutte contre le sida dans certains pays africains est dépourvu de sens sans le soutien des partenaires du Nord, créant une situation de dépendance. Cependant, si les acteurs internationaux contribuent à cette régulation, ils ne couvrent pas toutes les dimensions des politiques publiques. Certains aspects leur échappent comme les enjeux structurels ou locaux, les aspects socioculturels, la question de la corruption et des détournements de fonds (Bierschenk *et al.*, 2000), la fuite des cerveaux (des médecins, mais aussi des acteurs associatifs), ou encore le développement d'une expertise profane « à l'africaine ».

ESTHER et AIDES contribuent à la formation de la société civile africaine dans le domaine de la lutte contre le sida, qui existait avant l'arrivée de la pandémie sur le continent, mais qui s'est structurée au niveau national et sous-régional. Elle a désormais acquis une réelle légitimité dans les forums, les colloques, les conférences internationales ; légitimité que n'ont pas souvent les acteurs politico-administratifs (en raison de la mal-gouvernance, de la corruption, des blocages des acteurs internationaux, etc.). De nouveaux espaces de négociation et d'action dans le domaine de la lutte contre le sida émergent entre le local et le global, reconfigurant ainsi les rapports États-associations au Nord comme au Sud.

BIBLIOGRAPHIE

Aba J.-D., 2002. « Washington face aux conflits africains », *Géopolitique africaine*, 6, p. 169-188.

Abélès M., 2005. *Ambivalence et professionnalisation : l'action des ONG entre le local et le global*, Rapport final présenté à l'Institut Caisse des dépôts et consignations pour la Recherche scientifique, économique, financière et sociale, Paris.

AIDES, 2006. *États généraux des personnes migrantes/étrangères touchées par le VIH/sida*, Paris, Éditions Christophe Gendron.

Bari D., 1994. « Un grand sommet d'intention aux poches vides », *L'Humanité*, 2 décembre.

Bayart J.-F., 1989. *L'État en Afrique : la politique du ventre*, Paris, Fayard.

Bierschenk T., Chauveau J.-P., Olivier de Sardan J.-P. (dir.), 2000. *Courtiers en développement : les villages africains en quête de projets*, Paris, Karthala/APAD.

Billaud A., 2009. « Négociation et reconfiguration des pouvoirs locaux : le cas de la ville de Yoff au Sénégal », *Afrique contemporaine*, 230, p. 169-185.

Billaud A., 2011. *« Le pouvoir fonctionne » : les experts profanes face au VIH/sida à Dakar (Sénégal)*, Thèse de socio-économie du développement, EHESS, Paris.

Bouchet Saulnier F., 2006. *Dictionnaire pratique du droit humanitaire international*, Paris, La Découverte/MSF.

Brunel S., 1997. *La coopération Nord-Sud*, Paris, PUF.

Caraël M., 2006. "Twenty Years of Intervention and Controversy". *In* P. Denis, C. Becker (dir.), *The HIV/AIDS Epidemic in Sub-Saharan Africa in a Historical Perspective*, Paris, Karthala/Dakar, Senegalese Network "Law, Ethics, Health", p. 29-40.

Chabrol F., 2002. « Le sida en Afrique subsaharienne : perceptions d'un enjeu de sécurité internationale », *La revue internationale et stratégique*, 46, p. 129-136.

CIA, 2002. "The Next Wave of HIV/AIDS: Nigeria, Ethiopia, Russia, India and China", www.cia.gov/reports.

CCNE, 2003. « Avis sur les inégalités d'accès aux soins et dans la participation à la recherche à l'échelle mondiale – problèmes éthiques, 18 septembre 2003 ». In *Éthique et recherche biomédicale : rapport 2003*, Paris, La Documentation française, p. 95-122.

Commaille J., Jobert B., 1998. « La régulation politique : l'émergence d'un nouveau régime de connaissance ? ». *In* J. Commaille, B. Jobert (dir.), *Les métamorphoses de la régulation politique*, Paris, LGDJ, p. 11-32.

CNCDH, 2006. « Avis sur la préservation de la santé, l'accès aux soins et les droits de l'Homme (adopté par l'Assemblée plénière le 19 janvier 2006) », http://acatparis5.free.fr/telechargement/CNCDHsante.pdf.

De Haro S., 2003. *Le sida en Afrique : des réponses associatives*, Toulouse, Éditions Milan.

Delaunay K., 1999. « Le Programme national de Lutte contre le Sida au Sénégal entre prévention et normalisation sociale ». *In* M.-É. Gruénais (dir.), *Organiser la lutte contre le sida : une étude comparative sur les rapports État/société civile en Afrique (Cameroun, Congo, Côte d'Ivoire, Kenya, Sénégal)*, Paris, rapport ANRS, p. 101-111.

Delaunay K., Blibolo A. D., Cissé-Wone K., 1998. « Des ONG et des associations : concurrences et dépendances sur un "marché du sida" émergent. Cas ivoirien et sénégalais ». *In* J.-P. Deler, Y.-A. Fauré, A. Piveteau, P.-J. Roca (dir.), *ONG et développement : société, économie, politique*, Paris, Karthala, p. 115-141.

Desclaux A., Lanièce I., Ndoye I., Taverne B. (dir.), 2002. *L'initiative sénégalaise d'accès aux traitements antirétroviraux : analyses économiques, sociales, comportementales et médicales*, Paris, Éditions ANRS, collection « Sciences sociales et sida ».

Dixneuf M., 2003. « Au-delà de la santé publique : les médicaments génériques entre perturbation et contrôle de la politique mondiale », *Revue française de science politique*, 53, 2, p. 277-304.

Dodier N., 2003. *Leçons politiques de l'épidémie du sida*, Paris, Éditions de l'EHESS.

Dozon J.-P., Fassin D., 1989. « Raison épidémiologique et raisons d'État : les enjeux sociopolitiques du sida en Afrique », *Sciences sociales et santé*, VII, 1, p. 21-36.

Dozon J.-P., Fassin D. (dir.), 2001. *Critique de la santé publique : une approche anthropologique*, Paris, Balland.

Eboko F., 2005. « Politique publique et sida en Afrique : de l'anthropologie à la science politique », *Cahiers d'études africaines*, XLV, 178, p. 351-387.

Fassin D., 2001. « L'anthropologie entre engagement et distanciation : essai de sociologie des recherches en sciences sociales sur le sida en Afrique ». *In* C. Becker, J.-P. Dozon, C. Obbo, M. Touré (dir.), *Vivre et penser le sida en Afrique*, Paris, Karthala, p. 41-64.

Fassin D., 2006a. « La biopolitique n'est pas une politique de la vie », *Sociologie et sociétés*, 38, 2, p. 35-48.

Fassin D., 2006b. « L'humanitaire contre l'État, tout contre », *Vacarme*, 34, p. 15-19.

Fassin D., 2006c. *Quand les corps se souviennent : expériences et politiques du sida en Afrique du Sud*, Paris, La Découverte.

Gentilini M., 2006. *La coopération sanitaire française dans les pays en développement*, Paris, Avis du Conseil économique et social.

Gruénais M.-É., Delaunay K., Eboko F., Gauvry É., 1999. « Le sida en Afrique, un objet politique ? », *Bulletin de l'APAD*, 17, p. 19-36, http://apad.revues.org/476.

Hibou B. (dir.), 1999. *La privatisation des États*, Paris, Karthala.

Hugon P., 2003. « Les biens publics mondiaux : un renouveau théorique pour penser l'action publique à l'échelle mondiale ? », *Politiques et management public*, 21, 3, p. 55-72.

Jackson H., 2004. *Sida Afrique : continent en crise*, Harare, SAfAIDS.

Jacquot S., 2004. « Approche séquentielle ». *In* L. Boussaguet, S. Jacquot, P. Ravinet (dir.), *Dictionnaire des politiques publiques*, Paris, Presses de Sciences Po, p. 71-77.

Kourchid O., 1998. « L'identité disciplinaire de la sociologie et les recherches comparatives classiques aux États-Unis », *Revue internationale de politique comparée*, 5, 2, p. 415-443.

Lapeyssonnie M., 1988. *La médecine coloniale : mythes et réalités*, Paris, Seghers.

Liksa G., 1960. *The New Statecraft: Foreign Aid in American Foreign Policy*, Chicago, University of Chicago Press.

Mbaye E. M., 2009. « Sida et immigration thérapeutique en France : mythes et réalités », *Sciences sociales et santé*, 27, 1, p. 43-62.

Mbodj F. L., 2007. « Les associations de personnes vivant avec le VIH au Sénégal : genèse d'une participation décrétée ». *In* M.-C. Diop, J. Benoist (dir.), *L'Afrique des associations : entre culture et développement*, Paris, Karthala, p. 215-229.

Mbodj F. L., Taverne B., 2002. « L'impact des traitements antirétroviraux dans le paysage associatif sénégalais de lutte contre le sida ». *In* A. Desclaux, I. Lanièce, I. Ndoye, B. Taverne (dir.), *L'initiative sénégalaise d'accès aux traitements antirétroviraux : analyses économiques, sociales, comportementales et médicales*, Paris, Éditions ANRS, collection « Sciences sociales et sida », p. 195-206.

Ministère de la Santé publique (Mali), 2011. *Site internet.*

Ministère des Affaires étrangères (France), 2002. « Politique de coopération internationale de la France en matière de lutte contre le VIH/Sida dans les pays en développement », http://www.diplomatie.gouv.fr/fr/IMG/pdf/sida-2.pdf.

Morange P., 2005. *Évaluation de l'action de la France en faveur de la réalisation des Objectifs du Millénaire pour le Développement dans le domaine de la santé : articulation et coordination des aides bilatérales et de la participation de la France aux programmes multilatéraux du secteur de la santé*, http://www.ladocumentationfrancaise.fr/rapports-publics/054000421/index.shtml.

Muller J. D., 1989. *Les ONG ambiguës : aide aux États, aide aux populations ?*, Paris, L'Harmattan.

Niane B., 2003. « Du gouvernement des ONG au Sénégal ? ». *In* Y. Lebeau, B. Niane, A. Piriou, M. Saint Martin (dir.), *État et acteurs émergents en Afrique*, Paris, Karthala, p. 93-107.

Olivier de Sardan J.-P., 1995. *Anthropologie et développement : essai en socio-anthropologie du changement social*, Paris, Karthala/APAD.

ONUSIDA, 2002. *Rapport sur l'épidémie mondiale de sida*, www.unaids.org/fr/HIVData/GlobalReport/2002.

ONUSIDA, 2006. *Rapport sur l'épidémie mondiale de sida*, www.unaids.org/fr/HIVData/GlobalReport/2006.

ONUSIDA, 2008. *Rapport sur l'épidémie mondiale de sida*, www.unaids.org/fr/KnowledgeCentre/HIVData/GlobalReport/2008.

ONUSIDA, 2011. *Rapport sur l'épidémie mondiale de sida*, http://www.unaids.org/en/media/unaids/contentassets/documents/unaidspublication/2011.

Pinell P., Broqua C., De Busscher P.-O., Jauffret M., Thiaudière C., 2002. *Une épidémie politique : la lutte contre le sida en France (1981-1996)*, Paris, PUF.

PNUD, 2003. *Rapport sur le secteur de la santé au Sénégal*, http://www.undp.org.

Pollak M., 1988. *Les homosexuels et le sida : sociologie d'une épidémie*, Paris, Métailié.

Réseau Afrique 2000, 2005. *Réponses associatives à la lutte contre le sida en Afrique*, Paris, AIDES, 2e édition.

Ryfman P., 1999. *La question humanitaire : histoire, problématiques, acteurs et enjeux de l'aide humanitaire internationale*, Paris, Ellipses.

Ryfman P., 2004. *Les ONG*, Paris, La Découverte.

Schraeder P. J., 2000. "Continuity and Change in US Foreign Policy towards Africa: Comparing the Bush and Clinton Administrations". In *Africa Contemporary Record, Annual Survey and Documents vol. 24, 1992-1994*, New York – London – Holmes, Meier Publishers, p. A80-A104.

Severino J.-M., Ray O., 2011. « La fin de l'aide publique au développement : mort et renaissance d'une politique publique globale », *Revue d'économie du développement*, 19, 1, p. 5-44.

Siméant J., 2005. "What is Going Global? The Internationalization of French NGOs 'Without Borders'", *Review of International Political Economy*, 12, 5, p. 851-883.

Simonpietri S., 2010. « Faire ensemble : l'expérience du partenariat d'AIDES en Afrique francophone », *Humanitaire*, 26, http://humanitaire.revues.org/837.

Sobel A., 2000. « Les hommes face au sida, une maladie privée dans l'espace public ». In *Éthique, sida et société : rapport d'activité du Conseil national du sida, tome III (1997-1998)*, Paris, La Documentation française.

Steffen M., 2001. *Les États face au sida en Europe*, Grenoble, PUG.

Thiaudière C., 2002. *Sociologie du sida*, Paris, La Découverte.

Viotti P. R., Kauppi M. V., 1999. *International Relations Theory: Realism, Pluralism, Globalism, and Beyond*, New York, Allyn and Bacon.

LES ASSOCIATIONS DE PERSONNES VIVANT AVEC LE VIH À L'ÉPREUVE DU TEMPS

L'ORGANISATION DE LA LUTTE CONTRE LE SIDA EN ÉTHIOPIE : RASSEMBLEMENTS AUTOUR D'AFFLICTIONS

Carolina DE ROSIS

Ce chapitre examine l'organisation de la lutte contre le sida en Éthiopie en tant que processus de création d'un espace public autour de l'épidémie et de nouveaux espaces sociaux pour les malades et leurs proches, suite à la mobilisation des personnes séropositives. Celle-ci s'inscrit dans le phénomène plus vaste des mouvements associatifs de personnes vivant avec le VIH (PVVIH) observé dans différents pays d'Afrique subsaharienne au cours des années 1990. À cette époque, le déni social dont l'épidémie de sida faisait l'objet dans la plupart des pays en développement et l'absence de débat public à ce sujet poussèrent les agences internationales à « humaniser les statistiques » en « donnant un visage » au sida (Nguyen, 2002 : 81, 2010 : 26-27). Les personnes séropositives furent alors incitées à révéler leur maladie en reproduisant, grâce à des techniques dûment apprises, le « coming out » réalisé par des PVVIH dans certains pays du Nord (Nguyen, 2002 : 80 ; 2010 : 27-30)[1]. Au niveau des institutions globales, cette stratégie s'inscrit dans des programmes d'intervention dits « de seconde génération », promouvant à travers l'initiative GIPA (Greater Involvement of People living with AIDS) lancée en 1994, l'implication directe des personnes atteintes dans la riposte à l'épidémie (Nguyen, 2002 : 80-81, 2010 : 24-27).

Mais pouvons-nous considérer la création d'un espace public autour du sida en Éthiopie et plus particulièrement la mobilisation des malades comme le simple résultat de la mise en œuvre de politiques globales de lutte contre l'épidémie ? Pouvons-nous considérer la diffusion du « discours » (Hall, 2001 : 72) autour de l'épidémie véhiculé par ces politiques au sein de la société éthiopienne comme la conséquence de la réception passive de modes d'action et d'un langage provenant de l'extérieur ?

Ce chapitre montrera que la suprématie de ce « discours » s'est progressivement affirmée au sein d'un rapport de forces entre l'État éthiopien,

---

1 Pour une analyse approfondie des « technologies confessionnelles » liées au sida, voir Nguyen, 2010 : 35-60.

des organisations civiques et humanitaires, des congrégations religieuses, la société éthiopienne et ce que Jean-François Bayart (1999) appelle le « reste du monde ». Elle s'est de fait produite au travers d'un double processus d'appropriation et de légitimation de techniques visant à « conduire la conduite » (Foucault, 1978) des personnes séropositives et leurs efforts dans la recherche de soins et de différentes formes de soutien pour faire face à leur condition. Ainsi qu'il a été observé dans d'autres pays africains (Fassin, 1994 ; Eboko, 2005, 2013), les mesures prises contre le sida par le gouvernement éthiopien ont été la conséquence de la mise sur agenda d'un problème de santé publique sur injonction internationale avant que celui-ci ne devienne un problème politique débattu dans l'espace public. Cependant, loin de s'inscrire exclusivement au cœur de la disjonction entre d'une part, les programmes mis en place, et d'autre part, les interprétations locales de l'épidémie et les réactions qui l'ont entourée, la « dissonance » (Eboko, 2005) des actions publiques contre l'épidémie a également généré des articulations originales entre des pratiques et des connaissances provenant de l'extérieur et celles qui se configurent comme des « contingences internes du local » (Eboko, 2003 : 56). On se propose d'étudier ici plus particulièrement certaines de ces articulations[2].

L'ÉTAT ÉTHIOPIEN FACE AU SIDA : DU DÄRG À LA RFDE

En Éthiopie, les deux premiers cas de sida furent déclarés à Addis-Abeba en 1984. En 1985, sous l'égide d'une équipe de l'OMS, le ministre de la Santé créa un comité scientifique de diagnostic et de lutte contre le sida. Durant la même année, un laboratoire pour le dépistage du VIH fut implanté dans le Centre de santé national d'Addis-Abeba et l'Unité de surveillance du ministère de la Santé pour les maladies transmissibles fut utilisée aussi pour cette pathologie nouvelle. Jusqu'à la fin des années 1980, la plupart des tests du VIH furent effectués sur des sérums stockés pour le contrôle d'autres maladies et l'utilisation du test de dépistage volontaire resta fort limitée. Des enquêtes épidémiologiques furent par la suite menées auprès des travailleuses du sexe dans vingt-quatre centres urbains, dont Addis-Abeba, et auprès des conducteurs de camion dans des villes situées tout au long du raccordement du réseau routier éthiopien, entre 1989 et 1990 (Mehret *et al.*, 1990a, 1990b). En 1990, le nombre de patients suspectés de sida était estimé à plus de deux mille (Muluaeta *et al.*, 1990 : 54). Selon Mehret et Khodakevich (1990 : 36), les programmes de surveillance de l'épidémie ont significativement contribué à motiver le gouvernement, les organisations non gouvernementales et internationales ainsi que les bailleurs de fonds à s'investir dans la lutte contre le sida. Cependant, bien que dès la fin des années 1980 des tests de dépistage du VIH fussent rendus disponibles dans un

2 Je souhaite remercier Sidaction pour avoir financé une année du doctorat en anthropologie sociale dans le cadre duquel cet article a été réalisé.

certain nombre d'hôpitaux et centres de soins, seulement huit cent huit cas de sida furent rapportés entre 1989 et 1991. Deux tiers de ces diagnostics avaient été effectués à Addis-Abeba (Hailu *et al.*, 1990 : 47). Les entretiens réalisés avec les personnels médicaux et les malades au cours des enquêtes ethnographiques menées entre 2007 et 2010 ont révélé que dans les structures sanitaires où le test était disponible, en l'absence de moyens et d'infrastructures permettant de traiter une maladie s'avérant mortelle, le dépistage du VIH n'était pas souvent conseillé. Dans d'autres cas, les résultats positifs étaient passés sous silence ou bien le diagnostic était rapporté différemment : le paludisme, les maladies de la peau, l'hépatite, la pneumonie, et plus particulièrement la tuberculose étant les co-infections les plus communes associées au VIH. En dépit des mesures sanitaires prises très précocement par le Därg[3], sous le régime socialiste, le sida resta entouré de silence et mal connu de la majorité de la population.

L'infection à VIH se répandit donc de façon silencieuse et dans une situation sociale et politique très délicate, où la vulnérabilité de la population était aggravée par le contexte de guerre civile, le déplacement forcé des populations du Nord vers le Sud et l'insécurité alimentaire dont souffrait plus de 60 % de la population. Au printemps 1984, deux ans avant que le premier cas de sida soit diagnostiqué, le nombre de morts dû à la famine, l'une des plus sévères qui aient frappé l'Éthiopie, était en moyenne de cent cinquante mille par semaine, faisant ainsi de cette catastrophe démographique un problème social, sanitaire et politique majeur.

L'engagement formel assez précoce du régime socialiste dans la lutte contre le sida sous la forme d'une « adhésion passive » (Eboko, 2013 : 215) aux recommandations provenant de l'OMS correspond au choix pondéré d'un positionnement stratégique dans le champ de la coopération internationale, qui s'est produit en parfaite cohérence avec son projet politique. Ayant embrassé l'idéologie de l'« État développementaliste », Mängestu Haylä Maryam avait cherché à asseoir son pouvoir en tirant parti de la demande de « state welfarisme » (Keller, 1988 : 213) provenant de certaines fractions de la société éthiopienne en termes d'accès aux services sociaux et sanitaires et plus spécialement de distribution des ressources dont la principale était la terre. Cela s'était également traduit par un engagement très significatif, du moins au niveau formel, dans la réforme du système sanitaire et dans l'élaboration d'une nouvelle politique de santé publique en vue de poursuivre les objectifs fixés par l'OMS et l'UNICEF dans la déclaration d'Alma-Ata. L'investissement dans la lutte contre le sida dès le milieu des années 1980 en fut la conséquence. En 1987, toujours en conformité avec les stratégies recommandées par le Global Programme on

[3] Terme qui en amharique signifie comité et qui indique ici la junte militaire au pouvoir sous le commandement de Mängestu Haylä Maryam entre 1974 et 1987, à laquelle succéda en 1987 la République populaire et démocratique d'Éthiopie (1987-1991) proclamée par Mängestu. Le régime socialiste fut renversé en 1991.

AIDS de l'OMS (GPA/OMS), le Département pour le contrôle du sida fut créé au sein du ministère de la Santé. Deux plans, de court et moyen termes, furent conçus entre mars et mai 1987 avec la coopération d'experts du GPA/OMS. L'accent fut mis sur les stratégies d'information, d'éducation et de communication, la promotion du préservatif, la surveillance de l'épidémie, la prise en charge des patients et l'instauration de services de consultation pour le dépistage volontaire (Yared, 2003 : 21-22). Cependant, le ministère de la Santé ne pouvait pas songer à leur mise en œuvre sans l'implication des Églises, des communautés de base et de diverses ONG opérant dans le secteur sanitaire et social (Tekle *et al.*, 1990). En 1988 et 1989, en vue d'informer et d'impliquer ces acteurs non étatiques, deux conférences nationales sur le sida furent donc organisées. La deuxième planifia un début d'intégration de ces acteurs dans la mise en place des premiers services sociaux destinés aux PVVIH. Début 1990, six congrégations religieuses[4] et trois ONG internationales[5] ont créé, en partenariat avec le ministère de la Santé, l'Organization for Social Service for AIDS (OSSA), la première organisation non gouvernementale locale de lutte contre le sida. En septembre 2010, j'ai interviewé le coordinateur des projets de la branche d'OSSA située à Addis-Ababa. Ibrahim est un clinicien psychologue qui, à l'époque du Därg, travaillait dans le Département pour le contrôle du sida du ministère de la Santé.

> *À cette époque, les nouvelles d'une maladie inconnue avaient atteint leur paroxysme, au point que les gens étaient très choqués et ne savaient quoi faire : ils ne connaissaient pas le sida, et nous obtenions juste des informations depuis l'étranger. Pour le ministère, le sida était un problème de santé sans remède ni vaccination préventive. En 1989, une conférence nationale fut organisée par le ministère de la Santé qui mit au courant l'assistance de l'existence de cette nouvelle maladie sans remède ni vaccination préventive, mais il fut aussi dit qu'elle pouvait être évitée en apprenant aux populations à se protéger elles-mêmes de l'infection. Nous avons donc dit : « D'accord. Que pouvons-nous faire ? » Il y avait besoin d'un programme de sensibilisation de la part d'un organisme qui soit capable de toucher le public. À ce moment-là, aucun organisme n'était constitué à l'exception des organisations religieuses ; elles étaient les seules capables de toucher les classes populaires. Ainsi, quand elles se retrouvèrent au premier plan, elles dirent qu'une organisation devait être constituée en dehors du gouvernement. Trois organisations humanitaires internationales, Save the Children UK, Save the Children of Sweden et une ONG allemande prirent part à la constitution de l'OSSA sous la supervision du ministère de la Santé, où il y avait une section sida soutenue par l'OMS.*
>
> Ibrahim

---

4 L'Église orthodoxe éthiopienne Täwahedo (Ethiopian Orthodox Täwahedo Church), l'Église catholique, le Conseil islamique, Kale Hehəywät Church, Mekane Yesus Church, Seven Adventist Church.

5 World Vision International Ethiopia, Radda Barnen, Save the Children.

Un an après le renversement du régime socialiste, l'organisation humanitaire Medical Missionaries of Mary (MMM), opérant déjà dans le pays depuis 1962, mit en place des programmes de prise en charge de patients séropositifs et un premier centre de consultation volontaire pour le dépistage du VIH. Cette participation à la lutte contre l'épidémie a suivi une dynamique similaire à celle présidant à la formation d'OSSA. En septembre 2010, j'ai interviewé Berahneh, une infirmière éthiopienne qui avait travaillé pour MMM à partir de 1980.

> *En 1992, le gouvernement éthiopien lança un appel officiel à participer à la lutte contre le sida, à destination des ONG et organisations confessionnelles. MMM fut l'une des premières à répondre à cet appel. En fait, plusieurs nonnes auraient aimé faire quelque chose pour les malades du VIH avant l'appel du gouvernement, mais le sida avait été pour un temps compris comme une maladie d'homosexuels qui ne concernait pas notre pays.*
>
> Berahneh

Dans leurs réponses, Ibrahim et Berahneh soulignent combien l'annonce et les informations sur la maladie provenant de l'étranger avaient conditionné leur propre compréhension du contexte épidémique éthiopien et leur capacité d'initiative. Ils mettent également en exergue le fait que la participation des congrégations religieuses et des organisations non gouvernementales dans la lutte contre l'épidémie avait été la conséquence d'une demande provenant de l'État éthiopien, sans pour autant évoquer le changement politique survenu en 1991. À cette époque, sous la présidence de Melles Zenawi, leader du Front populaire de libération du Tegré et principal opposant de Mängestu, le Gouvernement de Transition d'Éthiopie (GTE) abandonna les aspects majeurs du socialisme dogmatique et le pays entama la voie vers une économie mixte, une démocratie multi-partis et une société ouverte. L'évolution de l'organisation de la lutte contre l'épidémie au cours de cette transition politique, qui a abouti à l'instauration en 1995 de la République démocratique fédérale d'Éthiopie (RDFE), donne plus particulièrement à voir l'État éthiopien sous l'angle de ses pratiques. Elles se sont produites selon les conjonctures de la situation politique, économique, sociale, sanitaire de l'Éthiopie à cette période et sont de fait moins dépendantes du type de régime politique que des relations historiques entre l'État éthiopien d'une part, les congrégations religieuses et la société civile d'autre part, ainsi que du jeu d'acteurs déjà opérants ou censés intervenir dans l'arène du sida dans une situation de forte extraversion (Bayart, 1999). La formation d'OSSA pendant le régime socialiste et la participation de MMM à la lutte contre l'épidémie au cours de la transition politique furent la conséquence de l'adoption de la part de l'État éthiopien des recommandations provenant de l'OMS. Elles témoignent aussi de l'histoire plus complexe de l'implication des congrégations religieuses locales[6], des missions religieuses étrangères et des organisations humanitaires dans le secteur socio-sanitaire (Daniel, 2005 : 81-105).

En effet, le GTE, qui en 1993, lança la politique de santé publique, garda une position de retrait dans l'élaboration d'une réponse à l'expansion de l'épidémie alors qu'au milieu des années 1990 la prévalence du VIH était estimée à 3,2 % (DPCD & FMOH, 2004 : 7). La politique publique du sida ne fut lancée qu'en 1998, une fois que plusieurs organisations humanitaires et non gouvernementales locales et internationales, divers bailleurs de fonds internationaux et bilatéraux s'étaient déjà investis dans la lutte contre l'épidémie ou allaient finaliser leur programme d'intervention (Okubagzhi & Singh, 2002 : 1577 ; Kloos *et al.*, 2006 : 451). Ce nouveau panorama de la lutte nationale contre le sida correspondait à un contexte international où l'appréhension des questions de santé, les institutions globales prédisposées à leur gestion[7] ainsi que les formes de coopération entre elles, les gouvernements et les acteurs non étatiques étaient en mutation profonde[8]. Comme dans la plupart des pays africains, le rôle essentiel du gouvernement éthiopien a été d'intégrer à l'échelle nationale les micro-projets les plus importants initialement gérés par des acteurs non gouvernementaux. La création à Addis-Abeba des deux premières associations de PVVIH, Täsfa Goh et Mäqdəm, à la fin des années 1990, par le regroupement d'un certain nombre de bénéficiaires d'OSSA et de MMM, a inauguré la mobilisation des malades sur le territoire national. Celle-ci s'est développée grâce à l'action conjointe du HIV/AIDS Prevention Control Office (HAPCO), de diverses ONG et des associations de PVVIH déjà existantes. Elle a été officiellement promue dans le deuxième plan stratégique national (FMOH

6 L'Église orthodoxe éthiopienne, qui est la plus ancienne du pays, et plus particulièrement l'organisation confessionnelle Ethiopian Orthodox Church – Development and Inter-Church Aid Commission, se sont distinguées par leur rôle de premier plan dans la lutte contre le sida, non sans ambiguïtés, certes avec des préoccupations plus spécifiquement spirituelles (Hermann-Mesfen, 2012), mais jusqu'en 2001, les interventions ont été faiblement structurées et coordonnées (Gashaw *et al.*, 2007).

7 La création en 1995 de l'ONUSIDA par une résolution du Conseil économique et social des Nations Unies (ECOSOC) a signifié la création de nouvelles stratégies de lutte contre l'épidémie, dites « de seconde génération ». Elles se sont fondées sur un cadre élargi et multisectoriel d'intervention de plusieurs acteurs dont le plaidoyer politique a joué un grand rôle.

8 Au milieu des années 1990, l'OMS se vit de plus en plus concurrencée et influencée par l'émergence de nouvelles alliances entre la Banque mondiale, des agences des Nations Unies et des ONG, des communautés de base et par la multiplication de fondations philanthropiques et de nouveaux mécanismes de financement de l'aide internationale intervenant dans ce qu'on a convenu d'appeler la « santé globale » (Brown *et al.*, 2006).

& FHAPCO, 2004 : 6), parallèlement à la mise en place de l'accès aux antirétroviraux (ARV)[9].

TÄSFA GOH : UNE PRISE DE PAROLE SUR LE SIDA PAR LE BAS

Fondée à Addis-Abeba en 1998 par un groupe de personnes séropositives, six femmes et cinq hommes, Täsfa Goh a été légalement reconnue par le ministère de la Justice comme une association nationale de PVVIH en 1999. En 2014, l'association opérait dans cinq régions du pays et comptait plus de dix mille membres.

Grâce à un entretien avec Mulugeta, président de Täsfa Goh, qui s'est tenu en mars 2009, j'ai pu reconstruire les dynamiques présidant au rassemblement des membres fondateurs dont Mulugeta était le seul survivant. Ancien joueur de football pendant le Därg, veuf sans enfant, Mulugeta avait trente-trois ans en 2009. En 1992, il avait passé le test du VIH avec sa conjointe, alors gravement malade.

> *Après avoir découvert que nous étions malades de sida, nous nous sommes tournés vers l'Église à la recherche d'un peu de réconfort, mais nous n'avons rien dit au prêtre de notre situation. Nous allions à l'Église juste pour prier et assister à la messe, mais quand nous avons parlé au prêtre de notre maladie et de nos préoccupations, il nous a parlé des programmes sur le VIH déjà mis en œuvre dans l'Église et il nous a invités, ma femme et moi, à donner des témoignages publics pour défendre les droits des personnes vivant avec le VIH et informer la société. [...] Le prêtre nous a parlé de l'existence d'OSSA à Addis-Abeba et sur son conseil, nous avons déménagé à Addis-Abeba et nous avons commencé à travailler comme conseillers pour OSSA.*
>
> Mulugeta

Mulugeta et son épouse ont par la suite participé à la mise en place de Täsfa Goh : « Un opérateur social d'OSSA nous a suggéré d'établir l'association. Nous étions onze et nous étions tous bénéficiaires d'OSSA » (Mulugeta). Selon le récit de Mulugeta, en dehors de lui, trois ou quatre des cinq hommes étaient des soldats et parmi les six femmes, certaines étaient veuves et d'autres étaient seules avec des enfants à charge. Tous étaient bénéficiaires d'OSSA. Ils ont participé à la création de Täsfa Goh sur sollicitation de cette dernière. L'inauguration de Täsfa Goh en mai 1999 fut très significative de l'ensemble

[9] L'Éthiopie a bénéficié d'un programme pilote d'accès aux ARV en 2003-2004. Les médicaments furent rendus disponibles dans trente-sept hôpitaux situés dans huit régions du pays. En 2004, l'Éthiopie a officiellement obtenu l'accès gratuit aux ARV grâce au Fonds mondial de lutte contre le sida, la tuberculose et le paludisme et au President's Emergency Plan for AIDS Relief (PEPFAR).

des pouvoirs politiques et religieux et des différents acteurs qui ont facilité sa création et qui ont ensuite coopéré à son développement.

> *Tout d'abord, nous avons informé la société sur le sida comme un problème qui concernait le monde entier, c'est-à-dire que ce n'était pas qu'un problème de notre pays. Avant de nous installer dans ce bureau, il y a eu une fête très importante à l'hôtel Shäraton. Le président de la République et Abune Paulos étaient là, ainsi que le président de l'ONUSIDA, Peter Piot. Le lendemain, nous nous sommes installés dans ce bureau. D'abord onze, nous sommes très rapidement devenus une centaine. Moi, par exemple, j'ai été dans six pays dont le Kenya, l'Ouganda et le Mali et alors, enfin, les gens qui nous haïssaient ont finalement dû admettre que nous n'étions pas des gens mauvais, mais des héros.*
>
> Mulugeta

Après avoir souligné l'importance du rôle joué par le gouvernement, les Églises et les organisations internationales dans le processus de formation de l'association, Mulugeta a fait référence à son expérience personnelle qui révèle l'ordre complexe et ambivalent des relations entre les discours parallèles circulant sur la maladie et les personnes atteintes, notamment celui de la lutte globale contre l'épidémie et ceux produits par la société éthiopienne. Un autre extrait du même entretien nous permettra d'explorer plus en détail à la fois la pluralité de ces discours et le sens qu'il a donné à son implication dans la lutte contre le sida. À ma question concernant les raisons du changement de considération de la part de la société qui a fini par les reconnaître comme des héros, Mulugeta a répondu :

> *Dans notre société, les personnes qui détiennent des postes élevés, surtout dans la fonction publique, ne parlent pas d'elles-mêmes. Je veux dire, même si ces personnes étaient séropositives, elles ne le révéleraient pas au reste de la société. J'ai fait des témoignages et j'ai enseigné des sujets tels que « Positively Living » avec le VIH*[10] *et beaucoup de gens ne me croyaient pas quand je disais que j'étais séropositif car je semblais être en très bonne santé. Les gens pensaient que les personnes séropositives mourraient immédiatement, n'est-ce pas, et alors, quand ma femme et moi avons parlé de notre situation à ses parents, ils lui ont dit qu'elle n'était pas une femme éthiopienne parce qu'elle avait décidé de parler de choses honteuses. « Pourquoi n'as-tu pas gardé le secret ? Pourquoi as-tu parlé de ta situation en compromettant ainsi la réputation de toute la famille alors que tu aurais pu mourir en silence sans rien dire, sans ruiner notre réputation ? Il aurait suffi de garder le secret », ont-ils dit. [...] À cette époque, des gens nous appelaient « HIV ».*
>
> Mulugeta

[10] Mulugeta s'exprime en amharique mais il utilise l'expression anglaise « Positively Living ».

Mulugeta identifie sa participation et celle de sa femme à la lutte contre le sida comme une volonté de rédemption d'une condition de marginalité qui n'était pas exclusivement due à leur maladie. L'apparition du VIH semble en effet avoir exacerbé une situation de précarité économique liée tant à la perte, par Mulugeta, de son travail comme joueur de football qu'au fait que sa femme, tout en étant employée comme caissière dans un hôtel, était souvent malade. Cependant, dans le récit de Mulugeta, le renversement du stigmate associé au sida semble être le résultat ultime d'un engagement qui en première instance a été la cause de discrédit, d'exclusion et de marginalisation tant pour lui que pour sa conjointe. Le scepticisme quant à la véracité de ses confessions et les différentes formes de stigmatisation et d'exclusion subies rendent bien compte de la pluralité des discours existant autour du sida dans un « contexte d'incertitude radicale » (Comaroff, 2007 : 202, traduction de l'auteure) caractérisant cette phase d'expansion de l'épidémie. Le « coming out » de Mulugeta et celui de sa conjointe se sont de fait produits dans cet espace de sens du sida à la fois complexe et contradictoire.

Comme dans d'autres pays africains (Fassin, 1994 : 748 ; Gruénais *et al.*, 1999 ; Dozon, 2000), en Éthiopie, l'émergence du nouveau phénomène morbide et sa progressive expansion dans la population ont été accompagnées par une riche floraison d'interprétations locales. Jusqu'au début des années 1990, les campagnes d'information sur la maladie étaient caractérisées par son association avec le squelette ou une défiguration complète du corps humain (De Rosis, 2012 : 30-31 ; Hermann-Mesfen, 2012 : 223-224). Ces représentations du sida, dont les manifestations pathologiques s'avéraient dans la plupart des cas fatales, comme l'état des malades en phase terminale, ont contribué à la stigmatisation et à la discrimination des personnes séropositives. En l'absence de traitement efficace, l'apparition croissante de cas de sida contribuait à accentuer un sentiment très fort d'impuissance de la part des proches et du personnel soignant pour lesquels toute forme de soin et de prise en charge s'avérait irréalisable, alors que dans le reste de la société se répandait la peur de la contamination. Les mêmes réactions ont été observées dans d'autres contextes épidémiques, se sont ainsi répandues dans la société éthiopienne. Les personnes touchées furent alors perçues comme des « corps socialement menaçants » (Dreuilhe, 1987) et considérées coupables pour une maladie qui les conduirait inévitablement à la mort.

Parmi ceux qui étaient engagés dans des témoignages publics sur leur séropositivité, s'ils ne présentaient pas de symptômes visibles, ils n'étaient souvent pas crus (De Rosis, 2012 : 30-31). Dans certains cas, ce scepticisme était fondé sur le soupçon que les gens acceptaient de témoigner sur le sida exclusivement dans le but d'avoir accès à des formes de soutien de type matériel. Mais pour certains, l'engagement dans les témoignages publics avait signifié une certaine reconnaissance sociale de la part de voisins et d'autres personnes auxquels ils avaient conseillé de faire le test de dépistage quand ils étaient malades. Tous ces éléments soulignent l'ambivalence et l'instabilité des interprétations de la maladie et des types de traitement réservés aux personnes séropositives, qui ne peuvent être analysés qu'en les situant dans le cadre concret d'interactions sociales, y compris les cas où la révélation de la maladie était effectuée dans le cadre de relations intimes.

Je voudrais attirer l'attention sur le jugement que la famille de la conjointe de Mulugeta a porté sur sa décision de parler ouvertement de sa maladie. Il témoigne d'une connotation de honte attribuée au sida et par conséquent à ceux qui révèlent leur séropositivité. Il est aussi significatif du fait que les personnes affectées étaient considérées comme définitivement condamnées à la mort. Cette considération des malades s'oppose à leurs efforts de s'engager dans une lutte personnelle et collective contre la maladie, à leur « effort pour se prendre eux-mêmes en charge face au sida » (Comaroff, 2007 : 206, traduction de l'auteure) plutôt que de succomber comme des victimes impuissantes.

Le langage de cette lutte se situe à l'interface d'espaces sémantiques différents : celui des organismes internationaux, celui des personnes touchées et enfin celui des normes et des coutumes de la société éthiopienne. Plus précisément, le « coming out » de Mulugeta et celui de sa conjointe peuvent être considérés comme une prise de parole « par le bas » (Bayart, 1981), dans la mesure où il est une pratique par laquelle s'énonce leur dissentiment à l'égard du traitement réservé aux PVVIH et des formes d'expression publique propres à la société éthiopienne.

MÄQDƏM : DE LA SOCIALISATION DE LA CONDITION DES MALADES À LA CONSTRUCTION DE LA CAUSE SIDA

Légalisée au niveau régional en 1997, devenue ONG locale en août 1999, Mäqdəm comptait en mars 2014 six filières différentes situées respectivement à Addis-Abeba, Dässe, Bahər Dar, Šašämane et Nazret, pour un total de sept mille cinq cents membres dont 26 % sont des orphelins et 74 % des PVVIH. Les entretiens que j'ai menés en septembre 2010 avec le président, Yohannes, et avec l'une des membres de l'association, tous les deux appartenant au groupe des fondateurs de Mäqdəm, ont éclairé les modalités de sa formation[11]. Yohannes est alors un homme de quarante ans, né dans un village près de la ville de Gondar. Titulaire d'une licence en droit de l'université d'Addis-Abeba, il a travaillé dans la police pendant le régime socialiste. C'est lors de son

[11] Je rapporte ici seulement le récit de Yohannes. Pour celui de l'autre membre de l'association, voir De Rosis, 2015 : 85-87.

déplacement dans le port d'Assab que le VIH a commencé à se manifester par l'apparition de différentes maladies opportunistes.

> *J'ai été très malade, j'étais souffrant, ici autour de mon dos. À ce moment-là, je souffrais beaucoup et je suis allé au Police Hospital, et là, à mon insu, ils ont pris mon sang pour le test parce qu'il y avait quelque chose comme un herpès génital, comme ça, et à cause de cela, sans ma permission, ils ont pris mon sang, mais je ne savais pas le résultat. Ils m'ont donné des comprimés et une pommade. Le médecin m'a dit de venir à l'hôpital et de donner mon sang pour le test, mais il ne m'a pas dit que c'était pour le VIH. À cette époque, il n'y avait pas de consultation pour faire le test de dépistage du VIH. Il n'y avait pas d'infirmier ou de médecin pour cela et quand j'ai donné le sang, je ne connaissais pas les résultats parce que le médecin m'a dit qu'il était nécessaire de tester environ cent personnes avant que les résultats puissent être communiqués. À cette époque, je travaillais à la journée et un an plus tard, je suis tombé malade. C'était la tuberculose. Je suis allé à l'hôpital et ils ont commencé le traitement mais j'étais toujours très malade et après deux mois de traitement, je suis allé à l'hôpital pour récupérer mes médicaments et j'ai demandé au médecin d'être admis parce que je n'avais pas de revenu pour survivre ou même pour pouvoir prendre mon traitement correctement. Je demandais à être aidé, à être pris en charge, parce que je n'avais même pas de nourriture tous les jours. J'étais sans abri et j'avais l'habitude de payer les gens un birr par nuit pour pouvoir dormir à l'abri. « Je vais arrêter les médicaments, ai-je dit au médecin, car il ne peut y avoir de médicaments sans nourriture ». Je l'ai rencontré dans l'après-midi et il m'a dit qu'il était à la recherche d'un réseau pour soutenir les personnes soupçonnées d'être séropositives et dans le besoin. J'ai rencontré le médecin de nouveau et il m'a finalement dit que j'étais séropositif. C'était en septembre 1993. Ouais, c'était septembre 1993 et finalement il m'a dirigé vers MMM.*
>
> Yohannes

Les mots de Yohannes recréent son corps souffrant qui lutte contre la maladie et la faim. À la recherche d'un emploi et d'un logement alors que le système socio-sanitaire éthiopien, déjà très fragile, est mis à dure épreuve par la transition politique et l'impact de la famine de 1984-1985, Yohannes mène son combat personnel pour avoir accès à des aides et à un soutien psychosocial. Il est soumis à des examens médicaux à un moment où les recommandations de l'OMS sur les modalités d'accès au test de dépistage du VIH, formellement acceptées par l'ancien régime socialiste, avaient été complètement délaissées, et il est enfin dirigé vers MMM pour assistance. C'est là que sa lutte contre la maladie, qui a été étroitement liée à celle pour un logement, un revenu ou du moins la possibilité de pourvoir à ses besoins alimentaires, a ensuite évolué vers un engagement plus important visant à apporter un soutien psychosocial à d'autres personnes infectées par le VIH.

> *J'ai donné aux malades en difficulté un soutien psychologique et aux malades pauvres je donnais de la farine, du lait, de l'huile et des vêtements provenant de l'étranger. Ils étaient effrayés. Ils ne voulaient pas révéler leur maladie car il y avait un niveau très élevé de stigmatisation et de discrimination. J'ai commencé à partager mon état de séropositivité au VIH avec eux et je les ai entraînés à vivre positivement*[12]*, je leur ai remonté le moral et ils sont devenus plus forts parce que je leur avais révélé ma maladie.*
>
> Yohannes

Selon le témoignage de Yohannes, pauvreté et maladie constituent deux aspects indissociables d'une condition de vie dont la dimension privée est continuellement compromise par une situation de désaffiliation et de précarité incitant les malades socialement défavorisés à rechercher des réseaux sociaux et des formes variées d'aide et de soutien. Pour des malades en condition de précarité, la solidarité qui découle du partage du secret sur la séropositivité, principe défendu par les organisations internationales de lutte contre le sida, finit en effet par investir d'autres aspects de leur situation existentielle. La nécessité d'avoir accès à des aides matérielles n'exclut ni le fardeau psychologique de la maladie ni le bénéfice d'une « catharsis personnelle » provoquée par la révélation de leur statut[13]. C'est dans cet espace de solidarité que Yohannes, avec d'autres bénéficiaires de MMM, a tenté dans un premier temps de recréer une association religieuse locale qui a précédé la formation de Mäqdəm.

> *Quand j'étais en Ouganda, j'ai pris connaissance d'une association de personnes vivant avec le VIH. Quand je suis retourné à Addis-Abeba, j'ai voulu former une association mais avant cela j'ai essayé de le faire avec d'autres bénéficiaires de MMM parce qu'il y avait un degré élevé de stigmatisation et de discrimination. J'ai développé plusieurs mécanismes de création d'une association de malades. Tout d'abord, nous avons établi une Saint Gabriel Mahbär*[14] *dont les membres n'étaient pas*

---

[12] Yohannes se réfère lui aussi aux stratégies de soutien psychosocial prévues par la campagne « Positively Living ».

[13] Comme j'ai essayé de le démontrer dans un article précédent (De Rosis, 2012 : 34-35), l'activité de témoignage est très souvent associée à un sentiment de soulagement et au besoin de partager sa propre condition avec les autres malades. En outre, l'observation ethnographique de la vie quotidienne de sept membres de Fərehəywät Mahbär a permis de montrer que les techniques apprises pour révéler son état de séropositivité au VIH étaient souvent appropriées par les malades comme des instruments puissants pour reconstruire une nouvelle identité sociale autour de leur maladie (De Rosis, 2012 : 33-39 ; De Rosis, 2014 : 135-145).

[14] Il s'agit d'une association chrétienne orthodoxe existant depuis des siècles en Éthiopie, dont les membres sont dévoués à un saint. Chaque mois, ils organisent à tour de rôle une cérémonie en son honneur. Cette association a progressivement intégré des fonctions supplémentaires telles que l'aide mutuelle fondée sur l'institutionnalisation du paiement d'une somme forfaitaire. Les formes de socialisation et de solidarité varient en fonction de la situation sociale de leurs membres.

seulement des personnes avec le VIH, il y avait aussi des opérateurs d'organisations non gouvernementales, par exemple, une religieuse catholique et il y avait aussi des infirmières, un prêtre hollandais, qui étaient également membres, et voilà qu'en raison de cela, les gens ont commencé à améliorer leurs relations sociales. Ils avaient perdu leurs relations sociales en raison de la maladie, par peur d'être stigmatisés. Ils avaient perdu leur force morale et grâce à l'association, cela leur a remonté le moral, et ils ont commencé à révéler leur maladie aux autres. Nous organisions très souvent des groupes de soutien qui devaient amener les personnes séropositives à parler les unes avec les autres. Nous avons aussi invité les médecins à nous donner de la formation sur le counseling. Donc nous sommes devenus de plus en plus forts et nous avions acquis les compétences nécessaires pour nous ouvrir à la société : « Je suis séropositif et je vis avec la maladie ». Il y avait un degré élevé de stigmatisation et les gens n'étaient pas prêts à nous écouter. Toutefois, à cause de la mauvaise conduite de certains membres, nous ne voulions pas qu'ils coopèrent avec nous et nous avons continué nos activités indépendamment de MMM, mais les groupes de soutien n'étaient pas enregistrés légalement et c'est pourquoi j'ai essayé de créer une association enregistrée légalement, et j'ai invité deux autres bénéficiaires de MMM à rejoindre l'initiative et à intégrer les programmes de soins et de soutien continu pour les orphelins.

Yohannes

Yohannes offre ainsi un autre exemple d'appropriation des principes propres à la politique internationale en faveur des témoignages. Selon ces principes, la confession de la part des malades servirait à encourager la solidarité entre eux et à développer un sentiment d'appartenance à un même groupe. En effet, les multiples tentatives de Yohannes d'établir une association de malades ont visé à recréer un espace où le partage des conséquences et des risques dus au VIH pouvait inciter les membres à réorganiser leur vie sociale et à produire un nouveau niveau de familiarité avec eux-mêmes.

FƏREḤƏYWÄT MAḫBÄR : LUTTER CONTRE LA « MORT NUE » POUR ACCÉDER AUX « DROITS VITAUX »

La création de Fəreḥəywät Maḫbär à Gondar a été sollicitée par la mise en place entre 2003 et 2004 d'un programme pilote de distribution d'ARV. Durant cette même année, une branche d'OSSA s'installe dans cette ville, donnant lieu avec Family Health International et des associations locales d'entraide à un projet de prise en charge des personnes atteintes, des orphelins et des enfants dits « vulnérables » nés des parents séropositifs ; le premier service de prévention de la transmission mère-enfant est mis en place dans le North Gondar University Hospital. Il est important de préciser que cet accès aux traitements est survenu à un moment où la situation épidémique était devenue très grave. En 2004, le nombre annuel de morts dû au sida était de 99 814 (MOH, 2007 : 8). Le nombre très élevé de funérailles, la situation des malades alités qui ne pouvaient bénéficier de soins adéquats, et plus spécialement le sentiment d'impuissance filtrant des récits des personnes interviewées à ce sujet ont été les éléments les plus récurrents dans leurs témoignages. L'accès aux traitements a bien évidemment signifié un changement important de la réalité épidémique. Il a légitimé et structuré une mobilisation en faveur des personnes atteintes et leur implication dans diverses stratégies de lutte contre l'épidémie dont la création d'associations de PVVIH.

Les membres fondateurs de Fəreḥəywät Maḫbär étaient vingt-cinq, sept hommes et dix-huit femmes, déjà bénéficiaires d'OSSA ou de Red Cross Ethiopia. Lors de mon premier séjour de terrain à Gondar en décembre 2007, seulement six de ces vingt-cinq membres fondateurs étaient toujours vivants, dont deux s'étaient progressivement détachés de l'association. Voici ce qui est ressorti d'un entretien avec l'un d'entre eux quand il était président de l'association :

> *Ce fut pour défendre les droits humains. Au début, nous avons été formés pendant une semaine par CVM [Comunità Volontari per il Mondo] sur « Positively Living » et le témoignage*[15]*. Après quoi, nous avons commencé à informer les gens et maintenant aussi nous sommes censés dire notre background*[16]*, et pour commencer nous avons informé la société que les personnes avec le virus allaient les informer sur la maladie. Cependant, les réactions étaient négatives. « Il est mieux de les tuer, pour arrêter le sida », nous répondaient-ils. Mais après, ils ont compris ce qu'est la maladie exactement. Ils ont eu honte de ce qu'ils avaient dit avant et grâce à nos témoignages et à nos enseignements, ils ont compris qu'il était possible de vivre avec le virus en prenant les médicaments.*
>
> Kebede

Dans les mots de Kebede, l'accès aux traitements n'est pas considéré comme un droit que les malades peuvent revendiquer, mais plutôt le mobile principal de leur engagement dans la lutte contre l'épidémie. Kebede reflète parfaitement l'ordre des relations de pouvoir dans lequel les PVVIH ont été engagés dans le cadre d'une bataille collective, devenant ainsi les « sujets » actifs de techniques et de procédures qui visaient à « conduire la conduite » des personnes touchées par le virus. Dans un contexte épidémique encore marqué par la forte mortalité des personnes atteintes, les membres de Fəreḥəywät Maḫbär ont commencé leur lutte pour sauver les patients alités en fournissant des soins à domicile et en effectuant des témoignages sur leur statut. Ces derniers ont été plus

---

15 Les membres fondateurs ont aussi reçu des formations dispensées par le président de Täsfa Goh et d'autres membres de cette association.

16 Kebede utilise le mot anglais « background ».

particulièrement utilisés afin de souligner la disponibilité des ARV et encourager les malades à se faire dépister. Le groupe fondateur a aussi formé sa propre əddər (associations d'entraide non religieuses) en vue de fournir une assistance mutuelle en cas de décès. De cette façon, les réactions individuelles face à la maladie mortelle se trouvaient progressivement transformées en une lutte collective se traduisant aussi bien par une activité de prévention secondaire que par un mouvement social pour accéder à des « droits "vitaux" » (Rose, 2007 : 134) tels que des soins, de la nourriture ou d'un revenu.

Cependant, l'exposition de soi de la part des malades a rencontré à cette époque différentes formes de résistance et de rejet. Lors d'un autre entretien avec Kebede, qui s'est tenu en mai 2009, il explique :

> *J'ai donné des témoignages dans de nombreux endroits, même loin de Gondär. Nous avions l'habitude de nous déplacer en groupe pour donner des témoignages. Amaräčč, qui avait découvert sa séropositivité avant la formation « Positively Living », était encore avec nous. Une fois, nous sommes allés donner nos témoignages dans le Qäbäle 12. Les représentants d'OSSA, Maḫbär Həwät et HAPCO étaient là, ainsi que des gens qui vivent dans ce Qäbäle, qui étaient venus écouter nos témoignages. Les représentants de ces organisations ont pris la parole pour dire que les personnes atteintes du virus pouvaient vivre et ils ont aussi parlé du soutien qu'ils fournissaient aux malades. Nous étions assis, et un homme âgé qui était réputé dans la ville se leva pour parler : « Si les personnes qui ont le virus continuent à vivre, le virus sera transmis à d'autres personnes. Je pense qu'il serait mieux de les tuer », a-t-il dit. Nous étions là en attendant de donner nos témoignages en nous mettant debout en face d'eux, et nous avons donné notre témoignage et leur avons demandé s'ils trouvaient des différences entre eux et nous. À la fin de nos témoignages, l'un de nous a demandé à l'homme qui avait parlé : « Qu'allez-vous faire si votre petite-fille attrape le VIH ? Allez-vous la tuer ? Maintenant, nous prenons des médicaments et nous pouvons rester en vie ». […] Vous savez, au début, c'était comme ça, les gens se mettaient en colère contre nous.*
>
> Kebede

La réaction de l'homme âgé est très significative de la tension entre le « coming out » des malades, promu par le discours global de la lutte contre le sida, et les normes propres à la culture éthiopienne réglant les formes d'expression publique. Dans le récit de Kebede, la violence de la déclaration du monsieur âgé semble être socialement acceptable. Il s'agit d'un monsieur considéré digne de respect et de crédibilité. Kebede commente l'épisode en soulignant qu'au début, leurs témoignages provoquaient chez leurs interlocuteurs des sentiments d'intolérance ou des réactions agressives. Mais il est important de noter que Kebede et les autres membres de Fəreḥəywät Maḫbär ont effectué leur témoignage dans le cadre d'une activité d'information et de sensibilisation dont le langage et les techniques, dûment appris, fonctionnent aussi comme des outils leur permettant de réagir et d'interagir avec le public dans une situation de soutien mutuel.

LE TÉMOIGNAGE DU SIDA COMME LIBERTÉ DE PAROLE

La pratique de la confession relative aux maladies sexuellement transmissibles n'était pas complètement nouvelle en Éthiopie. Trois différentes sources historiques attestent qu'au XIXe siècle et dans la première moitié du XXe siècle, la syphilis n'était pas gardée secrète (Pearce, 1831 : 229). Les malades avaient l'habitude d'en informer leurs amis et voisins (Pearce, 1831 : 299 ; Mérab, 1912 : 70). Ils se disaient eux-mêmes sans la moindre honte « qiṭṭəñ yəzoññ », c'est-à-dire « syphilitiques » (Cecchi, 1887 : 298 ; Mérab, 1912 : 70). La confession de la maladie était considérée comme l'étape préliminaire nécessaire à une probable guérison (Mérab, 1912 : 78). Les entretiens avec des prêtres chrétiens orthodoxes et des fidèles atteints par le sida qui ont eu recours au rite du ṭäbäl ont mis en avant le rôle crucial de la confession de la séropositivité comme étape essentielle dans la participation au rite (De Rosis, 2015 : 109-110) qui, pour les malades, est un chemin de pénitence et de mortification de la chair. Identifiée à la confession d'un péché, la révélation au prêtre du fait d'être atteint par le sida permet de participer à un rite dans lequel la personne malade occupe une position de forte dépendance et de soumission.

En ce qui concerne la syphilis, Nathaniel Pearce au XIXe siècle et Étienne Mérab au début du XXe siècle attestent des modalités précises de révélation de cette maladie qui suggèrent l'existence d'une gamme précise d'obligations et de droits régulant les relations sociales au sein desquelles la personne malade est située. En 1831, Pearce a écrit :

> dès que le mal est découvert, ceux qui souffrent en informent tous leurs amis et voisins, et il est donc révélé publiquement à travers tout le quartier dans lequel ils vivent ; et chaque ami effectuera une visite et, si le mal est tombé sur un homme ou une femme, ils vont se rencontrer à leur domicile en un jour fixé et lancent un cri devant la maison, comme quand une personne meurt.
>
> Pearce, 1831 : 299, traduction de l'auteure

Près d'un siècle plus tard, le docteur Mérab remarque :

> Voici un sujet qui s'est laissé « pincer » comme on dit plaisamment. Le malchanceux éclopé de Vénus se montre à tous ses voisins et amis ; car un préjugé veut qu'on se confesse de son mal à tous afin qu'il puisse guérir ; sinon il reste dans le corps, comme le secret sur le cœur. Notons en passant que les malades clament à tout venant tout ce dont ils souffrent [...] Il prend avis de chacun, il pèse ou plutôt il compte les opinions.
>
> Mérab, 1912 : 78

La métaphore d'une maladie condamnée à rester dans le corps comme « un secret sur le cœur » pourrait suggérer que le caractère sexuellement transmissible de la syphilis a joué un rôle dans la pratique de sa révélation dont les destinataires expriment diverses formes ritualisées de pitié pour la personne atteinte en signe de reconnaissance. Les modalités de confession, l'attitude d'humilité envers ceux à qui les malades ont demandé conseil, les réactions ritualisées de ces derniers : tous ces éléments soulignent la position de dépendance et d'infériorité des malades à l'égard des destinataires de leur révélation. Il est important aussi de noter que malgré l'absence de honte, les personnes touchées par la maladie avaient peur d'être rejetées (Mérab, 1912 : 79).

Contrairement au sida, qui a produit un sentiment généralisé d'impuissance dans le traitement des malades et a menacé la société avec « l'abjection ultime de la mort nue » (Comaroff, 2007 : 203, traduction de l'auteure), on laissait la syphilis évoluer naturellement, de sorte que les personnes atteintes en souffraient pour cinq, dix ou même vingt ans (Mérab, 1912 : 70 ; Cecchi, 1887 : 298 ; Pearce, 1831 : 299), sans que des compétences spécifiques soient nécessaires pour les soigner ou les prendre en charge. À la différence de la confession de la syphilis, celle du sida repose sur la considération du malade comme principal acteur de la lutte personnelle et collective contre la maladie et constitue un mode de self-empowerment pour la personne atteinte et d'éducation publique pour le reste de la société. De ce fait, les relations de pouvoir entre les malades de la syphilis et les destinataires de leur confession se trouvent dans le cas du témoignage sur le sida totalement renversées.

Les récits de Tənsa'e et Maret, deux membres de Fəreḥəywät Maḫbär, concernant leurs expériences de la confession de leur séropositivité, offrent d'autres exemples de l'utilité sociale de cette activité et son effet d'empowerment sur les personnes affectées. En parlant des idées fausses circulant sur le sida, Tənsa'e a décrit son enseignement sur la maladie comme un choix spontané de plaider en faveur des personnes affectées.

> *Une fois, je me suis rendue au bureau du Qäbäle 7. Avant d'y entrer, j'ai rencontré une femme dans le jardin qui parlait de la maladie. Elle a dit que les personnes avec le* vayräs *deviennent très minces ; elles perdent leurs cheveux et meurent. Je lui ai dit : « J'ai cette maladie ; pourrais-tu reconnaître que j'ai le virus ? » Et elle m'a répondu : « Tu n'as pas cette maladie ; tu mens ». Les gens ne savent pas ce que signifie être séropositive et ils pensent toujours que nous allons mourir rapidement.*
>
> Tənsa'e

Maret, qui a été principalement engagée dans l'activité de soins à domicile, en a parlé ainsi :

> *Nous avons pris soin des patients alités. On nous a donné des gants et de l'eau de javel et nous faisions la toilette aux patients et lavions leurs*

vêtements. Nous leur disions que nous vivions avec le virus et comme il y a des médicaments ils ne devaient pas avoir peur de faire le test. S'il y avait des membres de la famille, en nous regardant, ils apprenaient comment traiter le patient et ils nous en étaient très reconnaissants. Mais une fois, je me souviens d'une personne qui ne nous a pas permis d'entrer dans la maison. Il a envoyé son fils à l'extérieur et il nous a jeté un seau d'eau.

Maret

Selon les expériences de Tənsa'e et Maret et celles décrites par Kebede et Mulugeta, le témoignage sur la maladie pourrait être considéré comme l'énonciation d'« une vérité qui menace la majorité » et un « devoir d'améliorer ou aider les autres (aussi bien que soi-même) » (Foucault, 1983 : 6-7). Parole risquée portant la relation à l'autre à l'extrême tension de la rupture possible, il représente en fait une activité de sensibilisation « par le bas » (Foucault, 1983 : 5), très critique vis-à-vis des interprétations locales du sida et de la conception des personnes séropositives comme impuissantes parce qu'atteintes par une maladie mortelle. Dans un contexte épidémique dans lequel, avant sa normalisation progressive en raison de la mise en œuvre de l'accès aux ARV, ont coexisté des interprétations concurrentes du sida, la « vérité » sur la maladie et les malades représentait l'enjeu principal dans les relations de pouvoir entre les personnes séropositives et celles à qui leurs témoignages étaient destinés. Ainsi que l'a mis en avant Yohannes en parlant de la création de Mäqdəm, pour les malades, cette « vérité » était tout d'abord le résultat contingent et ambivalent de relations de confiance et de solidarité, la responsabilité mutuelle contre la stigmatisation et l'exclusion sociale, et vers la construction de nouveaux liens sociaux.

RASSEMBLEMENT AUTOUR D'AFFLICTIONS : LES SOLIDARITÉS À L'ÉPREUVE DU SIDA

Des associations d'entraide traditionnelles (märrädağğa maḫbär) sont encore très répandues dans la société éthiopienne, notamment les əddər (associations d'entraide non religieuses) et des associations consacrées à des saints (maḫbär). En particulier, les əddər offrent des formes de solidarité entre leurs membres autour d'événements de la vie allant des baptêmes aux funérailles[17], et dans certains cas, ils offrent d'autres formes de protection contre accidents et infortunes (Damen, 2002, 2003). La création d'un fonds mobilisable pour les

[17] Ainsi qu'il est écrit dans le document officiel concernant les règles et les finalités de l'əddər, qui m'a été donné en novembre 2010 : « Comme l'être humain connaît sur la terre des joies et du chagrin, il est nécessaire de créer des espaces d'aide mutuelle pour ces situations. Par conséquent, l'əddər ci-dessus mentionné, qui n'a aucune connotation politique, fut établi pour aider et supporter ses membres sans aucune forme de discrimination dans des périodes de bonheur et de chagrin ».

membres est basée sur l'institutionnalisation du paiement d'une somme forfaitaire, mais les formes de socialisation et de solidarité varient en fonction de l'origine sociale des membres. Des ménages d'un même quartier peuvent devenir membres d'un əddər indépendamment de la religion, des conditions économiques, ou des origines ethniques. Une demande d'adhésion est soumise à l'examen du comité de l'əddər qui à son tour se réfère à l'assemblée. Les critères d'admission dépendent de la réputation de chaque membre potentiel ; l'honnêteté, la sociabilité et la générosité sont les qualités généralement requises. Les personnes dont les modes de vie ne correspondent pas à une certaine gamme de normes éthiques dans le jugement de la communauté sont exclues. Sont également exclues celles qui ne sont pas affiliées à un ménage dans la région où l'əddər est situé. Par conséquent, malgré les principes égalitaires qui régulent l'adhésion indépendamment de la condition économique, des origines ethniques, de la croyance religieuse, les associations excluent de fait certaines catégories d'individus.

Le contexte épidémique a fonctionné dans certains cas comme un laboratoire pour la création d'associations locales de la part de malades socialement marginalisés à un moment où des formes moins structurées de solidarité échouaient et où des liens sociaux déjà très fragiles risquaient de se rompre définitivement. En présence de niveaux élevés de stigmatisation et de discrimination envers les personnes affectées, celles déjà touchées par d'autres formes d'insécurité matérielle et existentielle ont essayé de répondre à leur besoin de socialiser leur condition, ou bien de compenser leur exclusion des groupes d'entraide déjà existants en formant différents types d'association locale. Ainsi, dans le cas de Fəreḥəywät Maḫbär, la création d'un əddər parmi ses membres a représenté un moyen de garantir le droit à un enterrement décent et de réduire le risque d'être abandonné au moment de la mort. Le processus de création de Mäqdəm est un exemple des façons dont la progressive institutionnalisation des stratégies de la lutte globale contre le sida a ouvert la voie à la suprématie du modèle des associations de PVVIH par rapport aux tentatives d'adapter le fonctionnement d'associations locales aux exigences des malades. Dans d'autres cas, comme, par exemple, Täsfa Goh, la mobilisation des PVVIH relève de formes de solidarité organique introduites par les stratégies de la lutte globale contre l'épidémie.

CONCLUSION : GOUVERNER LES PERSONNES AFFECTÉES COMME SUJETS DE LIBERTÉ

En tant que fait de groupe et de population, le sida en Éthiopie a été problématisé à partir de plusieurs instances transnationales et locales par rapport auxquelles l'État a joué des rôles divers, dans une situation à la fois de forte extraversion et de structuration de modes d'exercice du pouvoir face à l'émergence de l'épidémie en des points multiples du corps social, comme problème demandant une prise en charge collective. Considéré sous l'angle de ses pratiques, l'État s'est donc donné à voir à la fois comme instrument et comme effet des stratégies de gouvernement des personnes affectées et d'exercice d'un pouvoir qui, plutôt qu'encadrer les malades par des formes de répression ou de coercition, les a gouvernés en tant que sujets capables de certaines formes d'autonomie et de liberté, leur permettant de prendre soin d'eux-mêmes et de mener leur vie de façon responsable (Rose, 1996 : 45-46).

Promues par les instances globales de santé, ces formes de liberté et d'autonomie ont fait l'objet de processus à la fois ambivalents et conflictuels d'appropriation et de légitimation de la part de la société éthiopienne, au cours desquels l'ordre social s'est fissuré et reconfiguré en même temps que les trajectoires individuelles (Eboko *et al.*, 2011 : 23). En accord avec les stratégies globales de lutte contre le sida, en Éthiopie, la cause des personnes séropositives a été défendue par les malades eux-mêmes, mais essentiellement ceux aux marges de la société et de l'État, et pour lesquels les formes culturellement admises d'expression publique et les types de solidarité propres à la société éthiopienne jouaient, déjà avant d'être atteints par le VIH, un rôle normatif faible ou problématique dans l'organisation de leur vie. Langage et modes d'action provenant de l'extérieur ont en effet donné expression à des formes de dissentiment de la part d'individus pour lesquels le VIH a représenté un facteur de socialisation selon des valeurs et des normes sinon antagonistes du moins en rapport critique avec les normes dominantes de la société. L'enjeu principal de la participation de ces malades à la création de nouveaux espaces sociaux et d'un débat public sur le sida a été le nouvel ensemble de droits et d'obligations réglant leurs relations avec le reste de la société qui en a découlé. Leur mobilisation a de fait signifié la création d'un « champ d'action des citoyens » (Dreyfus & Rabinow, 1984) façonné par des forces politiques de par la formation et l'activation de sujets (Butler, 2002 : 136-137) qui ont entamé le processus ambivalent et contradictoire de négociation de leur « inclusion économique et sociale en utilisant la matière constitutive de la vie » (Rose, 2007 : 133, traduction de l'auteure).

BIBLIOGRAPHIE

Bayart J.-F., 1981. « Le politique par le bas en Afrique noire : questions de méthode », *Politique africaine*, 1, p. 53-82.

Bayart J.-F., 1999. « L'Afrique dans le monde : une histoire d'extraversion », *Critique internationale*, 5, p. 97-120.

Brown T., Cueto M., Fee E., 2006. "The World Health Organization and the Transition from International to Global Public Health", *American Journal of Public Health*, 96, p. 62-72.

Butler J., 2002. *The Psychic Life of Power: Theories in Subjection*, Stanford, Stanford University Press.

Cecchi A., 1887. *Da Zeila alle frontiere del Caffa*, Roma, Ermanno Loescher.

Comaroff J., 2007. "Beyond Bare Life: AIDS, (Bio)Politics, and the Neoliberal Order", *Public Culture*, 19, 1, p. 197-219.

Damen H., 2002. « Éthiopie : Potentiel du système traditionnel de sécurité sociale pour un appui à l'accès aux soins médicaux », *Notes sur les connaissances autochtones*, 48, p. 1-4.

Damen H., 2003. "Indigenous Social Insurance as an Alternative Financing Mechanism for Health Care in Ethiopia (the Case of ǝddǝr)", *Social Science and Medicine*, 56, p. 1719-1726.

Daniel S. T., 2005. *Non-Governmental Organizations in Ethiopia: Examining Relations between Local and International Groups*, Lewiston, Edwin Mellen Press.

De Rosis C., 2012. « Femmes vivant avec le VIH et mobilité féminine interne à Gondär : une étude de cas entre les marges inédites d'une ville (région Amhara, Éthiopie) », *Migrations santé*, 144-45, p. 23-46.

De Rosis C., 2014. « Mobilités féminines internes à Gondar et VIH : entre construction de discours et parole de femmes aux marges de leur avenir (région Amhara, Éthiopie) », *Cahiers d'études africaines*, 213-214, p. 115-153.

De Rosis C., 2015. "The Organization of the Fight Against HIV/AIDS in Ethiopia: Rallying Around Afflictions", *Northeast African Studies*, 15, 1, p. 67-112.

Dozon J.-P., 2000. « Des appropriations sociales et culturelles du sida à sa nécessaire appropriation politique : quelques éléments de synthèse ». *In* C. Becker, J.-P. Dozon, C. Obbo, M. Touré (dir.), *Vivre et penser le sida en Afrique*, Paris, Karthala/CODESRIA/IRD, p. 679-688.

DPCD, FMOH, 2004. *AIDS in Ethiopia: Fifth Report*, Addis Ababa, DPCD & FMOH.

Dreuilhe A. E., 1987. *Corps à corps : journal de sida*, Paris, Gallimard.

Dreyfus H., Rabinow P., 1984. *Michel Foucault, un parcours philosophique*, Paris, Gallimard.

Eboko F., 2003. « Le sida en Afrique : la perspective globale d'un drame local. À partir de l'exemple du Cameroun ». *In* I. Gobatto (dir.), *Les pratiques de santé dans un monde globalisé*, Paris, Karthala/MSHA, p. 47-80.

Eboko F., 2005. « Politique publique et sida en Afrique : de l'anthropologie à la science politique », *Cahiers d'études africaines*, XLV, 178, p. 351-387.

Eboko F., 2013. « Déterminants sociopolitiques de l'accès aux antirétroviraux en Afrique : une approche comparée de l'action publique contre le sida ». *In* C. Possas, B. Larouzé (dir.), *Accès aux antirétroviraux dans les pays du Sud : propriété intellectuelle et politiques publiques*, Paris, Éditions ANRS, collection « Sciences sociales et sida », p. 207-224.

Eboko F., Bourdier F., Broqua C. (dir.), 2011. *Les Suds face au sida : quand la société civile se mobilise*, Marseille, IRD éditions.

Fassin D., 1994. « Le domaine privé de la santé publique : pouvoir, politique et sida au Congo », *Annales HSS*, 49, 4, p. 745-775.

FMOH, FHAPCO, 2004. *Ethiopian Strategic Plan for Intensifying Multi-Sectoral HIV/AIDS Response (2004-2008)*, Addis Ababa, FMOH & FHAPCO.

Foucault M., 1978. « La gouvernementalité ». *In* D. Defert, F. Ewald (dir.), *Dits et écrits 1954-1988, vol. III*, Paris, Gallimard, p. 635-657.

Foucault M., 1983. "Discourse and Truth: The Problematization of Parrhesia. 6 Lectures Given by Michel Foucault at the University of California at Berkeley, Oct-Nov. 1983", http://foucault.info/system/files/pdf/DiscourseAndTruth_MichelFoucault_1983_0.pdf.

Gashaw A. Negussu L., Deresse K., Roman S., Solomon H., 2007. *The Ethiopian Orthodox Church in Development: 36 Years in Action*, Addis Ababa, Special Ethiopian Millennium Edition.

Gruénais M.-É., Delaunay K., Eboko F., Gauvry É., 1999. « Le sida en Afrique, un objet politique ? », *Bulletin de l'APAD*, 17, p. 19-36, http://apad.revues.org/476.

Hailu N., Khodakevich L., Hailu K., Debrcwork Z., Bekele S., 1990. « Surveillance on AIDS Cases in Ethiopia », *Ethiopian Journal of Health Development*, 4, 2, p. 43-50.

Hall S., 2001. "Foucault: Power, Knowledge and Discourse". *In* M. Wetherell, S. Taylor, S. J. Yates (dir.), *Discourse Theory and Practice: A Reader*, London, Sage, p. 72-81.

Hermann-Mesfen J., 2012. *L'implication du christianisme éthiopien dans la lutte contre le sida : une socio-anthropologie de la « guérison »*, Thèse d'anthropologie, Université d'Aix-Marseille.

Keller E. J., 1988. *The Revolutionary Ethiopia: From Empire to People's Republic*, Bloomington/Indianapolis, Indiana University Press.

Kloos H., Yemane B., Tadesse W., Sanders E., Sileshi L., Shabbir Ismail, Zenebe Melaku, 2006. « HIV/AIDS ». *In* B. Yemane, H. Damen, H. Kloos (dir.), *The Epidemiology and Ecology of Health and Disease in Ethiopia*, Addis Ababa, Shama Books, p. 446-474.

Mehret M., Khodakevich L., 1990. "Surveillance of Human Immunodeficiency: Virus Infection in Ethiopia", *Ethiopian Journal of Health Development*, 4, 2, p. 36-42.

Mehret M., Khodakevich L., Bekele S., Fikirte B., 1990. "Sexual Behaviours and Some Social Features of Female Sex Workers in the City of Addis Ababa", *Ethiopian Journal of Health Development*, 4, 2, p. 71-77.

Mehret M., Khodakevich L., Debrework Z., Getachew G., Seyoum A., Bekele S., Belayneh G., Asefa G., Gezahegn A., Teshome A., Retissa B., 1990. "HIV-1 Infection among Employees of the Ethiopian Freight Transport Corporation", *Ethiopian Journal of Health Development*, 4, 2, p. 134-143.

Mérab E., 1912. *Médecins et médecine en Éthiopie : généralités, pathologie médicale, pathologie chirurgicale et accouchements, médecins étrangers en Éthiopie*, Paris, Vigot.

MOH, 2007. Single Point HIV Prevalence Estimate, Addis Ababa, MOH.

Muluaeta W., Debrework Z., Seyoum A., Tigist K., 1990. "Laboratory Network for HIV Infection in Ethiopia", *Ethiopian Journal of Health Development*, 4, 2, p. 53-62.

Nguyen V.-K., 2002. « Sida, ONG et la politique du témoignage en Afrique de l'Ouest », *Anthropologie et sociétés*, 26, 1, p. 69-87.

Nguyen V.-K., 2010. *The Republic of Therapy: Triage and Sovereignty in West Africa's Time of AIDS*, Durham, Duke University Press.

Okubagzhi G., Singh S., 2002. "Establishing an HIV/AIDS Program in Developing Countries: The Ethiopian Experience", *AIDS*, 16, p. 1577.

Pearce N., 1831. *Life and Adventures of Nathaniel Pearce: Written by Himself During a Residence in Abyssinia from the Years 1810-1819*, London, Henry Culburn and Richard Bentley.

Rose N., 1996. "Governing 'Advanced' Liberal Democracies". *In* A. Barry, T. Osboe, N. Rose (dir.), *Foucault and Political Reason: Liberalism, Neo-*

Liberalism, and Rationalities of Government, London, University College London Press, p. 37-64.

Rose N., 2007. *The Politics of Life Itself: Biomedicine, Power, and Subjectivity in the Twenty-First Century*, Princeton, Princeton University Press.

Tekle H., Eliaa G. E., Gelachew G., Amaale Y., Khodakevich L., Debrework Z., Flanaian D., 1990. "Intersectoral Collaboration in AIDS Control in Ethiopia", *Ethiopian Journal of Health Development*, 4, 2, p. 97-99.

Yared M., 2003. *Epidemiology of HIV-1 in Ethiopia: Cohort and Population-Based Studies*, PhD dissertation, University of Amsterdam.

L'ÉMERGENCE DES ASSOCIATIONS DE PERSONNES VIVANT AVEC LE VIH EN AFRIQUE DE L'OUEST DANS LES ANNÉES 1990 (BURKINA FASO, CÔTE D'IVOIRE)

Christophe CORNU

Au milieu des années 1990 naissent en Afrique de l'Ouest francophone les premières associations dites « de personnes vivant avec le VIH » (PVVIH). Le même type d'association existait déjà dans plusieurs pays d'Afrique subsaharienne anglophones depuis quelques années, la première ayant été établie en 1986 en Ouganda[1].

La mobilisation associative des PVVIH, de membres des groupes fortement touchés – notamment les hommes homosexuels – et de leurs proches est un phénomène apparu dans les pays du Nord très tôt dans l'histoire de l'épidémie. Dès 1982, les premières associations que l'on peut qualifier de « communautaires » sont créées aux États-Unis (Gay Men's Health Crisis, San Francisco AIDS Foundation), puis en 1983 en Grande-Bretagne (Terrence Higgins Trust) et en 1984 en France (AIDES). Rapidement, la mobilisation des PVVIH se fédère à l'échelle internationale avec la création en 1986 du Global Network of People Living with HIV (GNP+), le réseau international des PVVIH. Trente ans plus tard, la plupart de ces associations et réseaux existent toujours et restent des acteurs majeurs de la lutte contre le sida dans leurs pays respectifs et au niveau international.

La reconnaissance politique de l'importance de la participation des PVVIH dans la riposte contre l'épidémie est actée lors d'un Sommet sur le sida qui a lieu à Paris le 1er décembre 1994, pendant lequel quarante-deux chefs d'État et de gouvernement signent une déclaration (GNP+, 1998 : 135-136). Ils y affirment entre autres qu'ils s'engagent à promouvoir le principe d'une plus grande participation des PVVIH à tous les niveaux – national, régional et mondial –

---

1 L'ONG TASO a été fondée en Ouganda par quelques personnes séropositives et proches, notamment des veuves d'hommes décédés du sida. Elle a démarré comme un groupe de parole puis s'est considérablement développée par son expertise dans le domaine du soutien communautaire.

dans la lutte contre l'épidémie. Ce texte est connu depuis comme « the GIPA Declaration » (Anonyme, 1997 : 47), GIPA signifiant en anglais « Greater Involvement of People living with HIV/AIDS »[2].

En 1989, Daniel Defert – sociologue et fondateur de l'association AIDES à la suite du décès en 1984 de son compagnon Michel Foucault – fait une présentation à la Ve Conférence internationale sur le sida qui a lieu à Montréal, intitulée « Un nouveau réformateur social : le malade ». Il y explique que par « malade », il entend les « personnes atteintes [par le VIH] au sein de leurs organisations communautaires ». Pour lui, ces organisations ont été des « analyseurs des carences, des retards, des besoins » (Defert, 1989 : 2) en matière de prise en charge des PVVIH – « révélateur » social avant d'être réformateur – et ont d'abord rempli une fonction d'entraide en étant des lieux de solidarité et de parole, une sorte de « communauté de substitution ». Elles ont aussi développé une fonction d'information et d'éducation sur la maladie et sur les personnes atteintes et sont devenues un instrument de médiation entre les PVVIH, leur entourage, le système médico-sanitaire, les pouvoirs publics et l'ensemble de la collectivité. En portant la parole des PVVIH et en leur donnant des visages, elles ont ainsi offert une autre image des séropositifs et des malades. Pour ce faire, les associations ont élaboré un discours « expert » dont la légitimité a été fondée autant sur le savoir constitué à partir de la mise en commun des expériences que par leur représentativité revendiquée des séropositifs et malades du sida. Ce discours « expert » est venu concurrencer le seul discours scientifique qui était alors autorisé, celui des médecins, et s'est opposé à un autre discours sur le sida, qui, celui-là, était moralisateur. Contre-pouvoir face au pouvoir médical, le mouvement communautaire a conduit les médecins à partager leur savoir et à adopter une vision globale de leurs patients, modifiant la relation entre le médecin et le malade, devenu moins ignorant et donc plus indépendant. À l'hôpital, les associations ont montré l'importance de la socialisation des malades et d'une adaptation de l'institution aux patients. Face à la menace d'une gestion politique de l'épidémie par la surveillance, la ségrégation et la condamnation des porteurs réels ou potentiels du VIH, les associations ont donc finalement construit un modèle basé sur la participation responsable des personnes atteintes et vulnérables, avec la volonté de concilier droits humains et protection sanitaire, notamment à travers le concept de « santé communautaire ».

Quelle a été la situation en Afrique subsaharienne, région la plus touchée par l'épidémie et où vivent la majorité des PVVIH dans le monde ? En Afrique, le

[2] En français : « Plus grande participation des personnes vivant avec le VIH/sida ». Au milieu des années 2000, le mot « sida » est supprimé de l'expression car on a considéré que beaucoup de personnes vivaient avec le VIH et n'avaient pas le sida. Depuis, on utilise donc en général l'expression « personnes vivant avec le VIH ».

sida a été décrit très tôt comme une « maladie du développement », ou plutôt du développement qui ne se fait pas. Il est :

> directement relié à nombre de problèmes ou phénomènes propres à l'Afrique contemporaine et [...], du même coup, les conditions de sa prise en charge globale passent, au moins partiellement, par de profondes refontes dans le domaine politique, économique, social, et bien évidemment sanitaire.
>
> Dozon & Guillaume, 1994 : 184

Dans une étude menée en 1995 (Cornu, 1996), j'ai voulu comprendre, d'une part, si les premiers concernés par l'épidémie, les PVVIH africaines, avaient la capacité d'intervenir sur ces refontes par leur mobilisation, comme dans les pays du Nord, et dans quelles conditions, et d'autre part, si les problèmes de développement politique, social et économique propres à l'Afrique pouvaient avoir un impact négatif sur l'aptitude des associations de PVVIH à réformer la société. Les éléments de réflexion présentés ici s'appuient pour partie sur des données collectées dans le cadre de cette enquête réalisée à Abidjan en septembre 1995. Elle a consisté en des entretiens avec les membres des deux associations de PVVIH alors existantes en Côte d'Ivoire – Lumière Action et le Club des Amis – ainsi qu'avec d'autres personnes impliquées dans la lutte contre le sida dans le pays. Cette réflexion s'est ensuite enrichie des résultats d'une étude internationale dont j'ai été le coordinateur, consacrée à l'implication des PVVIH dans les programmes communautaires de prévention du VIH et de prise en charge psychosociale des PVVIH dans les pays en développement[3]. L'étude avait pour objectif de décrire toutes les formes de participation des PVVIH dans des associations constituées majoritairement de PVVIH, mais aussi au sein d'associations et ONG très actives dans la lutte contre le sida, qu'elles soient des structures séculières ou religieuses, centrées soit sur le développement, soit sur la prise en charge des malades en général. Les autres objectifs étaient d'analyser les éléments qui favorisent ou au contraire limitent la participation des PVVIH, ainsi que les conséquences positives et négatives de cette participation aussi bien sur les PVVIH elles-mêmes que sur les organisations dans lesquelles elles sont impliquées. Cette étude a été menée dans quatre pays (Burkina Faso, Équateur, Inde, Zambie) entre 1998 et 2002 dont un en Afrique de l'Ouest, le Burkina Faso, où deux associations de PVVIH et personnes « affectées »[4] – ALAVI et REVS+ – ont participé à l'enquête en 1999. Enfin, mon analyse est également influencée par

---

[3] Cette étude a été menée dans le cadre du programme de recherche opérationnelle sur le VIH/sida Horizons, mis en œuvre par les organisations Alliance Internationale contre le VIH/sida (Grande-Bretagne) et Population Council (États-Unis) et financé par USAID, l'agence de coopération internationale des États-Unis. Pour le rapport final, voir Population Council *et al.*, 2003.

[4] Par « personnes affectées », on entend alors généralement les proches des PVVIH, notamment les membres de leur famille, même si parfois la tendance était d'inclure aussi les professionnels de santé.

mon expérience à titre bénévole ou professionnel dans plusieurs associations et ONG françaises et internationales ainsi qu'au sein du système des Nations Unies[5].

Les associations de PVVIH au Burkina Faso et en Côte d'Ivoire dans les années 1990

Burkina Faso

ALAVI a été créée en 1995 à Ouagadougou. Elle se définit comme une association de PVVIH et de personnes affectées. En 1999, elle comptait une trentaine de membres dont un tiers étaient des PVVIH et un tiers des professionnels des services sanitaires et sociaux. Elle disposait aussi d'un employé salarié.

REVS+ a été fondée en 1998 à Bobo-Dioulasso. C'est une association de PVVIH et de personnes affectées. En 1999, elle comptait une cinquantaine de membres dont 67 % étaient des professionnels des services sanitaires et sociaux. Environ un tiers des membres étaient des PVVIH. La particularité de REVS+ à sa création était que parmi les professionnels des services sanitaires et sociaux membres de l'association, certains étaient touchés directement par le VIH, soit personnellement soit dans leur famille.

Côte d'Ivoire

Le Club des Amis a été fondé en juin 1994 au Centre d'assistance socio-médicale (CASM) à Abidjan. Le CASM est une clinique de jour destinée aux PVVIH, créé en 1991 par une ONG américaine et chrétienne, Hope Worldwide, en collaboration avec les autorités sanitaires ivoiriennes. Le Club des Amis est enregistré comme ONG et association de PVVIH et malades du sida. La condition sine qua non pour être membre de l'association est d'être patient du CASM. L'association distingue les membres actifs – ceux « ne développant pas encore la maladie » – et les membres passifs – ceux « développant la maladie ». En 1995, l'association comptait un peu plus de cinquante membres.

Lumière Action a été officiellement créée en août 1994. Elle regroupe des « personnes vivant avec le VIH/sida, des personnes affectées et toute autre personne voulant s'engager dans la lutte contre le sida ». En 1995, l'association comptait quarante et un membres dont la moitié étaient actifs. Environ 80 % étaient des PVVIH. L'association était hébergée dans les locaux du Programme national de lutte contre le sida (PNLS) et ses activités étaient financées par la Mission de coopération et d'action culturelle française à Abidjan.

---

5 J'ai été bénévole puis salarié de l'association AIDES, salarié et consultant de l'Alliance Internationale contre le VIH/sida, consultant dans le domaine du VIH/sida pour le Fonds mondial de lutte contre le sida, la tuberculose et le paludisme, l'ONUSIDA, l'OMS et les agences de coopération internationale de l'Allemagne et des États-Unis. Je travaille pour l'UNESCO depuis 2009. Les idées et les opinions exprimées dans cette publication sont celles de l'auteur ; elles ne reflètent pas nécessairement les points de vue de l'UNESCO et n'engagent en aucune façon l'organisation.

1. CONTEXTE D'ÉMERGENCE DES ASSOCIATIONS DE PVVIH EN AFRIQUE DE L'OUEST DANS LES ANNÉES 1990

Les données épidémiologiques fournies par ONUSIDA en 2011 montraient un taux de prévalence du VIH de 1,10 % au Burkina Faso et de 3 % en Côte d'Ivoire, et un nombre de PVVIH estimé à 120 000 au Burkina Faso et 360 000 en Côte d'Ivoire. Lorsque les premières associations de PVVIH apparaissent dans les années 1990, les données sur la prévalence du VIH et sur le nombre de PVVIH ne sont pas encore très précises. En 1995, en Côte d'Ivoire, on sait seulement que le taux de prévalence chez les femmes enceintes est un peu supérieur à 13 % dans les zones urbaines et on mentionne une surmortalité très forte due au sida (Garenne, 1996 : 30). En 1999, on estime le nombre de PVVIH à 350 000 au Burkina Faso. Pour ces PVVIH, le contexte en Afrique de l'Ouest dans les années 1990 est caractérisé par deux phénomènes : la stigmatisation dont ils sont victimes et qui se traduit par différentes formes de discrimination, et la faiblesse du dispositif de prise en charge psychosociale et médicale qui leur est offert, notamment par le système de soins publics.

1.1. Stigmatisation et discrimination des PVVIH

Le thème de la première campagne de sensibilisation organisée par le Programme national de lutte contre le sida (PNLS) ivoirien était « Le sida tue ». Jean-Pierre Dozon remarque que ce message est « un énoncé en soi assez exact » mais qu'il a « la propriété toute performative de vouloir faire peur et ainsi de redoubler le caractère singulièrement mortifère du sida » (Dozon, 1995 : 191). En fait, comme l'explique M. Assohoun, chargé de l'information-éducation-communication (IEC) au PNLS en 1995 : « Cette campagne avait pour but de choquer, de dire : "Attention, vous êtes menacés... Le sida existe !" ». La principale conséquence de cette campagne a pourtant été d'ancrer profondément dans l'esprit de la majorité des Ivoiriens certaines représentations de la maladie et des personnes atteintes. Le sida équivalait à la mort : « Le seul statut de porteur du virus de l'immunodéficience humaine acquise (VIH) revêt, dans l'esprit de tous, le sens d'une sentence de condamnation à mort » et « le séropositif a tendance à se percevoir et à être perçu comme un mort vivant » (Réseau de recherche en santé de la reproduction en Afrique, 1991 : 13). Cette perception ne laissait aucune place à la notion de séropositivité, en tant qu'état d'une personne vivant avec le virus qui cause le sida, mais en bonne santé. « Ce terme n'existe pas. On ne peut pas être malade sans avoir de la fièvre ou se coucher sur un lit » (Trachet & Diallo, 1994 : 84). Pour les Ivoiriens, la personne infectée par le VIH était donc nécessairement malade et n'avait que très peu de temps à vivre.

Les images négatives de la maladie associées à la peur de la contamination ont contribué à stigmatiser les PVVIH en Afrique de l'Ouest. En Côte d'Ivoire ou au Burkina Faso, cette stigmatisation a poussé de nombreuses PVVIH à ne pas révéler leur statut sérologique afin d'éviter la discrimination, comme dans le reste de l'Afrique et un peu partout dans le monde. Par exemple, au Club des Amis, pour 80 % des membres interrogés, il n'était pas possible de révéler son statut à l'ensemble de la famille, encore moins aux amis ou aux relations qui ne sont quasiment jamais informés. Les deux tiers des membres ont toutefois identifié une personne proche à qui ils ont pu confier qu'ils étaient porteurs du VIH. En général, les stratégies de choix de révéler ou pas sa séropositivité sont sélectives et complexes. À l'époque, beaucoup de personnes sont encore dépistées à leur insu et en l'absence de mécanismes pour faire respecter la confidentialité, les résultats des tests VIH ou d'autres informations médicales sont communiqués à des tiers, y compris des proches des personnes dépistées séropositives.

Ces situations conduisent à des cas de discrimination. Par exemple, un jeune homme de vingt-sept ans, membre du Club des Amis, explique la discrimination dont il fait l'objet dans sa famille. Dans son cas, c'est son médecin qui a pratiqué un test de dépistage à son insu et a ensuite révélé son statut à la famille sans le consulter. Ce jeune homme a fait une tentative de suicide :

> *Depuis un certain temps, depuis trois à quatre mois, à la maison je peux plus manger comme tout le monde, je peux plus utiliser les douches comme tout le monde, j'ai mes propres couverts. Il suffit que je prenne un verre pour boire [...] j'ai des remontrances : je le fais exprès, je veux mettre la vie des gens en danger. [...] La femme de mon frère m'a dit de ne plus jamais arriver chez elle, parce que je vais contaminer ses enfants.*

D'autres PVVIH interrogées font également état de discriminations dans leur famille, au travail et même dans les structures de dépistage et de prise en charge. Heureusement, toutes les PVVIH ne sont pas victimes de rejet. Par exemple, 50 % des membres de l'association Lumière Action faisaient état d'une attitude de soutien de leur entourage quand celui-ci connaissait leur statut sérologique. Toutefois, le soutien familial a des limites, notamment financières, pour contribuer à la prise en charge des PVVIH.

1.2. Les PVVIH, oubliées des politiques nationales de lutte contre le sida

Au début des années 1990, les politiques de lutte contre le sida en Afrique étaient majoritairement axées sur la prévention. C'est seulement au milieu de la décennie que la prise en charge a commencé à être considérée comme un domaine prioritaire. En Côte d'Ivoire, c'est en 1994 que « la prise en charge est érigée au rang de seconde priorité » dans le Plan national de lutte contre le sida.

Étant donné la faible importance donnée à la prise en charge dans les politiques de lutte contre le sida jusque vers la fin des années 1990, l'accès aux traitements est très limité, que ce soit les antirétroviraux (ARV) ou les traitements des infections opportunistes, en raison de leurs coûts prohibitifs pour la majorité des PVVIH et de l'absence de système de couverture sociale. De manière générale, le suivi biologique des PVVIH est restreint. Les examens qui mesurent le taux de CD4 sont peu pratiqués en raison de leur coût élevé, sans parler de la mesure de la charge virale qui à l'époque est quasiment inexistante, et de toute façon ne servirait pas à grand-chose si elle n'est pas pratiquée dans le cadre d'un traitement ARV. Les obstacles financiers à l'accès aux soins sont d'autant plus problématiques qu'on constate que, dans le cas du VIH, les formes traditionnelles de solidarité familiale et communautaire courantes en Afrique ne fonctionnent pas toujours, alors que ce sont précisément ces formes de solidarité qui permettent de pallier l'absence de système de couverture sociale.

Par ailleurs, on ignore alors totalement le rôle que peuvent jouer les personnes déjà contaminées dans la prévention primaire de la transmission. C'est seulement au début des années 2000 que naît le concept de « prévention positive » qui valorise l'implication des PVVIH en tant qu'acteurs à part entière de la prévention primaire, ainsi que l'importance pour elles de mener une « vie positive » prévenant notamment les réinfections par d'autres souches du VIH et les infections opportunistes, et permettant une meilleure qualité de vie.

Les associations de PVVIH vont donc émerger au Burkina Faso et en Côte d'Ivoire dans un contexte caractérisé d'une part par une stigmatisation extrême des PVVIH, qui se traduit parfois par une discrimination dans la famille, au travail, et même dans les lieux de prise en charge, et d'autre part par des carences importantes dans la prise en charge médicale et psychosociale qui leur est offerte.

1.3. Naissance des associations de PVVIH : entre influences occidentales et dynamiques régionales

En 1993, le Programme des Nations Unies pour le développement (PNUD) contribue activement à l'organisation du colloque de la Banque africaine de développement sur le VIH et le développement, auquel il fait participer trois PVVIH, causant surprise et émotion parmi les conférenciers. Puis, en mai 1994, il donne naissance au Réseau africain des personnes vivant avec le VIH/sida (RAP+), en organisant à Mombasa (Kenya) la première conférence réunissant une cinquantaine de PVVIH en provenance de treize pays africains. Selon l'histoire officielle, telle que livrée dans sa brochure de présentation, le RAP+ aurait été « une initiative prise par deux jeunes gens vivant avec le VIH, un Zambien membre du groupe "Positive and Living Squads" (PALS) au sein de l'ONG KARA Counselling et un Kenyan de l'Association de personnes vivant avec le sida au Kenya (TAPWAK) lors d'une réunion parrainée par le PNUD en septembre 1993 ». De fait, lorsque le PNUD prépare la conférence de Mombasa, il n'a aucune difficulté à trouver des PVVIH pour représenter les pays d'Afrique de l'Est, où existent déjà des associations qui en rassemblent, certaines depuis même assez longtemps, puisque la première d'entre elles, TASO, a été créée en Ouganda en 1986. En revanche, un problème se pose pour l'Afrique de l'Ouest et notamment pour la Côte d'Ivoire, pays le plus touché de la sous-région, où aucune structure n'existe. Le PNUD insiste alors pour que le PNLS ivoirien constitue une délégation d'au moins deux PVVIH qui puissent représenter leur pays à la conférence. C'est ainsi que commence l'histoire de l'association Lumière Action à Abidjan.

Dominique Kerouedan, une médecin française travaillant pour le PNLS, vient juste de voir débarquer dans son bureau un jeune homme, Étienne Tapé Bi, qui lui dit : « Je suis séropositif, je veux monter une association » (Entretien avec Dominique Kerouedan, in Cornu, 1996 : 80). Il lui explique qu'il veut « monter un groupe de gens pour arrêter tous les tabous, parler de la séropositivité, faire de la prévention ». La même médecin pense ensuite à un autre jeune homme qui a fait sensation en 1993 en étant le premier Ivoirien à témoigner de sa séropositivité à visage découvert à la télévision nationale : Dominique Esmel. La troisième personne s'appelle Jeanne Kouamé. Elle a manifesté à son médecin le désir de rencontrer d'autres PVVIH et a participé à quelques réunions d'un groupe de parole informel rassemblant des femmes veuves et séropositives. C'est donc cette délégation de trois représentants de la Côte d'Ivoire qui se rend à la Conférence du RAP+ de Mombasa en 1994. Lorsqu'ils reviennent à Abidjan, les rencontres faites avec les membres d'associations de PVVIH de pays africains anglophones les ont enthousiasmés et convaincus de créer une association. On a leur a notamment expliqué qu'une telle structure leur permettrait de solliciter un soutien auprès de partenaires au développement, et notamment des financements.

Toutefois il reste encore à formaliser l'idée et à mettre en place l'association, notamment à lui donner des statuts. Les trois fondateurs de Lumière Action rencontrent alors une Française, ancienne membre d'AIDES, qui réside en Côte d'Ivoire. Celle-ci les aide à rédiger les statuts de la future association sur le modèle de ceux de l'association française. La plupart des articles sont d'ailleurs en tout point conformes, en particulier la liste des objectifs. La terminologie employée est aussi celle d'AIDES : ainsi les membres de Lumière Action seront appelés « volontaires », terme symbolique dans l'organisation française où on n'utilise pas le mot « bénévoles ». Il est également stipulé que pour devenir volontaires, les membres doivent avoir suivi la « formation dispensée par l'association ». Le processus de formation initiale et continue très complète et rigoureuse des volontaires d'AIDES a été un élément fondamental dans la construction du discours expert porté par les PVVIH et autres membres de l'association, et a fortement contribué à sa légitimité. Il n'est donc pas anecdotique que la conditionnalité de la formation soit inscrite dans les statuts de l'association ivoirienne. Une erreur laisse même figurer dans les statuts de Lumière Action la mention de la loi de 1901 qui régit les associations en France.

Il est intéressant de noter que les statuts des associations de PVVIH créées au Burkina Faso ont aussi été influencés par ceux d'AIDES. Le « transfert » de terminologie a été le même et plus tard, AIDES a apporté un appui technique et financier à ces associations. Mais celles-ci ont surtout reçu un appui technique et financier très important d'Alliance Internationale contre le VIH/sida, ONG internationale basée en Grande-Bretagne, spécialisée dans la « mobilisation communautaire » contre le sida et le soutien aux associations et ONG locales dans un grand nombre de pays dans le monde. L'Alliance Internationale contre le VIH/sida est une véritable ONG internationale de développement, contrairement à AIDES qui est une association française qui, au départ, n'avait pas d'expérience et de compétence dans le domaine du développement international et a conçu son appui aux associations du Sud comme un strict « transfert de technologie » en partageant avec des associations africaines le savoir-faire acquis en France. Lors de l'une des premières réunions consacrées aux futures actions internationales d'AIDES, l'une des volontaires en charge de ces actions avait résumé ainsi la conception de l'association en matière de développement : « Nous, on a l'expertise, eux [les Africains], ils ont leurs coutumes », traduisant ainsi une certaine conception traditionnelle de l'aide au développement.

Le Club des Amis d'Abidjan est également le résultat d'influences variées. Il a en fait été créé par l'équipe socio-médicale du CASM, et non à l'initiative des PVVIH bénéficiant des services du centre. Il est composé exclusivement de ces bénéficiaires. C'est le directeur du CASM, un Américain, qui a décidé de créer un groupe de patients appelé le Club des Amis, comme « un groupe d'amis ». Il s'est documenté et s'est inspiré des expériences des groupes existant en Afrique anglophone, notamment TASO. Si, contrairement aux fondateurs de Lumière Action, les membres du Club des Amis n'ont pas eu de contact direct avec des associations d'Afrique anglophone, ils ont donc néanmoins bénéficié de ces expériences.

Les associations de PVVIH nées en Afrique de l'Ouest ont par conséquent été influencées par des expériences à la fois du Nord et d'Afrique anglophone. Leurs références sont en grande partie des références « du dehors », que ce soit les formes d'organisation, les activités, ou même le vocabulaire utilisé. Cela fait partie d'un mouvement international de circulation des expériences et des concepts de la mobilisation communautaire face au VIH qui date du début de l'épidémie. Une association française comme AIDES a elle-même bénéficié – consciemment à sa création – des influences des associations créées avant elle aux États-Unis (Gay Men Health Crisis) puis en Grande-Bretagne (Terence Higgins Trust). Cette dernière a elle aussi été inspirée par les expériences américaines et a plus tard influencé certaines associations créées en Afrique anglophone, à commencer par la première d'entre elles, TASO. Les transferts de savoir et savoir-faire ont ensuite été institutionnalisés par les agences des Nations Unies actives dans le domaine de la lutte contre le sida, à travers « l'appui technique » aux associations et ONG et les « échanges d'expériences » Nord-Sud et Sud-Sud, qui sont des mécanismes de l'aide au développement classiques du système des Nations Unies.

2. RÔLE DES ASSOCIATIONS DE PVVIH : LE SOUTIEN MUTUEL, UNE SOLUTION COLLECTIVE À DES CRISES INDIVIDUELLES

Les associations de PVVIH se sont constituées sur le modèle de l'auto-support, selon lequel des personnes partageant les mêmes problèmes ou souffrances se rassemblent entre « pairs » pour s'entraider, se soutenir réciproquement : « C'est vraiment le soutien mutuel, c'était vraiment le premier de nos objectifs : comment arriver à se soutenir mutuellement, à partager nos problèmes ? » explique la vice-présidente et fondatrice de Lumière Action. En revanche, les associations de PVVIH auxquelles nous faisons référence n'étaient pas composées uniquement de PVVIH, à l'exception du Club des Amis. C'est d'ailleurs le cas de la majorité des associations de PVVIH d'Afrique de l'Ouest. Elles sont en fait composées de personnes séropositives, de personnes dites « affectées » et plus généralement de professionnels des secteurs sanitaires et sociaux qui sont impliqués dans la prise en charge des PVVIH. Lumière Action est, par exemple, composée de PVVIH à 80 % tandis qu'au Burkina Faso, aussi bien à ALAVI qu'à REVS+, à l'origine seulement un tiers des membres sont séropositifs tandis que les autres sont infirmières, médecins, assistantes sociales. La séparation entre « PVVIH » et « professionnels » n'est pas toujours très nette puisque parmi ces derniers, certains peuvent être eux-mêmes séropositifs, ouvertement ou pas, comme à REVS+, ce qui a constitué l'une des forces de cette association. Plus que l'identité des membres des associations de PVVIH – au sens de regroupement de personnes identiques –, on pourrait caractériser cette mobilisation associative comme un mouvement basé sur une « parité » entre des personnes concernées par le VIH à différents titres et qui se regroupent autour d'un intérêt commun : le soutien aux PVVIH. En aucun cas il ne s'est agi d'une auto-organisation des malades seuls, même si les PVVIH ont évidemment joué un rôle fondamental au sein des associations.

Bien que la formation des associations de PVVIH ait été largement influencée par des modèles d'entraide du Nord (notamment le modèle anglo-saxon du « self-help »), le soutien réciproque à travers des groupes plus ou moins formels était bien sûr une forme d'organisation de la solidarité sociale très pratiquée en Afrique de l'Ouest dans les années 1990. La dimension exceptionnelle était sans doute que des personnes fortement stigmatisées par la société se regroupent.

Le soutien réciproque, qui est la principale raison d'être des associations de PVVIH, est avant tout psychologique, mais celles-ci vont se trouver confrontées à la nécessité de soutien matériel dans un contexte de grande pauvreté, ce qui va profondément questionner le modèle de l'auto-support. Une autre difficulté pour les associations au départ est de définir les limites du soutien réciproque : doit-il être pratiqué entre membres de l'association seulement ? Et entre quels membres ? Doit-il être élargi à d'autres PVVIH ? Mais dans ce cas-là, s'agit-il encore vraiment de soutien réciproque ou de services fournis à des bénéficiaires ou usagers des associations ?

2.1. Le soutien psychologique : l'association de PVVIH, étape de l'itinéraire thérapeutique

Dans le contexte décrit plus haut, où les PVVIH sont généralement stigmatisées et discriminées lorsque leur statut sérologique est connu, même au sein de leur famille, et où la majorité d'entre elles ont de grandes difficultés à avoir accès à une prise en charge médicale – y compris à des traitements qui, dans les années 1990, ne sont pas encore largement disponibles en Afrique de l'Ouest –, le besoin d'être soutenu sur le plan psychologique est énorme. Ce besoin est présent depuis l'annonce de la séropositivité – ou souvent la découverte de cette séropositivité sans annonce – jusqu'à la mort.

Les associations de PVVIH vont répondre à ce besoin alors que beaucoup de professionnels des services sanitaires et sociaux, peu ou mal formés, ne savent pas comment s'y prendre et ont parfois eux-mêmes des attitudes et comportements stigmatisants ou discriminatoires avec les personnes qu'ils sont censés traiter ou soutenir. Les modalités du soutien psychologique fourni par les associations sont variées.

Le soutien psychologique au sein des associations passe d'abord par la libération de la parole. Dans une société où « une culture orale fonde nécessairement sur la parole son univers thérapeutique » (Caprara, 1991 : 193), l'association remplit une fonction spécifique dans la mesure où elle permet de dire à l'intérieur du groupe ce qu'il est interdit de dire à l'extérieur, notamment ce que beaucoup de personnes atteintes s'interdisent elles-mêmes de révéler à leur entourage. L'association de PVVIH joue donc le rôle de groupe de parole : « On a l'impression que c'est plutôt parti sur une sorte de groupe de parole et puis, c'est devenu association un peu par hasard, comme ça, de lutte, mais sinon c'était plutôt un groupe de parole », explique une jeune femme membre de Lumière Action.

Comme dans la plupart des groupes de parole à visée thérapeutique, le fait que l'association de PVVIH soit théoriquement composée de « pairs », c'est-à-dire de personnes qui connaissent des situations identiques, notamment en termes de souffrance, libère la parole. Les PVVIH sont mieux à même de s'entendre et se comprendre entre elles, en étant normalement moins tentées de se juger les unes les autres. C'est l'écoute réciproque qui constitue une forme de soutien psychologique : « Quand tu partages ton problème avec quelqu'un d'autre qui a le même problème, vous pouvez formuler une réponse et puis, à partir de là, vous pouvez tout surmonter », dit un membre de Lumière Action.

Dans un contexte où beaucoup de PVVIH, y compris celles qui rejoignent les associations, sont discriminées par leur propre famille, l'association est souvent perçue comme une sorte de « famille de substitution » : « Il y en a qui ont été mis dehors, donc Lumière Action pour eux représente presque tout, quoi, la famille, le soutien moral, financier », explique Dominique Esmel.

L'association comme « groupe de parole » a donc une importante fonction thérapeutique. D'une certaine façon, comme l'assurent certaines croyances au sujet de la transmission des maladies, « la parole peut tuer, rendre malade ou guérir » (Caprara, 1991 : 193) ; dans ce cas, elle guérit un peu en soulageant la souffrance qu'occasionne le silence socialement imposé.

Grâce à la parole retrouvée, ce ne sont pas seulement des problèmes qui sont échangés, ce sont également des informations sur la meilleure façon de vivre la séropositivité et la maladie. Ces informations permettent notamment de corriger les idées fausses que les PVVIH avaient sur le VIH et le sida avant de rejoindre une association. Le président du Club des Amis insiste sur l'idée d'un « échange mutuel d'infos ». L'information des PVVIH qui rejoignent des associations passe notamment par la formation qu'ils reçoivent. Quatre-vingt-cinq membres de Lumière Action ont suivi une formation dispensée par l'Unité de soins ambulatoires et de conseil (USAC) pour séropositifs et malades du sida du Centre hospitalier universitaire (CHU) de Treichville. Celle-ci est en fait surtout destinée à permettre aux volontaires de l'association d'assurer la prise en charge psychosociale des personnes touchées, mais elle comporte aussi des informations élémentaires sur les différents aspects de la séropositivité et de la maladie, que les volontaires peuvent utiliser pour leurs propres besoins. Au Club des Amis, quelques personnes ont également bénéficié d'une formation aux soins infirmiers de base et sont informées sur les pathologies les plus courantes associées au sida ; formation et conseils sont dispensés par le CASM.

La circulation de la parole qui favorise l'échange d'informations, d'une part, et les formations reçues, d'autre part, contribuent à ce que de nombreuses PVVIH dans les associations changent l'image négative qu'elles ont d'elles-mêmes, imposée notamment par la société, ce qui conduit souvent à l'acceptation de la séropositivité et plus généralement à l'acceptation de soi, étape nécessaire pour « vivre positivement » : « La seule chose primordiale qui a changé, c'est mon acceptation personnelle. [...] J'ai regagné de la dignité. Avant j'étais sans honneur parce que indexé. [...] C'est mon acceptation qui est ma satisfaction », explique un membre du Club des Amis. Une certaine maîtrise de l'information doit permettre aux PVVIH non seulement d'accepter leur état mais aussi d'acquérir ce qu'un volontaire de Lumière Action appelle la « maîtrise de la situation ».

Le bien-être psychologique passe par une meilleure acceptation de soi, mais aussi par l'acceptation par les proches. Dans certains cas, les associations remplissent une fonction de médiation par rapport à l'entourage. Par exemple, à Lumière Action, un autre membre de l'association est parfois « utilisé », comme dans le cas de cette jeune fille qui a présenté à sa famille l'un des fondateurs, clairement identifié comme séropositif, qui était devenu l'un de ses amis :

> *Il a procédé à la sensibilisation de ma famille. [...] Après cinq mois, un jour j'ai parlé à ma mère : « Voilà, j'ai fait mon test et je suis séropositive ». Grâce à la rencontre avec Étienne, j'ai pu me libérer de ce fardeau. [...] Une semaine après, j'en ai parlé à mon père. Ils n'ont pas dramatisé cela. [...] Ma mère, elle a évoqué le physique d'Étienne, elle disait : « Ne te décourage pas, tu vois, ton ami qui est ici, il est aussi séropositif mais il vit bien positivement sa situation, il est bien, il est corpulent. Toi aussi, ça veut dire que tu peux vivre longtemps ».*

Une membre d'ALAVI explique sa stratégie pour révéler sa séropositivité à son mari grâce à son appartenance à l'association : « Même si je n'ai jamais pu dire à mon mari directement que je suis infectée, quand il va savoir que je suis dans une association de lutte contre le sida, il va s'habituer. Lentement il va être préparé ».

On remarque aussi que pour certaines PVVIH membres d'associations, leur engagement est perçu par une partie de l'entourage comme un acte d'abnégation, d'altruisme, de dévouement, autant de qualités qui valorisent socialement celui qui en fait preuve. Cette reconnaissance sociale inattendue peut même prendre la forme d'une véritable promotion sociale. L'un des responsables de Lumière Action raconte comment il est en quelque sorte devenu un sage, non seulement à l'association, mais aussi dans son entourage. Toutefois, être connu pour son appartenance à une association de PVVIH, notamment à travers une certaine exposition « médiatique », peut aussi avoir des effets pervers, comme la suspicion. Il n'était pas rare que certaines personnes en Côte d'Ivoire et au Burkina Faso accusent les membres des associations de PVVIH de se prétendre séropositifs pour en tirer profit. À l'opposé de la méfiance, la « promotion » sociale de certains membres des associations a une autre conséquence inattendue : l'intérêt des proches, comme l'illustre le témoignage du président du Club des Amis : « Aujourd'hui dans ma famille, les gens courent après moi, parce qu'on pense que j'ai de l'argent. [...] Avant ils me fuyaient parce que je leur demandais de l'argent pour acheter des médicaments ».

Il semble donc que l'appartenance à une association puisse être utilisée par la PVVIH comme l'une des stratégies individuelles de lutte contre la maladie, un recours qui s'ajoute généralement aux « recours modernes » (les structures médicales), aux « recours traditionnels » (féticheurs et tradipraticiens) et aux « recours religieux ou mixtes » (Yla-Boumpoto, 1996 : 37). Dans les années 1990, l'association était une étape supplémentaire dans l'itinéraire thérapeutique, un remède alternatif pour des séropositifs et malades du sida confrontés à l'impuissance thérapeutique des remèdes habituels et à l'inaccessibilité en Afrique de l'Ouest des traitements existant ailleurs.

2.2. *Le soutien matériel : les stratégies, limites et déviations de l'auto-support des PVVIH*

Dans les années 1990, la grande majorité des PVVIH qui rejoignent les associations sont pauvres. En Côte d'Ivoire, peu d'entre elles travaillent : les deux tiers des membres du Club des Amis et les trois quarts de Lumière Action n'ont pas d'activité rémunérée. Ils ont pour la plupart une charge de famille, à la fois des enfants biologiques et des enfants confiés (frères, sœurs, neveux, etc.), comme c'est souvent le cas dans les deux pays. Ils affirment donc vivre grâce au soutien familial. Au Burkina Faso, la situation des membres d'ALAVI et REVS+ est plus contrastée. Ces associations comprennent plus de personnes dites « affectées », notamment des professionnels de santé ou des services sociaux, qui, même pour ceux d'entre eux, sont séropositifs, ont des revenus. D'autres PVVIH travaillent également. Toutefois, de manière générale, à cette époque-là, les personnes atteintes ayant un statut social « élevé » ne s'impliquent pas dans les associations de PVVIH en Afrique de l'Ouest, par crainte du préjudice social que pourrait leur faire subir la révélation de leur séropositivité. La pauvreté est un élément déterminant dans la démarche qui conduit les PVVIH à faire appel ou adhérer à une association. Elle a toutefois des conséquences négatives sur le fonctionnement des associations qu'il est important d'analyser.

Outre un soutien psychologique, c'est un soutien matériel très concret que viennent chercher la plupart des personnes atteintes qui s'adressent aux associations de PVVIH : des médicaments, de la nourriture, un logement, ou de l'argent pour avoir accès à ces biens fondamentaux dont ils sont privés. « Nous, en Afrique, nous avons un problème particulier au niveau du VIH et de la pauvreté, ce qui fait que tous les malades du sida qui viennent à Lumière Action, quand on parle de prise en charge, ils pensent automatiquement "moyens financiers", parce qu'ils peuvent pas honorer leur ordonnance, ils peuvent même pas se nourrir, se loger et en plus de cela vient s'ajouter le VIH, ça devient compliqué », explique l'un des responsables de Lumière Action. Une responsable d'ALAVI mentionne que plusieurs PVVIH ont rejoint l'association parce que celle-ci avait la possibilité d'obtenir la mise sous ARV d'un petit nombre de personnes.

C'est l'une des raisons pour lesquelles le modèle de l'auto-support entre membres des associations de PVVIH qui, comme nous l'avons décrit, a bien fonctionné en Afrique de l'Ouest en matière de soutien psychologique, a en revanche relativement échoué en termes de solidarité économique. Il n'était pas question pour les associations d'envisager un fonctionnement basé sur l'apport de cotisations régulières des membres, comme c'est le cas dans les organisations dites à assise ou base communautaire dans la région. Il y a bien eu quelques tentatives de mettre en place des « activités génératrices de revenus » pour permettre aux membres d'acquérir une autonomie financière, mais mal gérées, ces activités généraient des revenus insuffisants pour les PVVIH impliquées et elles ont assez vite périclité. Les associations de PVVIH ont donc mené leurs activités, en apportant notamment un soutien matériel à leurs membres, grâce à différents financements extérieurs : celui du CASM dans le cas du Club des Amis, ou ceux des partenaires au développement pour les autres associations. La plupart des associations de PVVIH dans le monde, au Nord comme au Sud – à l'exception de petits groupes de parole locaux –, ont fonctionné grâce à des subventions ou des dons. Ce n'est donc pas en soi le financement de la solidarité matérielle par des fonds extérieurs qui a entravé le fonctionnement des associations de PVVIH à leur début, notamment en Côte d'Ivoire. C'est l'utilisation de ces fonds dans un environnement où statutairement les « volontaires » ou membres des associations étaient supposés s'engager dans des activités de manière totalement bénévole.

La pauvreté de la plupart des PVVIH qui rejoignent les associations compromet en effet un engagement bénévole qui peut être perçu comme superflu par rapport aux besoins essentiels de la vie quotidienne. Comment s'engager dans une action bénévole destinée à améliorer le sort d'autres personnes atteintes alors que l'on n'a pas soi-même résolu ses propres problèmes ? « Toutes ces personnes qui sont au sein de l'association, ce sont des personnes qui sont nécessiteuses. [...] Faut qu'elles soient rassasiées d'abord, avant de pouvoir s'occuper des autres », explique l'un des fondateurs de Lumière Action. Un membre d'ALAVI fait un constat similaire : « Si le transport n'est pas fourni, y a que ceux qui sont convaincus qui viennent. Quand elles [les PVVIH] savent qu'il y a une aide, elles viennent. C'est sans doute lié à la situation économique, il y a une pauvreté extrême ici ».

De façon générale, il y aurait une incompréhension de la notion de « bénévolat » : « Le travail bénévole, c'est un truc que l'Ivoirien comprend pas. Donc ce qu'on fait, on le fait certainement pas bénévolement. Il y a obligatoirement quelque chose derrière », dit une jeune membre de Lumière Action. Le directeur du CASM fournit aussi une explication sur l'impact de la pauvreté des PVVIH sur le bénévolat dans un contexte africain :

> *La plupart de nos patients sont indigents. Pour eux, faire quelque chose de bénévole, c'est un gaspillage de temps. [...] Je pense que le cœur est là, mais l'idée du bénévolat n'est pas comprise dans le même sens. Je*

> *pense qu'on doit redéfinir l'idée du bénévolat, ici en Afrique, parce que c'est pas la même chose.*

Face à ces difficultés, les associations ont dû mettre en place un certain nombre de stratégies. À Lumière Action, par exemple, a été instauré un système de dédommagement financier des « bénévoles » pour leur participation aux activités de l'association, sous forme de paiement des « allocations de transport » ou « indemnités de déplacement ». Ces indemnités que leurs bénéficiaires appellent « per diem » ont rapidement été perçues comme une forme de « rémunération » d'un travail supposé bénévole. Les associations ont aussi fourni une aide matérielle directe à certains de leurs membres, dans la limite des moyens existants.

Quelles que soient les stratégies des associations de PVVIH pour organiser la solidarité matérielle, très vite des problèmes ont surgi en lien avec l'existence même d'une aide matérielle et les critères de son attribution, notamment en termes de choix des bénéficiaires. À Lumière Action, l'obtention d'un financement et le système des « allocations de transport » auraient attiré des PVVIH dont la principale motivation aurait été leur intérêt propre et pas l'intérêt commun des PVVIH : « Avant ce n'était pas financé, avant c'était un truc complètement bénévole ; mais on a eu la chance d'avoir un bailleur pour mener à bien les activités, et quand les gens, ils ont vu ça, il a commencé à y avoir du monde, et la plupart de ces gens ne viennent pas réellement pour leur volonté de bénévolat, alors qu'ils viennent pour faire du profit », affirme un membre de l'association. « Y en a, je sais, qui sont venus à l'association parce qu'il y a de l'argent. On paie notre transport chaque lundi. [...] Y en a parce qu'il y a des per diem. [...] Si on vient pour des intérêts personnels, ça peut pas marcher », ajoute un autre membre.

Si rejoindre une association de PVVIH peut être motivé par le désir d'avoir accès à des ressources, se pose vite le problème de la compétition entre personnes pour l'accès à ces ressources qui restent limitées. La compétition se situe à plusieurs niveaux. À Lumière Action, la répartition des indemnités se fait en fonction de la participation à des activités et certains membres se plaignent que la distribution des activités ne serait pas faite selon des critères précis et transparents et qu'elle bénéficierait aux mêmes personnes, notamment aux responsables : « Certains responsables s'accumulent tout le travail à cause du per diem ». Il existe aussi une compétition entre membres séropositifs et ceux qui ne le sont pas, à tel point que l'un des membres s'interroge sur la pertinence de la cohabitation au sein de l'association entre personnes infectées et personnes affectées, dans la mesure où celles-ci perçoivent les mêmes indemnités que les personnes atteintes : « Il y a des problèmes parce que les statuts [...] disent que c'est une association de personnes infectées et elle est ouverte aussi aux personnes affectées. [...] On ne sait pas comment faire la part des choses, les personnes affectées revendiquent les mêmes droits que les personnes infectées, ce que moi personnellement je ne trouve pas juste », dit une PVVIH membre de Lumière Action.

Enfin, la compétition existe aussi entre PVVIH membres des associations et PVVIH extérieures aux associations. À Lumière Action, certains membres craignent que l'association ne consacre ses quelques ressources à aider des PVVIH non membres de l'association et bénéficiaires potentiels des aides matérielles, même s'il ne s'agit pas d'une pratique courante, faute de moyens : « L'association ne fait que s'oublier, c'est-à-dire oublier ses propres membres et chercher à vouloir aider, à vouloir jouer les pompiers pour les autres » ; « On est une association qui vient au soutien de personnes séropositives, mais il n'y a rien qui est fait pour nous, pour les personnes touchées au sein même de l'association ». Ceci révèle une certaine confusion entre les notions de membre, d'usager ou de bénéficiaire, et d'auto-support ou auto-assistance.

Ces incompréhensions montrent donc les limites et déviations d'un modèle d'auto-support entre PVVIH basées sur le bénévolat dans un contexte où les PVVIH qui rejoignent les associations sont majoritairement pauvres et où par ailleurs les solidarités publiques – systèmes de santé publique et de sécurité sociale – et familiales fonctionnent peu ou pas.

3. DU SOUTIEN MUTUEL AU RÔLE SOCIAL : L'ASSOCIATION, SOLUTION COLLECTIVE À UNE CRISE COLLECTIVE

Comme les associations du Nord et d'Afrique anglophone qui les ont soutenues et les ont inspirées, les associations de PVVIH d'Afrique de l'Ouest ont rapidement souhaité aller au-delà d'un modèle d'auto-support dans lequel PVVIH et personnes affectées se soutiendraient mutuellement sur le plan psychologique et matériel. Elles se sont tout d'abord impliquées dans les structures de dépistage du VIH et de prise en charge des séropositifs et malades du sida, les PVVIH membres des associations devenant de véritables prestataires de services aux côtés des professionnels de santé. Puis elles ont investi le champ de la prévention et celui de la défense des droits des PVVIH, assumant ainsi un rôle social.

3.1. L'implication des associations de PVVIH dans le dépistage, la prise en charge et la sensibilisation de la population

Peu à peu, les associations de PVVIH ont été associées aux services existants de dépistage du VIH et de prise en charge des séropositifs et malades du sida en Afrique de l'Ouest. Relativement vite, les médecins et autres professionnels de santé se sont rendu compte des bénéfices qu'ils pourraient tirer de la participation de PVVIH ayant reçu une formation – même basique – au conseil pré-test et post-test, y compris l'annonce de la séropositivité, et de manière générale au soutien psychologique de leurs patients. Souvent démunis face à des personnes pour qui l'annonce d'un test positif était vécue comme une sentence de mort à court terme et à des patients déprimés à qui ils n'avaient pas à grand-chose à offrir, ni guérison ni même traitement des infections opportunistes, les professionnels de santé ont compris que des PVVIH engagées à leurs côtés pourraient donner un message d'espoir ainsi que des informations pratiques sur comment vivre avec le VIH : « Quand ils apprennent leurs résultats, les gens qui viennent d'être testés sont bien plus rassurés quand ils savent que la personne en face d'eux est elle-même une personne affectée. Ils se disent : “Voilà quelqu'un qui ne va pas me juger, qui va me comprendre, qui ne m'accusera pas d'avoir mérité ce que j'ai” », explique un membre de REVS+. Comme nous l'avons mentionné, un nombre significatif de membres de Lumière Action ont été formés à la prise en charge psychosociale par les personnels de l'USAC. De nombreuses formations ont également été organisées au Burkina Faso pour les membres d'ALAVI et REVS+.

Les PVVIH des associations considèrent elles-mêmes qu'elles travaillent en partenariat avec les professionnels de santé : « Les médecins aujourd'hui sont nos partenaires privilégiés », affirme Étienne Tapé Bi de Lumière Action. Au Burkina Faso, le partenariat est d'autant plus fort que certains professionnels de santé et des services sociaux sont membres d'ALAVI et REVS+ en tant que personnes affectées. Certains sont séropositifs eux-mêmes, bien qu'alors le statut sérologique de chacun ne soit pas toujours connu des autres membres.

Les associations de PVVIH au Burkina Faso et en Côte d'Ivoire ont par ailleurs souhaité faire passer un certain nombre de messages auprès de la population et elles se sont impliquées dans différentes actions de prévention.

Dans les années 1990, en Afrique de l'Ouest, on constate encore un certain déni de la présence de l'épidémie dans la population. Selon le président de Lumière Action, il faut faire comprendre aux Ivoiriens que le sida est une maladie bien réelle, aux conséquences graves, qui se propage rapidement dans leur pays : « L'association sert à combattre les fausses idées, parce que c'est ça le problème dans notre pays, les choses évoluent très lentement, et avant que les gens comprennent vraiment ce qui se passe, il peut y avoir beaucoup de dégâts, et nous sommes là surtout, à travers notre témoignage, nos activités, pour insister et dire aux gens : “Arrêtez de jouer aux aveugles, la réalité est là” ». Les associations participent donc à des campagnes de prévention primaire en expliquant les modes de contamination et les moyens de protection, et en incitant à faire le test de dépistage.

Dans le contexte de stigmatisation et de discrimination déjà décrit, il fallait aussi lutter contre les fausses idées et les préjugés que la majorité de la population avait sur les PVVIH, en donnant une image positive : « La première mission pour Lumière Action, c'est démystifier, démontrer aux yeux de la population [que] malgré mon infection, je vivais, avec ma dignité, mon honneur », explique l'un des fondateurs de l'association. Il explique aussi qu'il faut montrer que les membres de Lumière Action sont des « jeunes [...] qui continuent à bien vivre, qui luttent contre le sida, qui aident les autres », et que ce sont « des gens comme les autres [...] qui restent quand même humains ». Les associations de PVVIH veulent faire passer un discours et des images de vie versus un discours et des images de mort qui prédominent alors. Certes, les personnes contaminées meurent du sida, mais elles peuvent aussi bien vivre avec le VIH, et elles peuvent même « vivre positivement » avec le VIH jusqu'à... la mort : « On peut rester séropositif toute sa vie », affirme la brochure du Club des Amis. « Le sida tue », martelaient les campagnes du PNLS en Côte d'Ivoire ; « Nous sommes vivants, et bien vivants », semblent répondre les messages des associations de PVVIH.

Les associations au Burkina Faso et en Côte d'Ivoire ont donc porté une parole collective de PVVIH qui jusque-là étaient quasiment invisibles et totalement inaudibles. « Nous sommes le porte-parole des sans-voix », dit un membre de Lumière Action. Le président de l'association commente la première tournée de sensibilisation effectuée en 1994 dans les principales villes de Côté d'Ivoire aux côtés d'une troupe de théâtre, pendant laquelle certains membres de Lumière Action donnaient des témoignages : « Désormais, on donnait un visage au sida ». Et pas seulement un visage, mais aussi des corps. Un autre membre de Lumière Action explique : « les gens étaient surpris [...] de voir des séropositifs, [...] des gens venaient nous toucher, on signait des autographes ». Du fait de leur appartenance à des associations, un certain nombre de PVVIH ne se cachent plus : « Un séropositif est un individu qui sort de l'ombre dans le champ de la santé pour la lumière de la vie », peut-on lire dans la brochure du Club des Amis. La mission de porte-parole est peu à peu exercée par les associations dans des instances où elles représentent les PVVIH du pays. Par exemple, Lumière Action siège rapidement au Comité national et au Comité d'éthique du PNLS. Le nombre de PVVIH membres des associations qui parlent de leur séropositivité en public et dans les médias reste toutefois très limité dans les années 1990, en raison des craintes d'être victimes de discrimination, notamment dans le milieu familial. Ce sont principalement celles qui exercent des responsabilités au sein des associations qui font des témoignages et représentent publiquement les PVVIH. Certaines associations utilisent des stratégies originales pour permettre aux PVVIH de prendre la parole sans s'exposer. Par exemple, les membres de REVS+ interviennent en équipe pour mener des actions de sensibilisation de la population à Bobo-Dioulasso. Ils expliquent alors que parmi eux, il y a des personnes séropositives et d'autres qui ne le sont pas. Cette approche a généralement un fort impact sur le public dans la mesure où il est impossible d'identifier les intervenants qui sont séropositifs et ceux qui ne le sont pas juste en observant l'apparence physique. Cela contribue à corriger les images véhiculées sur les PVVIH tout en protégeant un certain

« anonymat » pour les PVVIH impliquées dans ces actions. Tous les membres doivent cependant accepter la suspicion sur leur statut sérologique.

Comme dans les pays du Nord, les associations de PVVIH en Afrique de l'Ouest ont donc permis aux séropositifs et aux malades d'acquérir une certaine expertise, grâce à la circulation de la parole qui a favorisé l'accès à l'information ainsi qu'à la formation dispensée par les professionnels de santé et du secteur social. Les PVVIH ont pu ainsi s'impliquer dans des activités de prévention et de prise en charge, implication qui a encore renforcé leur expertise, en faisant d'elles de véritables prestataires de services. Les associations sont devenues le « lieu de constitution d'un savoir » (Defert, sans date : 49) ainsi que d'un discours, qui était à l'origine un discours empirique basé sur une somme de discours individuels – « Nous parlons avec le sang que nous portons », dit un membre de Lumière Action –, puis est rapidement devenu un discours collectif. En tant que membres d'une association, les PVVIH peu à peu ne s'expriment plus en leur nom propre mais au nom des PVVIH burkinabé ou ivoiriennes en général. Cette parole associative et collective porte d'abord sur l'existence même des PVVIH – encore invisibles à l'époque –, puis elle va évoquer leurs souffrances, progressivement lister leurs besoins, et finalement exprimer et revendiquer leurs droits.

En revanche, dans les années 1990, l'expertise des PVVIH en Afrique de l'Ouest n'est pas à proprement parler technique ou scientifique, parce que la réponse médicale au sida est elle-même très peu technique, faute de moyens pour traiter. Par ailleurs, bien que les membres de certaines associations suivent une formation destinée à faciliter l'accès au savoir et à la production de savoir, celle-ci est dispensée par des personnes extérieures aux associations, dans la mesure où ces dernières ne parviennent pas encore à mettre en place les mécanismes internes qui assureraient la reproduction d'un savoir associatif propre. Il faut attendre la fin des années 1990 pour que les associations de PVVIH voient renforcée leur capacité à développer leur propre expertise technique et à la partager. À partir de 1997, l'Alliance Internationale contre le VIH/sida lance au Burkina Faso un processus d'appui technique à la prise en charge communautaire des PVVIH. Une dizaine d'ONG et associations, dont ALAVI et REVS+, bénéficient de formations de formateurs afin que des personnes ressources au sein des associations puissent former et encadrer les nouveaux membres et appuyer d'autres associations dans le pays.

3.2. Le rôle des associations dans la défense des droits des PVVIH

Outre leur implication dans la prise en charge et la prévention, les associations de PVVIH africaines, comme leurs aînées dans les pays du Nord, se sont aussi positionnées rapidement sur le terrain des droits humains. En Côte d'Ivoire, elles disent revendiquer l'égalité des droits pour les PVVIH : « Étant infectés, on a les mêmes droits que les personnes non infectées ».

Ces revendications portent sur des droits assez précis. Elles sont liées en grande partie à l'accès à une prise en charge de qualité. Il s'agit, par exemple, d'améliorer l'accueil des PVVIH dans les structures de soin, en faisant en sorte qu'il y ait du personnel pour recevoir les patients, ou encore en luttant contre les attitudes et comportements discriminatoires de certains personnels à l'encontre des PVVIH. Le président de Lumière Action explique :

> *Nous sommes intervenus au CHU. Un médecin s'absentait un peu trop aux maladies infectieuses. Il y avait des jours, il y avait aucun médecin, alors nous avons saisi le responsable de l'USAC [...] à qui nous avons expliqué qu'il était inadmissible dans un centre qui reçoit des malades qui souffrent de maladies chroniques, qu'il n'y ait pas de médecin. [...] Il a compris. Il a réuni son équipe et désormais il y a toujours une permanence qui est assurée.*

La vice-présidente dit qu'elle n'hésite pas à interpeller les assistants sociaux « qui ne sont pas très tendres avec les malades ». Pour les associations de PVVIH, l'accès à une prise en charge de qualité passe aussi par une augmentation des investissements dans ce domaine, négligé pendant longtemps au profit de la prévention. « Nul n'ignore combien de milliards les bailleurs de fonds apportent et eux [le gouvernement], ils gaspillent [...] pour faire la prévention, toujours la prévention », s'insurge une jeune membre de Lumière Action. Il s'agit notamment de faciliter l'accès aux traitements, dont le coût est trop élevé pour la majorité des PVVIH.

Un autre cheval de bataille prioritaire pour les associations est le droit au dépistage volontaire et à la confidentialité. En effet, plusieurs membres des associations ont été dépistés à leur insu, ce qui a parfois conduit à des situations difficiles dans la mesure où de surcroit, les professionnels qui ont pratiqué le dépistage n'ont pas respecté le droit à la confidentialité et ont communiqué le résultat des tests à des tiers. « Le droit à la confidentialité est vraiment piétiné par les médecins », affirme le président de Lumière Action.

La défense des droits des PVVIH par les associations passe par différentes modalités. Les associations tentent d'exercer des pressions, notamment sur les professionnels des services sociaux et de santé. L'un des fondateurs de Lumière Action explique : « Nous nous transformons parfois en policiers contre les médecins parce que nous recevons des plaintes de nos membres qui se voient mal accueillis dans les hôpitaux ». Cependant, la majorité des membres des associations n'envisagent pas la relation avec les personnels de santé comme un affrontement mais au contraire comme une collaboration dans le cadre de la complémentarité.

Les associations de PVVIH travaillent également à la fois avec différents partenaires nationaux – pouvoirs publics, ONG nationales – et internationaux – agences de coopération bilatérales, agences des Nations Unies et ONG internationales ou associations de lutte contre le sida du Nord, dont elles reçoivent un soutien technique et parfois financier. Elles vont devoir rapidement apprendre à se positionner par rapport à ces nombreux acteurs impliqués à des titres et degrés divers dans la lutte contre le sida, avec lesquels il faut gérer les conflits et savoir nouer les bons partenariats pour exister et pour défendre les droits des PVVIH dans le contexte politique complexe de l'Afrique subsaharienne.

4. COMPLEXITÉS ET LIMITES DU RÔLE SOCIAL DES ASSOCIATIONS DE PVVIH : « ON N'EST PAS ACT UP »

Avant les années 1990, il existait un réseau très dense d'associations dites « traditionnelles » dans beaucoup de pays d'Afrique de l'Ouest, y compris la Côte d'Ivoire et le Burkina Faso. Dans le jargon des agences de développement, on les appelle des organisations à assise communautaire (OAC) : « Les OAC sont des organisations qui émanent de la communauté, ce sont des organisations informelles qui travaillent directement avec les communautés et qui sont issues des communautés », explique un responsable du PNUD à Abidjan. Dans les années 1990, naissent de nombreuses associations et ONG. En Côte d'Ivoire, 70 % des associations seraient nées après 1990, c'est-à-dire avec le processus de démocratisation. Lumière Action et le Club des Amis font partie de ces nouvelles « associations modernes qui n'ont pas de références traditionnelles et qui sont nées de manière plus ou moins artificielle, et dans le sens d'un opportunisme », selon un responsable de l'Agence française des volontaires du progrès en Côte d'Ivoire. Il y aurait donc des organisations communautaires traditionnelles et à l'opposé des organisations « modernes » symbole d'une société civile émergente.

Dans le domaine du sida en particulier, une profusion d'organisations non gouvernementales sont créées. Les ONG existantes voient avec une certaine méfiance les associations de PVVIH qui naissent. Un cadre local d'une ONG internationale commente : « Les autres associations qui se confondent avec les ONG, elles sont toutes opportunistes. C'est normal, elles viennent là par intérêt. [...] Tout le monde s'en méfie de ces associations artificielles ». Quant aux associations de PVVIH nouvellement créées, elles portent parfois aussi un regard critique sur les ONG qui travaillent dans le domaine du sida. Certains membres d'associations jugent que les associations de PVVIH ont une légitimité supérieure aux ONG et ils craignent d'être privés d'un droit de regard, acquis ou à conquérir, sur les décisions qui les concernent. Ils accusent par ailleurs les ONG de tirer profit de l'épidémie, en bénéficiant de fonds destinés à la prise en charge des personnes atteintes, qu'ils estiment plus aptes à gérer. Un membre du Club des Amis dit :

Il y a des ONG aujourd'hui [...] qui disent qu'ils jouent le rôle dans le domaine de la sensibilisation au sida et du soutien aux séropositifs, mais jusqu'à aujourd'hui ce n'est pas effectif. Et bizarrement, c'est eux qui bénéficient de certains fonds par rapport à nous-mêmes qui sommes malades [...] qui essayons d'aider nos amis aussi.

Les suspicions portent donc sur la légitimité des uns et des autres à mener des activités qui répondent aux véritables besoins des PVVIH et de la population en général en matière de VIH, ainsi qu'à gérer les ressources distribuées par les bailleurs de fonds dans un contexte de concurrence pour accéder à ces ressources, lesquelles à l'époque sont encore relativement restreintes.

La concurrence existe aussi entre les associations de PVVIH elles-mêmes. En Côte d'Ivoire, c'est Lumière Action qui siège dans certaines instances nationales où l'association représente « tous les séropositifs et sidéens vivant en Côte d'Ivoire, Ivoiriens ou étrangers ». Cela ne va pas sans poser le problème des critères de cette représentativité et le président du Club des Amis ne comprend pas en quoi les PVVIH de Lumière Action sont plus représentatives des personnes infectées en Côte d'Ivoire que celles de sa propre association. La concurrence, et les conflits entre organisations de la société civile dans l'histoire de la lutte contre le sida, n'est pas propre à l'Afrique de l'Ouest, elle a existé dans de nombreux pays, au Nord comme au Sud. Au Nord, elle s'est généralement construite par rapport à des différences de positionnement stratégique et idéologique – et même politique – sur la manière de répondre à l'épidémie, de défendre les droits des PVVIH, avec ou contre les pouvoirs publics. En Afrique de l'Ouest, lorsque les associations de PVVIH naissent dans les années 1990, la concurrence est liée avant tout à la nécessité de reconnaissance par ces mêmes pouvoirs publics et par les partenaires internationaux, et donc à une légitimité et représentativité qui permettent d'accéder à des ressources financières sans lesquelles les associations n'ont pas la possibilité de fonctionner. Le président du Club des Amis se plaint :

Il y a une complicité au niveau du PNLS qui a cautionné très vite les membres de Lumière Action et chaque fois, quand il y a des invitations à l'extérieur, à participer à des conférences internationales, ils envoient un groupe de personnes seulement, et on nous laisse, parce que Lumière Action est confondue avec le PNLS.

En fait, il ne faut pas oublier que Lumière Action a été créée avec le concours du PNLS ivoirien et la bénédiction du PNUD, ce qui a contribué à légitimer sa représentativité des PVVIH au niveau national. À sa création, l'association était même hébergée dans les locaux du PNLS. Ceci pose bien sûr le problème de la dépendance entre une organisation dite de la société civile et le gouvernement, et celui de sa capacité à jouer un rôle social, notamment en contestant la politique de ce gouvernement dans le domaine du sida. La vice-présidente de Lumière Action souligne d'ailleurs la contradiction et ses conséquences :

> *En principe, en tant qu'ONG, on ne devrait pas être ici. [...] Là c'est l'administration, c'est le gouvernement. [...] On est hébergé par le Programme, on peut pas aller faire une activité contre le Programme. Lorsqu'on sera mis dehors, comment allons-nous faire ?*

Le cas de Lumière Action à ses débuts est un exemple extrême des risques qu'une trop grande dépendance aux institutions peut entraîner en termes de liberté des associations de contester les actions des pouvoirs publics. En revanche, un autre facteur qui, lui, s'applique à toutes les associations au Burkina Faso et en Côte d'Ivoire, est le manque de culture démocratique dans ces deux pays. Félix Houphouët-Boigny décède en 1993 après trente-trois années de présidence de la Côte d'Ivoire. Blaise Compaoré prend le pouvoir au Burkina Faso au cours d'un coup d'État en 1987 puis il est élu en 1991 avec un taux de participation de 25 % lors d'une élection boycottée par l'opposition. Ces régimes présidentiels forts n'étaient pas favorables à un débat démocratique où les acteurs de la société civile peuvent critiquer librement les politiques gouvernementales. Comme le dit une jeune membre de Lumière Action : « On est dans un pays où les gens n'ont pas l'habitude de dire ce qu'ils pensent. On a eu un très bon président, Houphouët-Boigny, qui, pendant des années, nous a très bien éduqués pour qu'on évite de dire ce qu'on pensait, en tout cas ce qui arrangeait pas ». Dans ce contexte, les associations ne peuvent pas interpeller les pouvoirs publics en espérant influencer leurs décisions comme elles le feraient dans des démocraties anciennes et à peu près fonctionnelles : pas de manifestations, pas de sit-in, pas de tribunes dans les journaux. Comme le dit une jeune membre de Lumière Action : « On n'est pas Act Up », en faisant référence à l'association Act Up-Paris dont les actions militantes très spectaculaires étaient connues des associations en Afrique. Même si une association voulait adopter les mêmes formes de militantisme, cela ne servirait à rien étant donné les rapports de force totalement déséquilibrés entre la société civile et le pouvoir politique, au profit de ce dernier. Les associations ont donc tout d'abord privilégié, un peu par défaut, la négociation avec les pouvoirs publics même si elles étaient conscientes des limites de cette stratégie : « Ici la politique est très, très, très compliquée et quand tu veux faire passer un message, il faut passer par certaines personnes. […] Ils te disent : soit ils vont transmettre le message, et jamais ils le font parce qu'ils savent que c'est pas pour eux » ; « On promet de faire ceci, on promet de faire cela, mais sur le terrain on constate que tout traîne. […] On nous dit : "Nous sommes africains, on n'a pas les moyens" », se plaignent des membres de Lumière Action.

Toutefois, les associations de PVVIH vont aussi comprendre rapidement que s'allier avec des partenaires internationaux – bailleurs de fonds bilatéraux ou multilatéraux (Nations Unies) – peut constituer une stratégie alternative efficace pour influencer les autorités nationales et défendre les droits des PVVIH. Les « bailleurs », du fait des moyens financiers dont ils disposent, ont le pouvoir d'influencer les gouvernements que les simples citoyens n'ont pas. Dans le domaine du sida, toutes les grandes orientations de la réponse à l'épidémie dans la majorité des pays d'Afrique ont pendant longtemps été données par les organisations internationales, à commencer par l'OMS depuis 1987, relayée ensuite par le Programme commun des Nations Unies sur le VIH/sida (ONUSIDA) et plus tard par le Fonds mondial de lutte contre le sida, la tuberculose et le paludisme. Les associations vont utiliser ce pouvoir pour que leurs gouvernements mènent une politique plus favorable aux PVVIH : « Les organismes comme les agences des Nations Unies, […] lorsqu'ils disent quelque chose, ça a un effet très grand sur les gouvernements. C'est peut-être par eux que nous allons passer pour que les engagements qui sont pris soient respectés, […] par l'intermédiaire des bailleurs de fonds », explique la vice-présidente de Lumière Action. Comme pour d'autres questions de développement, les bailleurs de fonds – notamment les agences de coopération bilatérale et multilatérale – sont satisfaits d'avoir pour partenaires des organisations supposées représenter la société civile pour convaincre les autorités nationales qu'elles doivent agir et dans quels domaines elles doivent le faire. C'est justement dans les années 1990 que l'ONUSIDA promeut une approche multisectorielle pour répondre à l'épidémie, qui reconnaît le rôle des différents secteurs gouvernementaux en dehors de celui de la santé ainsi que celui de la société civile, et notamment des PVVIH. En septembre 1995, un représentant de l'ONUSIDA[6] inaugurait le premier atelier sous-régional du RAP+ à Abidjan en évoquant – ou invoquant – « une nouvelle étape où les rapports de pouvoir changent » entre les acteurs de l'épidémie, les associations de PVVIH ayant selon lui acquis une « capacité de négociation » et « de pouvoir ». Il se défendait aussi par avance de toute tentation de « démagogie manipulatrice » de la part des bailleurs de fonds. En fait, les associations sont lucides sur les risques d'une trop grande dépendance aux partenaires internationaux qui financent des programmes qui correspondent à leurs priorités et pas forcément à celles des associations ou aux priorités nationales : « Dans nos pays, le bailleur de fonds, quand il te donne son argent, il t'impose les choses que tu dois faire avec cet argent, oubliant même tes priorités », dit la vice-présidente de Lumière Action. Une autre jeune membre de l'association exprime ses craintes sur le rôle des bailleurs de fonds, tout en reconnaissant la nécessité d'un partenariat : « Moi ce qui me fait peur, c'est leur ingérence dans la vie sociale d'un pays. […] Heureusement qu'on les a, parce qu'une bonne partie de nos projets ne serait pas financée et je ne vois pas quelle serait notre raison d'être ». « Dans les pays

---

6 L'ONUSIDA existait alors dans sa version préliminaire car la structure a été officiellement créée en janvier 1996.

industriels, écrit Claude Raynaut, la mobilisation militante et intellectuelle sans précédent qui s'est faite autour des problèmes de société soulevés par le sida crée les conditions d'un contre-pouvoir. Ce n'est pas le cas en Afrique » (Raynaut, 1996 : 97). En fait, les conditions ont été créées de manière différente : les bailleurs de fonds ont favorisé et soutenu la mobilisation des PVVIH puis ils ont joué le rôle de médiateurs d'une relation complexe entre l'État et des représentants d'une société civile qui n'avait pas les moyens de la pression directe sur le pouvoir politique, faute d'une opinion publique capable de fragiliser ce pouvoir.

La multiplicité des pouvoirs et la difficulté à les identifier ont compliqué la capacité de contre-pouvoir des associations de PVVIH ; contre-pouvoir certes, mais contre quel pouvoir ? Celui de l'État, trop présent en général ou trop absent dans le domaine de la santé, celui des bailleurs de fonds – qui contestent l'accusation de « manipulation démagogique » –, celui de la société civile concurrente – non gouvernementale et communautaire – dont les associations craignaient d'être les « alibis », conscientes du risque d'être condamnées à rester toujours les faire-valoir ou les « faire-pouvoir » d'instances qui les utiliseraient, les instrumentaliseraient sans qu'elles ne parviennent jamais à être les acteurs du changement social auquel elles aspiraient pour leurs membres et l'ensemble des personnes atteintes. Toutefois, avec le recul, on peut dire que l'alliance avec les organisations internationales a été gagnante pour les associations de PVVIH en Afrique de l'Ouest et en Afrique subsaharienne en général.

CONCLUSION

Une vingtaine d'années après la création des premières associations de PVVIH en Afrique de l'Ouest, celles qui étaient les plus actives ont grandi (ALAVI, Lumière Action, REVS+), d'autres sont nées. La mobilisation associative des PVVIH a contribué à d'importants changements sociaux dans cette région.

C'est notamment l'accès de plus en plus généralisé aux ARV qui a totalement bouleversé le rôle des associations, grâce à l'Initiative 3x5 soutenue par l'OMS, au Programme d'accélération de l'accès aux ARV (TAP) de la Banque Mondiale (au Burkina Faso), et aux programmes financés par le Fonds mondial, entre autres. Certaines associations ont été impliquées, parfois même de façon pionnière, dans la mise sous traitement et le suivi des patients sous ARV (plus au Burkina Faso qu'en Côte d'Ivoire). Les associations – et en particulier les PVVIH sous traitement – ont acquis cette expertise technique qui leur manquait pendant leurs premières années d'existence, avec l'appui de leurs partenaires internationaux[7]. Elles ont modifié de façon fondamentale et amélioré la prise en charge des PVVIH par les professionnels des secteurs sociaux et sanitaires.

Elles ont elles-mêmes offert de plus en plus de services aux PVVIH et à leurs proches. Peu à peu, elles n'ont plus été « seulement » des groupes de parole. Les groupes de parole sont devenus une activité parmi d'autres ciblant parfois différentes catégories de membres et aussi de bénéficiaires extérieurs : groupes pour les femmes, pour les personnes sous traitement ARV, etc. Les confusions initiales sur le statut de bénévole (ou « volontaire ») et de bénéficiaire de l'aide ou des services des associations se sont dissipées. Les mécanismes de soutien matériel ont aussi été clarifiés dans la mesure où les associations ont reçu des financements leur permettant d'apporter une aide à un plus grand nombre de personnes. Comme dans les pays du Nord, certaines associations se sont professionnalisées en embauchant des salariés (dont certains anciens bénévoles), validant l'expertise technique acquise. Elles ont parfois mis en place les mécanismes de formation permettant de transmettre le savoir, par exemple, des formations internes.

En termes de pouvoir, certaines associations ont su tirer parti de leur participation aux mécanismes de décision nationaux, souvent imposés par les bailleurs de fonds – comme les mécanismes de coordination pays du Fonds mondial[8] – pour influencer certaines décisions, même si elles ont souvent eu du mal à faire entendre leur voix au départ.

Les succès des associations pour améliorer la situation générale des droits des PVVIH en dehors du champ de la santé sont plus limités. La discrimination à l'encontre des PVVIH reste forte en Afrique de l'Ouest, comme dans beaucoup d'autres parties de l'Afrique et du monde. Ceci reflète aussi la difficulté de promouvoir et protéger les droits humains dans des contextes de pauvreté extrême, de conflits (pour la Côte d'Ivoire) et de démocratie imparfaite. Nous citions cette phrase d'un membre d'association : « Nous avons les mêmes droits que les personnes non infectées », mais que faire quand les personnes non infectées elles-mêmes ne bénéficient pas des droits humains fondamentaux ? De

---

7 En 2005, l'Alliance Internationale contre le VIH/sida organisait une formation sur les ARV pour le personnel et les bénévoles des associations en Afrique, élaborée en collaboration avec les associations en Côte d'Ivoire (dont Lumière Action) et au Sénégal, laquelle aboutissait à la publication d'un manuel sur *L'engagement des communautés dans les traitements antirétroviraux* (2006). La même année, elle menait un vaste processus de consultation au Burkina Faso impliquant les associations locales dont REVS+, menant à la publication d'un *Guide pratique d'aide à l'observance des traitements antirétroviraux pour le monde associatif et communautaire au Burkina Faso.*

8 Dans chaque pays bénéficiaire, ces instances nationales supervisent l'élaboration des demandes de subvention et la mise en œuvre des programmes subventionnés par le Fonds mondial.

manière globale, les changements sociaux positifs que les associations de PVVIH ont permis en Afrique de l'Ouest doivent être analysés en prenant en compte les problèmes considérables de développement politique, social et économique, qui touchent encore cette région.

BIBLIOGRAPHIE

Anonyme, 1997. *Conference Report, Basic Needs: Basic Rights, The 8th International Conference for People Living with HIV/AIDS, Chiang Mai, Thailand, 5-12 November.*

Caprara A., 1991. « La contagion : conception et pratiques dans la société alladian de Côte d'Ivoire », *Anthropologie et sociétés*, 15, 2-3, p. 189-203.

Cornu C., 1996. *Les associations de personnes vivant avec le VIH/sida à Abidjan, Côte d'Ivoire : le malade du sida, réformateur social en Afrique subsaharienne ?*, Mémoire de DEA de sociologie, Institut d'Étude du Développement Économique et Social, Université Paris I – Panthéon-Sorbonne.

Defert D., 1989. « Un nouveau réformateur social : le malade », Communication à la *Ve Conférence internationale sur le sida*, Montréal.

Defert D., sans date. « Les personnes atteintes par l'infection au VIH sont-elles des usagers du système de santé ? », *Cahiers du CRTS – Annales de Vaucresson*.

Dozon J.-P., 1995 [1993]. « Médecines traditionnelles et sida : les modalités de sa prise en charge par un tradipraticien ivoirien ». *In* J.-P. Dozon, L. Vidal (dir.), *Les sciences sociales face au sida : cas africains autour de l'exemple ivoirien. Actes de l'atelier Bingerville (Côte d'Ivoire)*, Paris, ORSTOM éditions, p. 187-195.

Dozon J.-P., Guillaume A., 1994. « Contextes, conséquences socio-économiques et coûts du sida ». *In* J. Vallin (dir.), *Populations africaines et sida*, Paris, La Découverte/CEPED, p. 179-213.

Garenne M., 1996. « La mortalité liée au sida à Abidjan », *Le Journal du sida*, 86-87, p. 30.

GNP+, 1998. *Positive Development*, Amsterdam/London, GNP+ / ARTHAG.

Population Council, Horizons, International HIV/AIDS Alliance, 2003. *The Involvement of People Living with HIV/AIDS in Community-Based Prevention, Care and Support Programs in Developing Countries: A Multi-Country Diagnostic Study*, Brighton.

Raynaut C., 1996. « Faire entendre sa voix : éthique et sida en Afrique », *Revue noire*, 19, p. 96-97.

Réseau de recherche en santé de la reproduction en Afrique, 1991. *Guide de counseling VIH/sida, Dakar*, The Population Council – Bureau régional pour l'Afrique occidentale et centrale.

Trachet F., Diallo M. A., 1994. « Les représentations de l'infection à VIH et de la maladie du sida dans une population migrante d'Afrique de l'Ouest », *Migrations santé*, 80, p. 75-93.

Yla-Boumpoto M., 1996. « De l'impasse thérapeutique au salut spirituel », *Le Journal du sida*, 86-87, p. 37.

Participation des associations de personnes vivant avec le VIH à la lutte contre le sida au Bénin : entre mobilisations et injonctions

Clément SORIAT

Avant d'être inscrit sur les agendas des décideurs politiques européens et états-uniens, le sida a d'abord été construit comme problème social puis politique par les groupes sociaux affectés par la maladie. Ces groupes ont été au cœur de ce que certains appellent mobilisations collectives, action collective ou encore mouvements sociaux. Ceci va dans le sens d'une assertion partagée par de nombreux travaux scientifiques, considérant que « les mouvements sociaux contribuent puissamment à la définition des problèmes sur lesquels une action étatique est attendue » (Neveu, 2011 : 189). Dans les pays africains, les luttes contre le sida émergent en général à un moment historique bien particulier : les « transitions démocratiques ». Dans toute une série d'États, la structuration de la réponse politique à la problématique du sida est intimement liée aux mutations plus générales de l'action publique. Celles-ci dessinent une forme renouvelée de « gouvernance », dans laquelle l'État n'est plus qu'un « acteur parmi d'autres » (Eboko, 2005 : 372 et 375). Les actions publiques mettent ainsi en mouvement des configurations d'acteurs complexes, s'articulant à l'interface du « local » et de l'« international ». La « gouvernance du sida » est particulièrement marquée par ce processus de fluidification et d'internationalisation. Les scènes nationales laissent entrevoir une multitude d'acteurs étatiques (Programmes nationaux de lutte contre le sida, Comités ou Conseils nationaux de lutte contre le sida, etc.), non gouvernementaux (ONG, associations de personnes vivant avec le VIH, etc.) ou internationaux (Fonds mondial de lutte contre le sida, la tuberculose et le paludisme, ONUSIDA, etc.). Dans ce contexte de relative institutionnalisation de la lutte contre le sida, quel est encore, et quel a été le rôle des groupes sociaux affectés par la maladie ? Les luttes contre le sida permettent-elles, en Afrique, d'entrevoir des formes de mobilisation collective par lesquelles ces derniers porteraient des revendications en faveur d'une cause collective ? Des « répertoires spécifiques de l'action collective » ont été caractérisés par de nombreuses études contextualisées (Eboko *et al.*, 2005). Ce chapitre entend s'attarder sur le cas du Bénin, qui n'a jusqu'à présent pas fait l'objet d'analyse de ce type[1].

Le Bénin est souvent cité comme un exemple de « transition démocratique » (Banégas, 2003). Le régime autoritaire de Kérékou laisse place, au lendemain de la « conférence nationale » de 1990, à un régime « démocratique ». On assiste à l'émergence d'une presse pluraliste et indépendante, à la multiplication des partis politiques, des syndicats et, pour ce qui nous concerne, des ONG et associations locales. Le contexte serait donc plutôt favorable à l'émergence d'une « société civile » qui jouerait un rôle de contre-pouvoir. La réalité des choses est plus mitigée, tout du moins dans le domaine du sida. Le premier cas de sida est identifié au Bénin en 1985. La structuration de la « réponse nationale » à l'épidémie (premières études épidémiologiques, mise en place du PNLS, premières actions de prévention, etc.) est étroitement contrôlée par les médecins. Par la suite, ces derniers accaparent la question de la prise en charge médicale, qui a pu donner lieu dans d'autres pays au développement d'un « activisme thérapeutique » (Buton, 2005 : 793). Excepté quelques structures associatives fortement liées au pouvoir biomédical, la plupart des ONG et des associations locales se développent dans les espaces laissés vacants par celui-ci, à savoir la prise en charge psychosociale et la prévention. Dans un contexte de diffusion des normes et outils issus du « new public management » (généralisation du financement par appels à projets ou appels d'offres, gestion axée sur les résultats, accent mis sur la performance et l'efficacité, etc.), les enjeux politiques associés à la lutte contre le sida semblent neutralisés et les acteurs associatifs pris dans des contraintes financières, techniques et managériales. Le lien entre multiplication des structures associatives et mobilisations collectives n'est donc pas évident. Les associations de personnes vivant avec le VIH (PVVIH), en particulier, sont emblématiques de cet « évitement du politique » (Eliasoph, 2010). Ceci est à mettre en relation avec les conditions socio-historiques de leur émergence et de leur structuration. Certes, la première association (Action Espoir et Vie) a été au cœur d'une tentative de mobilisation collective et ses membres ont milité en faveur de l'accès aux traitements antirétroviraux (ARV). L'un d'eux (Pascal) a joué un rôle moteur. Mais il a par la suite opté pour des stratégies de reconversion dans des univers institutionnels qui l'ont éloigné des dynamiques collectives. Dans le même temps, des associations de PVVIH ont éclos sur l'ensemble du territoire et se sont institutionnalisées *via* des dispositifs participatifs. Ces dispositifs éloignent les représentants associatifs des séropositifs « ordinaires » et représentent un frein à la construction de nouvelles causes collectives.

---

[1] Cette contribution est tirée d'un travail de thèse en science politique portant sur le rôle des ONG et des associations locales dans la lutte contre le sida au Bénin (Soriat, 2014). Il s'agit d'une enquête de terrain de type ethnographique qui s'est déroulée entre 2009 et 2012.

PREMIÈRES MOBILISATIONS ET ASSOCIATIONS DE PVVIH : DE LA RÉVOLTE À LA RECONVERSION

La question de l'accès aux ARV a donné lieu à l'une des rares formes de mobilisation collective, ou tentative de mobilisation collective, que l'histoire béninoise de la lutte contre le sida offre à voir. Le concept de mobilisation ou d'action collective sera entendu, dans une acception assez large, comme toute « action concertée en faveur d'une cause » (Neveu, 1996 : 9). Cette définition permet de repérer les mobilisations collectives grâce à deux critères : un « agir-ensemble intentionnel, marqué par le projet explicite des protagonistes de se mobiliser de concert », et « une logique de revendication, de défense d'un intérêt matériel ou d'une "cause" » (Neveu, 1996 : 9). L'idée ici défendue est que les mobilisations collectives n'adviennent que dans la mesure où certains facteurs, à la fois individuels et structurels, sont réunis. Ce type d'approche suppose de saisir les mobilisations collectives « par le bas » et de porter l'attention sur les individus mobilisés, en prenant soin de les replacer dans leur contexte politique et socio-économique.

Un premier facteur réside dans la maîtrise par les acteurs engagés « de capacités et savoir-faire pragmatiques spécifiques » (Mathieu, 2002 : 92). L'étude des trajectoires des enquêtés mobilisés dans le cadre de la lutte contre le sida au Bénin met ainsi en lumière des « apprentissages conférés par le militantisme », des « compétences importées de l'extérieur » ou « apprises sur le tas », constitutives d'une forme de « capital militant » (Matonti & Poupeau, 2004). Le capital militant peut opérer comme un véritable « capital scolaire de substitution » (Matonti & Poupeau, 2004 : 7) et son acquisition constitue une « rétribution du militantisme » majeure (Gaxie, 2005). Le capital militant est par ailleurs « convertible dans d'autres univers » et est une ressource importante en cas de « reconversions » (Matonti & Poupeau, 2004). Au Bénin, le capital militant est associé à des « carrières militantes »[2] dont une caractéristique commune est la dimension transnationale. Pour que ce capital militant puisse s'actualiser, et pour que les mobilisations collectives (impulsées par des acteurs transnationaux) trouvent à s'incarner localement, un deuxième facteur entre en jeu : le degré de structuration de l'espace social des mobilisations, ou « espace des mouvements sociaux » (Mathieu, 2002 : 95). Ce concept permet de mettre l'accent sur la relative autonomie des univers sociaux dans lesquels se déploient les mobilisations collectives, régis par des logiques spécifiques s'imposant à des acteurs « unis par des relations de dépendance mutuelle » (Mathieu, 2002 : 95). Ceci sous-entend une certaine « densité des réseaux » (Lagroye *et al.*, 2006 : 316) et « liens de solidarité » (Lagroye *et al.*, 2006 : 317) dans lesquels sont pris

---

2 Avec la professionnalisation croissante des activités associatives et militantes, le concept de « carrière » permet de penser l'« imbrication des carrières professionnelle et militante » (Dauvin & Siméant, 2002 : 59).

les individus mobilisés. Au Bénin, en l'absence d'un espace autonome des mobilisations et du fait de l'acquisition d'un capital militant ouvrant fortement la « voie des possibles » localement, les militants investis dans la promotion de l'accès aux ARV vont se reconvertir dans d'autres univers et se détourner de leur engagement associatif. Pour saisir ces mécanismes, l'itinéraire de la première association de PVVIH et le parcours de son fondateur, Pascal, seront retracés.

Pascal est issu d'une famille plutôt aisée. Après l'obtention d'un baccalauréat en génie civil, il est embauché dans une entreprise familiale de transport en tant qu'agent de transit. Suite à l'annonce de sa séropositivité, il entre dans un processus de marginalisation sociale et économique qui prendra fin avec son engagement dans la vie associative. Certains de ses amis sont à l'époque en contact avec un réseau militant transnational, le Réseau africain des personnes vivant avec le VIH/sida (RAP+). C'est par l'intermédiaire de l'un d'entre eux qu'au milieu des années 1990, il participe à une réunion du réseau à Mombasa (Kenya). Celui-ci s'avère être pour Pascal un espace de socialisation au militantisme déterminant. Comme il l'exprime ici, ses premiers pas dans le militantisme sont motivés en premier lieu par sa volonté de se resocialiser :

> *Au Kenya, ce n'est qu'un concours de circonstances. [...] J'ai un ami, paix à son âme, qui est allé en Côte d'Ivoire et c'est à travers lui que j'ai eu la fiche de renseignement qui m'a fait aller à Mombasa. [...] Donc voilà comment je me suis retrouvé à Mombasa. Et arrivé là-bas, c'était une tout autre expérience qu'au Bénin [...]. J'ai vu beaucoup d'autres personnes, des Camerounais, des Ivoiriens, qui vivaient plus ou moins bien leur séropositivité. Surtout les amis de l'Afrique anglophone, je parle de la Zambie, du Kenya. Ça m'a fait « tilt ». Je me suis dit : « Pourquoi est-ce qu'on ne peut pas vivre comme ça ici ? » C'est de là qu'est partie l'idée de la création d'un groupe d'auto-support. [...] Après mon retour de Mombasa, c'est comme si j'avais une nouvelle famille. Ma famille, ma vraie famille, c'était la famille des séropositifs qui a eu le courage de m'appeler. Ceux qui ont eu le courage de venir, [...] avec qui on se réunissait. On partageait de petites choses. J'ai appris à vivre plus ou moins avec ma séropositivité, à l'accepter.*

Le « groupe d'auto-support » évoqué ici est une association informelle qui constitue un cadre de rencontre et de soutien psychologique et social mutuel animé par et pour des séropositifs. Sa création est la première étape d'un processus fortement encouragé par le RAP+, dont un des objectifs est la mise en place de réseaux de PVVIH dans les pays africains. Pascal, en tant que point focal au Bénin du RAP+, joue à cet égard un rôle de premier ordre. Lorsqu'il rentre au Bénin chargé de sa nouvelle fonction, il entre immédiatement en contact avec l'Association française des volontaires du progrès (AFVP, devenue aujourd'hui France volontaire), qui lui propose d'établir les réunions du groupe d'auto-support à son siège. À cette époque, l'AFVP est par ailleurs contactée par un futur membre de l'association Action Espoir et Vie (AEV), « qui souhaite témoigner en tant que personne séropositive et montrer qu'au Bénin le sida existe, qu'il a un visage » (Act Up-Paris, 1999 : 1). L'AFVP décide de l'accompagner pour présenter son projet (« Vie nouvelle ») auprès de l'Union européenne. Le projet est accepté et les financements permettent le recrutement de « communicateurs », dont la tâche consiste à témoigner de leur séropositivité. Pascal et la plupart des fondateurs d'AEV décident de s'engager dans ce projet. Dans ce cadre, Pascal deviendra, en 1996, le premier Béninois à témoigner à visage découvert à la télévision. Suite à ce témoignage, il est contraint de quitter Cotonou quelque temps, par peur de représailles de la population. Il évite un « lynchage » de justesse par des passants qui l'avaient reconnu. Par la suite, il est amené à témoigner régulièrement, sur la place publique ou à la radio. L'investissement de Pascal et de ses collègues « communicateurs » du projet « Vie nouvelle » présente une dimension militante évidente. Cette action vise en effet à interpeller la population et les décideurs politiques sur la réalité du sida en tant que fait social, à sensibiliser l'« opinion publique » sur la question et à lutter contre la stigmatisation. Mais le projet « Vie nouvelle » est aussi une opportunité considérable en termes de rémunération et de formation (les communicateurs ont reçu une formation de « conseiller en communication pour la santé » qui s'est déroulée à Bruxelles), à un moment de leur vie où ils sont éloignés de l'emploi. Pascal en convient, et présente cette expérience avant tout comme une expérience professionnelle vécue sur le mode de la contrainte plus que comme un engagement militant :

> *On n'était pas obligé de témoigner. On nous a recrutés, on savait très bien ce qu'on allait faire. Donc c'était à prendre ou à laisser. Il y en a deux qui ont démissionné. Mais il faut dire que quelquefois, on était contraint. Parce que le salaire... [...] La contrepartie ou l'indemnisation qu'on nous donnait nous permettait de vivre tant bien que mal en attendant la mort. C'est un peu dur mais c'était ça à l'époque. Quand on parlait du sida, c'était la mort. Nous, on savait parce qu'on était instruit, on nous formait. Mais dans la tête du commun des mortels, « VIH/sida = mort ». Alors qu'en 96 on nous donne 200 000 FCFA, alors que le Smic à l'époque était de 20 000 ou 25 000 FCFA, ce n'était pas rien. Je pouvais m'acheter des médicaments pour soigner les infections opportunistes. [...] En même temps, [...] j'étais capable de participer un peu à la vie de la famille qui m'avait rejeté. Donc malgré l'infection, [...] on m'acceptait parce que j'avais un peu plus de moyens. Donc quelque part, on était content. [...] Donc on ne nous obligeait pas à témoigner mais on y était contraint quelque part. Parce que se soigner quand on est malade, il faut les moyens. Non seulement les moyens, mais il fallait retrouver sa place au sein de la famille. [...] Mais on était quelque part obligé aussi de témoigner par moments car moi, quand j'ai été recruté, j'avais refusé de témoigner dans mon village. Il y a un moment où le coordinateur a dit : « Non, toi, tu as été recruté parce que tu es locuteur*

> *fon*[3]*. Et tu es obligé de témoigner dans toute la zone fon ». Là, c'était difficile. Aller témoigner dans le village de ma maman, de mes tantes... Ça n'a pas été facile, là c'était dur. C'était dur. Parce que le coordinateur voulait à tout prix les résultats, lui voulait les résultats, mais nous étions du matériel humain [...]. On devait témoigner obligatoirement et là, ce n'était pas facile.*

Cette expérience professionnelle lui donne tout de même accès à des ressources dont il fait usage dans le cadre de son parcours militant. La notoriété et la visibilité qu'il gagne ont des répercussions sur le groupe d'auto-support, dont l'effectif progresse de trois ou quatre personnes initialement à une quinzaine de personnes en quelque temps (suite notamment à son témoignage à la télévision). Il renforce par ailleurs ses liens avec l'AFVP, qui accepte de payer les déplacements des membres du groupe à condition que celui-ci se constitue en association. C'est ainsi qu'est créée AEV, la première association non confessionnelle de PVVIH au Bénin, facilitant au passage l'élection de Pascal au bureau du RAP+. L'association AEV est identifiée et soutenue par Act Up-Paris (qui porte alors en partenariat avec le RAP+ le projet « People Living with AIDS Networking in Africa »), puis par Solidarité Sida[4]. Pascal renforce ainsi son insertion dans les réseaux militants transnationaux. Il participe aux Solidays[5] et à des actions protestataires aux côtés de militants français. À cette époque, Pascal adopte, pour reprendre ses termes, une attitude de « tête brûlée » et acquiert, comme d'autres membres fondateurs d'AEV, un savoir-faire et un capital militant qui s'actualisent localement autour de la question de l'accès aux ARV. Grâce à sa position, il bénéficie alors depuis quelque temps d'un traitement ARV en France. Le fait que le Bénin n'ait pas accès à cette innovation scientifique devient pour lui intolérable et relève de l'injustice. En se basant sur cet argumentaire, les membres fondateurs d'AEV formalisent des revendications en faveur d'une cause collective. Ils en appellent à une réponse politique et à l'adoption sans délai de l'Initiative béninoise d'accès aux ARV. Financée par le Fonds de solidarité thérapeutique international (FSTI), l'initiative rendrait les ARV disponibles au Bénin, à condition que le gouvernement béninois contribue à hauteur de 20 % de son coût total. En 2000, l'association AEV organise une manifestation publique à ce sujet, à l'occasion de la Journée mondiale de lutte contre le sida du 1er décembre 2000. Cet évènement est couvert par des journalistes de l'émission « Journaux Afrique » de Radio France International les 1er et 2 décembre 2000 et les manifestants défilent pour la plupart cagoulés, par crainte d'être reconnus. La manifestation s'achève par un « *die-in* » devant le PNLS, dont un responsable accepte de

---

3 La langue fon est la langue la plus parlée au sud du Bénin.

4 Act Up-Paris et Solidarité Sida comptent parmi les principales associations françaises de lutte contre le sida.

5 Les Solidays sont un évènement festif et militant organisé chaque année depuis 1999 par Solidarité Sida à Paris.

recevoir le groupe de manifestants pour entendre ses revendications. Si la « structure des opportunités politiques » (Tilly, 1978) était ici favorable, le gouvernement étant à cette période dans une attitude d'ouverture vis-à-vis de la cause portée par les manifestants, cette mobilisation s'explique surtout par l'actualisation d'un capital militant dans ce qui s'apparente à un espace naissant des mobilisations collectives liées au sida. Mais cet espace demeurera en partie artificiel, et les mobilisations collectives dans ce domaine resteront un phénomène marginal et ambigu, en partie conditionnées par des enjeux de financement. Le noyau de militants rassemblés autour de Pascal peinera à prendre de l'ampleur. Celui-ci nous avoue d'ailleurs que la plupart des individus mobilisés à l'occasion de la manifestation du 1er décembre 2000 n'étaient pas des séropositifs mais des habitants de son quartier qui ont accepté de participer à l'évènement afin de le rendre plus visible, moyennant une contrepartie financière. Et malgré cela, la manifestation a rassemblé tout au plus trente participants.

Après cette action et suite à l'adoption par le Bénin de l'Initiative béninoise d'accès aux ARV, Pascal se démobilise progressivement. À partir de 2002, il opère un retrait de l'association AEV. Il déclare qu'il se sentait « seul » et qu'« une seule personne ne peut pas se charger pendant des années » ; par ailleurs, son engagement commençait à le « bouffer » et le détournait de ses obligations familiales. Il va dès lors opter pour une stratégie de reconversion et tenter de transférer son capital militant dans d'autres espaces sociaux. Il postule ainsi au Programme plurisectoriel de lutte contre le VIH/sida (le PPLS, financé par la Banque mondiale en 2002) et est recruté en 2003. Une de ses missions concernait l'accompagnement à la structuration des associations de PVVIH. Afin de prévenir les conflits d'intérêts éventuels, il se retire complètement en 2004 de l'association AEV. Il se désengage pendant une dizaine d'années de toute activité militante. Après son expérience au sein du PPLS, il a été embauché en tant que contractuel à l'OMS sur le volet VIH/sida. À l'issue de son contrat, il est revenu vers la vie associative et s'est rapproché d'une ONG locale de référence dans le domaine du sida.

En retraçant le parcours de Pascal, l'une des principales mobilisations collectives ou tentatives de mobilisation collective de l'histoire béninoise de la lutte contre le sida a été saisie par « le bas ». Au début des années 2000, les membres d'AEV tentent de construire une cause collective, en mettant leur situation personnelle à distance et en forgeant un discours en termes d'injustice Nord-Sud par lequel ils effectuent une montée en généralité. Ils optent pour des répertoires d'action collective perçus comme radicaux dans le contexte béninois (manifestations publiques, *die-in*, etc.). Ils ne parviennent pas à fédérer un nombre substantiel de séropositifs, dont la plupart restent isolés et étrangers à cette dynamique collective. Le groupe de militants s'essouffle et la dynamique en question ne « prend » pas. Pascal se désengage du milieu associatif et évolue dans des univers institutionnels. À leur tour, d'autres « pionniers » quittent l'association AEV. L'un d'eux s'installe, par exemple, à Natitingou (dans le nord-ouest du pays), où il contribue à la création de nouvelles associations de PVVIH.

De la même façon, un ensemble d'associations de PVVIH éclôt sur tout le territoire, en réponse à des opportunités de financement. Le PPLS suscite la participation des séropositifs en finançant la création d'associations et d'un réseau d'associations. On assiste alors à l'institutionnalisation des associations de PVVIH, qui a pour effet de placer « hors-jeu » les dynamiques protestataires et militantes. En effet, les acteurs auprès desquels les séropositifs seraient susceptibles de porter une cause et des revendications sont à présent leurs financeurs. La faiblesse des marges de manœuvre dont ils disposent, combinée à la distance que les dispositifs participatifs génèrent entre eux et la majorité des séropositifs, sont des freins puissants à l'émergence de nouvelles mobilisations collectives.

MULTIPLICATION ET INSTITUTIONNALISATION DES ASSOCIATIONS DE PVVIH

La multiplication des associations de PVVIH est à mettre en relation avec l'adhésion du Bénin au principe GIPA (CNLS, 2006). Le GIPA (Greater Involvement of People living with AIDS, ou participation accrue des PVVIH) est un principe adopté au sommet de Paris sur le sida de 1994. Selon l'ONUSIDA, il « vise à garantir aux personnes vivant avec le VIH l'exercice de leurs droits et de leurs responsabilités, y compris leur droit à l'autodétermination et à la participation aux processus de prise de décisions qui affectent leur propre vie », ainsi qu'« une meilleure qualité et une plus grande efficacité de la riposte au sida » (ONUSIDA, 2007 : 1). Concrètement, l'adoption du principe se traduit par la participation des séropositifs aux réunions du Comité national de lutte contre le sida (CNLS) et de ses démembrements, via les associations de PVVIH, les réseaux départementaux d'associations et le Réseau béninois des associations de PVVIH (REBAP+). Par ailleurs, dans le cadre du PPLS, une personne séropositive a été recrutée en tant qu'« expert national ». Enfin, avec le concours de Pascal, l'État béninois a incité à l'établissement et à la structuration des associations de PVVIH. Il souligne que « la création des associations de PVVIH s'est intensifiée à partir d'initiatives du PPLS au cours des années 2003 et 2004. En 2005, on pouvait compter vingt-deux associations réparties sur toute l'étendue du territoire » (CNLS, 2006 : 43).

Au début des années 2000, les associations de PVVIH se multiplient donc dans le cadre plus global de l'affirmation d'une action publique coproduite, dans un premier temps, par l'État et certains financeurs internationaux. Contrairement à un schéma classique dans lequel la mobilisation de groupes sociaux serait à l'origine de la mise à l'agenda d'un problème à traiter et d'une action publique donnée, on assiste à l'émergence d'une action publique qui va sécréter la mobilisation des groupes sociaux dont elle attend la participation. La « société politique » est ici à l'« origine du développement de la société civile », suivant une « logique d'extraversion » et en réponse à des injonctions internationales (Gruénais *et al.*, 1999 : 13). Dès leur origine, la plupart des associations de PVVIH sont donc « happées » (Gruénais *et al.*, 1999 : 15) par l'État et les bailleurs de fonds, et sont « suscitées » par des opportunités de financement non négligeables. À titre indicatif, sur un montant global de 19 millions d'euros environ, le PPLS a alloué 10 millions d'euros environ à la « société civile » (World Bank, 2001). Une partie de cette enveloppe a été consacrée à l'« appui à l'organisation des PVVIH en associations et en réseaux » (CNLS, 2006 : 50). Les premières associations sont constituées par des centres de santé et des ONG. Ainsi, sur les dix-sept premières associations, seules cinq sont initiées par des individus ; deux sont créées et encadrées par des centres de santé, et dix par des ONG. Ces associations « sous contrôle » (Eboko & Mandjem, 2010 : 274) ont une dimension socio-économique plus que politique. Avant toute chose, elles ont vocation à créer un espace de rencontre, de socialisation et d'échange d'expériences. Cette idée est à la base de l'organisation des associations de PVVIH en réseaux départementaux, puis en réseau national – le REBAP+ qui, en 2010, fédérait quarante-six associations (Entretien avec le président du REBAP+, 2010). Selon l'État béninois, l'appui du PPLS à la mise en place de ces réseaux a répondu à la volonté de « briser l'isolement des PVVIH, de leur permettre de partager plus amplement leurs expériences avec les autres et enfin d'offrir aux associations béninoises de PVVIH une meilleure visibilité sur le plan national, régional et international » (CNLS, 2006 : 52). Le PPLS a financé dans cette optique des « ateliers de réseautage ». Ces formations avaient pour finalité « d'expliquer aux responsables des associations de PVVIH les principes de fonctionnement du réseau et de mettre sur pied un comité de préparation de l'assemblée générale constitutive de ce réseau » (CNLS, 2006 : 52). Le PPLS a financé par la suite l'assemblée générale en question puis son fonctionnement. Le REBAP+, outre sa fonction sociale, incarne la participation des séropositifs « aux processus de prise de décisions qui affectent leur propre vie » (ONUSIDA, 2007 : 1). Cette recommandation découlant du principe GIPA induit la présence de certains de ses membres aux ateliers, formations et réunions (cadre de concertation du CNLS, etc.) qui accompagnent la conception, la mise en œuvre et l'évaluation des politiques de lutte contre le sida au Bénin. Le président du réseau, en particulier, investit activement ce genre d'espaces. Il a acquis des connaissances sur le fonctionnement institutionnel de la lutte contre le sida grâce auxquelles il endosse parfois le rôle de l'« expert-militant » (Nonjon, 2005). Il participe ainsi ponctuellement à des projets initiés par le CERADIS, la seule ONG béninoise spécialisée dans le « plaidoyer » sur les questions de santé. Mais il s'agit de projets bien spécifiques. Leur objet est d'assurer une « veille citoyenne » sur des sujets généralement très techniques (rupture des stocks d'ARV, mise en œuvre des subventions du Fonds mondial, etc.) que la majorité des séropositifs ne parviennent pas à s'approprier. Pour l'essentiel, les associations de PVVIH reçoivent des financements du PPLS et des principaux bailleurs dans le cadre d'actions de sensibilisation, de prise en charge psychosociale ou d'« activités génératrices de revenus », avec un certain degré d'isomorphisme. Leur faible degré d'autonomie et leur dépendance à l'égard des financements contrôlés par les acteurs auprès desquels elles seraient susceptibles de porter des revendications sont une constante et constituent des freins évidents à leur mobilisation.

Ces associations impulsées par les pouvoirs publics et les bailleurs sont ainsi déconnectées des réseaux militants transnationaux dans lesquels Pascal et AEV étaient insérés. Les espaces dans lesquels elles évoluent sont traversés par la thématique de la participation, qui a pour effet de neutraliser politiquement les membres des associations de PVVIH et de rendre illégitime le registre protestataire et militant. Comme le montrent toute une série de recherches sur des expériences de « démocratie participative » dans les pays du Nord, la mise en place de dispositifs participatifs répond généralement, de la part de leurs promoteurs, à des « objectifs managériaux » témoignant de leur conversion aux recettes du « new public management » (Blondiaux, 2004 : 13). L'« efficacité managériale » est présentée comme une vertu inhérente à ce type de dispositif. Elle constitue la justification première du principe GIPA, comme l'affirme sans ambiguïté l'ONUSIDA :

> Les personnes vivant avec le VIH ont fait directement l'expérience des facteurs qui rendent les individus et les communautés vulnérables à l'infection par le virus – et une fois infectées, elles ont connu les maladies liées au VIH et les stratégies pour combattre celles-ci. Leur implication dans l'élaboration et la mise en œuvre des programmes, dans les prises de décisions, amélioreront la pertinence des programmes, l'accueil qui leur est fait et leur efficacité.
>
> ONUSIDA, 2007 : 1

Par ailleurs, les dispositifs participatifs sont vus comme vecteurs de « lien social » (Blondiaux, 2004 : 14). Ils répondent à des « objectifs sociaux » (Blondiaux, 2004 : 13), dans la mesure où, toujours selon l'ONUSIDA :

> Au niveau de l'individu, l'implication renforce l'estime de soi, donne meilleur moral et atténue l'isolement et la dépression et enfin améliore la santé en informant mieux quant aux soins et à la prévention.
>
> ONUSIDA, 2007 : 1

Cette justification du principe GIPA par des considérations d'ordre managérial et social a pour effet de neutraliser politiquement la question de l'implication des séropositifs dans les politiques publiques qui les concernent. La déclinaison opérationnelle du principe se focalise sur des enjeux techniques et sociaux et véhicule une vision de l'action publique enchantée et déconflictualisée. Nous faisons l'hypothèse qu'au contraire, les dispositifs participatifs, comme l'ensemble des « instruments d'action publique », ont des « effets politiques » et « organisent » des relations de pouvoir (Lascoumes & Le Galès, 2005 : 13). La littérature sur les dispositifs participatifs insiste, par exemple, sur les « effets de cadrage » qu'ils induisent. Elle fournit des illustrations multiples de discontinuités entre mobilisations collectives et instances de participation. L'insertion institutionnelle des militants a en effet pour corollaire « soit une défection des associations et des groupes les plus radicaux, soit un processus de dépolitisation progressive des pratiques ainsi engagées » (Neveu, 2011 : 191). Les « participants » sont enjoints à « prendre des distances avec la rhétorique militante » et à se « professionnaliser » (Nonjon, 2005 : 97), leur implication dans l'action publique supposant des compétences techniques et une aptitude au consensus et au dialogue. Il en résulte des tensions chez les acteurs associatifs rencontrés, qui peinent à concilier les exigences de leur fonction assignée de coproducteur d'action publique avec les représentations qu'ils se font de leur rôle de porte-parole des séropositifs. À plusieurs reprises, nous avons observé dans le cadre de formations ou de réunions le processus suivant : des responsables de réseaux départementaux prennent la parole pour interpeller un représentant de l'État ou d'une organisation internationale ; ils dénoncent de façon virulente un dysfonctionnement, ce à quoi le représentant répond calmement, en tournant la prise de parole à la dérision et en mettant fin à la discussion. De façon générale, la parole des séropositifs ne semble pas « peser lourd » dans les diverses instances de décisions où ils sont présents. Leurs représentants, s'ils ne se conforment pas à l'attitude consensuelle que l'on attend d'eux, n'ont d'autres alternatives que des « coups de gueule » rarement pris au sérieux. Mathias, à propos du Comité national de coordination du Fonds mondial, regrette ainsi dans un article de presse : « Les gens nous utilisent seulement pour faire passer leurs décisions. L'essentiel pour eux, c'est que nous soyons là comme une caution, peu importe ce que nous disons » (Azifan, 2005 : 5).

Les dispositifs suscités par le GIPA ne paraissent donc pas en mesure de rendre les décisions publiques plus démocratiques. Ils participent à la reproduction voire au renforcement d'inégalités et de rapports de force défavorables aux responsables d'associations de PVVIH, en délégitimant leurs ressources militantes éventuelles. Dans le même temps, par le jeu de la professionnalisation, ils ont pour effet d'éloigner les représentants associatifs des populations que ces derniers sont censés représenter. Les dispositifs participatifs fabriquent ainsi de « l'exclusion politique » (Blondiaux, 2004 : 16). Lieux de « cooptation des leaders associatifs » et de « connivence » avec les pouvoirs publics (Bacqué & Sintomer, 2001 : 153), ils « contribuent davantage à l'apprentissage des acteurs déjà en place et à redéfinir leurs relations qu'à transformer les citoyens en "acteurs" véritables de la décision publique »

(Blondiaux & Fourniau, 2011 : 24). S'impliquer dans des dispositifs participatifs nécessite en effet des ressources (discursives, relationnelles, etc.) dont sont dépourvus la plupart des séropositifs. Les leaders cooptés acquièrent, de par leurs expériences de participation, de nouvelles ressources et prennent de la distance avec les actions menées sur le terrain, de telle sorte que leur représentativité est constamment mise en question dans nos entretiens. En cause, notamment, les nombreux « per diem » et autres indemnités[6] perçues lors de leur participation à des formations ou des réunions, et qui font l'objet de jalousies de ceux qui ne sont jamais invités. Il est donc difficile de voir dans les instances de participation liées à la lutte contre le sida des « écoles de la démocratie » (Talpin, 2007) et leur objectif affiché de transformation des individus en citoyens éclairés et garants de l'intérêt général (Blondiaux & Fourniau, 2011 : 25) reste de l'ordre de l'incantation.

CONCLUSION : UNE MOBILISATION AVORTÉE ?

Ainsi, des formes de mobilisation collective ont été initiées par des séropositifs engagés sur la question de l'accès aux ARV. La dynamique est restée confinée à des espaces et moments bien circonscrits. Elle n'a rencontré l'adhésion que d'un nombre limité de militants rassemblés autour de Pascal au sein de l'association AEV. Pascal s'est désengagé par la suite, à une époque où la création des associations de PVVIH était encouragée. Leur multiplication a eu un impact très relatif en termes de mobilisations collectives. Le gouvernement béninois et la Banque mondiale ont, en vertu du principe GIPA, suscité la création de structures, qui se sont focalisées sur des enjeux managériaux et sociaux. Les associations de PVVIH se sont institutionnalisées. Les dispositifs participatifs jouent un rôle de cadrage et de neutralisation politique de la lutte contre le sida, par la mise à distance des registres protestataires et des logiques militantes. Seuls quelques responsables ont par ailleurs accès à ces instances, qui contribuent à creuser la distance entre ces derniers et les séropositifs dont ils sont supposés porter la voix. La structuration des séropositifs en associations ne se traduit donc pas par un renforcement des « liens de solidarité », d'où leur difficulté à impulser des dynamiques et mobilisations collectives.

Les mutations de l'action publique et les nouvelles formes de gouvernance auxquelles elles donnent lieu doivent donc être analysées avec prudence. La diversification des acteurs associés à la définition, la mise en œuvre et l'évaluation des politiques de lutte contre le sida, ne se traduit pas mécaniquement par un partage du pouvoir de décision. Au Bénin, on assiste plutôt à une reconfiguration des liens entre les associations de PVVIH et l'action

[6] Ces indemnités peuvent s'élever à 30 000 FCFA/jour, soit l'équivalent du salaire minimum mensuel imposé par l'État béninois.

publique de lutte contre le sida, s'accompagnant d'une redéfinition des relations de pouvoir entre les séropositifs « représentants » et « représentés ». Des acteurs en sortent renforcés sans que, globalement, la « société civile » ne s'impose comme contre-pouvoir.

BIBLIOGRAPHIE

Act Up-Paris, 1999. « Le sida au Bénin : bailleurs de fonds cherchent société civile », *Action*, 61, p. 1.

Azifan R., 2005. « Place des PVV dans le fonctionnement du Fonds mondial au Bénin : une représentativité beaucoup plus théâtrale », *La Nation*, p. 5.

Bacqué M.-H., Sintomer Y., 2001. « Gestion de proximité et démocratie participative », *Les annales de la recherche urbaine*, 90, p. 148-155.

Banégas R., 2003. *La démocratie à pas de caméléon : transition et imaginaires politiques au Bénin*, Paris, Karthala.

Blondiaux L., 2004. « L'idée de démocratie participative : enjeux, impensés et questions récurrentes », communication à la *Conférence de la chaire Mcd*, Université du Québec, Montréal.

Blondiaux L., Fourniau J.-M., 2011. « Un bilan des recherches sur la participation du public en démocratie : beaucoup de bruit pour rien ? », *Participations*, 1, p. 8-35.

Buton F., 2005. « Sida et politique : saisir les formes de la lutte », *Revue française de science politique*, 55, 5-6, p. 787-810.

CNLS de la République du Bénin, 2006. *PVVIH : maillon incontournable de la riposte.*

Dauvin P., Siméant J., 2002. *Le travail humanitaire : les acteurs des ONG, du siège au terrain*, Paris, Presses de Sciences Po.

Eboko F., 2005. « Politique publique et sida en Afrique : de l'anthropologie à la science politique », *Cahiers d'études africaines*, XLV, 178, p. 351-387.

Eboko F., Bourdier F., Broqua C., Fillieule O., 2005. « Cap aux Suds : une orientation globale de la mobilisation contre le sida ? », *Face à face : regards sur la santé*, 7, http://faceaface.revues.org/291.

Eboko F., Mandjem Y.-P., 2010. « ONG et associations de lutte contre le sida au Cameroun : de la subordination vers l'émancipation à l'heure de l'accès au traitement antirétroviral ». *In* F. Eboko, C. Abé, C. Laurent (dir.), *Accès décentralisé au traitement du VIH/sida : évaluation de l'expérience camerounaise*, Paris, Éditions ANRS, collection « Sciences sociales et sida », p. 269-285.

Eliasoph N., 2010. *L'évitement du politique : comment les Américains produisent l'apathie dans la vie quotidienne*, Paris, Économica.

Gaxie D., 2005. « Rétributions du militantisme et paradoxes de l'action collective », *Swiss Political Science Review*, 11, p. 157-188.

Gruénais M.-É., Delaunay K., Eboko F., Gauvry É., 1999. « Le sida en Afrique, un objet politique ? », *Bulletin de l'APAD*, 17, p. 19-36, http://apad.revues.org/476

Lagroye J., François B., Sawicky F., 2006. *Sociologie politique*, 5e éd., Paris, Presses de Sciences Po et Dalloz.

Lascoumes P., Le Galès P. (dir.), 2005. « L'action publique saisie par ses instruments ». *In* P. Lascoumes, P. Le Galès (dir.), *Gouverner par les instruments*, Paris, Presses de Sciences Po, p. 11-44.

Mathieu L., 2002. « Rapport au politique, dimensions cognitives et perspectives pragmatiques dans l'analyse des mouvements sociaux », *Revue française de science politique*, 52, p. 75-100.

Matonti F., Poupeau F., 2004. « Le capital militant : essai de définition », *Actes de la recherche en sciences sociales*, 155, p. 4-11.

Neveu C., 2011. « Démocratie participative et mouvements sociaux : entre domestication et ensauvagement ? », *Participations*, 1, p. 186-209.

Neveu E., 1996. *Sociologie des mouvements sociaux*, Paris, La Découverte.

Nonjon M., 2005. « Professionnels de la participation : savoir gérer son image militante », *Politix*, 70, p. 89-112.

ONUSIDA, 2007. *Une participation accrue des personnes vivant avec le VIH (GIPA)*.

Soriat C., 2014. « Les acteurs associatifs et la lutte contre le sida au Bénin : de la professionnalisation au gouvernement des corps », thèse de science politique, Université Lille 2 – Droit et santé.

Talpin J., 2007. "Schools of Democracy: How Ordinary Citizens Become Competent in Participatory Budgeting Institutions", thèse de science politique et sociale, European University Institute.

Tilly C., 1978. *From Mobilization to Revolution*, New York, Random House.

World Bank, 2001. *Report No. PID9941*.

Les associations féminines de lutte contre le sida en Côte d'Ivoire : des collectifs aux fonctionnements individuels ?

Bla Claire KONAN

Le développement des associations de lutte contre le sida en Côte d'Ivoire, bien que considéré comme l'un des plus forts et des plus dynamiques en Afrique subsaharienne (Cornu, 1996), reste, pour des raisons politico-historiques, très fragile (Gruénais, 1999 ; Chevalier, 2006 : 55). Après la pression sociale exercée sur les gouvernants au milieu des années 1990, suivie par l'effervescence des essais cliniques et des regroupements associatifs, on assiste depuis l'accès généralisé aux antirétroviraux (ARV) en 2008 à de nouvelles dynamiques. Ces dernières sont internes au milieu associatif, avec une augmentation, certes lente, du nombre des associations de femmes, et une évolution des logiques de fonctionnement liées au principe de « bonne gouvernance », à la valorisation des diplômes et à des prises de décision de plus en plus axées sur les capacités techniques des membres. Pourtant, toutes les associations ne sont pas dans des situations équivalentes. Il existe en effet des différences sociales construites autour des problèmes de « vulnérabilité », de pauvreté, d'analphabétisme et surtout d'inégalité dans la gestion de l'épidémie à VIH.

Quelles sont les réalités nouvelles des associations féminines en Côte d'Ivoire quand on sait que la majeure partie des actions de lutte contre le sida s'est organisée autour des « vulnérabilités » des femmes[1] ? Quels sont les nouveaux enjeux et les nouveaux défis relatifs à ces femmes pour lesquelles l'objectif à atteindre aujourd'hui est l'autonomie sur tous les plans ?

Ce chapitre se fonde sur une enquête de terrain menée pendant quinze mois (de septembre 2010 à février 2012) au sein de trois associations féminines de lutte contre le sida : Amepouh, créée en 1998, Femmes Actives de Côte d'Ivoire (FACI) et Femmes = Vie (FEV), créées en 1999. Après avoir présenté le

---

1 Sur les femmes et le VIH/sida en Côte d'Ivoire, voir Hassoun, 1997 ; Grenier-Torres, 2009.

concept de « bonne gouvernance », nous restituerons les résultats de notre étude afin, dans un troisième temps, d'apporter des réponses à nos questions.

LA « BONNE GOUVERNANCE » ET LE DOMAINE ASSOCIATIF DE LUTTE CONTRE LE SIDA

Selon la Banque mondiale, le principe de « bonne gouvernance » renvoie à la « manière dont sont gérées les ressources économiques et sociales d'un pays à l'appui de son développement » (Diallo, 2005 : 2). Mais ce principe, bien qu'objet de nombreux débats théoriques depuis le milieu des années 1990 (où ont été élaborées de nombreuses lois et règles qui ont surtout visé à définir les meilleures pratiques), tourne encore autour de sa définition première. En effet, les notions de « contrainte », d'« intérêt », d'« opportunisme », bien que largement disputées, n'en restent pas moins présentes dans les relations entre les actionnaires et les managers. Dans la pratique,

> *ces mécanismes prennent la forme de systèmes de rémunération indexés sur la performance actionnariale, d'exigence d'indépendance des administrations, de réglementations et d'audits comptables ; la discipline du marché (menaces de prise de contrôle, concurrences entre les dirigeants) est supposée opportuniste.*
>
> Bessire et al., 2007 : 4

Cette approche de la « bonne gouvernance » envisage comme but ultime de protéger les actionnaires des comportements opportunistes des dirigeants. Pour ce faire, l'outil et les moyens de régulation restent fondés sur le droit, l'équité, la transparence et surtout l'implication des acteurs concernés dans la gestion des fonds.

À titre d'exemple, la Côte d'Ivoire a subi en 1999 l'une des plus grandes éclaboussures financières dans sa relation avec les bailleurs internationaux, que l'on a vite fait de nommer l'« affaire des 18 milliards de l'Union européenne ». En juin 1999, l'Union européenne fait un don à la Côte d'Ivoire pour appuyer l'ajustement structurel en cours. Plus tard, elle décide d'effectuer un audit qui révèle un détournement de près de 18 milliards de FCFA, soit environ 38 % des fonds offerts au ministère de la Santé. L'audit mentionne que certains biens facturés n'ont pas été livrés et que les biens livrés ont été surfacturés. Des marchés importants ont été conclus par les dirigeants du ministère de la Santé, sans appel d'offres, pour les accorder à des parents ou des amis. Parallèlement, des centres de santé déclarés livrés et prêts n'avaient pas d'électricité ni d'eau. Le ministre de la Santé est indexé. Pour rétablir de bonnes relations, la Côte d'Ivoire se trouve obligée de rembourser sur un an cette somme attribuée au départ comme un don. L'Union européenne décide alors de bloquer la dernière tranche du programme d'appui à l'ajustement structurel. Elle gèle le fonds de contrepartie et reporte l'allocation pour l'année.

Dès lors, une gestion minutieuse depuis l'extérieur (par les partenaires internationaux) s'est progressivement imposée avec une diversification des partenaires sur le terrain, facilement gérables donc maîtrisables, en l'occurrence ceux de la société civile : ONG, associations, organisations à base communautaire (OBC), etc. Les exigences de gestion à partir d'un organigramme précis sont devenues incontournables et conditionnent l'octroi de fonds notamment vers les associations de personnes vivant avec le VIH (PVVIH).

Le secteur de la santé, et plus précisément celui du VIH/sida, a drainé beaucoup de financements[2], suscité de nombreuses implications locales et la création de diverses associations (dont de PVVIH), suivant l'offre et les conditions sociopolitiques du moment. Plus particulièrement, la guerre de 2002 et les conflits interethniques générés dans les zones Ouest et Centre (mais presque inexistants au nord du pays) ont servi de prétexte à un déploiement intense d'organisations internationales qui ont, pour une grande part, favorisé et cautionné les créations d'associations qui souvent luttent entre elles pour obtenir des financements. Ces fonds attribués ont permis à certaines associations de naître et de diversifier leurs activités (consacrées au départ à l'environnement, à l'agriculture, à l'alphabétisation, etc.), en accordant une large place à la lutte contre le sida. Par exemple, alors qu'elles étaient une dizaine avant la guerre, les ONG et associations de lutte contre le sida dans la seule ville de Bouaké (ville principale du centre de la Côte d'Ivoire) ont atteint le nombre de quarante-six en 2006, en ce qui concerne la prévention. Le volet de la prise en charge était assumé par six structures en 2004 et quatre-vingt-dix-sept en 2006 (Care International, 2006 : 8).

Les gestions souvent désastreuses de certaines associations et ONG ont obligé les bailleurs à exiger des comptes de leurs partenaires locaux à travers des audits. Nombreuses sont les associations et ONG qui ont dû fermer avant le début des contrôles. Le secrétaire général d'une association féminine de lutte contre le sida affirme :

> *Avant, le président était tout, son bureau était sa mallette. Maintenant, ils imposent une organisation, des compétences, afin de mettre les moyens en place pour mobiliser des fonds. On n'a pas peur de laisser tomber les pauvres puisqu'il y a certains partenaires qui prennent totalement en charge le volet technique en mobilisant des fonds pour ces personnes et le volet communautaire en mobilisant aussi des fonds. Ce n'est plus le cas,*

[2] Entre 2006 et 2008, les plus importants financements de la lutte contre le sida provenaient des partenaires au développement avec 75,1 milliards de FCFA, soit 87,22 % des ressources (Agence de presse Xinhua, 24 juillet 2010).

> *les bailleurs demandent des organigrammes précis, ils parlent de « bonne gouvernance » et cela doit être basé sur la clarté d'une organisation bien assise et gérée par des personnes visibles.*

Quels sont les effets de l'application du principe de « bonne gouvernance » sur les associations de femmes engagées dans la lutte contre le sida ? De quelles manières ces associations ont-elles émergé ? Quels en sont les enjeux ?

PRÉSENTATION DU TERRAIN ET DES ASSOCIATIONS

Une immersion au sein des associations a permis d'obtenir des informations au travers de rapports d'activité, de comptes-rendus de réunions et de séminaires, ainsi que de brochures. À la suite de cette recherche documentaire, nous avons commencé par mener les premiers entretiens auprès des directeurs exécutifs de deux des associations, FACI et FEV, avant de plonger dans le vécu proprement dit de celles-ci. Le choix de débuter par ces deux associations répondait au souci de comparer leurs réponses lors des entretiens afin de relancer le débat sur un sujet non approfondi par l'un ou l'autre des interlocuteurs. La troisième association choisie (Amepouh) est plus ancienne. Nous avons décidé de débuter l'étude par les associations les plus jeunes en supposant qu'elles sont issues ou ont été inspirées par la pionnière. Nous le vérifierons dans les pages suivantes.

Les résultats de cette étude sont basés sur l'analyse des entretiens individuels avec les membres des associations *in situ* comme à domicile, et avec quelques partenaires locaux et internationaux, des observations de groupes de paroles, du suivi de quelques réunions, etc. Le volet observations a également porté sur le déroulement des réunions administratives et des groupes de parole au sein des associations, et des activités de soins au sein des structures de santé. Ont aussi été prises en compte des femmes leaders d'associations mixtes de PVVIH.

Les entretiens ont été enregistrés avec l'accord de certains interlocuteurs tandis que des prises de notes ont été effectuées avec d'autres, ou encore des questionnaires ont parfois été soumis par courriel ou simplement par téléphone. La crise postélectorale, de novembre 2010 à mai-juin 2011, en retardant, voire en suspendant momentanément le travail de terrain, a permis de révéler le poids des partenaires et de l'État sur les engagements associatifs de manière générale. Cet état de fait se constate également au niveau de l'impact des décisions politiques sur les engagements associatifs et sur les actions menées ou à mener, comme nous le décrirons plus loin.

LES RAISONS D'UNE ÉMERGENCE ASSOCIATIVE EXCLUSIVEMENT FÉMININE

La première association de femmes vivant avec le VIH apparue en Côte d'Ivoire est Amepouh[3], terme qui signifie en langue locale de l'ouest du pays « Nous vaincrons », sous-entendu : nous vaincrons le sida et toutes les formes de discrimination qui lui sont liées. Sa création, en 1998, coïncide avec la mise en œuvre de l'Initiative d'accès aux traitements ARV par ONUSIDA en partenariat avec le ministère de la Santé ivoirien (Msellati *et al.*, 2001). Cette concomitance, évoquée par nous lors de différents entretiens avec les personnes ressources, a été rejetée afin de ne pas attribuer la paternité associative à une initiative extérieure, bien que beaucoup de femmes aient intégré ces associations par le biais de l'essai Ditrame (Diminution de la transmission mère-enfant du VIH/sida).

Il demeure qu'Amepouh a été créée à l'initiative de quatre femmes appartenant à l'origine à différentes associations mixtes, dont Lumière Action et le Club des Amis (voir Cornu, dans cet ouvrage). Le but premier était de créer un réseau de femmes vivant avec le VIH mais sur les conseils des plus aguerries, notamment Jeanne Kouamé[4], elles décident de s'associer et de débuter les formalités pour la mise sur pied d'une association exclusivement féminine. Très sollicitée et médiatisée à travers l'Afrique et le monde, Amepouh ne tarde pas à voir ses rangs s'accroître non plus uniquement en raison de la séropositivité, mais aussi parce que l'association permet aux femmes de révéler le lourd fardeau de souffrances lié au fait d'être « femme, infectée et africaine » (Chevalier, 2006 : 73). Dès lors, la bataille pour l'amélioration de la condition de la femme au sein de la famille et surtout au sein de la société africaine devient le pilier central de cette association féminine de lutte contre le sida.

Au départ, les femmes n'étaient pas obligées de quitter leurs associations de base, mais de mettre en commun leurs énergies. Elles pouvaient, par exemple, appartenir à Lumière Action et œuvrer au sein du réseau des femmes. Ce cumul se révélera plus tard impossible au regard de toutes les sollicitations dont elles étaient l'objet. En effet, les femmes, à travers Amepouh, ont développé des particularités identitaires non seulement au plan national mais surtout au niveau international où elles détenaient une marge de manœuvre plus grande. Amepouh donnait aux femmes africaines une visibilité qu'ont rendue possible les témoignages à visage découvert ainsi que les plaidoyers autour des conséquences de leur situation de femme africaine séropositive. Les exemples sont légion, dont celui de Jeanne Gapiya au Burundi, Jeanne Kouamé en Côte d'Ivoire, etc.

---

3 Sur Amepouh, voir aussi Kerouedan, 1998 ; Kablan *et al.*, 2006.

4 Jeanne Kouamé est membre fondatrice de l'une des deux premières associations de PVVIH en Côte d'Ivoire, Lumière Action, créée en 1994. Son témoignage a été présenté par Évelyne Chevalier (2006).

À la suite de cette mobilisation des femmes, Amepouh a défini un cadre d'exécution formel et officiel de ses activités et bataillé pour l'obtention d'un siège que lui a fourni l'ambassade des États-Unis sur un terrain de la mairie de Yopougon, une commune populaire du nord d'Abidjan. Auparavant, elle avait ses locaux dans ceux de l'association Ruban Rouge, au sein de la même commune. L'émergence de diverses activités a permis non seulement de générer des fonds mais aussi aux femmes d'oublier leur détresse, de s'investir et surtout de croire en elles et en l'avenir. Ces activités de survie ont été essentiellement basées sur des prestations à moindre coût financier, telles que le petit commerce (vente de sachets d'eau glacée, de jus locaux, etc.), qui ont permis d'éviter l'inactivité des femmes, source de toutes leurs angoisses. En quelque sorte, il s'agissait moins de leur procurer une activité véritablement rentable que de produire quelque chose de collectif, d'offrir l'occasion de se retrouver, penser et discuter en dehors de la maladie.

L'avènement de la question de la transmission mère-enfant fait intégrer ces femmes dans certains projets en tant que conseillères dans le dépistage volontaire ainsi que le suivi des femmes enceintes. Ces différents projets étaient basés (et beaucoup d'entre eux le sont encore) dans des structures de santé publique et Amepouh était représentée par ses membres sur ces différents sites de prise en charge. Un programme du Fonds de solidarité thérapeutique international (FSTI) a débuté en 1999, prenant en charge totalement et gratuitement le suivi de la grossesse puis de l'enfant jusqu'à l'âge de un an. Ce programme a pris fin en 2001, laissant sans traitement des enfants et des femmes enceintes ayant débuté ces expériences. Face à cette lacune, les professionnels de santé (entendus au sens le plus large), notamment les médecins, les sages-femmes et les assistants sociaux, vont encourager certaines mères à constituer des groupes afin de maintenir l'expérience et surtout, selon une présidente d'association, « amener les femmes à ne pas se décourager et à continuer à veiller sur la santé de leur enfant et surtout sur leur santé ». Cette phrase recèle un double sens que nous analyserons dans une autre section : la portée des actions extérieures et leur impact sur les principaux bénéficiaires.

L'implication des partenaires internationaux a contribué à consolider les acquis associatifs en matière de fonctionnement technique et professionnel. Par la suite, le retrait des partenaires au plan national a été comblé par d'autres créations associatives à partir de 2001 avec l'obtention d'un appui du Fonds mondial de lutte contre le sida, la tuberculose et le paludisme. C'est ainsi que ces associations, aux effectifs variant entre quatre et dix membres, ont continué à animer des réunions au sein des centres de santé qui les prenaient déjà en charge au temps de la mise sur pied des projets FSTI, Ditrame, etc. C'est d'ailleurs l'un de ces centres de santé qui constitue encore aujourd'hui le siège de l'association FACI. Ces réunions étaient animées par des médecins, des assistantes sociales, des sages-femmes, etc. Ce sont ces professionnels, à la base de nombreuses initiatives associatives, qui orientent les femmes bénéficiant de la Prévention de la transmission mère-enfant (PTME) vers les associations afin de pérenniser les réunions et les formes d'entraide dans un cadre institutionnel et juridique prescrit :

> *C'est une sage-femme qui était sur le projet qui nous a conseillé de nous rapprocher des médecins qui travaillaient sur le projet [FSTI] pour qu'ils nous donnent des conseils, pour ne pas que tout ce que nous avions eu, comme les conseils, les soutiens, se perde. On a approché une femme médecin qui travaillait sur un autre projet et c'est elle qui nous a mises en contact avec les gens de RETROCI en 2002. Ils voulaient un nombre un peu plus grand pour former un groupe, et c'est comme cela que petit à petit on a atteint le nombre de vingt-cinq femmes. On se réunissait chaque fois à la PMI [Centre de protection maternelle et infantile, devenu Hôpital général de la commune de Yopougon] et de temps en temps, on invitait un médecin, une sage-femme pour nous entretenir.*
>
> Présidente de l'association FEV[5]

Mais existait-il véritablement un besoin de créer d'autres associations de femmes puisqu'elles avaient toutes le même cahier des charges qu'Amepouh, pionnière de la lutte ? Selon certaines sources associatives, il fallait multiplier les associations dans la mesure où Amepouh n'avait pas certaines responsabilités qu'elles auraient développées plus tard au sein de leur association propre, notamment l'implication dans la PTME :

> *À l'époque, il n'existait pas d'association de femme dans la PTME. Je crois que si on n'existait pas, beaucoup de femmes allaient laisser leurs enfants s'infecter à cause du manque d'information. Il était donc nécessaire pour nous de créer une association qui allait dans ce sens.*
>
> Présidente de l'association FACI

Pourtant, au sein d'Amepouh, l'une des responsables rétorque le contraire :

> *La PTME est d'abord venue d'Amepouh, puisque ce sont les femmes issues d'Amepouh qui étaient sur les sites du projet pilote. Le programme FSTI ne travaillait qu'avec les membres fondateurs. Tout est parti d'Amepouh, il y a des choses qu'on ne peut pas arracher à Amepouh. Tout est venu d'Amepouh, c'est après que les autres associations sont nées. Qu'elles ne nous fassent pas croire qu'elles sont des innovatrices alors qu'on sait que c'est faux !*

Finalement, il s'agit de multiplier les opportunités d'accès aux projets de développement, sur un marché concurrentiel du sida (Delaunay *et al.*, 1998), mais également d'asseoir pour ces femmes une forme d'autonomie et de promotion d'une capacité à voir au-delà de la maladie, non plus un statut dégradant, mais une possibilité d'espoir d'une vie nouvelle. Les analyses des

---

[5] Cette femme est décédée en juillet 2012.

données ci-après démontrent une professionnalisation rapide de ces associations nées à la suite d'Amepouh.

Quatre associations sont nées après Amepouh, dont une à Yamoussoukro, les trois autres ayant leur siège à Abidjan. Parmi ces trois associations, nous en avons sélectionné deux, situées dans les quartiers populaires de Yopougon et Koumassi, qui appartiennent respectivement à la zone Nord et à la zone Sud d'Abidjan.

FACI et FEV sont nées pratiquement dans les mêmes contextes socio-médicaux. FACI a été créée après le retrait de RETROCI, projet américain installé au sein du premier centre hospitalier et universitaire du pays, qui s'occupait de la prise en charge médicale des séropositifs. FEV, quant à elle, doit son émergence à la fin du projet français de prise en charge totale de la femme enceinte jusqu'à l'âge de un an de son enfant par le FSTI. Les orientations de la prise en charge sont donc guidées par deux États fortement impliqués dans la lutte contre le sida en Côte d'Ivoire, les États-Unis et la France. Cette émergence associative est suscitée et encouragée par les professionnels de santé, en l'occurrence les sages-femmes, les assistantes sociales et les médecins exerçant sur les sites sanitaires occupés par ces laboratoires internationaux. On comprend donc que ces associations aient obtenu comme siège de départ l'enceinte de ces établissements de santé ; FEV y a obtenu son siège en 2003 et FACI y demeure encore.

ENJEUX DE LA « BONNE GOUVERNANCE » ET CONSÉQUENCES SUR LES ASSOCIATIONS : L'EXEMPLE DES APPELS À PROJETS

L'objectif de « bonne gouvernance » se base essentiellement, comme nous avons pu le voir, sur l'atteinte des objectifs du bailleur à travers une gestion rigoureuse et claire des fonds alloués. Cette contrainte implique l'instauration d'une concurrence et d'une compétition entre les associations qui les éloignent des PVVIH et du but premier : la solidarité. Les appels d'offres ou à projets auxquels se soumettent les associations répondent, en effet, à des exigences d'efficacité, de faisabilité et de budgétisation pour lesquelles les mieux outillés seront retenus. La poursuite des projets creuse un espace de concurrence et met en branle la confiance inter-associative et le partage de l'information. Le principe du « Que le meilleur l'emporte » se superpose à celui du « Ensemble, nous vaincrons »[6]. Pour cela, il faut se doter de personnel efficace, outillé et surtout qualifié (des « bac+ »), pour les rédactions de projets. Il s'agit des secrétaires généraux de ces associations, généralement des hommes qui s'occupent de la paperasserie administrative et des discussions avec les partenaires.

---

6 Nombreuses sont les associations et ONG de lutte contre le sida qui présentent en toile de fond cette notion de « vaincre ensemble », comme Amepouh (« Nous vaincrons »), Eclouai (« Nous pouvons vaincre »), etc.

Figure 1 : Organigramme de fonctionnement des associations de lutte contre le sida

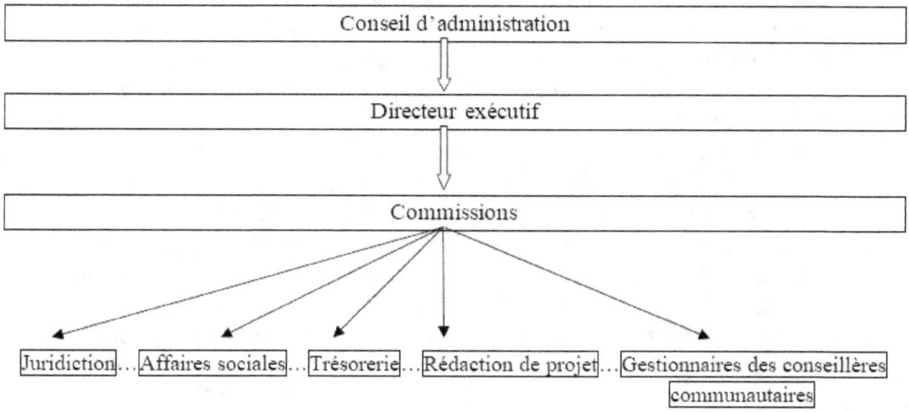

La figure 1 présente l'organigramme que doivent mettre en place les associations pour répondre aux exigences d'une « bonne gouvernance ». Sur les trois associations féminines étudiées, deux ont véritablement mis en place cette structuration. Mais à y regarder de près, il ne s'agit que d'un squelette à tête vivante et pensante puisque toutes les décisions sont difficilement soumises aux et appréciées par les autres composantes de l'organigramme. Aucun cumul de poste n'est possible ; il s'agit manifestement de répondre au désir du bailleur de visibilité sur les activités associatives. Chaque poste est pourvu mais les décisions sont prises et finalisées par la présidente.

Il s'agit ici d'un organigramme assez standard et comme certains responsables l'affirment, « c'est un organigramme imposé par le bailleur et les partenaires. S'ils ne voient pas ça dans les réponses aux projets, ne compte pas obtenir de financement quelle que soit la qualité de ton projet ». Cette structuration permet de solliciter un financement plus élevé qu'auparavant, dont une part importante est accordée aux primes et salaires des membres administratifs :

> *Il y a un budget administratif et un budget terrain, il y a certains partenaires qui font la dissociation. Mais il faut remarquer que ces salaires administratifs sont souvent plus élevés que les primes communautaires ou de terrain. Ces salaires sont dus au fait que les administratifs ont des diplômes, des « bac+ », donc logiquement, cela joue sur le salaire. C'est cela aussi les réalités de la « bonne gouvernance ».*

Mais qu'implique véritablement le principe de « bonne gouvernance » dans un environnement censé faire du social son cheval de bataille ? À ce propos, un responsable associatif fait cette remarque :

Actuellement, on nous demande d'être professionnels alors qu'avant, c'était plus communautaire. On demande des intellectuels dans les associations. Je m'explique. Les gens qui animaient la lutte, c'était des personnes qui n'avaient pas de niveau. Ils réunissaient juste les gens et leur parlaient un langage accessible à tous, que tout le monde pouvait comprendre. C'est ça le social, approcher des personnes qui n'ont pas accès à l'information et leur dire ce qui se passe véritablement avec le VIH/sida, voilà, c'est du social ! Aujourd'hui, les personnes qui sont à la tête des ONG et des associations ont certes de gros diplômes, mais elles ne sont pas concernées par la lutte. Elles ne savent même pas comment ça se décide sur le terrain. Le bagage intellectuel est prioritaire aujourd'hui ! Les gens les plus concernés sont mis à l'écart et conséquence : l'argent même qui doit servir aux bénéficiaires pour qu'elles puissent s'en sortir reste au niveau de ces personnes diplômées, de l'administration, et les activités ne sont pas efficacement réalisées parce que l'argent qui doit les motiver reste suspendu chez les patrons et nous, on a des miettes, alors que c'est le communautaire qui fait tout le boulot.

Si la « bonne gouvernance » tend à confiner les activités et les décisions dans cette hiérarchisation, certains membres ont révélé que cela n'avait aucune influence sur la centralisation de la gestion dans les mains de la présidente :

C'est en fait quelque chose que le bailleur nous demande, sinon, c'est la présidente qui décide de tout. Quand tu essaies de faire des critiques, elle te demande : quand c'était pour créer son association, où étions-nous ?

Ce schéma n'est donc pas adopté par tous puisqu'il suggère une rémunération des différents postes occupés dans l'organigramme, qui non seulement se fait sur plusieurs tranches mais, dans de nombreuses situations, n'est pas entièrement prise en charge par les bailleurs. Les associations comptent alors sur les maigres et inconstantes cotisations des membres et les dons rares dans la durée et dans la qualité. C'est le cas d'Amepouh qui n'avait pas encore adopté l'organigramme pendant notre présence et dont l'une des responsables affirme non seulement ne pas disposer des ressources nécessaires (personnels et ressources financières et matérielles) mais qu'en plus, les évènements sociopolitiques ont vidé le centre de ses supports physiques[7]. Concernant l'organigramme, certains responsables remarquent : « À force de vouloir tout contrôler, les bailleurs finissent par dénaturer les projets que nous leur présentons ».

---

[7] Les évènements postélectoraux de novembre 2010 à mai-juin 2011 ont provoqué la mise à sac du siège de l'association : tout le matériel informatique ainsi que les papiers et autres affaires personnelles ont été emportés.

QUAND LES EXIGENCES DU PARTENAIRE FINANCIER METTENT À MAL LA SURVIE DE L'ASSOCIATION

La survie des associations est mise en danger par les règles des bailleurs. En étant soumises à ces règles, les associations sont confrontées à la question de leur statut et de celui de leurs membres. Le système américain, à travers des partenariats avec des organismes tels que Elizabeth Glaser Pediatric AIDS Foundation, fonctionne en positionnant les associations généralement en tant que sous-récipiendaires. Les financements des projets n'arrivent pratiquement jamais directement aux associations étudiées mais sont réceptionnés en amont par les organisations les plus importantes qui choisissent quelques associations de terrain pour la mise en pratique des objectifs. Tel est, par exemple, le cas des projets concernant les conseillers communautaires. Établis au sein des structures de santé, ces conseillers sont chargés de la prise en charge communautaire des PVVIH. Il s'agit d'une fonction à la fois sociale, médicale et à volet associatif. Ce membre d'Amepouh explique amèrement :

> *Nous sommes tenues par eux puisque 80 % des ressources qui nous sont allouées restent au niveau du système, surtout le gouvernement et les bailleurs eux-mêmes, et 20 % coulent jusqu'aux associations.*

Ces financements vont jusqu'à restreindre les bénéficiaires à un choix entre devenir membre actif ou rester bénéficiaire. Autrement dit, le partenaire refuse de financer des projets dans lesquels les membres associatifs sont aussi les bénéficiaires. Le présupposé de base dans les associations est que les membres sont des bénéficiaires de fait et cette règle a été mise en œuvre pour permettre à une plus grande partie des femmes souvent sans revenu de bénéficier de fonds. Mal comprise, cette procédure visant à distinguer membres et bénéficiaires a contribué à vider plusieurs associations de leurs membres, dont la pionnière, Amepouh. Ainsi, plusieurs anciennes membres d'Amepouh affirment que l'association « est tombée en désuétude ».

Les femmes adhèrent donc aux associations dans le but de bénéficier des avantages financiers afin de se rendre autonomes. La présidente d'une autre association affirme d'ailleurs :

> *Les gens pensent que les associations sont là pour donner du travail mais c'est faux. Généralement, elles viennent, elles tournent et elles s'en vont. Depuis quelque temps d'ailleurs, je ne prends plus d'adhérentes. Je préfère travailler avec celles qui sont là.*

Une autre responsable tire toute sa fierté du rôle nouveau qu'elle s'est assigné, c'est-à-dire pourvoyeuse d'emplois :

> *Aujourd'hui, je peux dire que les associations fournissent du travail comme toute entreprise. Et je ne rejette pas les femmes qui arrivent ici. À*

> *la longue, on finit par leur trouver quelque chose, mais j'accorde la priorité aux anciennes et à celles qui ont fait des études.*

Analysons cette contradiction. Tandis que certaines associations rejettent des membres, d'autres les reçoivent afin d'agrandir leurs rangs. L'objectif des nouvelles recrues reste souvent la recherche d'un moyen de subsistance qui peut être soit obtenu, après avoir attendu longtemps (la priorité reste aux anciennes) ou immédiatement (si les femmes ont fait des études), soit refusé (lorsque les femmes sont vite percées à jour dans leurs motivations). L'époque des nombres de membres pléthoriques au sein des associations pour les activités de masse semble révolue. La priorité est accordée au savoir-faire, à une gestion des ressources humaines centrée sur un personnel restreint et efficace. Si pour les uns, un grand effectif est signe de notoriété et d'efficacité de l'association, pour les autres, cela entraîne généralement des discordes et une masse salariale disproportionnée par rapport à l'ensemble des membres.

Le financement des « activités génératrices de revenus » (AGR) a suscité des mouvements de masse vers les associations. Les bailleurs de fonds, ici la Banque mondiale, ont mis en place un système de financement des AGR afin de permettre aux femmes d'atteindre une autonomie financière et de se prendre en charge. Une fois sur le terrain, cette initiative a vite montré ses limites puisque les résultats minimes restent difficilement mesurables. En effet, les fonds mis à la disposition des femmes pour financer des AGR ont été des échecs patents dans la majeure partie des cas. Dès le départ, la propagation du VIH et surtout sa forte féminisation ont mis en exergue la pauvreté des femmes, leur dépendance vis-à-vis des hommes qui les inciteraient à accepter des rapports sexuels non protégés, le rôle de la culture qui intimerait aux femmes de se soumettre à leur conjoint, etc. L'hypothèse principale derrière la mise en œuvre des AGR était que plus les femmes auraient accès à des sources de revenus (générés par des activités lucratives), moins elles seraient exposées au VIH. Des travaux ont montré que cela n'était pas toujours vérifié (Vidal, 1996 : 160). Ainsi, tout ce qui a été mis en œuvre afin de permettre aux femmes de s'assumer et d'accepter la maladie a produit peu de résultats comme le confirment ces responsables associatifs :

> *Ce sont des choses que le partenaire nous impose. Ce sont les bailleurs, c'est toujours eux ! Les sensibilisations de masse dont on ignore comment ils mesurent l'impact, les témoignages à visage découvert pour lesquels on s'est rendu compte que cela jouait uniquement sur les proches parents, c'est tout ; il y a les AGR qui ont été un échec et maintenant, ils nous parlent de la « bonne gouvernance » parce qu'ils veulent voir comment on gère l'argent !*

NOUVELLES IMPLICATIONS ET NOUVEAUX OBJECTIFS DES MEMBRES ASSOCIATIFS : L'ARGENT, LE TRAVAIL ET LES À-CÔTÉS DES ASSOCIATIONS

Dans les années 1990, le fil conducteur des associations était basé sur des objectifs de regroupement, de partage d'expériences, non seulement à propos de la maladie mais aussi des relations avec les autres (conjoints, enfants, parents, voisinage, etc.). Le déni et le silence autour de cette affection ont donné sens aux besoins associatifs. Les combats menés contre la stigmatisation, pour l'accès aux ARV, et surtout la manifestation des diversités associatives, reflétaient un élan de spontanéité et des engagements à corps perdu dans la lutte contre le sida. De la recherche d'une « famille » nouvelle, les objectifs des adhérents se sont peu à peu mués en la recherche d'une « entreprise » capable de transformer les souhaits en des réalités palpables : l'argent, le mariage, la famille et autres avantages liés au statut de séropositif. Or, ces avantages acquis ne concernaient bien souvent que les responsables associatifs (voyages, participation aux conférences et colloques organisés partout dans le monde, etc.). Ainsi, certains responsables ont préféré laisser tomber une activité régulière et rassurante telle que le commerce ou la fonction publique pour se consacrer à leur association, qu'ils considèrent comme une entreprise personnelle. Ces leaders sont donc à la tête d'un bien qu'ils gèrent en toute indépendance. D'ailleurs, des leaders se maintiennent depuis la création de leur structure contrairement aux textes réglementaires qui stipulent que la présidente ne peut aller au-delà de deux mandats. Certaines présidentes vont jusqu'à former quelqu'un pour les remplacer sans offrir la possibilité à tous les membres d'être aptes à diriger l'association. Une des présidentes interrogées affirme qu'elle est en train de former celle qui prendra sa place car « elle est membre depuis longtemps et a un cycle ingénieur. Je ne l'impose pas mais je sais que tout le monde sera d'accord ».

Le militantisme associatif et le partage de l'information ne sont donc plus de mise depuis l'accès aux ARV. Aujourd'hui, la gestion des états d'âme des membres ne fait plus partie des priorités. Il faut faire vivre l'association, assurer sa pérennisation par la diversification des activités. Comme l'affirme cette autre présidente :

> *Aujourd'hui, il y a des affections qui sont en train de se répandre comme le cancer, l'hémophilie. Au niveau du VIH/sida, je crois qu'il n'y a plus rien à prouver. C'est le moment d'explorer de nouvelles voies.*

Cette centralisation dans la gestion se répercute sur les relations au sein des associations. D'abord, entre les membres d'une même association (désaffection) et ensuite entre différentes associations de PVVIH. Par exemple, des membres fondateurs ont quitté leur association mère pour en créer d'autres, ou se sont distanciés de la structure. Dame K. affirme ainsi :

> *J'ignore depuis combien de temps, j'ai mis pour la dernière fois les pieds à l'association. Tout est politisé. Personne ne fait attention quand il parle, personne ne se dit qu'en disant telle ou telle chose, on peut blesser l'autre qui est là, ne serait-ce que par respect ! Moi je n'y vais plus. Les valeurs qui m'ont guidée vers l'association ont totalement disparu : la solidarité, le désintéressement face à l'argent, et puis surtout, j'avais retrouvé une famille à laquelle je prenais plaisir. Aujourd'hui, je me sens un peu... amère, mais ça va aller !*

Même les projets au niveau des centres de santé qui intègrent les conseillères communautaires subissent les conséquences de ces relations ambiguës que n'arrivent pas à élucider les conseillères elles-mêmes :

> *Nos salaires sont irréguliers, il nous arrive de percevoir nos salaires au bout d'un an. En plus, ils ne sont pas cumulés. On donne pour deux ou trois mois et on nous dit d'attendre alors qu'entre-temps, on a pris des dettes qu'on doit rembourser.*

Et pourtant, ces femmes continuent de travailler au sein de ces associations en évoquant l'amour du travail, le souci des malades qui *in fine* les préfèrent aux professionnels de la santé. Dans quelle mesure cet attachement à leurs activités de conseillères crée-t-il une forte conscience professionnelle ?

Les femmes conseillères membres d'associations n'ont plus les mêmes motifs d'intérêt qu'à la création des associations. Elles ne retrouvent plus la sécurité, la convivialité, la complicité, et surtout ces intérêts qui les avaient réunies au départ. Aujourd'hui, l'espace sanitaire offre une valorisation de leur savoir-faire que leur a décliné l'association. Rappelons que de nombreuses femmes séropositives sont seules, veuves, ou vivent leur séropositivité dans le secret. Ces femmes, outre le gain financier, se fixent des objectifs dans la vie à travers la valorisation par leur travail, en dehors d'un cadre dont l'unique point commun reste la séropositivité. Elles se fondent dans la masse du corps soignant, se créent de nouveaux contacts, s'offrent des buts : contribuer aux soins des malades, prendre les rendez-vous, suivre les patients, sauver des vies dans le cadre de la PTME, changer leur identité de femme séropositive, vulnérable et passive en femme active professionnellement et moralement forte, et lutter pour le maintien de ce statut. Le travail des femmes conseillères remplit les cinq fonctions indispensables du travail dont parle Marie Jahoda : « Il impose une structure temporelle de la vie, il crée des contacts sociaux en dehors de la famille, il donne des buts dépassant les visées propres, il définit l'identité sociale et il force à l'action » (Jahoda, 1984 ; cité par Garner *et al.*, 2006 : 24). Le travail reste le centre des préoccupations des femmes qui, pour la plupart, l'exercent pour « éviter de rester à la maison à ne rien faire qu'à penser ». L'argent n'est donc pas le seul mobile pour ces femmes.

Toutefois, le rapport à l'argent est central dans cette ambiance associative créée à l'origine dans un élan de solidarité, de bénévolat, de don de soi afin d'aider les autres (ici les femmes) à accepter la maladie. Hormis la quête de ressources financières, le contexte politique est aussi sujet à des conflits internes et donc à des divisions au sein des associations, et il constitue un motif d'éloignement des membres du siège de leur organisation. Enfin, il y a l'espoir que font naître les ARV chez les nouvelles adhérentes. « Cette maladie qui ne tue plus », « qui à la longue n'est plus contagieuse », et « qui ne fait plus honte », est de plus en plus acceptée par de nombreuses personnes, selon les recoupements de phrases prononcées par plusieurs adhérentes. Cette maladie est transformée aujourd'hui en opportunités financières et professionnelles.

Lucie raconte le processus par lequel elle a intégré l'une des associations. Mère de deux enfants dont le père est décédé à Yamoussoukro où ils vivaient tous, elle s'est remise avec un autre homme quelques années plus tard, laissant ses enfants rejoindre la capitale économique, Abidjan. Constamment malade, elle rejoint ensuite son frère à Abidjan qui lui fait passer des examens de toutes sortes (sauf le test du sida). Sa pâleur et surtout sa maigreur alertent la femme de son frère et ce dernier finit par jeter Lucie hors de chez lui. Elle retrouve donc sa fille aînée avec laquelle elle vit à l'étroit et qui lui conseille d'aller à l'hôpital général où un test de sérologie lui est conseillé par l'assistante sociale. C'est encore cette dernière qui la dirigera vers l'association FACI pour les raisons suivantes :

> *L'assistante sociale m'a dit que je pouvais venir prendre les médicaments à l'hôpital, mais moi, je veux me marier. Rester seule ne me plaît pas et c'est comme cela qu'elle m'a dit qu'il y a aussi des hommes et qu'en fréquentant l'association tout le temps, je pouvais trouver un mari. Ça fait la troisième fois que je viens à leur réunion mais je n'ai vu que deux hommes dont un est marié. Je suis là, mais si je ne vois pas bien clair dans leur affaire là, je m'en vais.*

Quant à Fatou, membre de FEV, c'est lors de sa grossesse qu'elle a appris sa séropositivité. Mariée légalement, elle a approché la femme de son beau-frère (l'aîné de son époux) pour lui parler de sa séropositivité afin que cette dernière l'aide à l'annoncer à son époux, en voyage. Cette démarche permettra à Fatou d'apprendre, ébahie, que sa confidente vit également le même « problème » dans son foyer. Son mari a accepté leur statut et la belle-sœur a rassuré Fatou que son mari en ferait autant. Effectivement, l'époux de Fatou accepta la nouvelle, puis fit son propre test qui se révéla positif. Les conseillères de FEV ont demandé à Fatou d'intégrer leur association pour ne pas qu'elle se sente seule à la maison, mais si Fatou a accepté, c'est surtout parce que les membres de l'association lui ont promis de l'argent issu des bailleurs et qui serait à la disposition des adhérentes pour les aider à faire leur commerce. Fatou est membre de l'association depuis 2009.

Les adhésions sont donc, comme on le constate, motivées par des quêtes multiples. Les départs vers d'autres associations ou d'autres objectifs sont caractéristiques des nouvelles militantes d'aujourd'hui.

Au niveau même des associations, l'entraide et la solidarité ne se manifestent qu'au cours des occasions solennelles (décès, Journée mondiale de lutte contre le sida, etc.). Les présidentes d'associations féminines ou mixtes évoquent avec candeur et nostalgie ces années de lutte où la seule motivation restait une équité dans le traitement des séropositifs et un accès généralisé aux ARV. Aujourd'hui, tout cela semble loin. La course aux projets et la professionnalisation des associations ont pris le dessus sur la fraternité.

CONCLUSION

L'espace associatif de lutte contre le sida en Côte d'Ivoire est fortement occupé par les femmes (cinq associations spécifiquement féminines). Cette occupation du devant de la scène pourrait être liée aux divers programmes de prise en charge de la mère et de l'enfant, comme ailleurs en Afrique, et surtout au désir des partenaires internationaux de faire de cette entité une priorité de santé publique.

Les multiples formations et autres ateliers, bien qu'ils aient contribué à une diversification des expériences, ne suffisent pas aux femmes leaders, dont le niveau de scolarisation n'atteint que rarement le lycée, à se rendre compétitives sur le marché des appels à projets. C'est à ce niveau qu'intervient la réorganisation des associations de lutte contre le sida afin de répondre aux exigences des bailleurs. Les organigrammes, bien que fortement critiqués par les PVVIH comme étant un outil de pression et de contrôle, privilégiant le profit au détriment du social, n'en sont pas moins adoptés par la majeure partie des associations. Mais dans le fond, la même centralisation des décisions au niveau des présidents fondateurs existe toujours. Comment pallier ces lacunes ? Le recrutement d'un personnel qualifié, diplômé, nécessite plus de fonds (salaires, matériels de bureau, spécification des tâches, etc.) et conséquemment leur absorption au détriment des volets communautaires que gèrent les membres. Les associations doivent donc se rendre compétitives, ce qui suppose une distanciation vis-à-vis des autres associations dans la course aux projets, cette évolution ayant débuté dès 2008, année de la vulgarisation des ARV en Côte d'Ivoire. Cela sous-entend qu'il faudrait de nouveaux défis à l'ensemble des associations pour les réunir et défendre une cause. Cela paraît difficile dans un environnement où certains pensent qu'« il n'y a plus rien à prouver dans le domaine du VIH/sida et [qu'] il vaut mieux s'intéresser à autre chose ».

BIBLIOGRAPHIE

Bessire D., Chatelin C., Onnée S., 2007. « Qu'est-ce qu'une bonne gouvernance ? », *Comptabilité et environnement*, https://halshs.archives-ouvertes.fr/halshs-00543220/document

Care International, 2006. « Analyse situationnelle de base du VIH/sida en période post-conflit : Bouaké, Korhogo, Man, Abidjan », Centre suisse de recherches scientifiques en Côte d'Ivoire.

Chevalier E., 2006. *La Go+ : dix années de séropositivité d'une Africaine*, Paris, L'Harmattan.

Cornu C., 1996. « Les associations de personnes vivant avec le VIH/sida à Abidjan, Côte d'Ivoire : le malade du sida, réformateur social en Afrique subsaharienne ? », mémoire de DEA de sociologie, Institut d'Étude du Développement Économique et Social, Université Paris I – Panthéon-Sorbonne.

Delaunay K., Blibolo A. D., Cissé-Wone K., 1998. « Des ONG et des associations : concurrences et dépendances sur un "marché du sida" émergent. Cas ivoirien et sénégalais ». *In* J.-P. Deler, Y.-A. Fauré, A. Piveteau, P.-J. Roca (dir.), *ONG et développement : société, économie, politique*, Paris, Karthala, p. 115-141.

Diallo M., 2005. « Gouvernance : quelles perspectives africaines ? », communication aux Journées de formation de l'Agence canadienne de développement international sur la gouvernance en Afrique, Dakar, 26-29 avril, http://ieps-cipsao.org/images/documents/gouvernanceafrique.pdf

Garner H., Méda D., Senik C., 2006. « La place du travail dans les identités », *Économie et statistique*, 393-394, p. 21-40.

Grenier-Torres C., 2009. *Expériences de femmes ivoiriennes au cœur de l'épidémie de sida*, Paris, L'Harmattan.

Gruénais M.-É. (dir.), 1999. « Organiser la lutte contre le sida : une étude comparative sur les rapports État/société civile en Afrique (Cameroun, Congo, Côte d'Ivoire, Kenya, Sénégal) », rapport de recherche à l'ANRS.

Hassoun J., 1997. *Femmes d'Abidjan face au sida*, Paris, Karthala.

Jahoda M., 1984. « L'homme a-t-il besoin de travail ? ». *In* F. Niess (dir.), *Leben wir zum Arbeiten ? Die Arbeitswelt im Umbruch*, Köln.

Kablan C., Obrist B., Cissé G., Wyss K., Touré I., Tanner M., 2006. « VIH/sida, genre et vulnérabilité », *Vertigo*, hors série n° 3, http://vertigo.revues.org/1844

Kerouedan D. M., 1998. « Sida : douze ans d'épidémie en Côte d'Ivoire, Afrique de l'Ouest. Analyse critique des stratégies internationales sur la période 1987-1998. Bilan et perspectives », thèse d'épidémiologie et santé publique, Université Henri Poincaré Nancy I.

Msellati P., Vidal L., Moatti J.-P. (dir.), 2001. *L'accès aux traitements du VIH/sida en Côte d'Ivoire. Évaluation de l'Initiative ONUSIDA/ministère ivoirien de la Santé publique : aspects économiques, sociaux et comportementaux*, Paris, Éditions ANRS, collection « Sciences sociales et sida ».

Vidal L., 1996. *Le silence et le sens : essai d'anthropologie du sida en Afrique*, Paris, Anthropos.

LA PRODUCTION DES CATÉGORIES CIBLES : L'EXEMPLE DES « TRAVAILLEUSES DU SEXE »

AGIR AUPRÈS DES « PROSTITUÉES » : ENQUÊTE SUR DEUX ORGANISATIONS « SPÉCIALISÉES » AU MALI

Julie CASTRO

Au début des années 2010 à Bamako, deux ONG concentrent leurs actions autour de la « prostitution ». Nées toutes deux au milieu des années 1990, Danayaso et Soutoura se présentent de manières très différentes : la première se dit une organisation de « femmes libres », tandis que la seconde met en avant son rôle de prise en charge des « travailleuses du sexe ».

Peut-on parler à leur propos de mobilisations ? Localement, c'est plutôt le lexique de la « société civile » qui s'impose pour évoquer le monde des ONG et associations. La notion, ancienne, revient sur le devant de la scène dans la période qui suit la chute du mur de Berlin. À la faveur du tournant néolibéral des années 1980 émerge en effet une nouvelle doxa : les États sont défaillants et inaptes à conduire de façon efficace les politiques publiques. Il convient donc de les « ajuster » et de susciter l'émergence d'une « société civile », tiers-secteur composant, avec le secteur privé et l'État, le triptyque de la société tel qu'envisagé au prisme néolibéral (Thiriot, 2002). Au Mali comme dans de nombreux autres contextes nationaux africains, cette « société civile » prospère particulièrement à partir des années 1990, dans la suite des transitions démocratiques qui marquent la période. Les politiques d'ajustement structurel alors menées sous la houlette des institutions financières internationales réduisent de fait drastiquement les capacités des États. Ils sont en outre délaissés par les agences multilatérales et bilatérales de développement au profit de la bourgeonnante « société civile » et ses myriades d'ONG. Les dotations de celles-ci augmentent d'ailleurs si considérablement que certains estiment, dès 1995, que l'addition de leurs financements représente la huitième économie mondiale (Salamon, 1995).

Sur le continent africain, la décennie de transition politique des années 1990 est « peu pensée avec les outils de la sociologie des mouvements sociaux » (Siméant, 2013 : 126). Ce n'est qu'une fois ces processus achevés que les travaux se réclamant de la sociologie des mobilisations et de l'action collective se multiplient. Que l'on utilise le lexique de la « société civile » ou celui des « mobilisations », il faut donc garder à l'esprit le caractère historiquement situé de ces deux notions, et les implicites qui en découlent[1]. Ainsi, plutôt que de « considérer comme “mouvement social” ou “militant” » celui « qui se décrit comme tel » (Siméant, 2014 : 15), je propose ici d'utiliser les outils de la sociologie des mobilisations pour présenter et discuter le cas des deux ONG maliennes déployant des activités en rapport avec la « prostitution ». Cette méthode permettra, chemin faisant, de mettre en lumière les jeux d'acteurs à l'échelle nationale et globale.

Les éléments présentés prennent leur source dans une recherche doctorale sur la « prostitution », et les politiques, plus ou moins publiques, la visant au Mali[2]. Une enquête de terrain de douze mois a été réalisée à Bamako entre septembre 2009 et octobre 2011. Elle a combiné plusieurs approches : une ethnographie de la « prostitution » par le biais de la fréquentation régulière de bars, hôtels et boîtes de nuit, des observations réalisées auprès d'ONG ciblant les « travailleuses du sexe », la participation à un *grin*[3] de jeunes hommes, la réalisation d'entretiens auprès d'acteurs institutionnels, et enfin une veille médiatique sur le thème récurrent de la « dépravation des mœurs » et plus largement sur les questions de genre.

C'est plus particulièrement l'étude des politiques de la « prostitution » qui sera ici mise à profit. Dans la mesure où il n'existe que deux organisations se concentrant exclusivement sur la « prostitution » au Mali, je n'ai pas opté pour une anonymisation illusoire pour qui connaît *a minima* le monde des ONG au Mali. En revanche, j'ai changé ou omis volontairement de préciser les noms des membres de ces structures quand cela était possible, afin de préserver autant que faire se peut leur anonymat. Le stigmate attaché à la « prostitution » exige en effet des ruses et des accommodements permanents pour ne pas entacher une respectabilité patiemment négociée dans leurs rapports avec « l'extérieur ».

« FEMMES LIBRES » ET « TRAVAILLEUSES DU SEXE »

Danayaso, « Maison de la confiance » en bambara, est la première organisation de la « société civile » à s'intéresser aux « prostituées ». Créée en 1994, elle se présente comme une ONG de « femmes libres ». L'expression remonte à la période coloniale. Elle est instaurée au Congo belge par

---

1 Ceux liés à la notion de société civile ont été évoqués plus haut. À propos des mobilisations, Johanna Siméant mentionne « le rapport à l'État, au changement, à l'acteur collectif supposé porteur de changement, et à un implicite démocratisant et ne privilégiant pas le recours à la violence » (Siméant, 2013 : 131).

2 Cette recherche a bénéficié du soutien de l'ANRS, que je remercie ici.

3 Groupe de sociabilité basé sur l'affinité et se réunissant quotidiennement autour du thé.

l'administration fiscale (Van Allen, 1974) pour désigner les « femmes indigènes adultes et valides vivant théoriquement seules » (Gondola, 1997 : 54-55). Seules les femmes mariées, veuves ou âgées ont alors le droit de résider en ville. Les « femmes libres » désignent donc toutes ces autres femmes, non liées sur le plan matrimonial et relativement jeunes. À ce titre, elles sont soumises à des taxes puisque les autorités coloniales estiment qu'elles génèrent des revenus en se prostituant. Leur proportion est considérable : entre 1939 et 1943, plus de 30 % des femmes adultes de Stanleyville (aujourd'hui Kinsangani) sont enregistrées comme « femmes libres » (Anonyme, 1993).

Par la suite, le terme est repris dans toute l'Afrique occidentale. Si l'expression est parfois utilisée en anglais, c'est toujours pour évoquer des contextes francophones (La Fontaine, 1974). Il décrit, pour Catherine Coquery-Vidrovitch (1992 : 199-203), un véritable phénomène de société, diffus surtout en milieu urbain. Pour Georges Balandier, il s'agit de femmes jeunes « vivant isolément ou au sein de groupements (de deux à trois personnes) exclusivement féminins » (Balandier 1955 : 145). Quelques décennies plus tard, l'expression revient sous la plume de Jean-François Werner à propos de femmes vivant en contexte urbain et ayant « comme dénominateur commun celui d'être célibataires et financièrement indépendantes » (Werner, 1991 : 178). Dans une étude réalisée en 1977 à Kigali, les « femmes libres » sont tantôt des « prostituées », tantôt des salariées, tantôt des femmes indépendantes (Vandersypen, 1977). À Abidjan à la même époque, le terme évoque les maîtresses :

> L'Afrique francophone appelle « femmes libres » celles qui occupent cette position de maîtresse. Ce terme n'indique pas la reconnaissance d'une émancipation féminine mais signifie qu'elles ne sont plus contrôlées par leur groupe de parenté. Il est possible d'établir une relation avec elles sans avoir aucune obligation à l'égard de qui que ce soit. C'est dire que leur commerce n'engage à rien d'autre qu'à donner les cadeaux qu'elles réclament : « femmes libres », femmes accessibles.
>
> Vidal, 1977 : 140

Certains auteurs vont jusqu'à faire du terme un synonyme de « prostitution » (Meheus *et al.*, 1974), tandis que d'autres s'engagent dans des arbitrages classificatoires :

> La catégorie des femmes libres comprend les femmes qui n'ont pas de relation fixe. Puisque l'on s'attend à ce que tout adulte normal soit actif sexuellement, on en déduit qu'une femme célibataire aura, par la force des choses, des relations sexuelles qui seront souvent commercialisées. La distinction avec une prostituée au sens strict consiste en ce que cette dernière se livre à une commercialisation plus intensive de ses charmes. Cette division en catégories est sans doute assez vague, mais elle peut nous éclairer sur le plan méthodologique. Outre la prétention de vouloir dire qu'il n'y a pas de véritable prostitution en Afrique et celle de tout

> classer sous l'appellation de prostitution, il existe également une conception occidentale qui tend à classer trop facilement dans la prostitution ce qui n'en est pas exactement aux yeux des Africains. Cette terminologie est loin d'être limpide…
>
> Vangroenweghe, 2009 : 236

D'autres estiment que la différence entre « femmes libres » et « prostituées » ne tient pas tant au caractère intensif de la commercialisation des charmes qu'à la manière de procéder :

> Dans le cadre d'une enquête menée au Sénégal, les femmes libres ont été définies comme des « jeunes femmes célibataires ou divorcées qui acceptent fréquemment des relations sexuelles avec ou sans contrepartie monétaire, de façon non protocolaire, avec différents partenaires » (Engelhard & Seck, 1989), le caractère « non protocolaire » se définissant « par l'acceptation rapide d'une relation sexuelle ».
>
> Bardem & Gobatto, 1995 : 19

Enfin, certains prennent au pied de la notion de liberté et soulignent les dynamiques émancipatoires que ces femmes incarnent. Didier Gondola écrit ainsi :

> Femmes également indépendantes : vis-à-vis des hommes d'abord et à l'égard de l'économie coloniale ensuite puisque leurs revenus dérivent d'activités non contrôlables et/ou d'unions libres avec des Européens et des *évolués*. Femmes libres, enfin, parce qu'elles ont du temps libre qu'elles mettent à profit en poursuivant des activités récréatives et ludiques.
>
> Gondola, 1999 : 98

La note de bas de page qui suit précise alors :

> Il est à noter que dans la mentalité coloniale, la femme qui s'adonne à trop de loisirs est considérée comme une épouse ou une mère irresponsable si pas une prostituée. Les peurs que suscite la « femme libre » doivent aussi être interprétées dans un registre sexuel puisqu'à l'opposé de la femme laborieuse, trop occupée pour travailler à son corps, la femme libre est celle qui a aussi le temps de donner libre cours à sa sexualité.
>
> Gondola, 1999 : 98

Comme ce panorama de la littérature le montre, la catégorie, née sous la plume de l'administration coloniale du Congo belge, a depuis lors été reprise dans différents contextes d'Afrique francophone. Ces acceptions variées partagent néanmoins une préoccupation : évoquer les « femmes libres », c'est toujours tenter de qualifier la sexualité, en dehors des liens maritaux, des femmes africaines résidant en milieu urbain.

À Danayaso, l'expression ne recouvre finalement qu'une maigre portion de ce vaste éventail de pratiques féminines urbaines. Elle est avant tout un moyen pour désigner de manière à la fois indirecte et positive les « travailleuses du sexe ». Le terme « prostitution » est en effet proscrit au sein de l'ONG car jugé stigmatisant, et systématiquement remplacé par les expressions de « femmes libres » ou de « travailleuses du sexe ».

Cette autre expression de « travailleuses du sexe » est employée de manière élective par l'autre ONG, Soutoura, un terme venant de l'arabe et signifiant à la fois discrétion et pudeur en bambara. Cette deuxième organisation est créée, en 2000, par une transfuge de Danayaso. Femme, médecin, et malienne, elle y exerce dès sa création et pendant quatre années avant de fonder Soutoura.

L'histoire de la catégorie de « travail du sexe » s'inscrit à la croisée du féminisme et de la lutte contre le sida. C'est en effet dans les années 1970, au sein du collectif féministe COYOTE (Call Off Your Old Tired Ethics) qui voit le jour à San Francisco, que la formule est proposée pour remplacer celle, jugée stigmatisante, de « prostitution ». Il s'agit alors, pour ce collectif issu de la seconde vague du féminisme, de lever le voile sur des formes de travail féminin naturalisé et invisibilisé pendant des siècles. À commencer bien sûr par le travail domestique et, partant, en élargissant la notion à toutes les activités féminines, y compris la « prostitution ». C'est à Carol Leigh, membre de COYOTE, que l'on doit l'expression de « sex work », traduite en français par « travail du sexe » (Leigh, 1997). Avec l'épidémie de sida, le terme se diffuse largement, mais non sans heurts. Suite au constat d'un taux de prévalence plus élevé chez les « prostituées » dès les premières années de l'épidémie, celles-ci sont d'abord considérées comme un « groupe à risque » : on leur attribue le rôle de « réservoir » de l'épidémie, estimant qu'elles contribuent à la diffusion de l'épidémie dans la population générale. Dans bien des contextes, l'indexation des « travailleurs/ses du sexe » occasionnée par l'épidémie de sida contribue ainsi à redoubler les discriminations et stigmatisations dont les « prostituées » font déjà l'objet. À l'infamie du stigmate vient s'ajouter le danger infectieux. Un tournant a lieu dans le courant des années 1990. Les approches dominantes, qui centrent leurs analyses sur les comportements des individus, sont vivement critiquées. On passe progressivement d'un modèle comportementaliste à la prise en compte des facteurs culturels, puis structurels, dans la dynamique de l'épidémie (Parker, 2001). Partant, les groupes qu'on estimait jusque-là « à risque » deviennent des groupes « vulnérables » (Delaunay, 1999).

La décennie 1990 est aussi le creuset d'une série de changements radicaux dans la manière d'envisager les interventions sanitaires auprès des personnes se prostituant. Les associations nées à la suite de l'épidémie de sida adoptent une approche combinant pragmatisme et principes de santé communautaire : l'urgence est à la réduction des risques, notamment infectieux, associés à la pratique du « travail du sexe ». Et pour y parvenir, il faut travailler non seulement aux côtés des « prostituées », mais avec elles. De ces deux mouvements – le déplacement épistémologique vers la prise en compte des facteurs structurels et donc de la vulnérabilité d'une part, la conjugaison d'un modèle de type santé communautaire et d'une politique pragmatique de réduction des risques dans les organisations agissant auprès des « prostituées » d'autre part – résulte l'essor de la catégorie de « travail du sexe » dans l'espace de la lutte contre le sida à partir de la fin des années 1990.

Cette brève généalogie des termes employés par les deux ONG – « femmes libres » et « travail du sexe » – pour qualifier leur public révèle ainsi des trajectoires historiques variées dans la façon d'appréhender la sexualité vénale des femmes : d'une « prostitution » imputée au seul fait de résider en ville sans disposer du statut matrimonial autorisé dans le Congo colonial, aux pratiques d'euphémisation du stigmate attaché à la « prostitution », en passant par la seconde vague du féminisme et la reconnaissance de l'activité de « prostitution » comme relevant d'un véritable travail, pour finir avec l'épidémie de sida permettant une diffusion massive de l'expression « travail du sexe », bien plus souvent formelle, plus substantielle.

S'ENTRAIDER ENTRE « FEMMES LIBRES »

Danayaso est créée en 1994 conjointement par un Malien et une Suisse. Cette dernière séjourne pour la première fois au Mali en 1992, pour effectuer un stage au sein de l'ONG ENDA Tiers-monde dans le cadre de sa formation en travail social. Elle s'investit alors dans une recherche/action sur les filles de la rue qui se concentre sur l'alphabétisation et les consultations médicales. Elle rencontre à cette occasion un Malien, alors animateur dans cette ONG, avec lequel elle a une liaison et se marie par la suite. Face au refus d'ENDA de poursuivre le soutien à ce projet, elle se met à la recherche d'autres bailleurs. Après avoir reçu de nombreuses réponses négatives, elle se tourne en dernière instance – pensant que la dimension confessionnelle ferait obstacle – vers Caritas Suisse, qui accepte. Ce soutien requiert toutefois quelques accommodements : « Au départ, on cachait un peu dans les rapports que Danayaso ne visait pas à l'abandon de l'activité et que les condoms étaient promus, mais finalement, on a pu faire accepter cela », m'explique-t-elle lors d'un entretien. Forts de ce soutien, elle et son mari cofondent l'organisation en 1994.

Tous les membres de Danayaso sont des « femmes libres ». L'organisation requiert de ses membres de s'auto-identifier, c'est-à-dire de « s'afficher » en tant que « femmes libres », pour reprendre l'expression communément utilisée au Mali. Cette injonction à l'auto-identification, présentée par la fondatrice comme le socle fondateur de l'organisation, tend *de facto* à promouvoir un statut de « femme libre ». Elle fixe ainsi une activité en une identité. À ce titre, elle rappelle les périodes règlementaristes qui ont contribué à construire le statut de « prostituée » là où prévalaient auparavant des pratiques souvent temporaires et auxquelles le stigmate n'était pas attaché de manière aussi constante : l'Angleterre victorienne et ses « contagious disease acts » (Walkowitz, 1982) ou encore la « prostitution » dans la France métropolitaine (Corbin, 1982) ou coloniale (Taraud, 2003). Au sein de l'ONG, cette injonction ne manque pas d'occasionner des tensions et de susciter des stratégies d'évitement. Au quotidien, les membres actives, qui évoquent constamment les « femmes libres » en tant que cibles des actions, omettent scrupuleusement de s'identifier à elles. Je constate aussi que le terme « prostitution », dès lors qu'il est énoncé par une personne extérieure à l'ONG, entraîne immédiatement sa disqualification gênée et sa substitution par l'expression « femmes libres ». Au fil des mois, je vois enfin que les membres de l'organisation tendent à dissimuler leur identité de « femmes libres » vis-à-vis de personnes extérieures au milieu, en mettant en avant, par exemple, leur statut d'animatrice ou de coordinatrice. Un décalage net apparaît ainsi entre le projet de renversement du stigmate à partir d'une auto-identification assumée, porté essentiellement par la fondatrice, et les stratégies d'évitement adoptées par les membres actives de la structure vis-à-vis d'une identité fortement stigmatisée. Ces stratégies d'évitement vont parfois jusqu'à l'*exit*, pour reprendre la notion développée par Albert Hirschman (1969) et reprise dans de nombreux travaux sur les mouvements sociaux[4]. Le mariage en est l'une des voies. Plusieurs femmes actives au sein de la structure se sont mariées après leur entrée dans l'ONG, ce qui a suscité de vives tensions. La fondatrice raconte :

> *Le mariage des femmes de Danayaso a posé problème. Car elles sont censées être des femmes libres. Il y a eu un problème lorsqu'une s'est mariée. Caritas [le bailleur principal de l'ONG] s'y est d'abord opposé. Mais bon, on ne peut pas les empêcher de se marier... Donc, ce qu'on a décidé, c'est qu'on ne prend pas une femme déjà mariée, mais qu'on ne chasse pas celles qui se marient alors qu'elles sont à Danayaso, tant qu'elles acceptent de s'identifier comme femmes libres.*

À l'image de ce qui a été observé dans des associations de femmes nigériennes, les femmes de Danayaso qui se marient contribuent donc à consolider les normes locales en matière de conjugalité, et partant, à renforcer le stigmate attaché à la « prostitution » (Cooper, 1995). Il ne s'agit pas d'une spécificité africaine ou sahélienne. Le renforcement paradoxal du stigmate par les organisations de « travailleuses du sexe » a également été documenté dans des contextes occidentaux (Van der Poel, 1995).

---

4 Les autres attitudes potentielles d'un individu ou d'un groupe mécontent face à une situation, telles que formalisées par Hirschman, sont la prise de parole (*voice*) et la loyauté (*loyalty*).

D'autres opportunités d'*exit* sont saisies par les femmes lors de leur participation à des conférences internationales. Il s'agit tantôt d'un *exit* sur la forme, comme lorsqu'une des coordinatrices, envoyée à Genève pour participer à un groupe de travail de l'ONUSIDA en tant que « travailleuse du sexe », nie être une « femme libre » une fois arrivée sur place. La fondatrice commente à ce propos : « C'était la catastrophe pour Danayaso, ça n'a pas du tout donné une image sérieuse. Pourtant, elle était d'accord en partant d'y aller en tant que "femme libre", mais une fois arrivée dans l'ambiance des organisations internationales, elle n'a pas tenu ». Ces évènements peuvent aussi donner lieu à un *exit* plus radical, comme dans le cas de la déléguée de l'ONG partie assister à une conférence internationale sur le VIH/sida au Canada, et qui n'en est jamais revenue. Danayaso fonctionne ainsi, en partie au moins, comme un tremplin permettant à certaines femmes de s'extraire du « milieu », tantôt sur le plan symbolique (mariage, déni de l'identité de « travailleuse du sexe »), tantôt de manière plus définitive (en prenant le chemin de l'exil). Cette tentation de l'*exit*, déjà décrite à propos de mobilisations de « prostituées » dans d'autres contextes, souligne la puissance du stigmate attaché à la « prostitution » et la difficulté à endosser cette identité au long cours (Mathieu 2001). Elle met au jour un certain paradoxe des mobilisations de « prostituées », qui, bien que reposant sur l'auto-identification des femmes en tant que « travailleuses du sexe », « femmes libres » ou « prostituées », permettent en pratique à un certain nombre d'entre elles d'échapper à cette condition.

Danayaso se présente comme une ONG d'entraide des « travailleuses du sexe » et se dit porteuse de certaines revendications en matière de droits. Son approche consiste « à amener des "femmes libres" membres de l'association à aider leurs paires à assumer avec dignité leur choix de métier et de vie et à réclamer leurs droits de citoyens à part entière ». Comme l'explique la fondatrice de l'ONG, « ce n'est pas une ONG sida… on vise à l'amélioration des conditions de vie en général des "femmes libres". Nous avons toujours dit que sur le plan éthique, on n'a pas à dire à quelqu'un d'arrêter s'il n'y a pas d'alternative ». Plutôt que militer pour la reconnaissance du « travail du sexe » en tant que tel, l'organisation prône une approche en termes de droits au sens large, car, commente la fondatrice, « au Mali, la question du travail ne marche pas, il n'y a qu'un tout petit secteur de travail formel, donc cela n'a aucun sens de revendiquer la reconnaissance du travail sexuel en tant que travail ».

L'appartenance à l'organisation prend la forme d'un carnet. Il est payant et donne accès au statut de membre de l'ONG. En 2012, Danayaso revendique un total de deux mille adhérentes, et en 2014, ce chiffre s'élève à trois mille sept cents[5]. La question de la procédure précise de comptage des adhésions est sensible, car de l'assise de la structure dépend sa capacité à lever des fonds. En

[5] Voir : http://www.danayaso.org/index.php?option=com_content&view=article&id=46&Itemid=54

pratique, le nombre d'adhérentes affiché correspond au nombre de toutes les femmes ayant acheté un « carnet », auquel il faut ajouter les femmes renouvelant leur adhésion. Lors des activités, l'adhésion est encouragée et repose principalement sur l'argumentaire du service rendu vis-à-vis de la police. Lorsqu'elle visite les lieux de « prostitution », la brigade des mœurs est en effet censée ne pas « rafler »[6] les femmes disposant d'un « carnet » délivré par une ONG. Car ce carnet fait à la fois office de carte de membre et de suivi médical, puisque les consultations y sont reportées. Cette pratique, qui garde la mémoire du réglementarisme officiel qui prévalait au Mali à l'époque coloniale puis sous le régime de Moussa Traoré, se base sur des accords de principe, non formalisés, entre la brigade des mœurs et les ONG intervenant auprès des « prostituées ». Mais dans les faits, les policiers ne s'embarrassent souvent pas de la présence de ces « carnets » et raflent indifféremment toutes les femmes se trouvant dans des lieux réputés héberger des pratiques prostitutionnelles. Les pratiques de prévarication rapportées par les femmes sont en effet une source de revenus non négligeable pour des policiers sous-payés. Les « prostituées » ne sont relâchées qu'après avoir donné une somme variant généralement entre 5 000 et 10 000 FCFA. Il n'en reste pas moins que l'argument d'une protection contre les « rafles » conserve une certaine efficacité dans le recrutement de nouvelles adhérentes.

Si les activités effectuées sur les lieux de « prostitution » permettent de toucher un grand nombre de femmes et donc de recruter de nombreuses adhérentes, la fréquentation de la structure au quotidien révèle que le noyau dur des membres actives ne dépasse pas la dizaine.

Les différentes actions que conduit Danayaso au niveau national se basent sur l'éducation par les pairs, et suivent en cela les principes de santé communautaire, déjà évoqués plus haut, qui se sont diffusés dans les ONG de santé dans les années 1990. Elles concernent la santé, les activités génératrices de revenus (pour les femmes souhaitant démarrer une autre activité commerciale), le développement institutionnel et organisationnel, l'alphabétisation, et enfin la protection juridique. Voilà pour la théorie. Car sur la période courant de 2009 à 2011, seules les activités de santé sont menées. Les autres, en veilleuse, attendent l'obtention de financements auprès de nouveaux bailleurs. Ces activités se concentrent sur la santé sexuelle, et consistent en des séances d'information-éducation-communication (IEC) effectuées sur les lieux de « prostitution », l'organisation de pièces de théâtre, des consultations médicales effectuées au siège de la structure (à raison d'une demi-journée par semaine) au cours desquelles le dépistage et le traitement des infections sexuellement transmissibles sont proposés. Elles fonctionnent à basse intensité : les matinées de consultations médicales sont fréquemment annulées, et,

---

6 Il s'agit du terme communément employé au Mali dans cette circonstance.

lorsqu'elles ont lieu, concrétisent rarement plus de cinq consultations auprès du petit noyau d'habituées. Les pièces de théâtre montées par le passé ne sont plus présentées.

Parallèlement aux activités propres, les animatrices sont ponctuellement employées par d'autres ONG actives dans la lutte contre le sida. Elles jouent alors un rôle de facilitation à l'occasion des « stratégies avancées », expression utilisée pour désigner les sorties effectuées sur les lieux de « prostitution » pour dépister les femmes et leurs clients pour le VIH. Les animatrices doivent préparer ces déplacements en amont. Elles vont à la rencontre des gérants des bars et hôtels ou des « grandes sœurs » des maisons closes (« prostituées » les plus âgées en position d'autorité), et négocient avec eux la venue de l'équipe en soirée et les modalités concrètes (coût de la location d'une chambre, etc.). Au cours des sorties, elles sont chargées de recruter les femmes et leurs clients pour le dépistage. Enfin, elles sont censées faciliter l'entrée des femmes dépistées positives pour le VIH dans le circuit de soin, en les rappelant quelques jours après le dépistage et en proposant un accompagnement lors du premier rendez-vous dans la structure de soin habilitée à prendre en charge les personnes vivant avec le VIH/sida.

Au niveau national, Danayaso occupe une position très marginale et isolée au sein de la « société civile ». Elle n'entretient aucun lien avec les nombreux mouvements et organisations de femmes, ni avec les nombreuses ONG militant pour le respect des droits humains. Son insertion se limite à la lutte contre le sida, au sein de laquelle elle est sollicitée tantôt pour un avis sur les actions menées ou futures – car sa connaissance fine du terrain est unanimement reconnue – tantôt pour faciliter des actions en cours, comme cela vient d'être évoqué. La structuration historique de la lutte contre le sida en Afrique subsaharienne apporte un éclairage sur cette marginalité. La dépendance étroite vis-à-vis des organisations internationales a en effet donné naissance à de véritables oligarchies biomédicales dans les espaces nationaux africains de la lutte contre le sida (Eboko *et al.*, 2011). Cette situation perdure au Mali dans les années 2010. Les ONG puissantes demeurent dirigées par des médecins. La marginalité relève, en second lieu, du poids du stigmate. Conjugué à la faiblesse du capital social des membres de Danayaso, il entraîne la disqualification de l'organisation en tant qu'actrice pleinement légitime et son cantonnement aux rôles de conseillère et facilitatrice. L'une des coordinatrices me rapporte ainsi le mépris silencieux dont font l'objet les membres de l'organisation lors des réunions thématiques organisées dans le cadre de la lutte contre le sida.

L'insertion internationale dans l'espace de la lutte contre le sida contraste fortement avec cette marginalité nationale. Plusieurs coordinatrices de Danayaso prennent part à des évènements d'envergure internationale : conférence mondiale sur le sida en 1996 à Toronto, et surtout participation en tant que représentantes de l'Afrique francophone aux groupes de travail de l'OMS et d'ONUSIDA (Programme commun des Nations Unies sur le VIH/sida) sur le « travail du sexe » en rapport avec le sida. L'organisation est aussi très active dans les réseaux transnationaux militant pour la cause des « travailleurs/ses du sexe ». Elle est officiellement membre du Network of Sex Works Projects (NSWP), fer de lance de l'internationalisation de la cause des « travailleurs/ses du sexe » créé en 1991. Parti de la mise en lien de programmes œuvrant pour les droits ou menant des actions de santé visant les « travailleuses du sexe » en Asie et dans la région Pacifique, ce réseau a pris peu à peu une dimension internationale. En 2003, il rassemble une quarantaine de projets dans le monde entier (Kempadoo, 2003). En 2012, l'objectif affiché du NSWP est la coordination, à l'échelle globale, des mouvements et organisations de « travailleurs/ses du sexe » afin d'obtenir la reconnaissance et le respect de leurs droits.

Pour autant, l'histoire de l'internationalisation de la cause des « travailleurs/ses du sexe » ne commence pas avec le NSWP. Elle fait ses premiers pas en 1985 avec la création du Comité international pour les droits des « prostituées » (International Committee for Prostitute's Rights), dont les travaux aboutissent à la Charte mondiale des droits des « prostituées ». S'ensuivent deux « congrès mondiaux des putes » (World Whores Congresses), le premier aux Pays-Bas en 1985 et le second en Belgique en 1986. La dimension internationale est alors davantage incantatoire que réelle : les « travailleurs/ses du sexe » du tiers-monde n'y sont pas présent(e)s, et des personnalités « amies » des « prostituées » représentent les « travailleurs/ses du sexe » de plusieurs pays. Les organisations se battant pour les droits des « travailleurs/ses du sexe » dans des pays du tiers-monde – notamment en Équateur, au Brésil en Uruguay – qui existent alors ne participent pas à cette dynamique internationale (Kempadoo, 2003). Cette sous-représentation des « travailleurs/ses du sexe » du tiers-monde dans les arènes internationales marque le pas dans les années 1990 à la faveur des conférences internationales sur le sida : « Le sida a donné un nouvel élan au mouvement international [des "travailleurs/ses du sexe"] car autour de cette cause, des fonds ont pu être levés et des alliances avec les organisations gay créées » (Kempadoo & Doezema, 1998). En mobilisant des arguments de santé, les organisations parviennent à convaincre les bailleurs de débloquer des fonds permettant leur participation à ces conférences. Celles-ci contribuent à donner une dimension véritablement internationale à la cause des « travailleurs/ses du sexe », incarnée par le NSWP.

C'est via l'appartenance au NSWP que Danayaso est amenée à représenter l'Afrique francophone dans le groupe de travail mis en place par l'ONUSIDA sur le « travail du sexe » et le VIH/sida évoqué plus haut. Au niveau continental enfin, l'organisation joue un rôle de premier plan dans la mise en réseau des organisations de « travailleurs/ses du sexe ». C'est en effet sous sa houlette qu'est organisée la première réunion des organisations africaines francophones de « travailleurs/ses du sexe » en novembre 2011, à Bamako.

Danayaso est financée principalement par Caritas Suisse, bailleur historique dont le soutien perdure depuis la création de l'ONG. Il s'agit d'un financement de structure, que la fondatrice estime préférable « aux autres gros bailleurs sida qui arrivent avec leur projet ficelé qu'ils plaquent, sans prendre en compte les données de base », et « qui ne sont que des magouilles ». Elle estime que ces programmes, préformatés en termes de cibles, d'objectifs quantitatifs et de méthodologies s'opposent à l'approche de Danayaso consistant à mettre en œuvre des actions pour et avec les « femmes libres », selon les besoins qu'elles identifient elles-mêmes au fur et à mesure, conformément à la logique de santé communautaire qui anime l'ONG. Le soutien de Caritas repose sur des relations très personnalisées entre les interlocuteurs suisses d'une part et la fondatrice, son époux, ainsi que les membres les plus anciennes de la structure d'autre part. Au fil des années, l'organisation réussit cependant à capter ponctuellement quelques autres financements plus ciblés, notamment dans le cadre de la lutte contre le sida. Autour de 2010, l'organisation explore les possibilités de financements par certains « bailleurs progressistes », selon l'expression de la fondatrice, qui ont été identifiés dans les activités menées à l'international. Pour elle, la difficulté à trouver des bailleurs résulte notamment de la politique de recouvrement des coûts adoptée dès la création de l'organisation. L'adhésion à l'ONG, les préservatifs, mais aussi la consultation médicale sont en effet payants, ce qui s'oppose aux pratiques dominantes dans l'espace de la lutte contre le sida.

Enfin, les ressources internes dont dispose l'ONG apparaissent bien fragiles. La base effective étroite se conjugue à de faibles capacités internes. Au cours des années suivant la création de l'organisation, les coordinatrices sont d'abord recrutées à « l'extérieur » : il s'agit de femmes diplômées, mariées avec enfants, et non de « femmes libres ». Progressivement, Danayaso parvient à former en interne, ou à subventionner la formation en externe, des « femmes libres » en nombre suffisant pour que tous les postes soient pourvus. Au moment de l'enquête, l'ONG poursuit en interne ces activités de formation, en montage de projet, par exemple. D'importantes disparités existent au sein de la structure, les responsables des antennes régionales ayant un niveau de formation bien moindre que celui des coordinatrices. Si elles rendent possible l'autogestion, ces formations n'influent ni le faible capital social dont disposent les membres, ni la puissance du stigmate attaché à la visibilisation. Ces difficultés sont particulièrement manifestes au niveau national, à la fois pour le courtage des bailleurs, pour le renforcement du rôle joué dans la lutte contre le sida, ou encore pour la mise en réseau avec d'autres causes. Pour les pallier, le recours à des consultants extérieurs est fréquent. Mais il est souvent problématique, car « lorsque ce sont des femmes, souvent elles ont une attitude méprisante, elles se sentent en posture de supériorité… et quand ce sont des hommes ils peuvent prendre parti de la situation et faire tout autre chose que la consultance… bon… souvent, ça crée des problèmes », rapporte la fondatrice. La structure demeure finalement très dépendante de sa fondatrice, qui occupe successivement les postes de coordinatrice puis de consultante en développement organisationnel auprès de la structure. En 2011, elle est représentante de Caritas Suisse à mi-temps et concède que « c'est un peu compliqué d'être encore consultante de Danayaso, parce que je suis aussi représentante de son bailleur ! ». Maîtrisant à la fois les principales langues de l'international et ses codes, et ayant développé une compréhension fine des enjeux et dynamiques globales, c'est de fait sur elle que repose en grande partie la connexion à l'international.

PRENDRE EN CHARGE LES « TRAVAILLEUSES DU SEXE »

La seconde ONG, Soutoura[7], est fondée en 2000 par une femme médecin. Malienne, elle vient de Danayaso où elle a exercé pendant quatre années. Auparavant médecin de la fonction publique, la fondatrice et présidente fait le récit d'une vocation, évoquant une « passion de s'occuper des prostituées » née en 1992 alors qu'elle exerce en tant que médecin-chef à Sikasso. Ayant acquis une certaine notoriété en tant que « médecin qui s'occupe des prostituées », elle est contactée par la coopération suisse qui lui propose de rejoindre une ONG « spécialisée », c'est-à-dire ne s'occupant que des « prostituées », qui est alors en train de se créer. Il s'agit de Danayaso. Les fonds alloués à cette nouvelle structure par Caritas étant limités, la coopération suisse propose de prendre en charge le salaire du médecin. Elle quitte ainsi la fonction publique en 1995 pour rejoindre Danayaso, rejoignant à son tour la trajectoire commune aux premiers acteurs de la lutte contre le sida, qui, « dans la majorité des cas africains, […] étaient des "agents doubles" » (Eboko, 2005 : 370), à la fois agents de l'État et faisant l'interface avec la « société civile ». Assez rapidement, des tensions émergent au sein de Danayaso. Elles sont notamment suscitées par les inégalités de salaire. Le poste de cette médecin étant financé par la coopération suisse, le salaire qu'elle reçoit est bien supérieur à celui de la coordinatrice nationale, financée pour sa part sur les fonds alloués par Caritas.

> *Puis,* raconte la fondatrice de Danayaso, *les Américains sont venus la chercher… Eh bon, les Américains, ils ont souvent des méthodes pas très jolies : ils lui ont proposé le double ! Elle a voulu s'installer à l'étage en dessous de Danayaso, comme cela, elle pouvait dire aux femmes de ne pas monter à l'étage et d'aller chez elle ! C'est allé assez loin cette affaire ! Elle allait jusqu'à payer le loyer des femmes dans les chambres closes pour qu'elles viennent chez elle ! C'était carrément de la concurrence déloyale !*

[7] « Soutoura » est un terme dérivé de l'arabe, également utilisé dans d'autres pays limitrophes, qui renvoie à un ethos de pudeur et de discrétion.

Après avoir d'abord à plusieurs reprises éludé le sujet, la principale intéressée attribue son départ à une divergence de fonds :

> *Bon... nous n'avions pas la même vision des choses, et comme je n'étais que le médecin là-bas, je n'avais pas de pouvoir de décision, c'est pour cela que j'ai créé ma propre structure. Et puis, leur souci n'était pas la vision médicale que j'avais ; eux, ils étaient surtout sur le volet économique et social, sur les activités génératrices de revenus, la création d'une caisse, et toutes ces choses-là. Ils n'adhéraient pas à ce que voulait le gouvernement et ce que je voulais aussi, c'est-à-dire mettre l'accent sur le volet de santé. Selon moi, c'était le plus urgent, mais eux voyaient surtout les volets économique et social.*

Si le départ de Danayaso génère de vives rancœurs, elles s'atténuent au fil du temps, de l'avis même des deux fondatrices. En atteste selon elles l'obtention par Danayaso, en 2008, d'un financement en tant que sous-bénéficiaire de Soutoura via le Fonds mondial. Un tournant qualifié de « réconciliation à la malienne » par la fondatrice de Danayaso, une expression qui renvoie à la prégnance de la référence au consensus dans le contexte malien (Siméant, 2014 : 19-20).

Soutoura se présente comme une ONG de prise en charge des « travailleuses du sexe » dans le domaine sanitaire. Inspirée par le mot d'ordre de « la santé pour tous en l'an 2000 » qui circule à la fin des années 1990, la fondatrice envisage les actions de l'organisation comme une pierre à ce vaste édifice : « C'était important de faire quelque chose à ce niveau pour contribuer à atteindre la santé pour tous », se rappelle-t-elle. Son approche est résolument pragmatique :

> *Tous ces hommes de la mosquée là, et tous les autres, comment pensent-ils que la prostitution va s'arrêter ? C'est la plus vieille activité du monde, et moi j'en suis arrivée à la conclusion que cela continuera tant qu'il y aura des clients. Et qui sont ces clients ? C'est monsieur tout le monde ! Donc, il vaut mieux gérer ce problème, étant donné qu'il sera toujours là. Il faut s'en occuper, et gérer les problèmes qu'il y a là-dedans.*

Lorsque je lui demande ce qu'elle pense de l'activité en tant que telle, elle s'empresse de préciser :

> *Je n'ai pas d'objectif précis dans ce sens-là [abolition de la « prostitution »]. Bien sûr, cela peut arriver de manière fortuite, mais ce n'est pas mon objectif direct. Quand j'étais à Danayaso, j'ai vu des femmes auxquelles on prêtait 500 000 FCFA pour qu'elles montent un commerce. Quelques jours plus tard, elles arrivaient avec de nouvelles tenues, un nouveau look, un nouveau teint, et elles continuaient là-dedans de plus belle ! Elles demandaient plus à leur client (elle rit) !*

Pour elle, les « prostituées » ou « travailleuses du sexe » – elle emploie indifféremment les deux termes – sont des personnes partiellement ou totalement désaffiliées, au sens où l'entend Robert Castel (1994) :

> *Elles ont des problèmes de santé et sont marginalisées socialement, et ce qui est dérangeant, c'est qu'elles sont en rupture complète avec leurs familles. J'ai vu que les gens ne les écoutaient pas, ne les considéraient pas. Elles n'ont aucun repère social, et étaient laissées à la délinquance. Elles étaient dans l'alcool, le sexe, la drogue, etc. Je voyais que localement, personne n'était prêt à être leur référent, à les guider. Cette population était complètement délaissée.*

Si la posture est paternaliste, le mode de fonctionnement de l'ONG est présenté comme participatif, mobilisant la rhétorique du « Pour elles et avec elles ». Aux dires de la présidente, les « prostituées » sont impliquées à tous les niveaux de l'organisation et de la réalisation des activités, et sont consultées à chaque fois qu'un dossier est monté. Elle commente :

> *Parfois, leurs remarques sont archaïques, ça semble bête, elles disent : « Nous, on veut capote, on veut médicament »... Mais finalement, quand on met cela dans les programmes, ça marche. Elles connaissent leurs besoins. Et rarement, nos dossiers et demandes de financement ont été rejetés.*

Je ne suis malheureusement pas autorisée à observer au quotidien le fonctionnement de l'organisation. C'est d'ailleurs cet argument de la décision collective qui est avancé pour me tenir à l'écart : après plusieurs semaines d'attente, la fondatrice m'explique que le « bureau » a décidé de ne pas autoriser ma présence « pour des raisons de confidentialité… Vous comprenez, ce sont des questions sensibles… ». Si elle m'accorde une série d'entretiens, sa promesse d'élargir le cercle de mes interlocuteurs au sein de l'organisation reste lettre morte. Au fil des mois, la possibilité d'entretiens individuels avec d'autres membres de l'organisation est sans cesse repoussée.

À l'instar de nombreuses ONG maliennes et africaines, Soutoura est une organisation familiale. Le poste de chargé de programmes est occupé par le fils de la fondatrice, et la seule autre médecin exerçant au sein de la structure n'est autre que la fille de la fondatrice, étudiante en médecine en fin de cursus.

Le stigmate n'épargne pas complètement les membres de Soutoura, pourtant non engagés dans des pratiques prostitutionnelles. Lorsqu'elle commence son activité, la fondatrice est vivement décriée. Tantôt on la masculinise en lui disant que les « prostituées » sont « ses femmes », tantôt on insinue qu'« il y a quelque chose de fort entre toi et les prostituées, dis donc… ». La réprobation morale dépasse le cercle des connaissances personnelles pour acquérir une dimension publique :

> *Qu'est-ce que les musulmans n'ont pas dit !? Il y a même eu un prêche de vendredi avec des malédictions sur mon nom... comment on appelle ça déjà... une fatwa avec mon nom ! Les gens allaient dire à mon mari qu'il avait épousé qu'une prostituée au lieu d'épouser un médecin ! [...] J'avais pu négocier une émission sur une radio libre, une fois par semaine, pour discuter des IST et faire de la prévention. Qu'est-ce que je n'ai pas entendu comme injures radiophoniques ! Moi je restais tranquille et je répondais sans m'énerver. J'ai tout entendu là-bas ! [...] Parfois, le gouverneur ou le commandant [à Sikasso] venaient me voir pour me dire que vraiment, ils entendaient beaucoup de choses à mon propos, et me disaient : « Est-ce que tu ne peux pas arrêter un peu tout ça ? »*

À ces pressions externes, qui passent notamment par son assimilation à une « prostituée », la fondatrice de Soutoura oppose une éthique professionnelle ancrée dans la foi musulmane :

> *Je disais [au gouverneur et commandant] que je faisais mon travail de médecin, que le médecin, ce n'est pas seulement pour soigner des gens comme eux, que tout le monde peut être soigné [...]. Mon entourage a souffert, mais pas moi. Pas du tout ! Moi je sais que le Dieu qui est là-haut, Il sait. Il voit ce qui est bon et ce qui n'est pas bon. Je suis convaincue que ce que je fais n'a rien à voir avec ma vie sociale, ma vie familiale, tout ça.*

Le stigmate joue aussi au sein de l'ONG, comme, par exemple, lors des recrutements. La fondatrice rapporte ainsi les propos d'un médecin ayant postulé à Soutoura qui s'était offusqué : « Si je dois être évalué sur le fait que je ne parle pas anglais par quelqu'un qui vient du Ghana jusqu'ici pour vendre son sexe, alors vraiment, votre système de recrutement n'est pas correct ! ». Il évoquait le rôle joué par une « prostituée » membre des instances dirigeantes de l'ONG dans la décision finale de recrutement.

De même que pour Danayaso, l'appartenance à Soutoura prend la forme d'une carte, là encore payante, sur laquelle sont reportées les consultations. Le rythme d'une consultation par mois est la norme. Les activités conduites par la structure sont exclusivement médicales, et leur spectre est bien plus large qu'à Danayaso. Elles incluent des activités de prévention et de sensibilisation, les soins des infections sexuellement transmissibles, le dépistage du VIH (avec référence vers les centres de prise en charge en cas de résultat positif), ainsi que le suivi de base des « prostituées » séropositives parallèlement à leur suivi spécialisé dans d'autres centres. La fondatrice est donc également la principale thérapeute de la structure. Le public cible s'est lui aussi élargi. Regroupant les « prostituées » et leurs clients lors de la création de l'organisation, il inclut désormais aussi les gérants des lieux de prostitution (dans le cas des bars ou hôtels), les « boyfriends », et, plus récemment, les hommes ayant des relations sexuelles avec des hommes (HSH).

Comme à Danayaso, la logique de recouvrement des coûts prévaut. Les médicaments, préservatifs et lubrifiants sont vendus. Cela permet de subventionner en partie les produits trop coûteux pour la plupart des « prostituées », à savoir les lubrifiants. En revanche, les consultations médicales sont gratuites. Cette politique de recouvrement des coûts résulte de la volonté de pérenniser les activités menées, et donc la structure dans son ensemble. La fondatrice commente à ce propos : « Si j'avais donné les médicaments de l'Église de Sikasso, est-ce que Soutoura aurait pu exister ? C'est le seul moyen de pouvoir continuer les activités de façon durable. Aujourd'hui, qui peut se permettre de donner gratuitement autant de préservatifs ? ». Ce choix, qui contrevient aux pratiques usuelles de gratuité des soins et des produits pharmaceutiques liés au VIH/sida, lui vaut d'ailleurs les reproches de certains bailleurs de la lutte contre le sida.

À l'échelle nationale, Soutoura est bien insérée dans l'espace de la lutte contre le VIH/sida. Bien qu'ayant élargi en 2009 son public aux HSH, elle reste considérée comme une structure « spécialisée », tout à fait légitime et experte en matière de « prostitution ». Elle participe ainsi aux nombreux réseaux liés à la lutte contre le sida, mais aussi, à l'interface du global et du national, aux ateliers visant à l'élaboration des indicateurs nationaux de la lutte contre le sida. Dirigée par un médecin qui concentre la plupart des pouvoirs, l'ONG s'inscrit parfaitement dans l'oligarchie médicale prévalant dans le domaine de la lutte contre le VIH/sida, déjà évoquée plus haut. Néanmoins, elle n'y occupe pas une position dominante. La hiérarchie qui y prévaut découle de la division du travail entre ONG : au bas de l'échelle se trouve la masse des organisations menant des actions préventives – souvent désignées par l'acronyme IEC, pour information-éducation-communication – ou de dépistage, parallèlement ou non à des actions menées dans d'autres domaines (environnement, éducation, par exemple). Tout en haut se trouve la poignée d'ONG, très puissantes et influentes, investie dans la prise en charge (PEC) et donc dans la délivrance des traitements antirétroviraux (ARV). Cette structuration, commune à de nombreux pays d'Afrique subsaharienne, est particulièrement saillante au Mali[8]. La plupart des ONG menant des actions auprès des « prostituées » dans le cadre de la lutte contre le sida appartiennent au premier groupe. Elles conduisent surtout des activités de sensibilisation. Soutoura occupe donc une position intermédiaire : des consultations médicales y sont organisées, mais pas la prise en charge médicale très spécialisée liée à l'infection par le VIH. Les « prostituées » infectées et nécessitant d'être mises sous traitement sont dirigées soit vers les structures publiques adéquates, soit vers les quelques ONG habilitées pour la prise en charge. De façon plus marginale, l'organisation est reliée à une autre

[8] On peut évoquer à propos du Mali une véritable macrocéphalie. L'ONG ARCAD-SIDA, par l'ampleur de ses activités et les budgets mobilisés, domine sans conteste l'espace national de la lutte contre le sida.

cause. Elle participe à un réseau mobilisé autour des droits des enfants, qui vise plus spécifiquement le trafic et de l'exploitation sexuelle. Enfin, Soutoura dirige le réseau des organisations impliquées dans la prostitution (RORIMPROS), constitué à la fin des années 1990 pour fédérer les organisations menant des activités auprès des « prostituées » au niveau national. Créé dans les suites d'un programme de la coopération canadienne, le RORIMPROS est resté à l'état de coquille vide, permettant à l'occasion à Soutoura de capter des financements supplémentaires mais ne représentant aucune dynamique collective véritable. Le niveau national est ainsi l'espace de prédilection de l'ONG. Qu'il s'agisse de la lutte contre le sida ou du trafic et de l'exploitation sexuelle des enfants, Soutoura n'a pas développé de stratégie propre à l'international.

Sur le plan financier, Soutoura a elle aussi un bailleur historique, présent depuis sa création. Il s'agit du Center for Disease Control and Prevention (CDC) d'Atlanta, une agence de santé publique états-unienne qui finance de nombreux projets de lutte contre le sida en Afrique. Outre les fonds reçus du CDC et de petits financements ponctuels en provenance d'autres sources, Soutoura a bénéficié depuis sa création de trois autres financements conséquents : l'un octroyé par la fondation d'une multinationale pharmaceutique, un autre délivré dans le cadre du « Women's World Day of Prayer » (ces deux financements ayant permis l'ouverture de deux antennes en région), et un dernier dans le cadre du Round 8 du Fonds mondial en 2009. Quant aux ressources internes de Soutoura, elles sont importantes. Dirigée par une femme médecin entourée de ses enfants hautement qualifiés, l'organisation dispose de toutes les compétences requises et du capital social adéquat pour asseoir et renforcer son insertion nationale dans l'espace de la lutte contre le sida. Celui-ci présente des opportunités particulièrement intéressantes à la fin des années 2000. Les fonds alloués à la lutte contre le sida augmentent en effet considérablement à partir du milieu des années 2000, et de manière encore plus substantielle à compter de 2005, avec le Round 4 du Fonds mondial. Pour Soutoura, l'arrivée du fonds est d'autant plus intéressante que ce dispositif de financement privilégie les actions ciblant des populations clefs, jusque-là peu desservies en termes de services de lutte contre le sida, parmi lesquelles on compte le groupe des « travailleuses du sexe » (Fried & Kowalski-Morton, 2008). Le scandale de 2010 et la suspension de tous les décaissements suite aux allégations de détournement des fonds fragilisent ces avancées (Castro, 2013 ; Touré, dans cet ouvrage).

JEUX D'ÉCHELLES

Que met au jour l'analyse, au prisme de la sociologie des mobilisations, des deux ONG ciblant, exclusivement ou presque, les « travailleuses du sexe » au Mali ? Les deux organisations s'inscrivent dans deux cadres d'action (Snow & Benford, 1992) différents bien qu'historiquement liés : la défense des droits des

« travailleuses du sexe » pour Danayaso, l'accès aux soins dans le cadre de la lutte contre le sida pour Soutoura. Car si la cause des « travailleuses du sexe », et son internationalisation, ont été catalysées par la lutte contre le sida, leurs horizons diffèrent.

Quant à la vieille question de la structure des opportunités politiques, elle doit s'appréhender dans un cadre multi-institutionnel et multi-scalaire qui dépasse l'État nation (Armstrong & Bernstein, 2008). Au niveau national, c'est l'espace de la lutte contre le sida qui fournit les principales opportunités d'insertion et d'action pour les deux ONG. Danayaso, qui fonctionne à bas bruit comme groupe d'entraide sur la base d'un petit financement de structure, n'est rattachée qu'à l'espace de la lutte contre le sida, où elle joue un rôle relativement marginal. La remoralisation de la sphère publique observée au Mali (Schulz, 2012) ainsi que dans d'autres pays voisins (Masquelier, 2009) depuis quelques années, qui contribue à davantage délégitimer les « travailleuses du sexe » en tant qu'actrices politiques, participe d'ailleurs sans doute à réduire les opportunités politiques au niveau national. Soutoura, forte de son capital social important et de son orientation médicale, a pu profiter plus amplement des opportunités offertes par la lutte contre le sida, et ce, d'autant plus que celle-ci demeure largement dominée par une oligarchie biomédicale au Mali. L'ONG a pu bénéficier du regain d'intérêt et de financements pour des populations jusque-là peu desservies en termes de services de lutte contre le sida, regain particulièrement porté par le Fonds mondial (Fried & Kowalski-Morton, 2008). Au niveau global, seule l'une des deux ONG, Danayaso, a su s'insérer en se saisissant de deux espaces connectés : celui de la lutte contre le sida d'une part, et celui de la cause des « travailleurs/ses du sexe » d'autre part. Danayaso parvient ainsi à jouer un rôle de premier plan tant dans les consultations de la « société civile » organisées par l'ONUSIDA que dans la coordination ouest-africaine des organisations francophones de « travailleurs/ses du sexe ». Plus exactement, c'est via sa connexion avec le mouvement transnational des « travailleurs/ses du sexe » que Danayaso s'insère de plain-pied dans l'espace de la lutte contre le sida à un niveau global.

Comment peut-on finalement qualifier ces deux organisations ? Là encore, tout dépend de l'échelle. Au niveau national, Soutoura fonctionne comme une organisation de service et Danayaso comme un groupe d'auto-support (Kriesi, 1993). Au niveau global, auquel seule Danayaso a développé un accès routinisé, l'ONG se présente sous un profil double : groupe d'intérêt prenant part aux discussions et à l'élaboration des politiques globales du sida d'une part, et membre participant à la mobilisation politique transnationale et continentale pour la cause des « travailleurs du sexe » d'autre part. Comme cela a été souligné, ces dynamiques à l'échelle globale sont cependant très dépendantes du rôle clé de relais joué par la fondatrice.

Si l'on se tourne enfin vers la question de la cible des revendications, là encore, il faut varier la focale. Au niveau national, il semble manquer aux deux organisations un « ennemi » politique. Contrairement à ce qui a été mis en évidence pour de nombreux mouvements sociaux africains, les deux ONG ne prennent pas l'État comme cible de leurs revendications (Larmer, 2010). Elles s'inscrivent dans une division du travail faisant revenir aux bailleurs extérieurs tant la gestion des marges sociales[9] que la lutte contre le sida[10], ces deux questions sociales relevant ainsi d'une forme de « gouvernement privé indirect » (Mbembe, 1999). Les mobilisations et leur éventuelle politisation se façonnent en effet dans le temps long de l'essor du capitalisme, de la construction de l'État et de l'élargissement des interventions étatiques (Tilly, 1978). Au sud du Sahara, on assiste depuis les années 1980 d'un côté à une réduction du périmètre de l'action étatique, et de l'autre à la multiplication d'acteurs « extérieurs » désormais en situation de complète extériorité vis-à-vis des États. Comme ce regard croisé sur Danayaso et Soutoura le met en lumière, la navigation dans ces liens de dépendance vis-à-vis de « l'extérieur » (Bayart, 1989) permet de varier, voire de multiplier, les cibles politiques.

BIBLIOGRAPHIE

Anonyme, 1993. "Zaïre: The Status of Women", Library of Congress Country Studies, http://www.country-data.com/cgi-bin/query/r-15046.html

Armstrong E. A., Bernstein M., 2008. "Culture, Power, and Institutions: A Multi-Institutional Politics Aproach to Social Movements", *Sociological Theory*, 26, 1, p. 74-99.

Balandier G., 1955. *Sociologie des Brazzavilles noires*, Paris, Armand Colin.

Bardem I., Gobatto I., 1995. *Maux d'amour, vies de femmes : sexualité et prévention du sida en milieu urbain africain*, Ouagadougou, Paris, L'Harmattan.

Bayart J.-F., 1989. *L'État en Afrique : la politique du ventre*, Paris, Fayard.

Castel R., 1994. « La dynamique des processus de marginalisation : de la vulnérabilité à la désaffiliation », *Cahiers de recherche sociologique*, 22, p. 11-27.

[9] On note au Mali une absence quasi totale de politique étatique vis-à-vis des marges sociales. Celles-ci sont prises en charge au gré des programmes d'ONG et selon des modalités qui varient en fonction de leurs agendas changeants.

[10] Cela est particulièrement documenté pour la lutte contre le sida, la plupart des fonds ayant été attribués à des acteurs non étatiques aux dépens des États africains. Voir notamment Ferguson, 2006.

Castro J., 2013. « Une histoire nationale de la gouvernance globale : la lutte contre le sida au Mali », *Face à face : regards sur la santé*, 12, http://faceaface.revues.org/788

Cooper B. M., 1995. "The Politics of Difference and Women's Associations in Niger: Of 'Prostitutes', the Public, and Politics", *Signs*, 20, 4, p. 851-882.

Coquery-Vidrovitch C., 1992. *Les Africaines : histoire des femmes d'Afrique noire du XIXe au XXe siècle*, Paris, Desjonquères.

Corbin A., 1982. *Les filles de noce : misère sexuelle et prostitution au XIXe siècle*, Paris, Flammarion.

Delaunay K., 1999. « Des groupes à risque à la vulnérabilité des populations africaines, discours sur une pandémie », *Autrepart*, 12, p. 37-52.

Eboko F., 2005. « Politique publique et sida en Afrique : de l'anthropologie à la science politique », *Cahiers d'études africaines*, XLV, 178, p. 351-387.

Eboko F., Bourdier F., Broqua C. (dir.), 2011. *Les Suds face au sida : quand la société civile se mobilise*, Marseille, IRD éditions.

Engelhard P., Seck M., 1989. « Comportements sexuels et contexte culturel », *Plurales*, 1, 1, p. 83-108.

Ferguson J., 2006. *Global Shadows: Africa in the Neoliberal World Order*, Durham, Duke University Press.

Fried S. T., Kowalski-Morton S., 2008. "Sex and the Global Fund: How Sex Workers, Lesbians, Gays, Bisexuals, Transgender People, and Men who Have Sex with Men Are Benefiting from the Global Fund, or Not", *Health and Human Rights*, 10, 2, p. 127-136.

Gondola D., 1997. « Unies pour le meilleur et pour le pire. Femmes africaines et villes coloniales : une histoire du métissage », *Clio*, 6, p. 87-104.

Gondola D., 1999. « Bisengo ya la joie : fête, sociabilité et politique dans les capitales congolaises ». *In* O. Goerg (dir.), *Fêtes urbaines en Afrique : espaces, identités et pouvoirs*, Paris, Karthala, p. 87-111.

Hirschman A. O., 1969. *Exit, Voice, and Loyalty: Responses to Decline in Firms, Organizations, and States*, Cambridge, Harvard University Press.

Kempadoo K., 2003. "Globalizing Sex Workers' Rights", *Canadian Woman Studies*, 22, 3, p. 143-150.

Kempadoo K., Doezema J. (dir.), 1998. *Global Sex Workers: Rights, Resistance, and Redefinition*, London – New York, Routledge.

Kriesi H., 1993. "Sviluppo organizzativo dei nuovi movimenti sociali e contesto politico", *Rivista italiana di scienza politica*, 23, 1, p. 67-117.

La Fontaine J., 1974. "The Free Women of Kinshasa: Prostitution in a City in Zaïre". *In* J. Davis (dir.), *Choice and Change: Essays in Honour of Lucy Mair*, London, Athlone, p. 89-113.

Larmer M., 2010. "Social Movement Struggles in Africa", *Review of African Political Economy*, 37, 125, p. 251-262.

Leigh C., 1997. "Inventing Sex Work". *In* J. Nagle (dir.), *Whores and Other Feminists*, London – New York, Routledge, p. 225-231.

Masquelier A., 2009. *Women and Islamic Revival in a West African Town*, Bloomington, Indiana University Press.

Mathieu L., 2001. *Mobilisations de prostituées*, Paris, Belin.

Mbembe A., 1999. « Du gouvernement privé indirect », *Politique africaine*, 73, p. 103-121.

Meheus A., De Clercq A., Prat R., 1974. "Prevalence of Gonorrhoea in Prostitutes in a Central African Town", *The British Journal of Venereal Diseases*, 50, 1, p. 50-52.

Parker R., 2001. "Sexuality, Culture, and Power in HIV/AIDS Research", *Annual Review of Anthropology*, 30, p. 163-179.

Salamon L. M., 1995. "The Global Associational Revolution: The Rise of the Third Sector on the World Scene", Occasional Paper 15, Baltimore, Institute for Policy Studies John's Hopkins.

Schulz D., 2012. *Muslims and New Media in West Africa : Pathways to God*, Bloomington, Indiana University Press.

Siméant J., 2013. « Protester/mobiliser/ne pas consentir : sur quelques avatars de la sociologie des mobilisations appliquée au continent africain », *Revue internationale de politique comparée*, 20, 2, p. 125-143.

Siméant J., 2014. *Contester au Mali : formes de la mobilisation et de la critique à Bamako*, Paris, Karthala.

Snow D. A., Benford R. D., 1992. "Master Frames and Cycles of Protest". *In* A. D. Morris, C. McClurg Mueller (dir.), *Frontiers in Social Movement Theory*, New Haven, Yale University Press, p. 133-155.

Taraud C., 2003. *La prostitution coloniale*, Paris, Payot.

Thiriot C., 2002. « Rôle de la société civile dans la transition et la consolidation démocratique en Afrique : éléments de réflexion à partir du cas du Mali », *Revue internationale de politique comparée*, 9, 2, p. 277-295.

Tilly C., 1978. *From Mobilization to Revolution*, New York, McGraw-Hill.

Van Allen J., 1974. "Memsahib, Militante, Femme Libre : Political and Apolitical Styles of Modern African Women". *In* J. Jaquette (dir.), *Women in Politics*, New York, John Wiley, p. 304-321.

Van der Poel S., 1995. "Solidarity as Boomerang", *Crime, Law and Social Change*, 23, 1, p. 41-65.

Vandersypen M., 1977. « Femmes libres de Kigali », *Cahiers d'études africaines*, XVII, 65, p. 95-120.

Vangroenweghe D., 2009. *Sida et sexualité en Afrique*, Bruxelles, Aden Belgique.

Vidal C., 1977. « Guerre des sexes à Abidjan : masculin, féminin, CFA », *Cahiers d'études africaines*, XVII, 65, p. 121-153.

Walkowitz J. R., 1982. *Prostitution and Victorian Society: Women, Class, and the State*, Cambridge, Cambridge University Press.

Werner J.-F., 1991. « La prostitution en milieu urbain : un exemple sénégalais », *Anthropologie et Sociétés*, 15, 2-3, p. 255-262.

UNE EXPÉRIENCE AMBIGUË : CATÉGORISATIONS DE LA SEXUALITÉ RÉTRIBUÉE ET LUTTE CONTRE LE SIDA AU SÉNÉGAL

Branwyn POLEYKETT
(Traduction : Christophe BROQUA)

Il existe à Dakar des travailleuses du sexe officiellement enregistrées auprès de l'État sénégalais (Do Espirito Santo & Etheredge, 2004 ; Poleykett, 2015). Mais on y trouve un nombre bien plus élevé de femmes pratiquant une sexualité commerciale clandestine. Ces « clandestines », qui peuvent ne pas se considérer comme travailleuses du sexe, évitent l'enregistrement officiel et choisissent de subvenir elles-mêmes à leurs besoins en santé et d'organiser leur travail loin du contrôle exercé par l'État et la police. Depuis 2005 à Dakar, on a assisté à une prolifération de discours publics et policiers sur l'indiscipline des travailleuses du sexe non enregistrées face à la régulation par l'État. Une enquête réalisée par l'ONG ENDA Santé a estimé qu'environ quatre femmes sur cinq pratiquant une forme ou une autre de sexualité commerciale à Dakar étaient clandestines, c'est-à-dire non répertoriées et travaillant donc illégalement (Tucker, 2012). Dans une autre étude sur les travailleuses du sexe clandestines, une grande variété de raisons était invoquée pour justifier le non-enregistrement, « allant de la méconnaissance au simple refus » (Laurent, 2003 : 1815). En 2002, un rapport du ministère de la Santé sénégalais indiquait que presque 20 % des femmes de l'échantillon enquêté étaient âgées de moins de vingt et un ans et n'étaient donc pas en mesure de s'enregistrer auprès des cliniques d'État, tandis que 13,6 % de ces femmes ne pouvaient pas s'enregistrer car elles n'avaient pas de papier d'identité (Homaifar & Wasik, 2005).

Depuis les années 2000, les clandestines ont suscité un fort intérêt de la part des chercheurs, des politiques et des ONG nationales ou internationales qui se sont interrogés sur la manière de les atteindre et sur les modes d'intervention les plus adaptés pour répondre à leurs besoins. La plupart des ONG intervenant auprès des travailleuses du sexe officiellement déclarées adoptent un point de vue pragmatique et préfèrent travailler avec et autour du système de régulation mis en place par l'État. Comme me l'expliquait un membre d'ONG, bien que la régulation ne soit pas idéale, « c'est la réglementation que nous avons trouvée au niveau du pays, et moi je pense qu'il serait mal vu de vouloir faire autrement que ce que la réglementation a décidé ». Les chercheurs se sont aussi penchés sur les manières dont la régulation par l'État pourrait être réformée et libéralisée ; ainsi Jérôme Bougazelli, qui a souligné l'obsolescence des textes et leur caractère très insatisfaisant, a, par exemple, fortement recommandé que l'âge minimum d'enregistrement soit réduit de vingt et un à dix-huit ans afin d'intégrer les femmes les plus jeunes au système formel (Bougazelli, 2008).

Toutefois, d'autres ONG – parmi lesquelles ENDA Santé qui, la première, à partir de la fin des années 1990, a conduit des recherches pionnières sur le travail sexuel clandestin dans les banlieues de Dakar –, ont commencé à formuler une série de recommandations proposant davantage que les changements qui rendraient l'enregistrement officiel plus facile et plus acceptable pour les femmes. Plutôt que cela, à la fin des années 1990, ENDA a commencé à soutenir que si les travailleuses du sexe ne pouvaient aller vers l'État, alors les ONG devaient aller vers elles. Tandis que les ONG disaient que leur rôle n'était pas de se substituer aux structures existantes de l'État, elles affirmaient pouvoir atteindre les femmes qui choisissent de ne pas se soumettre à la régulation par l'État. Au début des années 2000, quand les recherches d'ENDA ont confirmé la présence dans la ville d'un grand nombre de travailleuses du sexe non déclarées, et ont mis au jour des niveaux élevés de prévalence du VIH dans cette population, l'organisation a avancé que le système ne devait plus compter sur l'auto-identification des femmes ni sur leur présentation volontaire dans les cliniques. Au nom de la santé publique, elle a affirmé que les travailleuses du sexe devaient pouvoir continuer à travailler dans la clandestinité tout en ayant accès aux services de santé procurés par l'État : dépistage du VIH, diagnostic et prise en charge médicale des infections sexuellement transmissibles (IST). Entre 2004 et 2010, ENDA Santé a ainsi mis en place un programme d'intervention par clinique mobile dans les banlieues les plus pauvres de Dakar, ciblant spécifiquement les clandestines.

Ce chapitre repose sur une enquête par observation participante et par entretiens réalisée auprès du personnel de la clinique entre 2008 et 2010. Je propose ici de rendre compte de l'histoire de la clinique mobile et de retracer l'évolution du programme, depuis ses premières interventions de type « guérilla » jusqu'à sa forme récente de bonnes pratiques standardisées. Finalement, je souligne la dimension ambiguë du service fourni par la clinique – la façon dont l'équipe en est venue à utiliser des définitions particulières de la sexualité rémunérée pour résoudre certaines ambiguïtés dans la conception que les femmes se font de leurs pratiques.

HISTOIRE DE LA CLINIQUE MOBILE

Le programme de clinique mobile d'ENDA est apparu dans le prolongement de plusieurs types d'intervention ayant chacun leur histoire au Sénégal. Tout d'abord, il existe de longue date, au niveau national, une activité de diagnostic et de traitement des IST, comme partie intégrante de la lutte contre le sida. Cet accent mis sur les IST encourage une approche interventionniste, de proximité (*outreach*), supposant des contacts réguliers basés sur des relations de confiance – plutôt que des contacts ponctuels basés sur le dépistage. En second lieu, ENDA a acquis une expérience considérable durant les années 1980 et 1990 en travaillant étroitement avec le Comité national de lutte contre le sida (CNLS). Très tôt, mandat lui a été donné pour la distribution des préservatifs à large échelle et à tous les publics, ce qui lui a permis d'entrer en contact avec différents types de publics qui venaient vers l'ONG pour recueillir des informations sur la nouvelle maladie, dont en particulier une forte proportion de femmes exposées au VIH qui essayaient de trouver les moyens de se protéger. En troisième lieu, la modalité particulière d'intervention utilisée par ENDA et d'autres organisations dans les premiers temps de l'épidémie était une infrastructure mobile – un camion. Les équipes sortaient avec le camion dans Dakar ou ailleurs au Sénégal, diffusant des messages de prévention et mobilisant de larges populations. Quand ENDA a commencé à faire des interventions plus ciblées sur la base de profil de risque, elle s'est inspirée de son expérience avec le camion et de la réflexion qu'elle avait menée sur la façon dont son programme pouvait être mieux intégré dans des structures sanitaires non mobiles.

Il est important de comprendre que grâce aux recherches menées par ENDA, le programme de clinique mobile a pu s'appuyer sur une compréhension très fine et nuancée des liens qui existent entre le risque, l'argent, la pauvreté et la sociabilité, et de la façon dont ces relations se transforment au cours de la vie des femmes, par exemple, lors de crises ponctuelles. Un membre historique de l'Alliance nationale contre le sida (ANCS), par exemple, a réfléchi à la façon dont les acteurs de la société civile ont pu limiter leurs actions de proximité pour atteindre ou rassembler un public particulier, ciblé par des messages de santé publique. ENDA a redéfini ce rôle en questionnant et repensant la conception la plus courante de la sexualité commerciale clandestine à Dakar et en construisant des liens étroits avec les femmes auprès desquelles elle intervenait. Plutôt que de considérer qu'il existait une population à risque préexistante, l'organisation a construit au fil du temps une connaissance précise des clandestines, sur la base d'une recherche minutieuse et itérative. Voici ce que me disait le directeur d'ENDA Santé, Daouda Diouf, quand il m'expliquait pourquoi l'organisation préférait ne pas utiliser l'expression « stratégie avancée » pour désigner son travail de proximité :

> *L'expression « stratégie avancée » est une expression militaire... qui a été reprise par les services de santé publique... À l'inverse, pour nous, la « stratégie avancée », c'est ce que nous faisons tous les jours ! Notre activité consiste à sortir et à travailler avec les communautés ! Nous avons essayé de mettre en place une stratégie qui puisse répondre aux besoins d'une population travaillant la nuit, ayant le profil de travailleuses du sexe – mais durant la journée ce sont des mères, elles ont un profil, disons, de membre ordinaire de la société.*

CARTOGRAPHIE

> *Si vous devez aller aussi loin que dans les bars pour les trouver, cela veut dire que vous avez affaire à une clandestine.*
>
> Responsable de programme, Family Health International, Dakar

Durant la première phase du programme, les professionnels de terrain de la clinique mobile se sont vus attribuer certaines parties de la ville à investiguer. Ils ont alors recueilli des données et ont établi une cartographie de la sexualité commerciale. Ce document, qui est mis à jour tous les deux ans, est à la fois le fruit d'une recherche indépendante et un outil à partir duquel ENDA planifie les interventions de la clinique mobile. Cela comprend tout d'abord une cartographie des bars, des maisons closes et des sites d'activités sexuelles commerciales, qui ont été repérés en discutant avec les personnes rencontrées sur le terrain, en se promenant dans les quartiers, en questionnant de manière serrée « les femmes qui sortent le soir » à propos des différents types d'endroit qu'elles fréquentent, ou en interrogeant occasionnellement la police. La cartographie enregistre les rencontres des enquêteurs de terrain avec des femmes dans les rues, les hôtels, les bars et les maisons closes, permettant d'obtenir une carte de Dakar très révélatrice de la distribution des activités sexuelles « à risque » dans la ville.

Les données recueillies ont permis à ENDA de produire une histoire plurielle de la sexualité commerciale informelle, différente du discours dominant qui associait toutes les relations commerciales à la pauvreté et toutes les formes de « prostitution » à une situation de vulnérabilité face au VIH. Comme l'avance Sophie Day dans son étude sur les travailleuses du sexe à Londres, les discours sur le risque peuvent être stigmatisants et vulnérabilisants, mais en même temps le risque « constitue un véhicule reliant différents aspects de la vie qui sont simultanément représentés comme des entités distinctes, voire fragmentées » (Day, 2000 : 50). La cartographie a permis de mettre la ville à plat et de montrer que des femmes vivant dans des quartiers considérés comme ceux des classes moyennes, et ayant atteint certains standards de respectabilité propres à ces catégories, s'engageaient aussi dans des pratiques considérées comme de la « prostitution ».

Alors que les maisons closes sont plutôt concentrées dans les quartiers les plus pauvres, où le niveau d'insécurité urbaine est élevé, la cartographie a également révélé des pratiques de mobilité des femmes à travers la ville. Souvent, certaines femmes issues des classes populaires se rassemblent et mettent en commun leurs ressources afin de louer des appartements meublés attrayants dans des quartiers favorisés tels que le secteur cossu des Almadies, le long de la côte. Cela leur permet de travailler loin de chez elles et d'échapper ainsi à une surveillance et une stigmatisation éventuelles ; cela leur permet aussi de toucher potentiellement des clients plus fortunés.

Les enquêteurs de terrain ont interrogé les femmes sur leurs comportements de santé et ont enregistré ces informations sur la carte. La cartographie a ainsi montré des liens étroits entre la santé des femmes et leur accès aux services appropriés, faisant apparaître que le principal facteur de vulnérabilité des femmes était le manque d'accès aux services, et non la pauvreté, l'ignorance ou certains comportements particuliers. Comme me le disait le directeur adjoint d'ENDA, « ces femmes sont vulnérables par rapport au manque de services de santé adaptés ».

Alors que la cartographie a permis de nuancer la forte association habituellement établie entre prostitution et pauvreté, les entretiens et les rencontres avec les femmes effectués par les enquêteurs de terrain les ont aussi aidés à identifier une multiplicité de relations, que l'un d'eux restitue ainsi sous la forme d'une typologie des relations intimes :

> Il y a des femmes mariées ; il y a aussi des officielles qui sont mariées. Des fois, dans les banlieues, il y a plus de femmes mariées qui se prostituent que de jeunes. Ensuite, il y a les femmes dans les maisons closes, les bars, les hôtels : elles peuvent s'identifier en tant que travailleuses du sexe ; celles qui fréquentent les lieux de prostitution, c'est des clandestines professionnelles. Ensuite, par exemple, une femme qui est dans sa chambre, reçoit trois, quatre copains : elle peut ne pas s'identifier à une prostituée alors que c'est moyennant quelque chose. C'est une prostitution clandestine déguisée sous forme de *mbaraan*. Celle qui est dans son quartier fait ses affaires et se fait passer comme de bonne moralité : c'est les pures et dures clandestines. Il y a aussi une autre forme de prostitution, occasionnelle : c'est à l'approche des fêtes, par exemple ; il faut habiller sa famille, ses enfants, avoir à manger ce jour-là… et tu n'as aucune source de revenus…
>
> ENDA Santé, 2007 : 43

Les femmes que les enquêteurs de terrain ont rencontrées identifiaient davantage leurs pratiques sexuelles comme relevant du *mbaraan* – un type de relation qui implique des échanges d'argent ou de biens contre de la sexualité ou contre la promesse d'un possible échange sexuel (Fall, 2007 ; Fouquet, 2012 ; Foley & Dramé, 2013) – que de la prostitution. Le *mbaraan* correspond à un ensemble de tactiques mises en œuvre en réponse à l'incertitude et à la précarité ; une femme peut maintenir des relations avec plusieurs hommes afin d'assurer sa sécurité face à un avenir incertain qui peut la voir, elle ou sa famille, souffrir d'une crise financière. Ainsi, le statut de la *mbaranneuse* ou de la « prostituée », à l'instar de ce qu'Yannick Jaffré a écrit au sujet de la pauvreté et de la richesse, ne peut facilement être mis en opposition avec les notions de vertu ou de respectabilité, mais doit être « décliné selon l'ensemble des nuances, correspondant à ces états instables et discontinus, que l'on vit comme dépendants d'une "fortune", bonne ou mauvaise » (Jaffré, 1999).

LA CLINIQUE MOBILE

En dépit des nombreuses difficultés posées par l'identification des bénéficiaires potentielles du programme, les enquêteurs de terrain ont pu constituer des cohortes de femmes susceptibles d'avoir recours aux services de la clinique et ont commencé à circuler la nuit dans la ville avec les médecins. Le premier défi qu'ils ont eu à affronter a été de surmonter la suspicion initiale des femmes. Comme le raconte le Dr Ndiaye, nombre d'entre elles étaient très inquiètes lorsqu'elles arrivaient à leur première consultation :

> *Elles se demandaient : « Est-ce que c'est la police ? Est-ce que ce sont les services de régulation par l'État ? » Lorsque vous voyez arriver un gros véhicule blanc, la première chose que vous vous demandez est : « Est-ce un camion de la police ? »*

Petit à petit, l'équipe d'ENDA a réussi à construire une relation de confiance entre le personnel de la clinique et les femmes. Les deux médecins du programme m'ont parlé du moment où les femmes ont accepté de livrer leur véritable patronyme à la place du nom factice qu'elles avaient donné lors de leur première visite. À propos de ces moments, le Dr Ndiaye déclare :

> *C'était extraordinaire, nous savions dès lors qu'il y avait eu un changement, qu'elles avaient commencé à nous faire confiance. C'est le souvenir le plus fort que je garde de toute cette période.*

Les usagères potentielles de la clinique n'étaient cependant pas les seules qu'il fallait convaincre. Au début, le projet était perçu de manière très controversée. C'est que la clinique occasionnait une rupture avec la loi en permettant aux femmes un accès à des soins médicaux de qualité tout en contournant l'enregistrement officiel et le passage par la clinique d'État. ENDA a ainsi ouvert secrètement un système parallèle – avec ses propres médecins, ses propres financements et ses propres moyens d'enregistrement et de surveillance de la population cible –, et cela, dans des parties de la ville que l'État considérait souvent comme dangereuses pour la police ou comme abritant des populations rétives aux interventions sanitaires. Parfois, la police suivait la clinique mobile au motif qu'il s'agissait d'un bon moyen pour arrêter des travailleuses du sexe non enregistrées. Les professionnels de terrain d'ENDA ont été harcelés et plusieurs ont eux-mêmes été arrêtés pour racolage, une expérience pénible et humiliante qui révèle les coûts personnels et sociaux élevés de ce genre de travail. Comme l'observe l'un des professionnels de terrain :

> *Autant les TS sont stigmatisées, autant nous, on le sent, il faut être dur et avoir de la force pour accepter de telles choses, mais bon, c'est le choix que nous avons fait.*

Suite à ces incidents, ENDA a mené une action de plaidoyer auprès de la police, en prenant le temps d'expliquer la complexité de son travail et en soulignant l'importance du programme de la clinique en termes de santé publique. L'organisation a aussi remis aux médecins et aux travailleurs sociaux des badges plastifiés avec leur photographie, qu'ils devaient porter en permanence sur le terrain, leur conférant une légitimité néanmoins fragile. Le Dr Ndiaye se souvient : « Les badges montraient que nous travaillions de manière officielle pour ENDA et que nous travaillions pour protéger les populations vulnérables face au sida ». Ces efforts de plaidoyer ont convaincu la police que, selon un autre médecin de la clinique, « nous ne venions pas pour saboter ». Quand les femmes qui se trouvaient « avec » ENDA étaient arrêtées, elles appelaient les professionnels de terrain sur leur téléphone portable pour les prévenir et ceux-ci négociaient avec la police, ce qui représentait une ressource inestimable.

Les femmes qui travaillaient avec la clinique étaient rassemblées dans de petits groupes dirigés par des pairs-éducatrices. Une fois formés, ces groupes suivaient un itinéraire spécifique d'examens en santé sexuelle et de traitement des problèmes de santé sous-jacents que présentaient les femmes. Si elles avaient des problèmes médicaux qui ne pouvaient pas être réglés par la pharmacie de la clinique mobile, elles étaient référées à une autre structure, et dans bien des cas les professionnels de terrain les accompagnaient. Les femmes étaient alors invitées à pratiquer un test du VIH (et non pas obligées, contrairement à ce qui se passait à la clinique d'État) et se voyaient offrir de l'information et des interventions spécialisées. ENDA se montrait attentive aux demandes des femmes, y compris celles n'ayant pas de lien direct avec les questions de santé publique. Par exemple, plusieurs groupes avaient demandé des sessions d'information pour les aider à comprendre les processus biologiques du cycle menstruel et ENDA avait alors embauché des médecins pour leur présenter une information claire et accessible. L'organisation a défini le rôle de son personnel en matière de santé reproductive et sexuelle de manière suffisamment large pour que les femmes soient capables d'accéder à une information sur leur corps à laquelle elles n'auraient pas eu accès autrement.

AMBIGUÏTÉ

Cette flexibilité était fort appréciée des femmes qui trouvaient généralement les services de la clinique mobile très adaptés à leurs besoins. Cependant, il existait une ambiguïté majeure et persistante au cœur du programme concernant la façon dont le service était conçu, rendu accessible et perçu par ses usagères. Le programme visait à investiguer les normes locales de la sexualité marchande puis à atteindre les femmes qui ne s'identifiaient pas comme « prostituées » et ne se présentaient donc pas à la clinique mobile. En conséquence, nombre de celles utilisant la clinique ne voyaient pas leurs pratiques sexuelles comme risquées puisqu'elles se considéraient éloignées de la prostitution (même si elles percevaient d'autres risques liés au fait de « sortir la nuit », pour leur identité sociale, leur réputation ou leur sécurité personnelle). Elles choisissaient néanmoins d'utiliser les services de la clinique afin d'accéder aux soins, d'obtenir une certaine protection face à la police et de rester en bonne santé.

Les professionnels de santé sénégalais eux-mêmes étaient incertains et préoccupés par la façon dont ils devaient interpréter les pratiques des femmes qu'ils rencontraient sur le terrain et à la clinique. Ils attribuaient le flou et l'ambiguïté caractérisant les relations intimes entretenues par les femmes usagères de la clinique à diverses causes : rupture de la solidarité sociale (« Souvent on sait que personne n'aide plus personne sans rien ! Les hommes ne donnent plus leur argent sans rien, c'est un donnant-donnant »), pauvreté, insécurité, changement des mœurs sexuelles. Ils restaient cependant convaincus que les femmes devaient être conscientes que ce qu'elles faisaient était en « réalité » de la prostitution. L'un des professionnels de terrain décrit ainsi ce qui est pour lui l'un des accomplissements les plus importants du programme :

> *ENDA Santé a permis à de nombreuses femmes de comprendre qu'elles sont des travailleuses du sexe, parce qu'avant, ces femmes ne savaient pas qu'elles étaient dans l'industrie du sexe, elles n'étaient pas conscientes de ce qu'elles faisaient, elles disaient que les travailleuses du sexe sont les femmes qui sont âgées de trente ans, de trente ans et plus, les femmes qui ont leur carte sanitaire, qui travaillent la nuit, etc. Et ENDA Santé a amené ces travailleuses du sexe à comprendre que la prostitution c'est aussi dans leur quartier, ce sont aussi les femmes qui vont au marché, qui vont dans les hôtels, et effectivement on les a accompagnées, et elles ont ainsi reconnu que ce qu'elles faisaient était du travail du sexe, ça, c'est notre réussite.*

Il est difficile de savoir jusqu'à quel point ENDA a réussi à persuader les femmes d'accepter la banalité de la « prostitution » et de concevoir au moins certaines de leurs relations sexuelles en ces termes. La plupart de celles qui avaient recours à la clinique restaient mal à l'aise avec cette étiquette et beaucoup continuaient à soutenir catégoriquement que le *mbaraan* était tout à fait différent du travail sexuel. Une femme m'expliquait ainsi que « devenir » une prostituée était ce que faisaient les vieilles femmes lorsqu'elles avaient épuisé les possibilités sociales et financières du *mbaraan* ou du « jeu » ; l'idée de finir sa vie dans cette situation l'horrifiait.

CONCLUSION

La clinique mobile d'ENDA a été conçue pour répondre en pratique à l'incertitude et l'ambiguïté des relations sexuelles à Dakar. Elle constituait une réponse plus subtile et plus adaptée que le système de régulation par l'État, tenant compte des désirs d'autonomie et d'anonymat des femmes dans l'accès aux soins. Elle représentait un espace séparé des communautés auxquelles appartenaient les femmes, où celles-ci pouvaient obtenir les services et le soutien psychosocial dont elles avaient besoin sans s'enregistrer auprès de l'État. La recherche opérationnelle minutieuse menée par les professionnels de terrain a aidé à construire une image complexe de la vie des femmes, considérant leurs choix sexuels à la fois comme une réponse aux crises ponctuelles et aux contraintes sociales, et comme une stratégie à long terme pour atteindre une certaine stabilité.

Les identités et le rôle des échanges financiers dans les relations sexuelles changent en fonction de circonstances individuelles, de pressions financières, et au cours de la vie des femmes. Le programme de clinique mobile a tenté de traduire ces identités sociales ambiguës et fluctuantes en catégories de risque et en changements de comportement, en essayant de convaincre les femmes qui avaient recours à la clinique qu'elles pratiquaient la prostitution. Malgré son succès et sa popularité parmi les femmes recourant à ses services, le programme de clinique mobile continue de refléter l'ambiguïté des relations sexuelles à Dakar – un contexte très complexe dans lequel les acteurs de santé publique luttent pour développer des projets sanitaires acceptables et appropriés.

BIBLIOGRAPHIE

Bougazelli J., 2008. « L'ambiguïté des textes sur la prostitution au Sénégal ». *In* C. Becker (dir.), *La santé et le droit en Afrique : actes du colloque international de Dakar, 29 mars au 1er avril 2005*, Dakar, AUF, p. 79-89, http://rds.refer.sn/spip.php?article360.

Day S., 2000. "The Politics of Risk among London Prostitutes". *In* P. Caplan (dir.), *Risk Revisited*, London, Pluto Press, p. 29-58.

Do Espirito Santo M.E.G., Etheredge G. D., 2004. "And Then I Became a Prostitute… Some Aspects of Prostitution and Brothel Prostitutes in Dakar, Senegal", *The Social Science Journal*, 41, 1, p. 137-146.

ENDA Santé, 2007. *Au-delà des clichés, la réalité multiforme de la prostitution clandestine au Sénégal*, Dakar, ENDA Tiers-monde.

Fall A. S., 2007. *Bricoler pour survivre : perceptions de la pauvreté*, Paris, Karthala.

Foley E. E., Dramé F. M., 2013. "Mbaraan and the Shifting Political Economy of Sex in Urban Senegal", *Culture, Health & Sexuality*, 15, 2, p. 121-134.

Foley E., Nguer R., 2010. "Courting Success in HIV/AIDS Prevention: The Challenges of Addressing a Concentrated Epidemic in Senegal", *African Journal of AIDS Research*, 9, 4, p. 325-336.

Fouquet T., 2012. « Compétences cosmopolites : sur quelques savoirs en jeu dans la prostitution clandestine et le mbaraan à Dakar ». *In* D. Gary-Tounkara, D. Nativel (dir.), *L'Afrique des savoirs au sud du Sahara (XVI-XXIe siècles) : acteurs, supports, pratiques*, Paris, Karthala, p. 225-261.

Homaifar N., Wasik S. Z., 2005. "Interviews with Senegalese Commercial Sex Trade Workers and Implications for Social Programming", *Health Care for Women International*, 26, p. 118-113.

Jaffré Y., 1999. « Les services de santé "pour de vrai" : politiques sanitaires et interactions quotidiennes dans quelques centres de santé (Bamako, Dakar, Niamey) », *Bulletin de l'APAD*, 17, http://apad.revues.org/475.

Laurent C., 2003. "Prevalence of HIV and Other Sexually Transmitted Infections and Risk Behaviours in Unregistered Sex Workers in Dakar, Senegal", *AIDS*, 17, p. 1811-1816.

Poleykett B., 2015. "Molecular and Municipal Politics: Research and Regulation in Dakar". *In* P. W. Geissler (dir.), *Para-States and Medical Science: Making African Global Health*, Durham, Duke University Press, p. 237-256.

Tucker G. M., 2012. "The Invisible Challenge to HIV/AIDS Prevention: Clandestine Prostitution in Senegal", *Journal of International Women's Studies*, 13, 1, p. 19-31.

Mobilisations de « professionnelles du sexe » contre le sida en Côte d'Ivoire : une autonomie sous contrainte

Auguste Didier BLIBOLO,
Christophe BROQUA

La littérature sur les « mobilisations de prostituées » (Mathieu, 2001) reste très rare à propos du continent africain. En Afrique de l'Ouest, quelques travaux ont été consacrés aux réactions collectives face au sida de « prostituées » officiellement enregistrées au Sénégal (Renaud, 1997) ou à l'engagement de certaines ONG dans la lutte contre l'épidémie auprès de cette population dans le même pays (Poleykett, 2012, 2016 ; Foley, 2017). Mais il a fallu attendre 2016 pour voir paraître un ouvrage entièrement consacré aux mobilisations de « professionnelles du sexe » en Afrique (dans plusieurs pays anglophones) (Mgbako, 2016). Cela est dû notamment au fait que, dans de nombreux pays du continent, ces mobilisations sont rares ou récentes, à l'inverse de la situation dans certains pays du Nord. Aux États-Unis, par exemple, où des mobilisations de « professionnelles du sexe » existaient avant l'épidémie, certaines femmes précédemment engagées ont reconverti leur capital militant dans l'espace de la lutte contre le sida (Majic, 2013), comme ont pu le faire des homosexuels, principalement hommes, mais aussi femmes. De même, en France, l'épidémie de sida a produit la reconfiguration de mobilisations préexistantes (Mathieu, 2000, 2001). En Côte d'Ivoire, et plus largement en Afrique de l'Ouest francophone, les mobilisations de « professionnelles du sexe » (encore dites « PS ») sont nées dans le contexte de la lutte contre le sida, comme celles d'homosexuels hommes et femmes.

Dans ce texte, nous nous interrogerons sur les conditions de possibilité d'une mobilisation de « professionnelles du sexe » à travers le cas de ce qui a longtemps été la seule association ivoirienne du genre, Bléty, apparue au début des années 2000 dans l'espace de la lutte contre le sida à Abidjan. Puis nous analyserons certains enjeux auxquels cette association a été confrontée. Alors que la littérature francophone sur les mobilisations contre le sida en Afrique insiste surtout sur la « participation décrétée » des personnes vivant avec le VIH

(PVVIH) ou le caractère « sous tutelle » des associations, il s'agira de s'interroger sur la marge de manœuvre acquise par Bléty au cours de son histoire et sa place dans le « marché du sida » ivoirien (Delaunay *et al.*, 1998). Avant cela, nous présenterons certains éléments de contexte dans le cadre desquels cette mobilisation associative a pris forme.

1. LE « TRAVAIL DU SEXE » À ABIDJAN

1.1. *Contexte épidémiologique*

Les populations ivoiriennes ont été durement éprouvées par le VIH : selon les résultats de différentes études, la prévalence était estimée à plus de 10 % en population générale jusqu'au début des années 2000. Si ces estimations ont ensuite été revues à la baisse, le pays était encore en situation d'épidémie généralisée en 2005 avec une prévalence de 4,7 % en population adulte (chez les 15-49 ans), ce taux étant beaucoup plus important chez les femmes (6,4 %) que chez les hommes (2,9 %) (Institut national de la statistique *et al.*, 2006). En 2012, la prévalence avait diminué (3,7 %), plus sensiblement chez les femmes (4,6 %) que chez les hommes (2,7 %) (Institut national de la statistique & ICF International, 2012).

Dès le début de l'épidémie en Côte d'Ivoire, les « professionnelles du sexe » ont été identifiées comme catégorie à haut risque, du fait d'une prévalence du VIH très élevée, puisqu'elle était estimée à 86 % en 1993 à Abidjan (Djomand *et al.*, 1995 ; Williams *et al.*, 1995). D'après des enquêtes répétées menées dans une clinique spécialisée de la ville, ce taux a diminué de manière spectaculaire en quelques années, passant de 89 % en 1992 à 32 % en 1998 (Ghys *et al.*, 2002). Des données plus récentes indiquent des niveaux de prévalence plus bas que dans les années 1990, même s'ils restent très importants. À partir d'enquêtes réalisées dans des cliniques spécialisées à Abidjan et San Pedro en 2007, puis à Yamoussoukro et Gagnoa en 2009, auprès de 1 110 « professionnelles du sexe » au total, il a été montré une prévalence du VIH de 26,6 %, le taux étant plus faible chez celles qui se rendaient pour la première fois dans la clinique (17,5 %) que chez celles qui y effectuaient une visite de routine (33,9 %) (Vuylsteke *et al.*, 2012). Enfin, une enquête réalisée en 2014 auprès de 466 « professionnelles du sexe » a montré une prévalence de 11,4 % (Bamba *et al.*, 2014).

Malgré leur diminution progressive au fil des enquêtes, ces taux de prévalence font des « professionnelles du sexe » l'un des groupes les plus exposés au VIH en Côte d'Ivoire, expliquant qu'il y soit rangé parmi les « populations clés » et qu'il constitue depuis longtemps une cible prioritaire des programmes de lutte contre les infections sexuellement transmissibles (IST) et le VIH/sida dans le pays, où de nombreux projets ont été mis en œuvre à son endroit. C'est dans ce contexte qu'au début des années 2000, une première association de « professionnelles du sexe » engagées dans la lutte contre le sida, Bléty, a été créée. Outre l'épidémie de sida, l'un des problèmes majeurs que les « professionnelles du sexe » mobilisées dans cette association disent avoir à affronter à Abidjan est le comportement répressif ou violent des « corps habillés » – expression désignant les hommes en uniforme, principalement les policiers.

1.2. *Contexte légal*

Sur le plan juridique, le statut des « professionnelles du sexe » en Côte d'Ivoire est difficile à appréhender en raison de l'absence de loi spécifique. Pourtant, tant dans notre enquête que dans d'autres (Bamba *et al.*, 2014), des « professionnelles du sexe » d'Abidjan se disent traquées par les policiers :

> *Souvent, nous avons beaucoup de problèmes avec les corps habillés. Ils nous lancent des injures graves, ils nous disent : « Chienne ! », « Bordelle ! ». Le jour que tu n'as pas de chance, ils te brutalisent lorsqu'ils te voient dans la rue et tu n'as rien fait de mal. Des filles disent que les corps habillés arrêtent même certaines filles pour les jeter en boîte. Si tu es arrêtée un vendredi ou un samedi soir, tu peux rester en boîte jusqu'à lundi avant de sortir.*
>
> B.P., 2011

De leur côté, les responsables de la Brigade mondaine qui s'occupent de cette question invoquent le cadre juridique :

> *En réalité, les prostituées n'ont pas de problème avec la police mondaine lorsqu'elles exercent leur métier sans violer certaines dispositions du Code pénal. Car la police mondaine est chargée de faire respecter ces dispositions. Ce que vous devez savoir à ce sujet est que le Code pénal punit toutes les atteintes à la moralité publique. De ce fait, les PS qui exercent dans les rues en portant atteinte à la moralité publique s'exposent à la loi, donc aux poursuites de la police mondaine. Donc celles qui se disent traquées ne le sont pas parce qu'elles sont des prostituées, mais certainement parce qu'elles violent le Code pénal à l'occasion de l'exercice de la prostitution.*
>
> Responsable de la Brigade mondaine, 2012

Le Code pénal ivoirien, dans son livre II, chapitre 9, section 4, qui concerne les « atteintes à la moralité publique », comporte divers articles prévoyant des peines de prison ou d'amende pour des actes « contraires aux bonnes mœurs » ou incitant à la « débauche ». Il punit le proxénétisme, les attentats aux mœurs, le racolage public, la détention, la gestion ou le financement d'un établissement ayant pour objet la prostitution, etc. De ce fait, l'activité prostitutionnelle est potentiellement exposée à certaines sanctions prévues par le Code pénal. Malgré sa non-interdiction en tant que telle, c'est dans un contexte légal contraignant qu'elle se pratique à Abidjan.

1.3. Formes du « travail du sexe »

La difficulté à séparer la prostitution des formes de sexualité qui n'en relèveraient pas est attestée par l'importante littérature traitant des liens entre relations intimes et argent en Afrique, notamment en Côte d'Ivoire (Vidal, 1977 ; Kouassi, 1986 ; Newell, 2009). La notion d'échange « économico-sexuel » formulée par l'anthropologue Paola Tabet a cherché à rendre compte de cette fluidité (Broqua & Deschamps, 2014), de même que celle, plus récente, de « sexualité transactionnelle », qui s'est fortement développée au sujet du continent africain (Stoebenau *et al.*, 2016). La difficulté de dissocier les différentes formes d'échange économico-sexuel est bien illustrée par le fait qu'une grande partie des clients de prostituées à Abidjan disent y avoir recours parce qu'ils n'ont pas les moyens d'avoir une femme ou une copine (Jovelin, 2011). Au début des années 2000, la pluralité des formes du « travail du sexe » a été mise en évidence au Burkina Faso à travers une typologie en six catégories (Nagot *et al.*, 2002). Sans forcément souscrire à une catégorisation trop rigide, un même constat s'impose en Côte d'Ivoire, où le commerce sexuel revêt de très nombreuses formes. Certaines « professionnelles du sexe » exercent leur activité au grand jour, principalement sur des sites prostitutionnels. D'autres, qui sont parfois très jeunes ou dans des situations de grande précarité (de Latour, 2011), exercent une activité plus voilée (Kouassi, 1986 ; Blibolo, 1998, 2008).

Toutes ces femmes ne viennent pas à la prostitution de la même manière. Certaines l'exercent de leur propre initiative, tandis que d'autres y sont amenées par des proxénètes. Nous avons vu que la définition légale du proxénète inclut les parents/tuteurs qui savent que leur fille se prostitue et qui l'abritent et profitent de l'argent ainsi gagné. À Abidjan, il existe des ménages où vivent des prostituées reconnues comme telles par leurs parents ou tuteurs. Dans la plupart des cas, elles constituent un important soutien financier pour leur famille car elles contribuent à assumer certaines charges financières des ménages. Cela n'empêche pas qu'une importante stigmatisation s'exerce en famille, sur le lieu du travail et parfois même dans le milieu de la lutte contre le sida.

1.4. Stigmatisation

À Abidjan, les « professionnelles du sexe » de Bléty disent être l'objet de stigmatisation, de discrimination et de rejet par les familles et par la société, le fait d'être infectées par le VIH exposant doublement à ce phénomène. Même si certaines familles tolèrent la prostitution de leur fille en raison du fait qu'elles vivent du fruit de leur travail, leur présence sous le même toit peut être problématique :

Au début, je vivais chez mon oncle et chaque après-midi, vers 18 h, ma camarade Aline et moi, on partait en Zone 4 pour travailler et rentrer à la maison les matins. Mais les enfants de mon oncle n'acceptaient pas de me voir dans la maison. Ils n'avaient aucun respect pour moi et si je mange dans une assiette, personne ne veut manger dedans. Donc cela fait que j'avais mes assiettes à moi seule dans la maison, j'avais mon verre à boire, ma cuillère. J'étais très mal vue dans la maison, on ne voulait pas me voir. Personne ne causait avec moi et on demandait aux enfants de ne pas m'approcher. C'était trop dur pour moi et j'ai fini par quitter la maison pour aller vivre dans un studio à Yopougon.

B.J., 2012

La stigmatisation des « professionnelles du sexe » dépasse le cadre de la sphère familiale. Des membres de Bléty évoquent les railleries et les agressions dont elles sont l'objet dans la rue :

Il y a des fois où les jeunes du quartier disent : « Regardez-moi cette bordelle qui n'a même pas honte ». Ils t'insultent et si tu veux parler, ils sont prêts à te frapper pour rien. Tu n'as rien fait et ils t'agressent quand tu passes simplement. Si c'est comme ça, j'ai peur de sortir seule la journée et je reste à la maison jusqu'à 18 h 30 avant de sortir pour aller me chercher. Je ne comprends pas pourquoi les gens sont méchants avec nous comme ça. Je peux faire ce que je veux avec mon corps, je ne dérange pas quelqu'un. Ils t'interdisent des fois de passer sur certaines rues du quartier et te lancent des injures.

F.A., 2011

Certaines « professionnelles du sexe » affirment aussi qu'elles vivent des situations de stigmatisation de la part des acteurs de la lutte contre le sida. Cela se manifeste au cours d'ateliers ou de réunions. Selon certaines membres de Bléty, lorsque leurs représentantes prennent la parole dans ces contextes, elles sont parfois victimes de railleries, de plaisanteries de mauvais goût, de moqueries. La stigmatisation empêche les « professionnelles du sexe » de se présenter comme telles en public. De plus, certaines personnes considèrent les appuis (matériels et financiers) apportés à leur ONG comme une promotion de la prostitution, donc de l'immoralité sexuelle, sous couvert de lutte contre le sida. Il devient alors difficile de défendre certains projets de lutte contre la stigmatisation dans ces contextes.

La stigmatisation est aussi présente sur le lieu du travail, parfois même entre les « professionnelles du sexe » :

C'est difficile de mener les activités de prévention chez les PS. Il y a des filles qui n'ont pas le temps de t'écouter parler de la prévention du sida. Quelquefois même, elles sont agressives et elles te disent : « Toi une prostituée, c'est toi qui connais le sida plus que moi ? Tu m'emmerdes avec tes bêtises. Va te faire foutre. Je n'ai pas ton temps, moi. Comme tu as fini de gagner ton argent, tu viens distraire les gens ».

A.N., 2011

Ces différents récits indiquent que la stigmatisation est omniprésente et constitue une préoccupation majeure pour les « professionnelles du sexe » à Abidjan. Ce problème a donc été, avec la nécessité de lutter contre le sida, l'un des principaux moteurs de la mobilisation apparue dans les années 2000.

2. QUAND LES « PROFESSIONNELLES DU SEXE » SE MOBILISENT

La lutte contre le sida est un puissant facteur de dynamique associative en Côte d'Ivoire : la riposte contre l'infection à VIH était à l'origine de l'existence d'environ 26 % des ONG impliquées dans la lutte contre le sida répertoriées en 1996 (Blibolo, 2002). Dans le pays, divers types d'associations de lutte contre le sida ont été enregistrés : associations suscitées de l'extérieur par des organismes internationaux (sous tutelle) ; associations créées par des acteurs locaux (nationaux ou non nationaux) ; associations (nationales ou internationales) déjà existantes qui réorientent stratégiquement leurs champs d'intervention vers le sida. Certaines associations ont une assise communautaire et d'autres non. Sous l'angle du statut sérologique, il existe des associations de PVVIH et d'autres plus généralistes. Quelle position occupe Bléty dans cet espace ?

2.1. D'un groupe d'auto-support à la création d'une association

Pour comprendre la création de la première association de « professionnelles du sexe » à Abidjan, il faut la replacer dans l'histoire plus large des recherches et de la prise en charge de ce public dans le contexte du sida. À la fin des années 1980, le Center for Disease Control (CDC) d'Atlanta et le ministère de la Santé ivoirien mettent en place le projet RETRO-CI, chargé de la surveillance, la prévention et la prise en charge de l'épidémie à VIH en Côte d'Ivoire, permettant dès lors un suivi détaillé de son évolution (Djomand *et al.*, 1995). En 1992, le Centre de médecine tropicale d'Anvers s'associe au projet pour démarrer un travail équivalent auprès des « professionnelles du sexe » (Ghys *et al.*, 2002). C'est dans ce contexte qu'est créée cette même année la Clinique de Confiance, afin d'effectuer des recherches sur les IST et le VIH chez les « professionnelles du sexe » à Abidjan et dans sa banlieue et d'assurer la prise en charge médicale et psychosociale dont toutes les « professionnelles du sexe » dépistées positives bénéficiaient gratuitement. Mais il était difficile de convaincre certaines d'accepter le test de dépistage ou de venir prendre les résultats lorsqu'il était fait, et même de bénéficier de la prise en charge médicosociale offerte. Car à l'époque, tout le monde avait peur du sida et donc de se savoir séropositif, l'infection à VIH étant synonyme de mort et entraînant souvent l'exclusion. Pour surmonter ces difficultés, certaines « professionnelles du sexe » suivies à la Clinique étaient mises à contribution pour faciliter l'enrôlement de pairs dans la cohorte du projet RETRO-CI. Cela fait partie des raisons qui ont motivé la constitution des « professionnelles du sexe » séropositives en groupe d'auto-support. En effet, c'est notamment dans une perspective d'éducation par les pairs que la Clinique a eu l'idée d'organiser ce groupe qui a pris corps en 2002 sous le nom de Bléty, « espoir » en langue locale :

> *On avait un assistant social qui était venu pour faire son mémoire et qui, dans son mémoire, avait projeté de mettre en place un groupe d'auto-support. Et donc c'est cet assistant social qui, très tôt, a commencé à faire ce coaching de PS PVVIH.*
>
> Directeur d'Espace Confiance, 2011

> *Bléty est née en 2002 au sein de la Clinique Confiance. En son temps, c'était le projet RETRO-CI qui s'occupait de la prise en charge médicale des « professionnelles du sexe ». Donc Bléty est née à travers la rencontre de quatre à cinq « professionnelles du sexe » qui étaient infectées, qui se sont retrouvées patientes, clientes de la Clinique Confiance. [...] Au début, c'était un groupe de soutien, un groupe d'auto-support, où elles se retrouvaient pour échanger, pour partager un peu leurs difficultés par rapport à la maladie et par rapport à leur quotidien.*
>
> Directrice de Bléty, 2014

Au cours des premières années, ce sont les professionnels de la Clinique eux-mêmes qui font mention de l'existence de ce groupe auprès d'autres usagères. Toutefois, il ne s'agit pas pour eux de susciter la création d'une association :

> *Le groupe est né à l'initiative des professionnels de la Clinique, des professionnels de santé, mais c'était pas dans l'objectif d'en faire une association de « professionnelles du sexe », c'était juste un groupe d'auto-support pour que chacune comprenne qu'elle n'est pas seule avec la maladie.*
>
> Directrice de Bléty, 2014

En 2004, alors que le projet RETRO-CI prend fin, les professionnels de la Clinique créent l'ONG Espace Confiance, afin de pouvoir recevoir les fonds du President's Emergency Plan for AIDS Relief (PEPFAR) lancé par George W. Bush en 2003. L'ONG continue ainsi d'assurer la prise en charge médicale des « professionnelles du sexe » infectées par les IST et le VIH, en menant également ses activités au moyen d'une clinique mobile, entre autres services (Bastien, 2013). Elle se lance aussi à cette même période dans la prise en charge médicale des homosexuels masculins. À partir de 2005, la Clinique via Espace Confiance commence à recevoir des financements pour assurer la prise en charge du VIH et des IST en même temps que leur prévention auprès des « professionnelles du sexe » femmes et des homosexuels masculins. D'ailleurs, à cette période, Espace Confiance héberge Arc-en-ciel Plus, une association homosexuelle « de lutte contre les IST/VIH/sida et l'homophobie » créée en 2003 à Abidjan. Ne disposant tout d'abord pas de local, celle-ci bénéficie durant plusieurs années de l'hospitalité d'Espace Confiance, au moment où l'ONG cherche à étendre ses services aux homosexuels masculins.

Par ailleurs, en 2005, est créée l'organisation Alliance Côte d'Ivoire (à l'origine bureau du pays de l'organisation Alliance Internationale contre le VIH/sida) qui œuvrera à soutenir les actions associatives grâce à l'appui financier du PEPFAR. Espace Confiance reçoit un financement d'Alliance pour ses activités auprès des « professionnelles du sexe ». À partir de 2005 également, le programme PAPO-HV (Projet d'assistance aux populations hautement vulnérables), mis en œuvre par Family Health International (FHI) et financé par le PEPFAR, permet à Espace Confiance de renforcer ses actions en direction des « professionnelles du sexe » et d'exporter ses services dans d'autres régions, pendant plusieurs années (Anonyme, 2008). C'est dans ce contexte qu'en 2007, Bléty acquiert une personnalité juridique avec sa création officielle :

> *À un moment donné, on a voulu s'organiser en association proprement dite, mais il semblerait que c'était un peu trop tôt, parce que bon, on n'avait pas vraiment les moyens de notre politique. Donc on a dû patienter encore jusqu'en 2007. Faut dire aussi qu'en ce temps-là, la majorité des membres de Bléty étaient analphabètes. Donc c'était un peu difficile, tout reposait un peu sur moi. Et autour de 2007, la Clinique Confiance a déménagé, le projet RETRO-CI avait pris fin, et c'était devenu maintenant l'ONG Espace Confiance. Et nous, puisqu'on était toujours clientes de la Clinique, on était au sein de la Clinique. Alors on était devenues un peu plus nombreuses. Il y en avait quelques-unes maintenant qui savaient lire et écrire, donc on pouvait envisager d'évoluer un peu plus. Donc c'est comme ça que, avec la permission de Docteur A. d'Espace Confiance, on a pu faire nos statuts et règlements et tout ça. Et la Clinique nous a formées, en CCC – en « communication pour le changement de comportement » –, et c'est comme ça véritablement en 2007 qu'on a commencé nos activités. [...] Donc on est restées à la Clinique jusqu'en 2010 environ, où à l'aide de, enfin par le soutien financier de PEPFAR à travers Heartland Alliance, on a pu avoir un siège où vraiment on s'est détachées de la Clinique pour pouvoir enfin vraiment voler de nos propres ailes.*
>
> Directrice de Bléty, 2014

Cinq années se sont donc écoulées entre la création du groupe d'auto-support (2002) et la création administrative de l'association (2007), puis quatre années supplémentaires avant son déménagement vers un siège propre (2011). Ce délai s'explique à la fois par le niveau d'études des personnes concernées et par leur dépendance vis-à-vis de la Clinique de Confiance, dépendance d'ailleurs réciproque. L'objectif initial de Bléty en 2002 était l'auto-support des femmes séropositives suivies à la Clinique. Mais les membres du groupe ont également facilité l'enrôlement, pour les études ou le suivi assurés par la Clinique, de « professionnelles du sexe » qui étaient difficiles d'accès. Une étude conduite à la fin des années 1990 montrait en effet qu'à Abidjan, les prostituées qui connaissaient la Clinique et avaient recours à ses services étaient minoritaires (Vuylsteke *et al.*, 2001). Enfin, même si cela n'est écrit nulle part, sachant que l'initiative d'accès aux antirétroviraux (ARV) et les subventions de ces traitements au profit des membres des associations de PVVIH ont été mises en œuvre en 1998 et que Blėty a été créée en 2002, on peut accepter l'argument de Mme T. M., assistante sociale à la Clinique au moment de la création de Blėty, qui affirme : « La Clinique Confiance de RETRO-CI ambitionnait de faire partie des centres accrédités pour la dispensation des ARV et Blėty constituait un atout majeur ».

Toutefois, la création de Blėty comme association à part entière, en 2007, a été décidée par ses membres et non par la Clinique. À cet égard, la comparaison avec le Burkina Faso est intéressante. En 1998, une cohorte ouverte de prostituées, et plus largement de « femmes vulnérables », a été mise en place à Bobo-Dioulasso, avec le soutien de l'Agence nationale (française) de recherches sur le sida (ANRS). Ce projet de recherche et d'intervention nommé Yêrêlon était basé dans une clinique spécialisée. Dès l'année suivante (1999), une association du même nom réunissant des « femmes vulnérables » fréquentant le dispositif a été créée à l'initiative de responsables du projet (Bambara, 2011 : 50). Si elle semble avoir rencontré certaines difficultés (Berthé *et al.*, 2007 : 108), elle a maintenu très longuement ses activités au sein de la clinique (Konate *et al.*, 2011 : S54). Ainsi, à la différence de Blėty, l'association Yêrêlon a été créée sinon par, au moins sur proposition des responsables du projet de recherche et d'intervention du même nom. Cette création est donc clairement la volonté des professionnels impliqués dans le projet. Dans le cas ivoirien, c'est la mise en coprésence de « professionnelles du sexe », réunies en groupe de parole par l'un des professionnels de la structure, qui a fait naître plus tard le désir chez ces femmes de créer une association. Les implications sont différentes : si dans les faits, Blėty est longtemps restée dépendante de la Clinique de Confiance, sa création n'a pas été décidée par cette dernière, ce qui rendait son autonomisation possible.

2.2. *Présentation de soi et fonctionnement de l'association*

Sous l'angle juridique, Blėty est une ONG déclarée comme telle au ministère de l'Intérieur, conformément à la loi n° 60-315 du 21 septembre 1960 relative aux associations. Ses objectifs de création se résument en deux points : la prise en charge psychosociale des membres et l'auto-support des femmes séropositives. Ils ont évolué dans le temps pour prendre en compte (de façon informelle) d'autres préoccupations telles que le développement d'« activités génératrices de revenus » (AGR), la prévention chez les « professionnelles du sexe » en général, ainsi que la lutte contre la stigmatisation.

La création d'une association à part entière et le désir d'autonomie qu'elle sous-tend supposent d'adopter une identité propre à travers laquelle il s'agira d'apparaître auprès des interlocuteurs visés, tout d'abord au niveau des statuts officiels. Dans un premier temps, l'étiquette de « professionnelles du sexe » s'avère difficile à porter :

> *Au départ, c'était pas facile, parce qu'on ne savait rien des dispositions juridiques, si je peux m'exprimer ainsi, en ce qui concerne le « travail de sexe ». Mais en tout cas, pour notre petite connaissance, on sait que le « travail de sexe » est quelque chose qui n'est pas bien vu, dans la société en général, ici chez nous. Donc c'était pas trop évident pour nous de nous présenter comme « travailleuses de sexe ». Donc dans un premier temps, on s'est présentées comme un groupe de femmes, puisqu'on était toutes des femmes, un groupe de femmes qui veut mener des actions pour la lutte contre le VIH, mais spécifiquement dans le milieu des « professionnelles de sexe ». Voici ce que disaient nos statuts. Et au fil du temps, on a réaménagé nos textes, avec l'aide du RIP qui est le réseau des organisations de personnes vivant avec le VIH, ils ont une cellule juridique, donc c'est eux qui nous ont aidées à réaménager nos textes, pour nous présenter notamment comme des « professionnelles de sexe ».*
>
> Directrice de Bléty, 2014

L'association bénéficie donc du soutien du Réseau ivoirien des organisations de PVVIH (RIP+) pour reformuler ses objectifs, comme le souligne également le directeur d'Espace Confiance :

> *Au départ, c'est un groupe d'auto-support. Mais avec une certaine spécificité, donc un groupe de personnes vivant avec le VIH. Avec le soutien du RIP, c'est devenu une organisation non gouvernementale, avec des ambitions beaucoup plus larges, en termes de sensibilisation, etc., au niveau de la communauté.*
>
> Directeur d'Espace Confiance, 2011

Le RIP+ aide l'association à s'étendre au-delà du seul groupe des femmes vivant avec le VIH pour intégrer aussi des « professionnelles du sexe » séronégatives :

> *Au début, Bléty était constituée uniquement de personnes vivant avec le VIH, dans les premières années. Et c'est au fil du temps que les autres personnes, nos autres pairs qui ne sont pas infectées, ont demandé à ce qu'on les laisse intégrer l'association. C'est comme ça qu'on a essayé d'élargir un peu, et aujourd'hui, l'une des premières conditions pour faire partie de Bléty c'est juste d'être « professionnelle de sexe ».*
>
> Directrice de Bléty, 2014

Si la qualité de membre était au départ réservée aux « professionnelles du sexe » infectées par le VIH, toute « professionnelle du sexe » le désirant est désormais acceptée dans l'association. Il en est de même pour celles qui abandonnent la « profession du sexe » : elles continuent de bénéficier du statut de membre et d'être accueillies au sein de l'association. Ce passage d'une association de « professionnelles du sexe » vivant avec le VIH à une association de « professionnelles du sexe » sans autre spécificité, comprenant même celles qui ne le sont plus, permet à Bléty à la fois de conserver ses anciennes membres et d'en recruter de nouvelles.

Pour son fonctionnement, l'association dispose de statuts et de règlements intérieurs. Selon ses responsables, jusqu'en 2006, elle fonctionnait « comme un village », avec un chef de village et deux notables. À partir de 2007, elle est dirigée par une présidente, une vice-présidente, une secrétaire et une trésorière. Son fonctionnement à cette période est déterminé par les permanences des membres à Espace Confiance, c'est-à-dire que l'association fonctionne au rythme des activités de la Clinique. Jusqu'en 2009, Bléty ne possède pas de fonds ni de siège propres, elle dépend de la Clinique sur tous ces plans. Le rapport d'une mission effectuée fin 2008 montre que l'association n'occupe alors aucune place dans le « marché du sida » local spécifiquement dédié aux « professionnelles du sexe » (Lo *et al.*, 2009).

En 2009, Bléty reçoit un « petit financement » du RIP+, sur un budget octroyé par le Fonds mondial de lutte contre le sida, la tuberculose et le paludisme. Dès lors, le nombre de membres passe à une soixantaine et une section de l'association est créée à Yamoussoukro. Ce financement permet à Bléty de réaliser des partenariats pour la formation de ses membres et la mise en œuvre d'AGR.

Ensuite, un changement d'échelle plus important se produit en 2011 avec le lancement du projet Impact-CI par Heartland Alliance, une ONG américaine nouvellement investie dans la lutte contre le sida en Côte d'Ivoire, avec le soutien du PEPFAR (Anonyme, 2010, 2011), dont Bléty est l'une des associations chargées de la mise en œuvre. À partir de 2011, Heartland Alliance attribue à l'association un siège partagé avec Arc-en-ciel Plus dans la commune abidjanaise de Yopougon (quartier millionnaire), loin d'Espace Confiance. Si ce déménagement semble être le signe d'une certaine prise d'indépendance, l'autonomie est pourtant loin d'être acquise.

3. ACCÈS AUX FINANCEMENTS, DÉVELOPPEMENT ET PROFESSIONNALISATION DE BLÉTY

Avant la création de Bléty, divers programmes de lutte contre le sida en direction des « professionnelles du sexe » avaient été mis en place en Côte d'Ivoire. Les acteurs impliqués étaient notamment des organisations internationales, des agences onusiennes, des services de coopération, agissant parfois en collaboration avec les pouvoirs publics ivoiriens. La création en 2008 d'un Programme de lutte contre le sida chez les populations hautement vulnérables (PLS-PHV) a renforcé l'importance accordée par les pouvoirs publics à la lutte contre le sida chez les « professionnelles du sexe ». C'est dans ce contexte que Bléty a été créée, dans un espace déjà fortement investi, mais en présentant l'atout d'être la première association de « professionnelles du sexe ». L'accès aux financements est toutefois resté lié à des enjeux de pouvoir dont l'association a toujours peiné à se déprendre.

Avant son éloignement physique et géographique d'Espace Confiance, Bléty a pu bénéficier des services offerts en son sein (et réciproquement d'ailleurs, Espace Confiance ayant tiré avantage de la présence de Bléty, comme indiqué précédemment). L'un des profits a été la formation d'un effectif conséquent de « professionnelles du sexe » en tant qu'« éducatrices de pairs » (encore dites « EP ») ou que « conseillères communautaires ». Le directeur d'Espace Confiance expliquait ainsi en 2016 :

> Parmi nos bénéficiaires, nous avons identifié celles ayant des capacités de leadership, un certain charisme et de bonnes qualités oratoires, afin qu'elles deviennent « éducatrices de pairs ». Par ailleurs, celles ayant déjà été formées nous signalent parfois des consœurs, quand elles estiment qu'elles pourraient également devenir éducatrices à leur tour. Depuis 2004, une soixantaine de prostituées sont ainsi devenues « éducatrices de pairs ».
>
> Lauvernier *et al.*, 2016

Le parcours de la (future) directrice de Bléty est en lui-même exemplaire de ce bénéfice :

> *Pendant longtemps, on a travaillé avec des membres d'associations, que ce soit comme pairs-éducateurs, que ce soit comme chefs de projet, que ce soit comme coordinateurs. [...] La présidente de Bléty était conseillère communautaire avec nous. Elle a travaillé dans le centre qu'on avait à Abobo-gare jusqu'à ce qu'elle ait ses responsabilités actuelles. Y en a beaucoup comme ça de personnes qu'on a tenté d'intégrer en fonction de leurs capacités ou dans le cadre d'une démarche volontaire de la structure pour les amener à un certain niveau, que ce soit les aides-soignantes, que ce soit simplement les conseillers communautaires, etc. [...] Si je prends l'exemple de la présidente de Bléty, elle a eu une formation de conseillère, elle a eu une formation pour pouvoir faire du* finger prick *[prise de sang effectuée en piquant le bout du doigt], et pour faire un accompagnement pour tout ce qui est le VIH. Donc, à un moment donné, elle était conseillère dans le cadre de la clinique mobile qu'on avait, qui part offrir des services. Quand les activités au niveau de la clinique mobile se sont plus ou moins atténuées à cause des problèmes de financement de PEPFAR, on l'a orientée, elle a commencé à travailler dans un centre qu'on avait à Abobo-gare. Et puis après également, il y a eu d'autres opportunités, notamment au niveau de Heartland, etc. Et là,*

elle a carrément pris le poste de coordinateur de projet au niveau de Heartland, donc elle a eu tout de suite une autre opportunité.

Directeur d'Espace Confiance, 2011

Au moment où Bléty s'autonomise d'Espace Confiance, grâce au financement octroyé par Heartland Alliance, elle dispose ainsi de compétences qui font d'elle désormais un acteur qui compte dans l'espace concurrentiel de la lutte contre le sida, et plus spécifiquement dans le segment impliqué auprès des « professionnelles du sexe ». Si elle ne pèse d'aucun poids jusqu'en 2008 dans ce domaine alors investi par d'autres acteurs (Lo *et al.*, 2009), cela change donc au cours des années suivantes.

Les concurrences inter-associatives au sein du « marché du sida » ivoirien ont déjà été décrites pour ce qui concerne les années 1990 (Delaunay *et al.*, 1998). Toutefois, la situation des décennies suivantes diffère fortement, principalement en raison de l'émergence de bailleurs de fonds d'ampleur inédite que sont le Fonds mondial (créé en 2002) et le PEPFAR (créé en 2003). Ceux-ci vont avoir pour caractéristique commune de fonctionner sur la base d'un réseau pyramidal composé de plusieurs strates d'organisations auxquelles sont distribués les fonds (les « récipiendaires principaux », les « sous-récipiendaires », les « sous-sous-récipiendaires », etc., selon le Fonds mondial, ou les « partenaires de mise en œuvre » selon le PEPFAR) – et ce, que ces bailleurs reposent sur un modèle multilatéral (Fonds mondial) ou bilatéral (PEPFAR).

Par exemple, pour le Round 9 du Fonds mondial en Côte d'Ivoire, le récipiendaire principal de la composante société civile était Alliance Côte d'Ivoire (une composante gouvernementale étant gérée par les pouvoirs publics). Lors de la phase 2 du Round 9 (2013-2016), les partenaires de la mise en œuvre comprenaient six sous-récipiendaires, dont Heartland Alliance, et trente-neuf sous-sous-récipiendaires, dont Espace Confiance[1]. Dans ce modèle, les financements reçus par les associations de terrain peuvent donc transiter par deux intermédiaires, chaque niveau devant exécuter la commande du niveau supérieur, ce qui réduit ces associations au statut d'exécutant, tout en diminuant d'autant les fonds qui leur parviennent, une partie importante des financements octroyés étant consommée par les organisations de niveaux intermédiaires :

Le fait de passer par intermédiaires, c'est que c'est pas vous qui définissez le cahier des charges, c'est l'intermédiaire qui définit le cahier des charges et qui vous impose ses conditions. En plus, pour dire les choses très clairement, là je fais carrément de la politique, y a quasi entre 30 et 40 % du financement qui vient du PEPFAR qui reste dans ces ONG, qui sont souvent rattachées aux États-Unis, donc des gens qui sont payés sur le projet, alors qu'ils ne sont pas sur place, etc. Donc une partie du

[1] Voir : http://www.ansci.org/category/projets/.

> *financement n'arrive pas dans les pays, pour dire les choses. Donc l'idéal aurait été que ce soit les structures nationales qui deviennent les premières récipiendaires de ces financements. Le problème auquel on est confronté, c'est des problèmes de capacité administrative, de capacité financière des structures nationales, donc on a encore besoin de s'installer et de grandir un tout petit peu pour que la confiance puisse s'installer entre PEPFAR et les structures nationales. Maintenant, il faut dire également que dans les sous-accords qui sont faits entre PEPFAR et les principaux récipiendaires – le premier c'était FHI nous concernant, le second c'est Heartland Alliance –, il y a ce volet renforcement de capacités des structures nationales qui à dessein n'est pas très bien conduit, je dis les choses très clairement, qui à dessein n'est pas très bien conduit parce que voilà, à terme, ce sera des concurrents potentiels de ces superstructures internationales.*
>
> Directeur d'Espace Confiance, 2011

Ce mode de financement pyramidal empilant plusieurs strates d'intermédiaires pose le problème du pouvoir de décision des bailleurs sur les activités menées par les organisations financées, ce qui peut occasionner des situations de concurrence allant jusqu'au conflit, comme, par exemple, entre Bléty et Espace Confiance dans l'exemple qui suit.

Dans le cadre du programme Impact-CI piloté par Heartland Alliance avec l'appui financier du PEPFAR, les deux organisations étaient impliquées dans la mise en œuvre. En 2012, au moment où Bléty occupe un siège partagé avec Arc-en-ciel Plus, Heartland Alliance décide de séparer les activités médicales et les activités communautaires, et demande à Espace Confiance d'affecter ses « éducatrices de pairs » à Bléty. L'expérience n'étant pas jugée concluante, Heartland Alliance décide en 2013 de les réaffecter à Espace Confiance, en séparant cette fois non plus les activités, mais les zones géographiques couvertes par l'une et l'autre ONG :

> *Il y a deux ans, il y avait une séparation entre tout ce qui était activités de terrain et ce qui était activités communautaires, c'est vraiment une vraie séparation, et notre partenaire [Heartland Alliance] a jugé pertinent de nous ramener le corps des éducatrices PS femmes. Le passage ne s'est peut-être pas très très bien fait, je pense que ça a été très mal interprété aussi par l'association des PS femmes [Bléty], comme si on les dépossédait de quelque chose, ou que nous, en complicité avec le partenaire, avions jugé que l'association n'était pas capable de pouvoir mener l'activité. Bon, je sais que ça s'est très mal passé d'une façon générale, c'était assez douloureux comme situation. Mais maintenant quand même, on a des zones délimitées pour les différentes interventions. [...] Bléty couvre la zone Nord d'Abidjan et le partenaire nous a demandé de couvrir la zone Sud d'Abidjan. Et initialement, Bléty avait la responsabilité de couvrir en matière d'éducation et d'activité dans les sites prostitutionnels et lieux de rencontre dans l'ensemble de la ville*

> *d'Abidjan, et donc dans cette démarche-là, nous à l'époque, quand cette décision avait été prise, on a reversé, disons ça comme ça, nos EP qui étaient liées à nous depuis de nombreuses années, à l'association Bléty pour mener l'activité. Et puis depuis donc deux ans, de nouveau Heartland est revenu sur cette décision et a dit : « Bon, écoutez, vous conservez la zone Sud d'Abidjan et on vous remet vos éducatrices sur pied pour continuer l'activité ». Et ça a été mal perçu par l'association Bléty. Ils ont estimé que c'était nous qui avions exigé du partenaire de revenir sur sa position. Pour dire les choses simplement, elles ont eu l'impression qu'on les avait torpillées vis-à-vis du partenaire.*
>
> Directeur d'Espace Confiance, 2013

On perçoit à travers cet exemple la complexité du processus d'autonomisation suivi par Bléty, qui va de pair avec une logique de mise en concurrence associative, quand bien même chaque organisation disposerait de compétences propres. Espace Confiance est en effet reconnue pour son plateau technique d'une qualité sans égale à Abidjan, tandis que la connaissance du terrain par Bléty est aussi considérée comme l'une des meilleures qui puissent être. Leur dépendance à l'égard des mécanismes de financement pyramidaux les soumet pourtant à un jeu de concurrence inévitable.

4. ENJEUX DE CATÉGORISATION

Les rapports de pouvoir qui structurent l'espace de la lutte contre le sida auprès des « professionnelles du sexe » s'expriment encore au travers des modes de catégorisation des populations ciblées. Si les distinctions établies entre les différentes catégories de « professionnelles du sexe » semblent faire consensus, leur association aux homosexuels sous la bannière des « populations clés » est en revanche critiquée par les premières intéressées.

4.1. Définir les « professionnelles du sexe »

L'expression « professionnelles du sexe » utilisée à Abidjan est reprise du vocabulaire globalisé de la lutte contre le sida. Mais ses racines sont plus anciennes. C'est dans le cadre des luttes états-uniennes pour les droits des prostituées, au sein du groupe COYOTE créé à San Francisco au début des années 1970, que la redéfinition de la prostitution comme « travail » est apparue (Jenness, 1990). L'expression « sex work » aurait été prononcée pour la première fois en 1979 ou 1980 lors d'une conférence par Carol Leigh, l'une des membres de ce groupe (Leigh, 1997). Dans les années 1980, cette expression est alors entrée dans le langage militant (Delacoste & Alexander, 1987), puis dans celui de la lutte contre le sida. Mais qui se trouve précisément désigné sous ce label en Côte d'Ivoire ?

Les modes de catégorisation diffèrent selon les pays d'Afrique de l'Ouest. Au Sénégal, qui fait figure d'exception dans la sous-région, il existe un système d'enregistrement officiel des prostituées, si bien que l'on y distingue les « officielles » ou « enregistrées » d'un côté, et les « clandestines » de l'autre, cette seconde catégorie permettant en même temps de désigner les formes les moins marquées du commerce sexuel (voir Poleykett, dans cet ouvrage). Au Mali, la situation est différente, mais il existe des pratiques plus ou moins officielles d'enregistrement des prostituées ; ainsi utilise-t-on les catégories « clandestines » et « non affichées » comme synonymes, par opposition aux plus visibles (Castro, 2019). En Côte d'Ivoire où aucun système d'enregistrement officiel n'existe, certains acteurs engagés dans la lutte contre le sida chez les « professionnelles du sexe », tels que Bléty ou Heartland Alliance, utilisent la distinction entre « PS affichées » et « PS non affichées ». Il est difficile de savoir quand et comment ces catégories sont apparues ; on les retrouve dans des études réalisées par l'École nationale de statistiques et d'économie appliquée (ENSEA) (Sika & Koffi, 2007), dans certains rapports ministériels (Yao, 2008) et bien sûr dans le langage associatif. Elles sont donc à la fois des catégories d'analyse et des catégories d'action publique ou associative.

Dans leurs écrits, les chercheurs de l'ENSEA définissent les « affichées » comme des « professionnelles du sexe » « qui se reconnaissent comme telles » (Sika & Koffi, 2007), tandis que la « non-affichée » « se livre à la prostitution de façon plus discrète » (Sika, 2016). Cette dernière catégorie concerne des femmes ayant à la fois une activité professionnelle officielle et des rapports sexuels rétribués de manière moins formelle : jeunes élèves/étudiantes, ménagères, serveuses, coiffeuses, etc. Cela correspond à ce que l'on nomme couramment le *bizi* à Abidjan, une forme de sexualité rétribuée non considérée comme de la prostitution. Selon certains acteurs, les « professionnelles du sexe non affichées » échappent aux interventions associatives, ainsi que l'affirme le directeur de Heartland Alliance en Côte d'Ivoire : « Du fait qu'elles toutes ne se reconnaissent pas comme telles, certaines d'entre elles ne participent pas aux programmes de lutte contre les IST/VIH/sida » (Kouakou, 2016). Si les catégories « affichées » et « non-affichées » semblent parfois recouvrir des définitions nouvelles et se superposer à d'autres notions, telles que, par exemple, la distinction « régulières »/« occasionnelles », c'est bien la dimension de l'autodéfinition qui reste la plus forte. En témoigne la façon dont les « professionnelles du sexe » sont définies au sein de la Clinique de Confiance :

> *La grosse définition qui a toujours été utilisée au niveau de la Clinique de Confiance, c'est avoir des relations sexuelles moyennant paiement, que ce soit paiement en nature, que ce soit paiement en autre forme, etc. Mais ce que nous, on a ajouté, c'est : il faut que le client [de la Clinique] le reconnaisse lui-même. C'est pas à nous de dire à quelqu'un : « Vous avez une activité qui est une activité de professionnelle du sexe », c'est au client de reconnaître qu'il mène cette activité. Donc nous, on se met pas*

dans une situation de jugement. On a des personnes qui viennent, on a un réseau de pairs-éducateurs, donc à chaque fois que le client vient ici, nous, nous ne faisons que poser un certain nombre de questions, parce qu'aussi nous voulons nous assurer que nous avons affaire à la cible pour laquelle nous travaillons – comme je vous ai dit, les services sont gratuits, donc on peut imaginer que des personnes qui sont dans le besoin viennent ici profiter des services sans pour autant appartenir à la population pour laquelle nous sommes là. Donc, c'est le client qui reconnaît lui-même l'activité de « professionnelle du sexe », et non la structure.

Directeur d'Espace Confiance, 2011

Pour la directrice de Bléty, la « professionnelle du sexe affichée » est d'abord celle qui établit clairement un lien entre service sexuel et rétribution, et qui distingue cette forme d'interaction de celle où interviennent les sentiments :

Pour une « professionnelle de sexe », pour elle c'est clair, elle t'offre des services sexuels en échange de l'argent, ou bien d'autres présents, je ne sais pas, mais c'est clair. C'est pas une question de sentiment et tout ça. [...] Je parle de celle qui s'affiche, qui sait qu'elle est « professionnelle de sexe ». Pour elle, les choses sont claires, en général, on mélange pas le travail et puis les sentiments. Et vraiment, une « professionnelle de sexe » digne de ce nom, on mélange pas, on dit pas : « Oui aujourd'hui, bon, je fais prévaloir les sentiments, demain je fais prévaloir le business ». Business est business, sentiment est sentiment.

Directrice de Bléty, 2014

À l'inverse, la « professionnelle du sexe non affichée » est une femme qui a différents partenaires avec lesquels la sexualité peut être rétribuée mais sans que cela soit officiellement imposé :

Quelqu'une qui a plusieurs partenaires sexuels, la nuit, et puis le jour, tout le monde la voit comme peut-être une coiffeuse, nous, on sait qu'elle prend des risques, elle prend beaucoup de risques, par rapport à celle peut-être qui est dans un foyer, qui est mariée, qui est fidèle à son homme. Celle qui a plus de partenaires, nous, on sait qu'elle prend des risques, mais quelque part, elle-même, elle sait pas, elle sait pas que faire ça, c'est le « travail du sexe ». Elle sait pas. Mais nous, on ne vient pas lui dire : « Oui, tu sais, tu es professionnelle », non non non, mais on sait qu'elle prend des risques, donc elle fait partie de notre cible. Mais on a un nom pour elle : pour nous, elle est « non affichée ».

Directrice de Bléty, 2014

Enfin, notons que pour la directrice de Bléty, la « professionnelle du sexe affichée » est à la fois celle qui se considère comme telle et qui peut l'affirmer, au moins entre pairs :

« Affichée », ça veut dire que, déjà entre nous, on reconnaît. Je dis bien entre nous, parce que devant peut-être une personne externe, tu diras que non. Mais y en a aussi, entre nous, qui ne se reconnaissent pas là-dedans,

> *mais quand on voit ses activités, on sait que c'est une « professionnelle de sexe », mais elle est « non affichée ». [...] Donc entre « affichées », déjà, on le revendique, je veux dire on l'accepte. Moi, je serais pas en face d'une « affichée », et je vais lui dire non, je lui dis que je suis « affichée », elle aussi elle me dit qu'elle est « affichée », parce qu'elle est consciente de ce qu'elle fait, voilà donc tout ce que cela englobe. Par contre, y a une à côté qui fait à peu près les mêmes activités que nous, mais même devant nous, ne veut pas accepter – je sais pas si c'est un déni en fait – qu'elle fait ça.*
>
> Directrice de Bléty, 2014

Avec cette définition par l'identité autant que par la pratique, que partagent donc divers acteurs impliqués auprès des « professionnelles du sexe », on constate un parallèle troublant avec la catégorie des « hommes ayant des rapports sexuels avec des hommes » (communément désignés par les sigles « HSH » ou « MSM » dans le milieu de la lutte contre le sida), qui sont nommés ainsi précisément parce que tous ne se considèrent pas comme homosexuels. Plus largement, les « professionnelles du sexe » et les « HSH » sont traités avec une certaine équivalence dans les politiques de lutte contre le sida dans différents pays africains, dont la Côte d'Ivoire.

4.2. La mise en équivalence des « professionnelles du sexe » et des « HSH » sous la bannière des « populations clés »

Bien que les « professionnelles du sexe » aient été définies comme groupe à risque très tôt dans l'histoire de l'épidémie en Afrique, à l'inverse des homosexuels masculins qui ne l'ont été que vingt ans plus tard, les deux populations vont être fortement associées à partir de la moitié des années 2000 dans les politiques de lutte contre le sida sur le continent, en particulier en Côte d'Ivoire. Tout d'abord en raison des activités menées par Espace Confiance, notamment au sein du programme PAPO-HV, puis avec la création d'un programme dédié aux « populations hautement vulnérables » par le ministère de la Lutte contre le sida, ou encore dans le cadre des programmes supervisés par Heartland Alliance avec le soutien du PEPFAR ou du Fonds mondial.

Après avoir été réunies au sein de la Clinique de Confiance, les associations Bléty et Arc-en-ciel Plus se voient attribuer un siège commun par Heartland Alliance, en vertu de l'idée selon laquelle elles représentent l'une et l'autre des « minorités sexuelles » victimes de stigmatisation et de discrimination. À l'occasion de l'inauguration du siège en 2011, cette vision a été réaffirmée dans les discours des responsables de Bléty et du représentant du ministère de la Santé qualifiant tour à tour les « professionnelles du sexe » et les « HSH » de « minorités sexuelles ». La lettre d'invitation à la cérémonie de présentation officielle du siège précise que « ces deux ONG sont des regroupements de population hautement vulnérables à savoir les "professionnelles du sexe" et les

HSH et ont pour mission de lutter contre les IST/VIH/sida, mais aussi la lutte contre la stigmatisation et la discrimination à l'endroit de ces populations ». Selon la même lettre d'invitation, « depuis 9 ans, les deux ONG mènent des activités en direction des cibles que sont les PS et les HSH, mais elles sont méconnues des partenaires. Pour remédier à cette situation, les deux ONG ont saisi l'occasion que leur a offerte le projet Impact-CI de Heartland Alliance CI pour étendre leurs activités et se rendre visibles ».

Si Arc-en-ciel Plus est présentée au sein de Bléty comme une association sœur et malgré leurs très bonnes relations, la directrice de Bléty déplore le lien établi entre les deux populations représentées :

> *On n'a pas les mêmes problèmes que les MSM. On a l'impression que les autres acteurs, ou bien l'extérieur, pensent qu'il faut nous, mettre dans le même panier parce que certainement, on doit avoir les mêmes problèmes, alors que nous, on sait qu'on n'a pas les mêmes problèmes. Donc, c'est à ce niveau qu'il y a un hic, quoi, parce qu'ils ont trop tendance à nous mélanger. Donc, la cohabitation avec les MSM, y a aucun souci à ce niveau, mais en ce qui concerne les difficultés, je pense que l'idéal serait de prendre chacun dans sa spécificité. [...] C'est vrai que le bailleur, je ne sais pas trop à quoi il a pensé, ils ont voulu qu'on soit ensemble. Comme je dis, c'est le fait de croire qu'on a les mêmes difficultés, donc si on est ensemble, on va s'entraider, tout ça. Mais ça, c'est pas vrai, c'est des préjugés, quoi, je pense. On est tous peut-être de la « population clé », comme on dit aujourd'hui, mais on n'a pas les mêmes problèmes.*
>
> Directrice de Bléty, 2014

Pour la directrice de Bléty, l'une des principales différences entre les problèmes rencontrés par l'un et l'autre groupes tient à la nature des violences respectives qu'ils subissent :

> *Les MSM, comme les « professionnelles de sexe », sont victimes de violences, déjà, mais je dirais que, je parlerais pas de degré, mais je parlerais peut-être de visage. En tant que « professionnelles de sexe », on a beaucoup de problèmes de violence avec les hommes en uniforme, tout de suite. Les riverains, toutes les autres composantes de la société, ça vient après, mais d'abord, c'est avec les hommes en uniforme. Et les recours contre ça sont vraiment inexistants. Du côté des MSM, c'est surtout avec les riverains, en fait pour notre part, le constat qu'on a fait, c'est surtout avec les riverains. Nous, on a plus de facilité à se fondre dans la masse, mais dans l'exercice de notre activité, c'est avec les hommes en uniforme qu'on a beaucoup de problèmes, à cause des rackets, à cause des viols, de plein de choses, c'est avec eux qu'on a beaucoup de difficultés. À côté de ça, ici en Côte d'Ivoire, il y a plus de « professionnelles de sexe » femmes que d'hommes, donc il y a des problèmes qui sont spécifiques à la femme, que nous rencontrons, la vulnérabilité même de la femme, la femme en tant que personne physique, et puis par rapport à la maladie, au VIH, la femme est vraiment plus*

exposée, de par son anatomie et tout ça. Donc, c'est tout ça qui fait qu'on n'a pas les mêmes difficultés.

Directrice de Bléty, 2014

Le lien établi entre les « professionnelles du sexe » et les « HSH » ne va donc pas de soi. S'il bénéficie aux deux groupes sur le plan des moyens mis au service des « populations clés » en Afrique, il obstrue aussi parfois la compréhension de la situation spécifique de chacun d'eux.

CONCLUSION

Au cours de sa première décennie d'existence légale, ou de ses quinze premières années d'existence tout court, Bléty a connu une évolution finalement assez rare en Afrique francophone : elle est devenue une association à part entière, la première association de lutte contre le sida constituée par et pour les « professionnelles du sexe » en Côte d'Ivoire. Elle a pu quitter Espace Confiance qui l'avait hébergée pendant neuf ans, tout d'abord pour intégrer un local partagé avec Arc-en-ciel Plus, avant d'acquérir son propre siège deux ans plus tard. Grâce aux formations reçues au sein d'Espace Confiance, puis des financements de différentes organisations (dont Heartland Alliance) et des pouvoirs publics, elle a pu rétribuer certaines activités, passer au salariat, et faire admettre sa présence et ses compétences dans l'espace local de la lutte contre le sida. En même temps, elle reste fortement dépendante des financements disponibles et surtout des injonctions formulées par les bailleurs ou les organisations intermédiaires dans l'attribution des fonds.

L'année 2016 a représenté un nouveau tournant pour Bléty, avec le projet LINKAGES, lancé à l'échelle mondiale par l'USAID et plus précisément à Abidjan par l'USAID et FHI360 (nouvelle identité de FHI) pour cinq ans, avec un financement du PEPFAR (Konin, 2016), dans le cadre duquel Bléty est sous-sous-récipiendaire. Si les appuis financiers ne tarissent pas, c'est au prix de fortes contraintes : les tâches sont à nouveau découpées en fonction de leur nature, et non plus par territoires, et l'association s'est vue confier des objectifs colossaux de dépistage des nouvelles « professionnelles du sexe », impulsant la création de plusieurs antennes de l'association à l'intérieur du pays.

Toujours en 2016, deux nouvelles associations de « professionnelles du sexe » ont été créées à Abidjan, dont une issue d'une scission au sein de Bléty. C'est une situation inédite pour cette dernière qui était restée jusque-là la seule association abidjanaise de « professionnelles du sexe » depuis sa création en 2002. En 2011, le directeur d'Espace Confiance expliquait qu'il aurait souhaité l'apparition de nouvelles associations :

Le seul petit élément peut-être qui pourrait gêner l'évolution de Bléty, c'est qu'à l'origine c'est une association de PVVIH. Est-ce que les autres

> *« professionnelles du sexe » femmes, qui ne sont pas des « professionnelles du sexe » vivant avec le VIH, se reconnaîtront dans cette association ? C'est une bonne question. Pour nous, il y a au minimum 10 000 prostituées femmes à Abidjan. Au minimum. Est-ce qu'une seule association, ça suffit pour ces différentes spécificités ? Nous, on milite pour qu'il y ait plusieurs associations, parce que ça permettrait de toucher un plus grand nombre de femmes, pour qu'elles-mêmes développent aussi des réponses à leur situation. Maintenant, il faut se donner le temps de pouvoir renforcer les capacités, de pouvoir arriver à avoir d'autres associations au niveau des « professionnelles du sexe » femmes. Maintenant, comme la prostitution n'est pas reconnue comme une activité clairement définie au niveau national, etc., c'est simplement les associations de femmes qui militeraient pour leurs droits, ou pour le VIH, etc. Mais je pense qu'il faut qu'on arrive à mettre comme ça d'autres associations, que ce soit à Abidjan ou même que ce soit à l'intérieur du pays, parce qu'il y a une demande aussi au niveau de l'intérieur du pays.*
>
> Directeur d'Espace Confiance, 2011

L'émergence de nouvelles associations permet sans doute d'offrir des collectifs aux identités diversifiées, mais elle est surtout susceptible d'introduire de nouvelles divisions et de renforcer les logiques concurrentielles déjà observables dans l'espace de la lutte contre le sida dévolu aux « professionnelles du sexe ».

Au moment où la cause des « professionnelles du sexe » en Côte d'Ivoire acquiert une plus large audience, par exemple, dans les médias français (Kieffer, 2016 ; Rambert, 2016) ou dans le cadre des mobilisations internationales (Anonyme, 2016), et où certains financements s'accroissent et semblent assurer le futur proche de Bléty, la diversification de l'offre associative aura sans doute sur le segment concerné du « marché du sida » des conséquences inédites qu'il s'agira d'étudier. On sait que les projets menés à l'initiative des « professionnelles du sexe » elles-mêmes ou visant au renforcement de capacités ou à l'*empowerment* de leur communauté sont quasi inexistants en Afrique (Moore *et al.*, 2014). L'une des questions qui se posent pour les futures enquêtes à mener en Côte d'Ivoire est donc celle de la capacité du mouvement à dépasser les contraintes imposées par l'espace globalisé de la lutte contre le sida.

BIBLIOGRAPHIE

Anonyme, 2008. « "La vie est joie et bonheur… !" Comment un projet de prise en charge peut redonner l'espoir de vivre aux professionnels du sexe séropositifs », *PEPtalk*, 4, p. 1.

Anonyme, 2010. « Nouveaux partenaires, anciens partenaires », *PEPtalk*, 12, p. 2.

Anonyme, 2011. « Nouveau partenaire », *PEPtalk*, 16, p. 2.

Anonyme, 2016. « Bléty – Abidjan, Ivory Coast », *Global Network of Sex Work Projects*, http://www.nswp.org/featured/bl-ty-abidjan-ivory-coast.

Bamba A., Grover E., Ezouatchi R., Thiam-Niangoin M., Papworth E., Grosso A., Ketende S., Cange C., Holand C., Sherwood J., Crawford E., Sene C. M., Dramé F. M., Diouf D., Baral S., 2014. *Étude biologique et comportementale des IST/VIH/sida chez les professionnelles du sexe du district d'Abidjan et examen des interventions en direction des populations clefs en Côte d'Ivoire*, Abidjan, Enda Santé/Johns Hopkins University/Ministère de la Santé et de la Lutte contre le sida.

Bambara Y. C., 2011. « La prostitution des jeunes filles mineures à Bobo-Dioulasso au Burkina Faso », mémoire de maîtrise en service social, Université Laval.

Bastien V., 2013. *Espace Confiance : des services orientés vers la santé sexuelle*, Paris, Sidaction.

Berthé A., Huygens P., 2007. « Communiquer avec les femmes vulnérables pour un changement positif de comportement : l'exemple du projet Yêrêlon de Bobo-Dioulasso (Burkina Faso) », *Cahiers santé*, 17, 2, p. 103-109.

Blibolo A. D., 1998. « Migration/mobilité et IST/VIH/sida en Afrique de l'Ouest », rapport final MSP/IOA/ONUSIDA/Banque mondiale.

Blibolo A. D., 2002. « Sida et ONG en Côte d'Ivoire : sociogenèse d'une redynamisation et d'un changement d'orientation stratégique », *Kasa Bya Kasa*, 3, p. 66-82.

Blibolo A. D., 2008. « Expériences de prévention du sida de l'ONG Save The World le long du Corridor Abidjan-Lagos », rapport final.

Broqua C., Deschamps C. (dir.), 2014. *L'échange économico-sexuel*, Paris, Éditions de l'EHESS.

Castro J., 2019. « Des échanges économico-sexuels en temps de santé globale : enquête sur la prostitution et la lutte contre le VIH/sida à Bamako », thèse d'anthropologie, EHESS, Paris.

De Latour É., 2011. *Go de nuit : Abidjan, les jeunes invisibles*, Paris, Taa'ma.

Delacoste F., Alexander P. (dir.), 1987. *Sex Work: Writings by Women in the Sex Industry*, San Francisco, Cleis Press.

Delaunay K., Blibolo A. D., Cissé-Wone K., 1998. « Des ONG et des associations : concurrences et dépendances sur un "marché du sida" émergent. Cas ivoirien et sénégalais ». *In* J.-P. Deler, Y.-A. Fauré, A. Piveteau, P.-J. Roca (dir.), *ONG et développement : société, économie, politique*, Paris, Karthala, p. 115-141.

Djomand G., Greenberg A. E., Sassan-Morokro M., Tossou O., Diallo M. O., Ekpini E., Ghys P., Soro B., Brattegaard K., Yapi A., Odehouri K., Coulibaly D., Coulibaly I.-M., Kadio A., Gnaore E., De Cock K. M., 1995. "The Epidemic of HIV/AIDS in Abidjan, Côte d'Ivoire: A Review of Data Collected by Projet RETRO-CI from 1987 to 1993", *Journal of AIDS*, 10, 3, p. 358-365.

Foley E., 2017. "Regulating Sex Work: Subjectivity and Stigma in Senegal", *Culture, Health & Sexuality*, 19, 1, p. 50-63.

Ghys P. D., Diallo M. O., Ettiègne-Traoré V., Kalé K., Tawil O., Caraël M., Traoré M., Mah-bi G., De Cock K. M., Wiktor S. Z., Laga M., Greenberg A. E., 2002. "Increase in Condom Use and Decline in HIV and Sexually Transmitted Diseases among Female Sex Workers in Abidjan, Côte d'Ivoire, 1991-1998", *AIDS*, 16, 2, p. 251-258.

Institut national de la statistique, ministère de la Lutte contre le sida, ORC Macro, 2006. *Enquête sur les indicateurs du sida, Côte d'Ivoire, 2005*, Abidjan – Calverton, INS/ORC Macro.

Institut national de la statistique, ICF International, 2012. *Enquête démographique et de santé et à indicateurs multiples, Côte d'Ivoire, 2011-2012*, Calverton, INS/ICF International.

Jenness V., 1990. "From Sex as Sin to Sex as Work : COYOTE and the Reorganization of Prostitution as a Social Problem", *Social Problems*, 37, 3, p. 403-420.

Jovelin E., 2011. « De la prostitution aux clients de la prostitution », *Pensée plurielle*, 27, p. 75-92.

Kieffer A., 2016. « Côte d'Ivoire : le combat des prostituées contre le sida », *France Culture*, 27 mai.

Konate I., Traore I., Ouedraogo A., Sanon A., Diallo R., Ouedraogo J.-L., Huet C., Millogo I., Andonaba J.-B., Mayaud P., Van de Perre P., Nagot N., 2011. "Linking HIV Prevention and Care for Community Interventions Among High-Risk Women in Burkina Faso – The ANRS 1222 'Yerelon' Cohort", *Journal of AIDS*, 57, S1, p. S50-S54.

Konin M., 2016. « Lancement du projet LINKAGES », *PEPtalk*, p. 2.

Kouakou V., 2016. « "Populations clés" et VIH/sida : définir, catégoriser et cibler », *1res Après-midis des sciences sociales IES/PAC-CI*, Abidjan, PAC-CI.

Kouassi G., 1986. *La prostitution en Afrique. Un cas : Abidjan*, Abidjan, Nouvelles éditions ivoiriennes.

Lauvernier C., Sarah, Anoma C., 2016. « Des travailleuses du sexe ivoiriennes sensibilisent aux risques du métier », *France 24/Les Observateurs*, 3 juin, http://observers.france24.com/fr/20160603-cote-ivoire-travailleuses-sexe-prostituees-sensibilisent-risques-metier-vih-ist

Leigh C., 1997. "Inventing Sex Work". *In* J. Nagle (dir.), *Whores and Other Feminists*, Abingdon – New York, Routledge, p. 223-231.

Lo Y.-R., Sidibé C., Soro B., Kariburyo J. M., 2009. *Prévention et prise en charge de l'infection du VIH/SIDA et des autres IST ciblant les professionnels du sexe et leurs partenaires en Côte d'Ivoire*, Genève, OMS.

Majic S., 2013. *Sex Work Politics: From Protest to Service Provision*, Philadelphia, University of Pennsylvania Press.

Mathieu L., 2000. *Prostitution et sida : sociologie d'une épidémie et de sa prévention*, Paris, L'Harmattan.

Mathieu L., 2001. *Mobilisations de prostituées*, Paris, Belin.

Mgbako C. A., 2016. *To Live Freely in This World: Sex Worker Activism in Africa*, New York, New York University Press.

Moore L., Chersich M. F., Steen R., Reza-Paul S., Dhana A., Vuylsteke B., Lafort Y., Scorgie F., 2014. "Community Empowerment and Involvement of Female Sex Workers in Targeted Sexual and Reproductive Health Interventions in Africa: A Systematic Review", *Globalization and Health*, 10, p. 1-17.

Nagot N., Ouangré A., Ouedraogo A., Cartoux M., Huygens P., Defer M. C., Zékiba T., Meda N., Van de Perre P., 2002. "Spectrum of Commercial Sex Activity in Burkina Faso: Classification Model and Risk of Exposure to HIV", *Journal of AIDS*, 29, 5, p. 517-521.

Newell S., 2009. "Godrap Girls, Draou Boys, and the Sexual Economy of the Bluff in Abidjan, Côte d'Ivoire", *Ethnos*, 74, 3, p. 379-402.

Poleykett B., 2012. *Intimacy, Technoscience and the City: Regulating "Prostitution" in Dakar, 1946-2010*. PhD dissertation, The London School of Economics and Political Science.

Poleykett B., 2016. "Data, Desire and Recognition: Learning to Identify a 'Prostitute' in Dakar", *Ethnography*, 17, 4, p. 480-496.

Rambert H., 2016. « À Abidjan, des professionnelles du sexe font barrage au VIH », *Le Monde*, 8 avril.

Renaud M. L., 1997. *Women at the Crossroads: A Prostitute Community's Response to AIDS in Urban Senegal*, Amsterdam, Gordon and Breach.

Sika G. L., 2016. « Étude sur les populations clés : dynamique de transmission des IST/VIH/sida chez les PS », *1res Après-midis des sciences sociales IES/PAC-CI*, Abidjan, PAC-CI.

Sika G. L., Koffi N., 2007. *Comportements sexuels des professionnelles du sexe face au risque du VIH/sida : une étude de la situation dans 8 villes de Côte d'Ivoire*, Abidjan, ENSEA.

Stoebenau K., Heise L., Wamoyi J., Bobrova N., 2016. "Revisiting the Understanding of 'Transactional Sex' in Sub-Saharan Africa: A Review and Synthesis of the Literature", *Social Science & Medicine*, 168, p. 186-197.

Vidal C., 1977. « Guerre des sexes à Abidjan : masculin, féminin, CFA », *Cahiers d'études africaines*, 65, p. 121-153.

Vuylsteke B., Ghys P. D., Mah-bi G., Konan Y., Traoré M., Wiktor S. Z., Laga M., 2001. "Where Do Sex Workers Go for Health Care? A Community Based Study in Abidjan, Côte d'Ivoire", *Sexually Transmitted Infections*, 77, 5, p. 351-352.

Vuylsteke B., Semdé G., Sika L., Crucitti T., Ettiègne Traoré V., Buvé A., Laga M., 2012. "HIV and STI Prevalence among Female Sex Workers in Côte d'Ivoire: Why Targeted Prevention Programs Should Be Continued and Strengthened", *Plos One*, 7, 3, p. 1-6.

Vuylsteke B., Vandenhoudt H., Langat L., Semdé G., Menten J., Odongo F., Anapapa A., Sika L., Buvé A., Laga M., 2010. "Capture-Recapture for Estimating the Size of the Female Sex Worker Population in Three Cities in Côte d'Ivoire and in Kisumu, Western Kenya", *Tropical Medicine and International Health*, 15, 12, p. 1537-1543.

Williams G., Blibolo A. D., Kerouedan D., 1995. *Filling the Gaps : Care and Support for People with HIV/AIDS in Côte d'Ivoire*, London, Actionaid.

Yao K. M., 2008. *Cartographie des sites prostitutionnels et des interventions de Lutte contre les IST/VIH/sida en direction des professionnel(le)s du sexe en Côte d'Ivoire*, Abidjan, ministère de la Lutte contre le sida (Programme national de lutte contre le sida chez les populations hautement vulnérables)/ Fonds des Nations Unies pour la population (UNFPA).

ENJEUX IDENTITAIRES ET NOUVELLES REVENDICATIONS

La procréation des femmes vivant avec le VIH, objet de revendication associative au Sénégal

Khoudia SOW

La mobilisation des personnes vivant avec le VIH (PVVIH) en Afrique subsaharienne a contribué à renforcer l'accès aux soins, réduire la stigmatisation sociale et améliorer leurs conditions de vie. Toutefois, la reconnaissance de leur expertise varie en fonction des contextes socioculturels, politiques et économiques. L'objectif de ce chapitre est de décrire la dynamique des expériences vécues au sein des associations de PVVIH par les patients sous thérapie antirétrovirale (ARV) au Sénégal puis, à partir de la monographie d'une association de femmes vivant avec le VIH, d'analyser la genèse et la multiplicité des identités mobilisées, en mettant l'accent sur les attitudes face à la procréation[1].

1. Le contexte évolutif de la mobilisation associative

1.1. Une expertise associative de plus en plus reconnue

Dans divers pays du Sud, l'application des recommandations internationales pour la participation « active » des PVVIH à la lutte contre le sida, la disponibilité de thérapies efficaces et l'accès aux financements du Fonds mondial ont renforcé l'engagement de la société civile et la mobilisation associative des PVVIH. Au Sénégal, la création des premières associations de PVVIH a été impulsée par les responsables des sites de prise en charge biomédicale pour fournir une assistance plus globale aux PVVIH et à leur famille. En 1991, l'Association sénégalaise d'aide et de soutien aux séropositifs et à leurs familles (ASASSFA) est créée au sein du service des maladies infectieuses du Centre hospitalier national universitaire de Fann, sous la direction d'un aide-assistant social (Mbodj & Taverne, 2002). La dynamique associative a été secondairement soutenue par le Programme national de lutte

---

[1] Ce chapitre est issu d'une recherche doctorale qui a bénéficié d'une bourse de l'ANRS.

contre le sida (PNLS) pour pouvoir témoigner d'une « forte expression associative des PVVIH, signe d'une bonne santé démocratique » (Mbodj & Taverne, 2002 : 196), afin de se conformer aux normes édictées par les organisations onusiennes ou par les partenaires des pays du Nord dans la lutte contre le sida.

Durant la première décennie de lutte contre le sida, la « mise sous tutelle » ou la « participation décrétée » des associations de PVVIH par le PNLS a été décrite (Delaunay *et al.*, 1998 ; Mbodj & Taverne, 2002 ; Mbodj, 2007). Durant de nombreuses années, elles ont évolué dans un contexte difficile où de nombreux bailleurs de fonds et des partenaires les jugeant peu crédibles refusaient de leur octroyer des financements (Billaud, 2011). Selon Fatou Leïty Mbodj (2009), lors des cérémonies officielles, la présence des membres associatifs servait surtout à témoigner officiellement de leur implication dans les interventions de lutte contre le sida. Leurs membres espéraient en retour que des financements leur soient octroyés.

Au début des années 2000, de nouvelles associations de PVVIH se créent. Pour se conformer aux normes de financement des partenaires internationaux, le Plan stratégique national de lutte contre le sida intègre parmi ses objectifs de promouvoir « un environnement socio-économique, politique et éthique » favorable à la réponse au VIH/sida (CNLS, 2001). Cette orientation basée sur le concept de GIPA diffusé par l'ONUSIDA vise alors à renforcer la présence des PVVIH dans les instances de lutte contre le sida (ONUSIDA, 1999). Selon cette approche, partir du vécu d'une PVVIH permet de donner un avis éclairé sur les mesures à adopter pour faire face aux difficultés sociales, culturelles et économiques dans la lutte contre le sida. Sur le plan politique, quelques membres associatifs ont été impliqués au sein des instances de gestion de lutte contre le sida, mais certains auteurs estiment que leur pouvoir d'influer sur les décisions a été limité face à des spécialistes du sida (Mbodj, 2009 ; Billaud, 2011). De plus, les associations auxquelles appartiennent les PVVIH manquent d'autonomie et sont jugées instables ou non matures par les autorités de la lutte contre le sida. Leurs membres sont pauvres, sans ressources, et les aides financières et nutritionnelles qui sont octroyées dans les associations sont l'objet de rivalités et de tensions (Billaud, 2011).

Mais la situation des associations de PVVIH va évoluer progressivement durant les années 2000, grâce au soutien de plusieurs ONG de lutte contre le sida et à des partenariats avec d'autres structures associatives internationales. Les PVVIH leaders associatifs ont bénéficié de formations ou participé à des activités qui renforcent leurs capacités dans la gestion associative et le militantisme. Les membres associatifs développent une « expertise profane » qui va être essentiellement mise à profit à travers le travail de médiation dans les structures sanitaires pour l'accompagnement et le soutien des PVVIH. Selon Anthony Billaud (2011), le premier recrutement officiel de PVVIH comme

« médiateur » dans des structures de santé a été initié par le Fonds de solidarité thérapeutique international (FSTI) en 2001. Cette stratégie visait à utiliser leur expérience pour favoriser l'acceptation du test de dépistage par les femmes enceintes et soutenir celles qui sont séropositives, au niveau de trois structures de santé reproductive où la prévention de la transmission mère-enfant (PTME) était testée. Cette première initiative a d'abord fait l'objet de résistances de la part des professionnels de santé non préparés à l'intervention de personnes issues du milieu associatif puis, progressivement, les structures de santé qui interviennent dans la prise en charge des PVVIH se sont ouvertes à ces nouvelles compétences qui les aident à assurer une prise en charge holistique (Billaud, 2011).

Avec le soutien des partenaires internationaux, les autorités encouragent et soutiennent la création de nouvelles associations de PVVIH. Selon le Conseil national de lutte contre le sida (CNLS), le nombre d'associations de PVVIH a considérablement augmenté ; en 2011, quarante-neuf associations ont bénéficié de divers financements et soutiens (CNLS, 2012). Toutefois, selon le Réseau national des PVVIH, même lorsque les associations de PVVIH sont soutenues ou qu'elles participent aux activités de lutte contre le sida et aux instances de prise de décision, leur présence est toujours jugée « passive » :

> La participation des PVVIH reste limitée aux activités d'accompagnement/soutien en tant que pairs-éducateurs ; à des fonctions de médiateurs dans les structures de soins ; à la participation symbolique à des rencontres nationales ou internationales sur le VIH/sida ; aux témoignages sur le vécu avec le VIH/sida dans des activités de sensibilisation restreintes ; l'animation ou la facilitation de sessions de formation.
>
> Réseau national des PVVIH, 2012 : 69

Pourtant, en 2011, lors de l'adoption des recommandations de l'OMS pour un allaitement maternel protégé par les ARV, se produit une mobilisation sans précédent d'une association de femmes vivant avec le VIH à Dakar, dont certaines souhaitent continuer à bénéficier d'un appui en lait artificiel (Desclaux, 2011). Pour la première fois, des membres d'une association de PVVIH protestent publiquement contre l'application d'une recommandation de santé publique pour réduire la transmission du VIH de la mère à l'enfant sans qu'on les ait consultées et sans mesure d'accompagnement pour les femmes qui désiraient continuer à opter pour l'allaitement artificiel. Selon Alice Desclaux, ce processus est le résultat des divergences entre les femmes vivant avec le VIH et les agences internationales autour de l'interprétation des risques et la faisabilité des mesures préventives pour la transmission du VIH de la mère à l'enfant, ainsi que de l'absence de reconnaissance suffisante de leur expertise locale :

> Ici, des femmes « bénéficiaires », encouragées par leurs leaders, s'expriment sans l'influence d'instances associatives internationales, pour participer aux décisions et être reconnues comme « expertes ». Une protestation, dans le registre de la réclamation de la part de bénéficiaires, se transforme en revendication, dans le registre de l'affirmation d'une expertise, à propos du « droit de choisir » la manière d'allaiter son enfant.
>
> Desclaux, 2011 : 158

Face à cette mobilisation inédite au Sénégal pour défendre un « acquis » jusqu'alors présenté par les professionnels de santé comme faisant partie des stratégies pour protéger du risque de transmission du VIH, plusieurs questions peuvent être posées. D'une part, pourquoi les aspects liés à la procréation et à la réduction de la transmission mère-enfant ont-ils pu susciter une telle mobilisation dans un contexte où aucune contestation issue des associations de PVVIH n'avait vraiment émergé ? Comment sont perçues, vécues et débattues les questions relatives à la procréation et aux stratégies de la PTME au sein d'une association de femmes vivant avec le VIH dans le contexte socioculturel sénégalais ? Cette nouvelle forme de contestation est-elle la manifestation d'un nouveau militantisme féminin dans le milieu associatif VIH sénégalais décrit jusque-là comme soumis à la tutelle sanitaire ?

Les analyses proposées dans ce chapitre sont issues d'entretiens individuels et de groupe avec les personnes suivies dans le cadre de la cohorte ANRS 1215 et avec les membres de l'association des femmes vivant avec le VIH Aboya, notamment avec ses dirigeantes. Ces dernières faisaient également partie des informateurs clés suivis durant une dizaine d'années dans le cadre de la cohorte ANRS 1215. Certaines d'entre elles sont aussi membres de diverses instances de coordination du CNLS du Sénégal ou d'autres structures sous-régionales de lutte contre le sida en Afrique subsaharienne. Elles sont régulièrement invitées à participer à diverses activités de lutte contre le sida au Sénégal ou à l'étranger, notamment lors de conférences internationales.

1.2. La dynamique des expériences associatives des patients sous ARV

L'analyse des entretiens réalisés auprès des patients de l'étude ANRS 1215 durant les années 1998 à 2005 révèle une évolution majeure dans le vécu et la perception des associations de PVVIH. La majeure partie des patients interrogés avant les années 2000 ont participé à des activités de soutien et d'information organisées avec l'appui d'une association de PVVIH qui intervenait dans la structure hospitalière. Ils ont rapporté les effets bénéfiques du soutien psychologique, des divers appuis et de l'échange d'expérience qui leur ont permis « d'amoindrir la détresse, la peur et de se sentir moins seuls ». Ils ont expliqué comment ces soutiens les ont aidés à développer des stratégies d'adaptation aux contraintes de l'infection à VIH et de la prise d'ARV. Mais au fil des années, l'analyse des entretiens répétés auprès des mêmes PVVIH révèle que les attitudes vis-à-vis des associations ont évolué. Quelques-uns se sont professionnalisés pour devenir des leaders qui consacrent l'essentiel de leur temps aux activités associatives qu'ils dirigent. Ils ont bénéficié de formations diverses et ont développé une expertise qui est régulièrement sollicitée par le PNLS. Ils organisent, animent les espaces associatifs, mènent des activités de médiation avec les PVVIH qui viennent d'être dépistées. Ces diverses interventions, dont certaines sont rémunérées, leur procurent des revenus qui améliorent leur niveau de vie.

Les personnes enquêtées rapportent que lorsqu'elles viennent d'être informées de leur séropositivité, le soutien d'une personne qui a vécu la même réalité permet toujours de surmonter les premières appréhensions. Les entretiens répétés avec des informateurs clés durant plusieurs années révèlent l'évolution des attitudes de la majorité d'entre eux vis-à-vis des activités associatives et des liens tissés avec les autres PVVIH. Au cours du temps, la majorité des personnes qui connaissent leur séropositivité depuis quelques années témoignent d'un désintérêt progressif vis-à-vis des activités menées au sein des associations de PVVIH qu'elles fréquentent de moins en moins. En l'espace de quelques années, la plupart d'entre elles ont retrouvé la santé grâce à la thérapie ARV et ont réintégré leurs activités professionnelles ou sociales. Elles n'ont plus le temps ou ne voient plus l'utilité des activités associatives. Elles craignent moins d'être malades ou obligées de révéler leur statut VIH pour assurer le paiement des frais biomédicaux car les médicaments sont gratuits. Un processus de « normalisation » du vécu individuel et social s'installe progressivement. Après avoir « mis en veille » leurs relations familiales ou amicales durant une période variable, au profit des liens formés au sein des associations de PVVIH pour préserver la confidentialité sur leur séropositivité, elles resserrent les liens avec leur environnement familial et les liens tissés avec « leurs pairs » s'effritent progressivement. Lorsque le vécu quotidien se normalise grâce aux ARV, les soutiens fournis par les associations semblent avoir moins d'effets, en dehors des appuis matériels aux personnes les plus pauvres. Une partie des personnes auprès desquelles nous avons enquêté dénoncent la démarche « de recherche d'assistance » qui prévaut au sein des associations de PVVIH, contre lesquelles elles développent un regard de plus en plus critique : « À chaque fois qu'on nous convoque, c'est pour nous faire des dons, des denrées, il faut revoir la démarche » (Entretien avec Cheikh, 2009).

Les personnes enquêtées témoignent également de leur frustration vis-à-vis du manque de transparence d'un système de gestion des soutiens octroyés ou des pratiques d'attribution sélective des dons par les leaders associatifs à leur propre profit. Ainsi, au fil du temps, les PVVIH que nous avons interrogées, qui continuent à fréquenter les associations, sont généralement parmi les plus pauvres, les moins qualifiées, les moins soutenues par leur environnement familial. Elles sont également celles qui éprouvent des difficultés à développer une autonomie financière pour assurer leur survie et celle de leur famille. Aussi, ce sont les femmes dont la majorité ne dispose pas de ressources propres, qui vont être les plus régulières au sein des associations de PVVIH, dont Aboya, pour bénéficier de divers soutiens en vue d'améliorer leurs conditions de vie. Ces pratiques confirment la vulnérabilité sociale qui touche particulièrement les femmes vivant avec le VIH, qui sont également les plus concernées en matière de procréation.

2. L'ASSOCIATION ABOYA

Cette partie va reconstituer l'historique de l'association, décrire ses activités et présenter une typologie des identités que les membres vont acquérir sous forme d'expertise « profane » dans le cadre des interventions communautaires. Les aspects en rapport avec la procréation au sein de l'association vont être également approfondis.

2.1. *Historique*

Aboya est la première association sénégalaise qui regroupe spécifiquement des femmes vivant avec le VIH. Elle a été créée en 2000 par sept femmes membres d'autres associations de PVVIH. Elle a été légalisée le 12 juin 2001. L'association dispose d'un siège dans un appartement de location composé de trois pièces et situé dans la banlieue dakaroise, à proximité de la structure de santé Yakar. Tous les deux ou trois ans, une assemblée générale est organisée pour faire le bilan des activités et assurer l'élection des membres du bureau. L'association bénéficie du soutien financier et technique de plusieurs ONG de lutte contre le sida qui appuient les dirigeants dans la gestion et le financement des activités. La composition de l'équipe de direction est la même depuis plusieurs années, en dehors de quelques changements. Elle est assurée par le noyau de femmes qui ont créé la structure en 2001. Aboya a connu deux présidentes : la première décédée en 2003 et l'actuelle. Nous avons interrogé trois jeunes femmes qui faisaient partie de ce groupe fondateur. Elles nous ont rapporté qu'à l'époque, leur objectif était de mettre en place une structure pour prendre en charge « les spécificités vécues par les femmes vivant avec le VIH », notamment leurs difficultés familiales et sociales. En effet, elles estimaient qu'elles n'étaient pas suffisamment entendues par leurs pairs masculins qui étaient les plus nombreux dans les associations mixtes. Aussi, ont-elles demandé à des femmes professionnelles de santé impliquées dans leur prise en charge, médecins ou assistantes sociales, d'en faire partie pour les soutenir :

> *Quand on créait l'association, on était que sept membres. C'est surtout cela qui nous a poussées à accueillir des médecins, car on n'avait pas assez de membres. Les femmes vivant avec le VIH n'osaient pas y*

> *adhérer. Elles avaient peur qu'on soit stigmatisées ou des choses de ce genre. C'est pourquoi au début, c'était difficile. Mais depuis qu'on l'a mise sur pied, on nous a mises en rapport avec d'autres femmes. On s'est rendu compte que nous, entre femmes, on se parle mieux lorsqu'on est entre nous. Au bout de quelque temps, on a failli dissoudre l'association parce que cela ne marchait pas, mais finalement, on s'est rendu compte que de plus en plus de femmes nous sollicitaient et voulaient nous rencontrer, on s'est dit qu'il faut continuer.*
>
> Entretien avec Nafy, Aboya, 2012

En 2012, l'association est dirigée par une présidente suppléée par une vice-présidente. Elle est gérée par un bureau exécutif[2]. Toute l'équipe dirigeante est élue lors d'une assemblée générale. Depuis sa création, l'association s'est particulièrement investie dans le soutien et l'accompagnement des femmes vivant avec le VIH :

> C'est une association de soutien économique, psychosocial et médical pour les femmes vivant avec le VIH au Sénégal et pour les OEV [orphelins et enfants vulnérables]. L'association a pour but de former une instance unifiée de femmes infectées et/ou affectées par le VIH/sida afin de défendre leurs intérêts, de promouvoir leur qualité de vie et d'être leur porte-parole. Les activités se focalisent principalement sur l'appui et le soutien des femmes vivant avec le VIH et les OEV à travers, mais aussi sur le plaidoyer politique et le renforcement de leurs capacités.
>
> Aboya, 2011 : 4

Les frais de location du siège, l'équipement et le gardien sont financés par le CNLS. L'association a bénéficié du don d'une voiture par le ministère de la Famille. Tous les jours, deux ou trois membres assurent une permanence et le nettoyage des locaux contre une indemnité modique. Ces dernières années, la majorité des femmes référées à Aboya ont été dépistées dans le cadre de la PTME lors des consultations prénatales dans le centre de santé Yakar ou dans les postes de santé avoisinants. Le nombre de nouvelles adhérentes s'est considérablement accru lorsque l'une des dirigeantes a pu être recrutée comme médiatrice par Yakar. Selon les personnes enquêtées, la régularité des nouvelles adhésions de femmes vivant avec le VIH qui sollicitent divers soutiens auprès d'Aboya a rapidement attiré l'attention des ONG ou des autorités de lutte contre le sida qui leur ont octroyé régulièrement des subventions. Les autorités ont également reconnu l'importance du rôle joué par l'association auprès des femmes vivant avec le VIH, ce qui leur a valu d'être de plus en plus conviées aux rencontres organisées dans divers domaines dans la lutte contre le sida. Elles

---

2 Le bureau est formé d'une secrétaire exécutive, d'une secrétaire générale, d'une trésorière générale gestionnaire, d'une secrétaire chargée des affaires éducatives et sociales, d'une secrétaire chargée des projets, d'une secrétaire à l'organisation. Ces personnes sont secondées par des adjointes chargées de les suppléer en cas de manquement.

rapportent avec fierté qu'elles ont reçu un billet d'avion pour que l'une de leurs membres effectue le pèlerinage à La Mecque :

> *Le fait de nous amener à La Mecque est une forme de reconnaissance de la valeur de notre travail, à travers les témoignages publics sur la maladie, les effets des ARV. On nous avait également offert une voiture. C'est une forme de valorisation. Des fois, les partenaires, s'ils viennent en supervision, nous disent souvent qu'ils ne reconnaissent pas certaines figures. À chaque fois que le rapport est envoyé, ils se rendent compte qu'il y a dix ou onze personnes de nouveau de plus.*
>
> Entretien avec Amy, Aboya, 2012

Pourtant, lors de l'enquête, le nombre exact d'adhérents à l'association n'a pas pu être précisé. Les leaders interrogés l'estiment entre deux cents et quatre cents personnes. Elles rapportent que le fonctionnement de l'association est assuré par un noyau de quelques femmes membres du bureau ; les autres ne se déplacent que lorsqu'elles sont convoquées lors des cérémonies officielles. Une centaine de membres qui participent régulièrement aux activités viennent plusieurs fois par mois au siège de l'association. Lors des enquêtes, j'ai pu me rendre compte de l'absence de fichier d'adhérentes et de la faible documentation des activités exécutées. Les leaders de l'association ont elles-mêmes décrié l'insuffisance des moyens humains et financiers pour faire face à la gestion de leur structure. Elles déplorent notamment des difficultés pour assurer le paiement régulier d'un gestionnaire qualifié alors qu'aucune d'entre elles n'a les compétences pour le faire. Elles expliquent que la plupart des membres actives de l'association sont analphabètes ou ont un faible niveau de scolarisation. Elles peuvent assurer les activités d'accompagnement, les médiations à leurs pairs, mais éprouvent des difficultés dans la gestion des ressources financières et l'élaboration des rapports d'activité. Elles ont également rapporté que les membres de l'association n'arrivent pas suffisamment à faire entendre leurs avis lorsqu'elles sont invitées aux réunions par les responsables du PNLS ou dans la recherche de financements, tout en reconnaissant les effets bénéfiques des divers soutiens obtenus grâce aux activités d'accompagnement.

2.2. *Des activités associatives qui soutiennent et valorisent les femmes*

Aboya a pu bénéficier de financements par divers partenaires financiers tels que le Fonds mondial, la Banque mondiale, l'USAID, ESTHER, ou par les autorités administratives nationales de lutte contre le sida. Selon le rapport d'activités de l'année 2010-2011, les activités réalisées sont multiples et variées : certaines sont spécifiques à la lutte contre le sida, d'autres visent à améliorer la « qualité de vie » des femmes vivant avec le VIH dans les domaines sanitaire, économique et nutritionnel. Des groupes de parole, des entretiens individuels, des séances de sensibilisation et de soutien à l'observance sont organisés pour diffuser des informations sur l'infection à VIH ou permettre le partage des expériences. Diverses formes de soutien sont développées : participation financière aux frais médicaux, soutien psychosocial, dotation en lait en cas d'alimentation artificielle d'un nouveau-né, remise de denrées alimentaires ou organisation de « repas communautaires ». L'association a également développé un important volet pour les enfants des membres en leur octroyant des bourses pour financer leur scolarisation à divers niveaux scolaires ainsi que des appuis nutritionnels ou sanitaires. En cas de conflit avec la famille, l'entourage de vie, ou avec des professionnels de santé, des personnes de l'association font des médiations au profit de ses membres. Diverses formations susceptibles d'aider les femmes à initier des « activités génératrices de revenus » ont été organisées.

Selon les membres de l'association, la diversité des activités développées permet d'offrir une prise en charge globale qui couvre différentes dimensions, notamment les aspects économiques, particulièrement pertinents pour des femmes dont la plupart ne disposent pas de ressources propres. Aussi, lorsque l'association organise des activités, les financements dont elle dispose autorisent le « remboursement de transport » dont le montant varie entre 500 et 2 000 FCFA, ce qui permet aux femmes de repartir chez elles (surtout si elles rentrent à pied) avec de petites sommes d'argent. Lorsqu'elles participent aux activités organisées dans le cadre de la lutte contre le sida, les « per diem »[3] pour assurer les frais de restauration ou d'hôtellerie, distribués à tous les participants, dont les montants sont plus importants, peuvent constituer des sources de revenus particulièrement appréciées. Selon les personnes interrogées, ces divers appuis ont permis à certaines d'entre elles de faire face aux difficultés économiques et sociales, notamment celles qui sont particulièrement démunies et sans qualification professionnelle. Les membres de l'association rapportent qu'elles ont également participé à de nombreuses rencontres, ateliers, réunions internationales, qui leur ont permis d'échanger leurs expériences avec d'autres femmes vivant avec le VIH et des acteurs de la lutte contre le sida vivant dans d'autres pays. Grâce à ces différentes activités, elles ont pu accumuler une forme d'expertise reconnue, qui a permis à certaines d'être sélectionnées et formées comme « médiatrices » dans les structures de santé, ce qui leur procure, en plus des revenus, un statut social valorisé.

La plupart des femmes enquêtées, notamment celles qui ont été dépistées lors d'une grossesse, ont rapporté l'impact positif de leur participation aux activités d'Aboya. Celles qui ont été dépistées ou référées vers Yakar expliquent qu'après l'annonce, beaucoup d'entre elles ont été orientées par l'assistante sociale vers la médiatrice vivant avec le VIH. Toutes les femmes qui ont rencontré la médiatrice dans ces circonstances ont rapporté l'impact positif de ce premier entretien. Dès le début de l'entretien, la médiatrice leur a expliqué qu'elle était

[3] Remboursement des frais de transport ou d'hébergement octroyé par les organisateurs.

elle-même « personne vivant »[4] en partageant son expérience psychologique, conjugale, médicale ainsi que son itinéraire procréatif qui lui a permis d'avoir un enfant séronégatif grâce à l'efficacité de la thérapie ARV. Les femmes enquêtées rapportent comment cet entretien leur permet immédiatement d'atténuer la souffrance de l'annonce de la séropositivité. La médiatrice leur a décrit également les modalités d'appui et l'existence d'une association de femmes vivant avec le VIH où elles vont pouvoir bénéficier de divers soutiens. Elle leur conseille aussi de partager l'information avec leur conjoint pour pouvoir être soutenues et bien prendre les médicaments. L'expérience de Fatou témoigne des effets de l'entretien avec la médiatrice :

> *L'assistante sociale m'a appelée pour me dire de revenir rencontrer quelqu'un. J'ai rencontré Amy là-bas, elle m'a remis de l'argent pour que je fasse l'échographie car je n'avais pas d'argent. Puis elle m'a demandé de venir au siège de l'association situé dans un immeuble près de l'hôpital. J'y suis allée. Elle m'a demandé si j'ai vécu longtemps avec la maladie et m'a fait savoir qu'elle vit avec. Je lui ai dit que ce n'est pas possible, je croyais que j'étais la seule. Je prenais mes médicaments, je les cachais et je retournais chez moi. Elle m'a dit de venir les voir et de discuter avec elles. Elle m'a ramenée à la raison, a calmé ma souffrance. Sincèrement, si j'ai retrouvé une vie normale, c'est grâce à elle. Elle m'aide sur les ordonnances et sur tout.*
>
> Entretien avec Fatou, Aboya, 2009

Les effets positifs de l'intervention de la médiatrice relatés par Fatou confirment les propos des dirigeants de l'association et ceux de l'assistante sociale de Yakar sur l'importance que revêtent à la fois le partage du vécu, le soutien d'un pair et la possibilité de bénéficier des divers soutiens matériels. Aussi, les possibilités d'intervention directe sont perçues par les dirigeants d'Aboya comme des opportunités pour pousser le maximum de femmes à y adhérer, ce qui renforce en même temps leur légitimité. C'est le cas du lait artificiel dont elles disposaient de stocks pour soutenir les femmes qui ont choisi de ne pas allaiter leur enfant. À partir du début des années 2000, selon la stratégie choisie par le PNLS, un appui en lait artificiel est mis à la disposition de l'association par la Division sida. Tous les mois, les femmes vivant avec le VIH qui ont eu un enfant reçoivent un « appui » de deux à huit boîtes de lait en fonction des stocks disponibles, jusqu'à la fin de la première année de l'enfant. Amy explique pourquoi cette possibilité d'appui est particulièrement appréciée :

> *Même des femmes qui ne sont pas de l'association viennent nous demander du lait et elles adhèrent en même temps. Elles disent souvent qu'elles ne savaient pas qu'Aboya donne du lait. On nous appelle de partout dans les régions pour nous demander du lait. Pour moi, le fait de*

---

[4] C'est le diminutif utilisé par les PVVIH entre elles pour éviter de prononcer le terme de VIH.

> *pouvoir donner du lait, c'est quelque chose de bien et l'association sera connue et devient puissante.*
>
> Entretien avec Amy, Aboya, 2012

Par ailleurs, craignant d'être mal jugées ou stigmatisées, la plupart des femmes enquêtées, dépistées lors de la grossesse, n'ont pas pu parler immédiatement aux membres de leur entourage ; l'entretien avec la médiatrice est un espace qui permet de se libérer de la frustration et de la souffrance. Elles expliquent également que la participation aux activités associatives et aux séminaires est une source d'information et d'inspiration pour les attitudes à adopter afin de surmonter les contraintes liées à la séropositivité. Elles y trouvent également des alliées qui peuvent servir de médiateurs en cas de conflits conjugaux ou familiaux. Mais certaines femmes vivant avec le VIH suivies par Yakar nous ont expliqué qu'elles ont préféré ne pas adhérer à l'association par crainte que la confidentialité n'y soit pas respectée, ou parce qu'elles n'ont pas besoin des soutiens octroyés. Au contraire, d'autres ont rapporté qu'elles y vont juste pour bénéficier des soutiens, mais ne participent pas aux activités collectives. Quelques femmes enquêtées nous ont rapporté qu'au bout de quelques mois, elles avaient cessé de participer aux activités après avoir été témoins de disputes ou elles-mêmes, l'objet de conflits à cause des « rivalités de femmes ». Amsatou rend compte d'une expérience mitigée :

> *Il y a un apport positif mais aussi négatif. J'ai surmonté plein de choses sur la maladie grâce au soutien des membres de l'association. Le côté négatif est le rassemblement de personnes d'origines différentes et de visions différentes. Chacune a sa propre éducation, vous n'avez pas les mêmes visions et les mêmes manières de réfléchir. Toujours il y a des problèmes dans les associations de femmes. Mais comme c'est la maladie qui nous réunit, on doit faire de telle sorte que nous soyons des amies.*
>
> Entretien avec Amsatou, Aboya, 2009

Les possibilités d'appui disponibles au niveau d'Aboya ont été de plus en plus sollicitées par les professionnels de santé spécialistes du VIH, notamment ceux qui interviennent à Yakar. La majorité des femmes enceintes dépistées positives à Yakar ont également été référées à Aboya grâce à l'intervention de la médiatrice. Toutefois, l'association ne parvient pas à satisfaire toutes les demandes de soutien qui lui sont adressées. Les leaders doivent régulièrement faire face aux plaintes des adhérentes à propos de l'insuffisance de moyens et du manque d'équité dans les conditions d'attribution des soutiens. Amy rapporte :

> *Les femmes sont nombreuses et chacune a son problème. Il y a celles qui ont été toujours fidèles à l'association, qui sont les anciennes, et les nouvelles. Lorsqu'elles ont des ordonnances et qu'elles n'ont pas les moyens de les acheter, elles viennent nous voir pour les aider. Chaque jour, on reçoit des femmes séropositives qui viennent de plusieurs structures de prise en charge. On est nombreuses et les moyens financiers*

> *ne sont pas suffisants. Actuellement, on a un ou deux programmes qui nous permettent de les aider mais après, c'est fini. Il y a certaines femmes, parce qu'elles ne trouvent plus ce dont elles espéraient bénéficier de la part de l'association, elles s'imaginent qu'on ne s'occupe pas d'elles parce qu'elles font partie des dernières venues. Elles pensent qu'il y a des partis pris parce que c'est une affaire de femmes. Certaines d'entre elles ont dit que « les anciennes ne s'occupent pas de nous-mêmes, si nous sommes malades, elles ne viennent pas nous rendre visite ». Lorsque nous avons été informées de ces plaintes, nous avons commencé à leur rendre visite et à mieux les accueillir. Maintenant, nous faisons beaucoup d'efforts pour rendre visite à celles qui ne vont pas bien.*
>
> Entretien avec Amy, Aboya, 2012

En 2012, les dirigeantes de l'association interrogées ont rapporté que ces dernières années, en raison de la réduction des financements de lutte contre le sida, les approvisionnements financiers sont irréguliers. L'association peut ne pas disposer de financement durant plusieurs mois. Aussi, les appuis octroyés aux femmes ont été considérablement réduits, ce qui peut expliquer selon elles que certaines membres de l'association n'y viennent quasiment plus. Ces attitudes témoignent de la diversité des soutiens disponibles au sein de l'association et de l'importance des appuis matériels dans la mobilisation associative de femmes vivant avec le VIH démunies.

2.3. *L'évolution des rôles dans l'association*

2.3.1. Les bénéficiaires et les militantes

Les propos des personnes enquêtées et les observations ethnographiques révèlent que les membres d'Aboya peuvent occuper diverses positions dans l'association : bénéficiaire, militante ou médiatrice. Durant la période qui suit les premiers contacts avec l'association, elles sont d'abord des « bénéficiaires simples ». Leur profil social type est celui de jeunes femmes qui viennent d'être informées de leur séropositivité, dont l'âge est compris entre vingt-deux et trente-cinq ans, de niveau scolaire faible, voire analphabètes, sans formation professionnelle ou ressources financières propres, qui ont du mal à mobiliser des soutiens continus au sein de leur entourage. Adhérer à l'association leur offre l'opportunité de renforcer leurs connaissances sur les effets de l'infection à VIH, d'échanger leurs expériences, de rompre leur isolement en enrichissant leur réseau social avec de nouvelles amitiés basées sur une marque biologique commune et des conditions sociales qu'elles partagent, mais également de bénéficier de revenus supplémentaires. Dans ces circonstances, elles ne se rendent au siège de l'association que lorsqu'elles y sont invitées pour participer à des manifestations, ou solliciter un don lorsqu'elles sont confrontées à un problème spécifique. Le statut de bénéficiaire simple est une forme de militantisme « passif » où les femmes cherchent surtout à bénéficier d'une solidarité entre pairs sans s'impliquer dans les autres activités associatives. Les expériences concernant cette forme d'adhésion ont été décrites ainsi :

> *Au début, je pensais que je n'allais pas vivre plus d'un an avec la maladie. Lorsque j'ai commencé à fréquenter l'association, à assister au groupe de parole, j'ai rencontré des personnes qui disaient qu'elles vivaient avec le virus depuis dix ans. D'autres m'ont révélé qu'elles sont restées plus de cinq ans avant de prendre le traitement. Je me suis alors dit que ce n'est pas parce que tu vis avec le virus que tu vas mourir. J'ai commencé alors à plus fréquenter les membres de l'association pour pouvoir glaner plus d'informations et avoir des contacts. Ces informations m'ont permis de changer. Désormais, je n'ai plus peur de côtoyer des personnes qui ont le virus. Je milite avec elles au sein du milieu associatif, je leur rends visite, elles en font de même. On est devenues une famille unie.*
>
> Entretien avec Astou, Aboya, 2009

> *Beaucoup de choses ont changé. Je connais mieux ma maladie, à cause de ma participation au mouvement associatif, des formations que j'ai faites, et des personnes que j'ai rencontrées, cela m'a permis de mieux connaître ce que je vis, qu'est-ce que le sida et comment faire pour améliorer mes conditions de vie.*
>
> Entretien avec Kiné, Aboya, 2009

Certaines femmes vivant avec le VIH qui ont adhéré à l'association s'impliquent progressivement au bout de quelques mois ou années dans d'autres types d'activité et deviennent ainsi des « militantes actives ». Elles viennent régulièrement au siège, même lorsque des financements ne sont pas disponibles. Elles participent au fonctionnement de l'association, maintiennent la propreté des locaux, assurent les permanences, accueillent de nouveaux membres, animent des groupes de parole et effectuent des médiations. Au bout de quelques années, certaines ont intégré l'équipe dirigeante. Selon les personnes enquêtées, ces critères peuvent être appliqués à une vingtaine de membres particulièrement engagées qui sont les « chevilles ouvrières » de l'association. Elles sont également impliquées dans les activités organisées en dehors du siège, lors de « séminaires de formation » ou de diverses rencontres. Ces militantes actives se plaignent de travailler à titre de bénévoles alors qu'elles sont contraintes de s'impliquer quotidiennement dans les activités associatives. Leurs témoignages mettent en lumière les limites du « bénévolat » au sein des structures communautaires de PVVIH. En effet, elles rapportent que la plupart des financements dont elles disposent n'ont pas intégré de « frais de fonctionnement », ou que les montants sont insignifiants, alors que leurs activités d'accompagnement ou de médiation requièrent un investissement personnel important. En raison de l'absence formelle de rémunération de leurs activités, elles estiment légitime de prélever une part plus importante que celles des autres membres sur les financements octroyés pour se rétribuer elles-mêmes.

Toutefois, elles expliquent qu'elles n'en abusent pas, contrairement aux hommes dans d'autres associations de PVVIH. Les propos d'Amy rendent compte des motivations liées à ces formes de rémunération officieuses :

> *Un travail où tu fais tout, tu cours par-ci par-là, tu appelles les gens au téléphone ; même la nuit, on te réveille pour te parler de leurs problèmes. Hier, quand on nous a donné des sacs de riz, nous les dix membres du bureau, nous avons chacune un sac de cinquante kilos et les autres membres simples vingt-cinq kilos. Si c'était les hommes, ils vont accaparer tout. Même le lait qu'on nous donne, on le donne aux femmes, nous sommes la seule association qui donne le lait parce que les autres le vendent. Nous avons plus de « pitié » que les hommes. Tu sais, nul n'est parfait. Chacun fait des erreurs. Même si nous trichons un peu, nous avons des limites. Les hommes, lorsqu'on leur donne dix, ils peuvent manger les sept et donner le reste. Eux, ils peuvent bouffer les sept et te donner les trois, alors que nous, on peut manger les trois et te donner les sept.*
>
> Entretien avec Amy, Aboya, 2009

Ces propos révèlent la réalité des « arrangements » et stratégies de rémunération développés pour contourner les limites du « bénévolat » dans le fonctionnement des structures associatives, qui peuvent être à l'origine de diverses contestations de la part des autres membres qui n'y ont pas accès ou de leurs partenaires financiers.

2.3.2. Le statut de médiatrice

Le statut de militante active permet à certaines d'être recrutées comme médiatrices. Ces dernières années, plusieurs dizaines de médiatrices issues des associations de PVVIH ont été recrutées par différents partenaires dans la lutte contre le sida (CNLS, 2012). Dans Aboya, une dizaine des militantes les plus anciennes et les plus actives ont pu être sélectionnées pour en faire partie. Elles exercent dans plusieurs structures de santé ou services spécialisés dans la prise en charge. Quatre d'entre elles font partie de l'équipe dirigeante d'Aboya. Selon les personnes enquêtées, l'activité de médiation nécessite de mobiliser diverses compétences d'écoute, de compréhension, de communication, basées sur l'expérience personnelle, les formations et le savoir accumulé dans le cadre des activités associatives. Nafy décrit son expérience comme médiatrice chargée de faire le *counseling* post-test des femmes dépistées positives :

> *Cela me permet d'utiliser mon expérience et mes capacités. Chaque fois que je tends un résultat positif, je me rends compte de la déception, du malheur, de la détresse de la personne en face de moi. Mais quand je m'entretiens avec elle, j'utilise mes capacités reçues dans le milieu associatif et l'expérience que j'ai eue lors des rencontres pour que la personne puisse être soulagée. Parfois, je lui raconte ma propre expérience pour la soulager. Je lui explique que vivre avec le virus ne*

veut pas dire que l'on va mourir demain ou après-demain. Je lui donne l'exemple de personnes qui sont dans la même situation mais qui ont pu surmonter cette épreuve. En fin de compte, je parviens à lui faire accepter la maladie, à lui rendre sa sérénité pour qu'elle puisse vivre positivement. Je lui explique qu'elle ne doit pas trop penser à la maladie, à une éventuelle mort, mais prendre cette maladie comme n'importe quelle maladie, comme le diabète. Je lui explique qu'elle doit avoir confiance en elle, qu'elle peut garder l'espoir d'être guérie, de croire en sa guérison, de croire qu'on trouvera un jour un remède qui permettra de guérir de cette maladie. Je lui explique que si elle vit en ne pensant pas trop à la maladie, en travaillant correctement, en continuant à fréquenter ses amis comme auparavant, elle pourra s'en sortir.

Entretien avec Nafy, Aboya, 2009

Les médiatrices mettent en place des relations personnalisées avec les femmes séropositives, qui les obligent à être disponibles tout le temps :

Lorsqu'une femme membre de l'association a un problème, elle n'attend pas qu'on en débatte au siège, elle vient me voir pour m'en parler. Pas plus tard qu'hier, une membre m'a appelée à deux heures du matin alors que je dormais. Je lui ai dit : « Sais-tu quelle heure il fait ? » Elle me répond qu'elle est préoccupée parce qu'elle doit faire un bilan mais qu'elle n'avait pas d'argent. Elle voulait que j'intervienne pour qu'on lui fasse le bilan et que l'association le paie. Parfois, elles viennent chez moi alors que mon mari et moi, nous ne disposons que d'une pièce qui nous sert également de chambre et qu'il y a d'autres locataires dans la maison.

Entretien avec Amy, Aboya, 2012

En plus de leur travail de médiatrice, la plupart des leaders de l'association sensibilisent leur entourage sur l'infection à VIH :

Il m'arrive régulièrement de sensibiliser les jeunes de mon quartier ou de ma famille et ceux de mon mari dont certains ne croyaient pas à l'existence du sida. Je les sensibilise, je leur explique les modes de contamination et de prévention. De sorte que lorsque je reviens du travail, ils me disent : « Qu'est ce qu'il y a de neuf sur le sida ? » Moi, je suis pressée de débattre avec eux sur la maladie. Les jeunes de mon quartier viennent chaque jour me voir pour avoir des préservatifs. Je discute avec eux pour les sensibiliser.

Entretien avec Amsatou, Aboya, 2012

Certaines médiatrices peuvent également être sollicitées pour effectuer des « témoignages » pour des ONG spécialisées dans les activités de plaidoyer auprès des autorités et de sensibilisation pour montrer « que le sida existe » et n'a pas toujours le visage d'une personne « à un stade final ». L'expérience de Nafy en rend compte :

J'explique que je suis une femme vivant avec le VIH et qui se porte très bien, qui mène sa vie comme elle vit, qui s'occupe de sa famille, de ses enfants et de son mari. Les gens me posent plusieurs questions qui témoignent de leur étonnement. Je leur fais comprendre qu'il n'y a aucun signe extérieur de maladie qui puisse indiquer que telle personne vit avec le VIH ou non. Je les incite à se méfier car ils peuvent avoir une relation sexuelle avec une personne bien portante qui au fond vit avec le virus. Ils me disent que je n'ai pas l'air de quelqu'un qui vit avec le virus car je suis élégante et bien habillée. Ils me disent qu'ils pensaient que les malades du sida sont ceux qui sont à l'hôpital. Je leur dis que les personnes qui vivent avec le VIH sans le savoir sont plus nombreuses que celles qui le savent. En leur parlant comme cela, je sais que je rends service à des gens. Je fais un geste qui peut sauver des gens. Car ceux qui avaient des comportements à risque peuvent se rectifier et prévenir leur entourage. Je pense qu'à chaque fois que je fais un témoignage, l'auditoire rentre à la maison en répétant qu'il est convaincu que le sida existe et qu'il a vu une femme vivant avec le VIH, élégante mère de famille.

Entretien avec Nafy, Aboya, 2009

Ces propos montrent que les témoignages sur le vécu de l'infection à VIH peuvent être acceptés et bien perçus à condition d'être effectués discrètement, malgré le contexte de stigmatisation des PVVIH régulièrement dénoncé. Cela montre l'évolution de la perception des témoignages par rapport à la situation observée durant la première moitié des années 2000 (Mbodj, 2009, 2015). En effet, en analysant les formes et les effets des témoignages de PVVIH, Fatou Leïty Mbodj rapporte que dans une société qui valorise la pudeur, ils sont mal perçus :

La spirale du secret et du silence autour du sida peine à être brisée par le témoignage (qui reste rare) de quelques malades. Il est vrai que témoigner n'est pas un acte anodin, encore moins dans ce contexte social sénégalais très marqué de valeurs culturelles et religieuses qui inhibent et condamnent cette exposition de soi dans le cadre du sida.

Mbodj, 2009 : 239

Selon cette auteure, ces témoignages sont souvent exécutés sous la contrainte politique ou économique qui pèse sur des PVVIH souvent démunies. Les résultats de notre enquête révèlent que les attitudes ont évolué depuis quelques années. Même si les témoignages publics sont toujours rares, de plus en plus de PVVIH, dont des femmes responsables au sein des associations de femmes vivant avec le VIH, les perçoivent comme un acte de militantisme. Elles acceptent de parler de leur vécu personnel dans le cadre d'activités de sensibilisation ou de plaidoyer organisées dans des cercles restreints. Certaines nous ont expliqué comment elles ont acquis progressivement une autonomie financière et une plus grande confiance en l'avenir en raison de leur bonne santé, ce qui leur permet de ne plus craindre autant qu'auparavant les effets de la rupture de confidentialité. Plusieurs ont d'ailleurs partagé l'information sur leur séropositivité avec un nombre de plus en plus important des personnes de leur entourage. Travailler comme médiatrice dans des structures sanitaires alors qu'elles sont peu instruites et sans formation leur permet d'accéder à un statut professionnel valorisé, de bénéficier de revenus réguliers, d'être capables de rendre divers services aux membres de leur entourage pour avoir accès aux soins lorsqu'ils sont malades. Ces avantages leur procurent une reconnaissance accrue au sein de leur famille ou dans leur environnement social :

> *C'est grâce au travail que je mène au sein de l'association que je gagne de l'argent. Avec ma paie, j'achète du riz, de l'huile pour ma maman et ma famille. C'est grâce à ma maladie que j'ai pu avoir ce boulot avec lequel je peux aider mes parents et moi-même, car je n'ai pas de diplôme me permettant de travailler. C'est juste à cause de ma situation de PVVIH que j'ai pu trouver une occupation.*
>
> Entretien avec Amy, Aboya, 2012

Dans certains cas, ces militantes actives nous ont rapporté comment la participation à des manifestations organisées par le « Programme sida » ou leurs propres activités associatives leur ont permis d'avoir accès à davantage de ressources financières et d'acquérir une plus grande autonomie, ce qui a eu un impact sur leur personnalité et sur leurs relations conjugales et sociales. Certains époux se sont plaints d'un « changement négatif » de leur comportement motivé par leur engagement associatif, comme en rend compte Nafy :

> *Nos maris nous ont dit que le mouvement associatif, au lieu de nous éduquer, nous a plus perverties, que les informations qu'on nous donne au sein du mouvement nous ont négativement changées. Moi, le mouvement n'a rien changé en moi. Ils disent cela parce qu'ils ne peuvent plus nous commander, nous ne leur obéissons plus. Ils voulaient qu'on reste à la maison, ils ne voulaient pas qu'on sorte pendant qu'eux allaient et venaient. Ils se mettaient à se disputer avec nous. Je ne sais pas trop ce qu'ils entendent par changement, mais moi, je n'ai pas vu de changement négatif nous concernant. L'un d'eux a dit qu'il regrette que sa femme fasse partie de l'association. Ce qui a changé, c'est qu'elle a une occupation, elle gagne son argent, elle aide ses parents. Son mari estime qu'elle n'est plus obéissante. Elle s'occupe de sa personne, elle n'attend plus que son mari le fasse pour elle.*
>
> Entretien avec Nafy, Aboya, 2012

Ces propos montrent que l'évolution des positions des femmes vivant avec le VIH au sein de leur foyer est parallèle à celle au sein de l'association. Les médiatrices sont perçues comme des intermédiaires entre elles et les professionnels de santé, à qui elles peuvent faire part de toutes les difficultés qu'elles vivent sur le plan social ou médical. L'espace associatif est le lieu d'exercice d'une solidarité féminine psychologique, sociale ou économique, basée sur l'appartenance à un statut biologique commun qui peut servir de support à des changements plus structurels dans les rapports des femmes à leur environnement conjugal, social ou professionnel, lorsqu'il leur permet d'accéder à une plus grande autonomie financière.

3. CONVERGENCES, RIVALITÉS ET DIVERGENCES AUTOUR DE LA PROCRÉATION

Ces dernières années, le renforcement de l'accès aux programmes de PTME a modifié certaines caractéristiques des femmes vivant avec le VIH qui adhèrent à Aboya. En effet, la plupart des nouvelles membres y adhèrent désormais enceintes, dépistées lors des consultations prénatales. Elles sont généralement jeunes, en pleine période procréative, sans expérience de maladie due au VIH, alors que les premières femmes qui avaient fondé l'association avaient été dépistées parce qu'elles présentaient des signes de maladie ou que leur époux était malade. Deux profils de membres ont été rapportés par les enquêtées : les « anciennes », qui représentent les PVVIH qui ont débuté le traitement ARV depuis plusieurs années, et les « nouvelles », qui viennent de commencer. Lorsque les professionnels de santé avaient annoncé leur statut sérologique aux « anciennes », ils leur avaient conseillé de renoncer à avoir des enfants pour se concentrer sur le fait de maintenir leur propre santé. Ces femmes avaient suspendu ou réduit toute activité sexuelle durant plusieurs années pour respecter ces prescriptions et éviter tout risque de grossesse alors que pour beaucoup d'entre elles, cette période correspondait à celle où leur fécondité aurait dû être maximale. Au sein de l'association, ces « anciennes », dont certains leaders de l'association, vont rencontrer les « nouvelles » qui sont des femmes plus jeunes qui viennent d'être dépistées alors qu'elles sont déjà enceintes. Au cours de ces dernières années, le contexte sanitaire des structures de santé reproductive a évolué ; les ARV sont plus accessibles, les professionnels de santé sont plus familiarisés avec les stratégies de la PTME et leur discours sur la procréation est moins dissuasif. Les « bébés ARV » issus des procréations planifiées par des femmes vivant avec le VIH se sont multipliés. Les femmes qui viennent d'être dépistées positives vont également bénéficier du soutien des « anciennes » qui partagent avec elles leurs expériences de procréation réussies. Ce contexte leur fait percevoir le risque de transmission du VIH à l'enfant comme moins élevé, ce qui leur permet de ne plus craindre d'avoir à nouveau des enfants. Pour les femmes vivant avec le VIH plus âgées, avoir un autre enfant lorsque leur santé s'est améliorée est également un défi qui va témoigner de leur « normalité » retrouvée. Aussi, entre les « anciennes » et les « nouvelles », les aspects liés à la procréation sont l'objet de divers enjeux, voire de rivalités. Nafy rend ainsi compte de ces tensions :

> *C'est vrai qu'il y a un problème parce que nous, nous sommes là, nous ne pouvons pas avoir d'enfant alors que nous sommes venues avant elles, qu'elles les jeunes arrivent à en avoir facilement. Parfois, on se demande ce que leur médecin leur donne parce qu'elles tombent toutes enceintes (rires). Les petites, elles arrivent à avoir un enfant tout le temps, chaque*

année, elles en ont. Lorsqu'elles sont enceintes, elles viennent ici crâner fièrement avec leur ventre et nous, nous ne pouvons rien faire ou dire si ce n'est de nous résigner. Ici, il y a des femmes qui sont mariées depuis plusieurs années, cinq, six, même dix ans, et qui n'ont pas d'enfant. Lorsqu'elles viennent à l'association, elles passent leur temps à dire qu'elles veulent avoir un enfant. Tout leur problème, c'est d'avoir des enfants et certaines d'entre elles sont jeunes, elles sont mariées depuis plusieurs années, parfois plus de dix ans. Elles sont allées partout pour se soigner pour avoir des enfants, elles ont vu les plus grands gynécologues du Sénégal ou toutes sortes de marabouts pour qu'on les aide. Il y en a certaines qui pleurent lorsque nous discutons de nos problèmes d'enfants et qu'on oublie qu'elle est là. Elle nous dit : « Mais arrêtez, vous oubliez que je n'ai pas d'enfant ». On en a tellement parlé au sein de l'association que finalement on en parle juste entre amies parce qu'à la fin c'est trop pénible.

Entretien avec Nafy, Aboya, 2012

Pour les jeunes femmes sans enfant ou avec peu d'enfants, séropositives à l'âge où les maternités sont les plus fréquentes, leurs principales préoccupations vont tourner autour des stratégies à développer pour avoir un enfant. Celles qui arrivent à devenir enceintes sont particulièrement valorisées par leurs pairs. Au sein de l'association, toute une organisation a été mise en place pour leur fournir un soutien spécifique durant la grossesse, lors de l'accouchement ou durant les festivités organisées pour célébrer une naissance. Le jour du baptême, la majeure partie des femmes de l'association passent la journée chez la jeune mère et participent aux festivités familiales en lui octroyant publiquement un appui financier collectif et divers cadeaux individuels de la part de chaque membre. Cette cérémonie offre également l'opportunité pour la nouvelle mère de témoigner à sa famille l'appartenance à un réseau de solidarité qui peut être qualifié de « capital social ». Les femmes rencontrées qui ont bénéficié de ce soutien ont expliqué avoir apprécié cette manifestation de solidarité. Amy décrit les soutiens octroyés et leurs effets :

Lorsque nous sommes informées qu'une de nos membres est enceinte, nous essayons de lui apporter un soutien tout au long de la grossesse pour les frais médicaux. Si elle doit accoucher au centre Yakar, nous allons voir l'assistante sociale pour qu'elle ne paie pas les frais d'accouchement. Pour la cérémonie, avant, nous avions une caisse où nous mettions toutes les cotisations des membres. À chaque baptême, nous prélevions 50 000 FCFA pour les remettre à celle qui baptisait son enfant. En plus, chaque membre en fonction de ses capacités lui remettait une somme d'argent, entre 2 000 et 5 000 FCFA. Plusieurs d'entre nous, dont moi-même et la vice-présidente, ont bénéficié de cela. En plus de cela, nous nous habillions de la même manière pour y aller, nous faisions comme les « hôtesses ». Ces gestes nous ont vraiment fait plaisir parce que la plupart d'entre nous, nous sommes en location dans des quartiers où on ne nous connaît pas bien. Et lorsque les gens vous sous-estiment ou ne vous accordent pas de considération dans un quartier, et que tu as une cérémonie et que beaucoup de personnes se mobilisent, viennent passer toute la journée jusqu'au soir et te donnent de l'argent, ils te font honneur devant ta famille et tes amis « nawlés »[5]. *Lorsque tous les jours, vous dites à votre entourage que je vais dans une association ou un groupement de femmes et que ces gens-là, le jour de la cérémonie, suspendent toutes leurs activités pour venir rester avec vous jusqu'à la fin, c'est un honneur pour toi.*

Entretien avec Amy, Aboya, 2012

Ces propos témoignent du fait que la procréation est également une opportunité de valorisation des femmes auprès de leur entourage, comme classiquement décrit dans les sociétés africaines dont sénégalaise. Les disparités dans l'espace associatif entre les femmes ayant eu plusieurs grossesses successives et d'autres femmes au désir d'enfant insatisfait sont à l'origine de tensions, voire de situations de « rivalités reproductives » entre les « nouvelles » et les « anciennes » qui dirigent l'association. Dans ce contexte, certaines femmes ont rapporté qu'elles ont caché leur grossesse à leurs pairs en évitant de participer aux activités associatives durant plusieurs mois pour ne pas être victimes « de mauvais œil » :

Je me cachais parce que je suis mariée, même pas un an je suis tombée enceinte. Ce n'est pas quelque chose de facile. La grossesse est un succès chez nous les femmes vivant avec la maladie. Il y a d'autres qui ont été mariées bien avant moi et qui n'ont pas encore eu d'enfant, c'est pour cela, l'une d'entre elles m'a demandé de la mettre en rapport avec celui qui me traite parce qu'elle a cru que je faisais des traitements pour tomber enceinte. C'est pourquoi je me suis cachée durant ma grossesse pour éviter les polémiques.

Entretien avec Tiaba, Aboya, 2009

De plus, lorsque les maternités surviennent chez des femmes qui ne partagent pas l'information avec leur conjoint, des débats houleux ont lieu au sein de l'association. La plupart des « anciennes », qui estiment avoir été elles-mêmes infectées par le VIH en raison du refus de leur conjoint de leur annoncer sa séropositivité, pensent que le partage de l'information avec le partenaire est indispensable avant toute relation sexuelle non protégée, et tout projet de mariage ou procréatif. Elles essaient de pousser toutes les femmes membres de l'association en union à en parler à leur conjoint tout en reconnaissant les risques encourus dans certaines circonstances. Face à la récurrence, ces dernières années, des cas de mariage ou de procréation sans partage de l'information avec le partenaire, des débats vifs ont eu lieu au sein de l'association. Diverses positions ont été exprimées en fonction des itinéraires personnels, des expériences vécues ou des expertises acquises. Certaines dirigeantes nous ont

---

5 Terme wolof qui signifie « personne de même catégorie sociale ».

expliqué comment, à une période donnée, elles avaient opté pour une approche répressive en cas de procréation sans partage d'information avec le conjoint, notamment dans le cadre de relations sexuelles en dehors du mariage :

> *L'une de nos membres a été engrossée à deux reprises, c'est pourquoi on ne l'a pas appuyée lors de sa naissance. Par la suite, elle est venue se plaindre qu'on n'est pas allé la voir. Nous lui avons répondu qu'on lui donnera les informations nécessaires au moment venu. On a décidé de convoquer une réunion pour signifier à tout le monde que la prochaine fois que quelqu'un se mariera avec un homme sain, elle sera bannie de l'association.*
>
> Entretien avec Amy, Aboya, 2012

Dans la réalité, cette mesure n'a jamais été appliquée, même si certaines femmes nous ont rapporté que des membres de l'association ont cessé d'y militer après un mariage avec un nouveau conjoint qu'elles n'ont pas informé de leur séropositivité par crainte que la confidentialité ne soit rompue. Des cas de fuite d'information à des proches sur la séropositivité de femmes évoluant dans de tels contextes ont été rapportés sans que des informations plus précises sur les modalités d'implication des membres de l'association n'aient été communiquées. De plus, les dirigeantes expliquent qu'elles sont régulièrement interpellées sur les difficultés du partage de l'information sur le statut sérologique avec le conjoint par des femmes qui vivent des situations complexes :

> *Les femmes qui vivent avec le virus sont plus fatiguées que les hommes notamment pour en parler avec leur partenaire dans deux cas : celles qui sont veuves, abandonnées par leur époux, ou celles qui n'ont jamais été mariées. Elles se posent la question de savoir avec quel homme elles vont se marier. Elles se demandent quelle sera la réaction de leur famille si on découvre leur séropositivité. Est-ce qu'elles ne seront pas chassées de la maison ou abandonnées ? Leur problème est de trouver un mari parce qu'elles n'ont pas suffisamment d'appui. Elles sont fatiguées. Parfois, la famille peut avoir des soupçons ou les rejeter alors qu'elles ont des enfants dont elles doivent s'occuper. Elles sont parfois obligées d'avoir un amant qui accepte de les aider alors que les hommes ne font rien en retour. Elles sont confrontées à des situations où elles sont obligées de se soumettre à des relations sexuelles non protégées. Ce genre de comportement peut accentuer la propagation du virus. On a eu un cas où une femme nous a dit qu'il y a quelqu'un qui veut l'épouser mais elle hésite car elle ne veut pas lui dire sa maladie, mais comme c'est le gars qui la soutient financièrement, qui paie sa nourriture, sa location, elle ne veut pas le lâcher. Devant son hésitation, sa famille dit qu'elle veut se prostituer. Une autre de nos membres a été donnée en mariage, son premier mari est décédé depuis sept ans. Elle a été obligée de fuir en prétextant qu'elle ne l'aime pas. C'est un ami de son frère qui est immigré, il lui a dit qu'il est prêt à lui offrir une maison. Son frère lui dit*

> *qu'elle doit se remarier parce que son mari est décédé depuis longtemps. Seule sa maman, qui connaissait son statut, a pris sa défense ; on l'a accusée de conseiller une mauvaise voie à sa fille. Elle avait menacé de se suicider, si on l'oblige à se marier. Supposons qu'un autre homme veuille l'épouser, qu'elle dise encore non parce qu'elle ne l'aime pas, on dira qu'elle veut se prostituer.*
>
> Entretien avec Amy, Aboya, 2012

Ces propos confirment l'intensité de la pression sociale pour le remariage, les situations « d'impasse sociale » auxquelles les femmes veuves ou divorcées peuvent être confrontées en raison des contraintes pour gérer conjointement les risques de transmission sexuelle, la nécessité de procréation et la gestion de la confidentialité sur la séropositivité. Ils révèlent également que dans des contextes de précarité, les risques sociaux de la persistance d'un célibat et de l'insuffisance de procréation apparaissent prioritaires par rapport aux risques de transmission du VIH à un partenaire non informé lorsque les femmes suivent une thérapie ARV.

Dans le même temps, certains cas de grossesses répétées chez des femmes vivant avec le VIH qui ne disposent pas de revenus propres et sollicitent constamment des soutiens financiers auprès de l'association pour assurer la survie de leur famille, sont condamnés :

> *Parfois, on rencontre des femmes qui n'ont rien, qui vivent dans une situation difficile, mais qui ont tout le temps des enfants. Une de nos membres a tous les ans un enfant depuis plus de six ans. Elle est encore enceinte. Quelqu'un lui a dit la dernière fois : « Tu es toute belle », elle lui a demandé de ne plus le lui dire parce que les gens de l'association en parlent tout le temps et veulent « manger ses enfants ». Elle a neuf enfants. Elle a adhéré à l'association en 2005 et elle a eu six enfants depuis lors, alors qu'elle en avait trois. De plus, quand elle vient, elle emmène avec elle tous les petits et nous demande des pièces pour leur acheter à manger. C'est difficile à comprendre. Elle vit avec le VIH, son état de santé ne lui permet pas d'avoir autant d'enfants. Son mari ne travaille pas. Presque tous les jours, ils vont à l'hôpital, la femme met l'un au dos, tient l'autre par la main. Lui, il en prend un dans les bras et en tient deux autres à la main et ils y vont tous ensemble. Après, ils viennent à l'association et pour rentrer, ils nous demandent de leur donner les frais de transport. Et à chaque fois que l'un de nous essaie de parler de la situation de ses enfants, elle le prend très mal. Depuis lors, elle a décidé de ne plus venir à l'association parce qu'elle dit que nous parlons trop, et qu'il y a parmi nous des femmes qui veulent être enceintes et qui ne peuvent pas l'être, toutes ces paroles peuvent porter malheur à l'enfant qu'elle porte.*
>
> Entretien avec Amy, Aboya, 2012

Ces propos confirment les difficultés au sein de l'association d'une sensibilisation sur les questions relatives à la contraception en raison de la forte « demande » de soutien à la procréation et du climat de rivalité qui y règne sur ces aspects.

4. LE SOUTIEN À LA PROCRÉATION, NOUVEL OBJET DE REVENDICATION ASSOCIATIVE CHEZ LES FEMMES VIVANT AVEC LE VIH ?

À l'origine de la création d'Aboya, des femmes médecins ou assistantes sociales qui étaient impliquées dans la prise en charge médicale ou psychosociale des PVVIH ont été sollicitées pour augmenter le nombre d'adhérentes. Lorsque de plus en plus de femmes vivant avec le VIH ont accepté d'y adhérer, elles ont été progressivement remplacées ou ont démissionné. Ces dernières années, tous les membres qui y ont adhéré sont des femmes vivant avec le VIH généralement sans qualification professionnelle. À l'analyse de leurs profils, trois éléments apparaissent communs : être une femme, séropositive et pauvre. Ces caractéristiques associent à la fois des composantes biologiques et sociales en rapport avec l'identité de genre, le VIH et le contexte de vie. Dans la lutte contre le sida, les droits acquis par les PVVIH, la reconnaissance de leur expertise profane et l'accès aux ARV semblent relever de la notion de « bio-légitimité » proposée par Didier Fassin (2000 : 105). L'auteur l'a utilisée à propos de la décision de l'État français d'accorder une carte de séjour et des soins aux étrangers malades (Fassin, 2005 : 146). En raison de la menace qu'une maladie grave fait peser sur sa vie, un immigré clandestin peut acquérir grâce à cette mesure administrative des droits lui permettant de bénéficier de soins en France, dont il n'aurait pas pu bénéficier dans son pays d'origine. L'auteur interprète cette mesure comme une transition du « pouvoir sur la vie », ou biopouvoir, au « pouvoir de la vie », ou « bio-légitimité », qui consacre la primeur de la vie humaine sur toute autre considération.

Dans le cadre de la lutte contre le sida, cette « bio-légitimité » a permis aux associations de PVVIH, dans le monde et en Afrique subsaharienne, au travers de multiples revendications portées par des organisations de la société civile, d'être entendues par les autorités sanitaires. Mais dans le contexte socioculturel du Sénégal, la capacité des associations de PVVIH à faire valoir cette « bio-légitimité » a été faible. Les données de notre enquête ont été recueillies dans la même association qui a été à l'origine d'une mobilisation « exceptionnelle » de femmes vivant avec le VIH décrite plus haut (Desclaux, 2011). Ce mouvement de protestation inédit dans la lutte contre le sida au Sénégal confirme l'importance de la valeur attribuée à la procréation dans le mouvement associatif des femmes vivant avec le VIH. Nos investigations ont montré que la possibilité d'avoir un enfant séronégatif est l'une des principales préoccupations des femmes vivant avec le VIH qui ont adhéré à l'association. Témoins des difficultés vécues par les femmes autour de la maternité, en ayant elles-mêmes fait l'expérience, les leaders associatifs sont conscients que la capacité d'apporter un soutien en fournissant du lait artificiel aux femmes vivant avec le VIH, ou plus largement de les accompagner dans le processus procréatif, est un important levier de légitimité pour leur association face à des femmes démunies, soumises à la pression sociale procréative. Aussi, l'adoption unilatérale des recommandations de l'OMS sur l'alimentation des enfants sans explication suffisante, a suscité beaucoup d'incompréhension et d'inquiétude autour de la persistance d'un risque de transmission du VIH par l'allaitement maternel. Alice Desclaux (2011) a montré que les leaders ont interprété l'adoption de cette mesure comme une forme de « régression » en regard des possibilités de soutien dont elles disposaient précédemment avec des dons en lait artificiel fournis par le PNLS. L'auteure rend compte de leur crainte que la recommandation sur l'allaitement maternel protégé par les ARV ne soit une stratégie destinée exclusivement aux femmes vivant avec le VIH pauvres, ce qu'elles perçoivent comme une nouvelle forme de discrimination vis-à-vis des femmes pauvres des pays du Sud.

Nos entretiens ont révélé que les femmes vivant avec le VIH craignent également que cette mesure ne réduise les motifs d'adhésion à leur association. En effet, dans un contexte social qui demeure marqué par la peur de la stigmatisation, de nombreuses femmes enceintes qui viennent d'être dépistées positives redoutent que la participation à des activités associatives ne révèle leur séropositivité à leurs proches. La possibilité de disposer d'un don régulier en lait artificiel pour leur enfant au travers de l'association les incitait à surmonter ces premières appréhensions et à s'y rendre. Après les premiers contacts, elles étaient généralement rassurées, beaucoup d'entre elles y adhéraient officiellement et suivaient l'itinéraire décrit plus haut. Pour les leaders associatifs, plus le nombre d'adhérentes est important, plus elles peuvent mobiliser des soutiens de la part des autorités sanitaires. Ainsi, les possibilités d'appui en lait artificiel aux femmes enceintes séropositives sont perçues à la fois comme un moyen de renforcer leur « poids » aux yeux des autorités administratives et comme une opportunité de recruter de nouveaux membres qui viennent de découvrir leur séropositivité.

Du côté des femmes vivant avec le VIH, le besoin d'un appui lors de la grossesse peut motiver leur adhésion à Aboya. En effet, dans les structures de santé reproductive sénégalaises, les conditions d'accompagnement des grossesses et des accouchements sont réputées éprouvantes, les femmes vivant avec le VIH se sentent encore plus fragiles que les autres lorsqu'elles sont enceintes. La perception des risques en rapport avec le VIH se combine à ceux liés à toute grossesse. Les femmes craignent les risques de transmission du VIH à leur enfant, les possibilités de négligence ou de stigmatisation, les coûts liés à la prise en charge de leur maternité, ainsi que les effets familiaux et sociaux liés à une divulgation de leur séropositivité. Bénéficier du soutien de l'association ou y adhérer leur permet d'être encadrées et soutenues pour faire face aux divers risques sanitaires et sociaux perçus dans le processus de procréation. Malgré tout, certaines femmes enceintes dépistées séropositives refusent d'y aller et préfèrent être accompagnées exclusivement par le service social de Yakar.

Les résultats de notre enquête révèlent également la présence d'autres facteurs qui contribuent à leur adhésion associative : le faible niveau de scolarité, la pauvreté, l'absence de revenus de la majorité des femmes. Si les logiques d'adhésion sont d'abord guidées par des besoins de soutien, au fur et à mesure de leur implication, certaines femmes vont devenir des militantes actives et engagées. Ainsi, les spécificités biologiques et sociales relatives aux risques perçus autour de la procréation vont contribuer à une forme spécifique de « biosocialité » (Rabinow, 2010 [1996]) des femmes vivant avec le VIH d'Aboya. Mais ce processus demeure fragile en raison de la dépendance économique dans laquelle se trouve la structure et de l'impossibilité pour les femmes vivant avec le VIH d'assumer publiquement leurs revendications par peur d'être stigmatisées. Nos résultats témoignent également de l'émergence de stratégies militantes au sein d'une association de femmes séropositives qui essaient de faire entendre leur point de vue sur des aspects existentiels d'un vécu biologique et social commun pour la gestion des risques de la procréation. Toutefois, nous partageons l'analyse de Susan Reynolds Whyte (2009) qui met en garde contre les risques réducteurs de l'analyse des formes de « biosocialité » exclusivement basées sur une identité biologique, qui contribue à leur essentialisation en négligeant le contexte relationnel, les inégalités d'accès aux soins ou d'autres éléments du contexte de vie. L'auteure invite à renforcer la compréhension des formes de « biosocialité » regroupées autour des catégories sanitaires en intégrant les dimensions sociales et culturelles dans lesquelles elles prennent sens.

Quelles que soient la perception d'un vécu biologique et social commun et la crainte des risques liés à la procréation dans un contexte de VIH, l'implication au long cours dans Aboya demeure profondément motivée par les difficultés économiques auxquelles les femmes vivant avec le VIH sont confrontées pour assurer leur survie et celle de leur famille. Pour maintenir leur adhésion sur le long terme, la possibilité pour l'association de leur accorder des appuis matériels lors de la grossesse demeure aussi importante que les divers soutiens psychologiques, médicaux et sociaux fournis. Aboya a évolué d'un modèle de structure d'auto-support pour des femmes vivant avec le VIH isolées et en souffrance, à celui de prestataire de services financés par des organismes de lutte contre le sida, puis elle a servi de support pour une revendication militante d'une demande de soutien en lait artificiel. Toutefois, le faible niveau scolaire de la majorité des membres, leur pauvreté, leur dépendance vis-à-vis des appuis fournis et leur crainte des revendications publiques rend illusoire l'affranchissement de l'association de la tutelle institutionnelle des autorités de la lutte contre le sida.

CONCLUSION

À partir de l'ethnographie d'une association de femmes vivant avec le VIH au Sénégal, nous avons analysé les modalités de recrutement des membres et les différentes identités qu'elles peuvent acquérir en fonction de leur engagement militant. Le rôle de médiatrice dans des structures sanitaires leur permet d'accéder à un statut qui les valorise socialement, les amène à acquérir plus d'autonomie dans leur couple et leur permet de recruter de nouveaux membres. Toutefois, malgré une meilleure reconnaissance par les autorités sanitaires, l'expertise associative et les types d'activité proposés par Aboya ne semblent pas suffisamment développés pour leur appliquer la notion de « citoyenneté thérapeutique » proposée par Vinh-Kim Nguyen (2005). Cet auteur explique que dans certains pays d'Afrique subsaharienne, des leaders d'associations de PVVIH ont contribué à l'émergence d'une nouvelle forme de citoyenneté (thérapeutique) par des actes personnels tels que des revendications publiques à l'accès aux ARV, l'adoption de normes liées aux comportements préventifs sexuels, les témoignages et le respect de l'observance aux ARV, qui peuvent épouser la forme d'un « contrat social » citoyen. Ces stratégies ont été déterminantes dans l'accès aux ARV dans divers pays d'Afrique subsaharienne tels que les expériences des associations de PVVIH au Burkina Faso ou en Côte d'Ivoire (Nguyen, 2005). Au Sénégal, où la dynamique associative autour du VIH est moins puissante et où l'accès aux ARV a été négocié et organisé par les autorités sanitaires en dehors d'une revendication des organisations de la société civile, le concept de « citoyenneté thérapeutique » ne peut être appliqué ni à Aboya, ni à aucune autre association de PVVIH. D'ailleurs, ce travail met l'accent sur l'importance des enjeux de « l'après-revendication » des femmes d'Aboya, dont les besoins en santé reproductive semblent insuffisamment pris en compte par les politiques de santé publique.

BIBLIOGRAPHIE

Aboya, 2011. *Rapport annuel d'activité.*

Billaud A., 2011. *« Le pouvoir fonctionne » : les experts profanes face au VIH/sida à Dakar (Sénégal)*, Thèse de sociologie, EHESS, Paris.

CNLS SÉNÉGAL, 2001. *Plan stratégique 2002-2006 de lutte contre le sida*, www.cnlssenegal.org.

CNLS SÉNÉGAL, ONUSIDA, 2012. *Rapport de situation sur la riposte nationale de l'épidémie à VIH/sida : suivi de la déclaration de politique sur le VIH. Rapport provisoire*, Non publié.

Delaunay K., Blibolo A. D., Cissé-Wone K., 1998. « Des ONG et des associations : concurrences et dépendances sur un "marché du sida" émergent. Cas ivoirien et sénégalais ». *In* J.-P. Deler, Y.-A. Fauré, A. Piveteau, P.-J. Roca (dir.), *ONG et développement : société, économie, politique*, Paris, Karthala, p. 115-141.

Desclaux A., 2011. « Le "choix" des femmes sénégalaises dans la prévention de la transmission du VIH par l'allaitement : analyse d'une revendication ». *In* A. Desclaux, P. Msellati, K. Sow (dir.), *Les femmes à l'épreuve du VIH dans les pays du Sud : genre et accès universel à la prise en charge*, Paris, Éditions ANRS, collection « Sciences sociales et sida », p. 149-161.

Fassin D., 2000. « Entre politique du vivant et politique de la vie : pour une anthropologie de la santé », *Anthropologie et sociétés*, 24, 1, p. 95-116.

Fassin D., 2005. « L'altérité de l'épidémie : les politiques du sida à l'épreuve de l'immigration », *Revue européenne des migrations internationales*, 17, 2, p. 139-151.

Mbodj F. L., 2007. « Les associations de personnes vivant avec le VIH au Sénégal : genèse d'une participation décrétée ». *In* M.-C. Diop, J. Benoist (dir.), *L'Afrique des associations : entre culture et développement*, Paris, Karthala, p. 215-229.

Mbodj F. L., 2009. *Enjeux politiques et moraux au temps des antirétroviraux : une sociologie du sida au Sénégal*, Thèse de sociologie, EHESS, Paris.

Mbodj F. L., 2015. « "On ne se dévêt pas devant n'importe qui" : le témoignage oral des personnes vivant avec le VIH au Sénégal », *Cahiers d'études africaines*, LV, 217, p. 133-162.

Mbodj F. L., Taverne B., 2002. « L'impact des traitements antirétroviraux dans le paysage associatif sénégalais de lutte contre le sida ». *In* A. Desclaux, I. Lanièce, I. Ndoye, B. Taverne (dir.), *L'initiative sénégalaise d'accès aux traitements antirétroviraux : analyses économiques, sociales, comportementales et médicales*, Paris, Éditions ANRS, collection « Sciences sociales et sida », p. 195-206.

Nguyen V.-K., 2005. "Antiretroviral Globalism, Biopolitics, and Therapeutic Citizenship". *In* A. Ong, S. J. Collier (dir.), *Global Assemblages: Technology, Politics, and Ethics as Anthropological Problems*, Malden, Blackwell Publishing, p. 124-144.

ONUSIDA, 1999. *From Principles to Practice: Greater Involvement of People Living with or Affected by HIV/AIDS (GIPA)*, http://data.unaids.org/Publications/IRC-pub01/jc252-gipa-i_en.pdf.

Rabinow P., 2010 [1996]. « L'artifice et les Lumières : de la sociobiologie à la biosocialité », *Politix*, 90, p. 21-46.

Réseau national des personnes vivant avec le VIH, 2012. *GIPA Report Card Senegal Country Assessment*, Dakar, Réseau national des personnes vivant avec le VIH.

Whyte S. R., 2009. "Health Identities and Subjectivities: The Ethnographic Challenge", *Medical Anthropology Quaterly*, 23, 1, p. 6-15.

Projets associatifs contre le sida en direction des hommes ayant des pratiques homosexuelles : santé publique ou « promotion de l'homosexualité » ?

Lucille GALLARDO,
Jean-Marie Le GALL,
Daniela ROJAS CASTRO

L'intérêt croissant des instances internationales de lutte contre le sida pour les minorités sexuelles[1] depuis le début des années 2000 rend de plus en plus manifeste la question de l'homosexualité dans l'espace public africain (Broqua, 2012). Alors que l'épidémie était majoritairement considérée comme hétérosexuelle en Afrique, sa dimension homosexuelle y acquiert une attention croissante. Les récentes orientations en faveur du droit à la santé et de l'accès universel à la prise en charge globale et à la prévention du VIH/sida (ONU, 2000) désignent les « hommes ayant des relations sexuelles avec des hommes » (HSH)[2] comme l'une des populations particulièrement vulnérables à l'épidémie

---

1 Sont considérés comme minorités sexuelles par l'OMS, l'ONUSIDA, ou le Fonds mondial de lutte contre le sida, la tuberculose et le paludisme, les personnes aux comportements sexuels « non exclusivement hétérosexuels ou qui ne se définissent pas comme homme ou femme » (Global Fund, 2008 : 1). Ainsi, les personnes de même sexe ayant des rapports sexuels, les personnes ayant des rapports sexuels avec des personnes de leur sexe et du sexe opposé, ou les personnes dites transgenres, font partie de cette catégorie. Construite à partir du postulat que le modèle de référence serait l'hétérosexualité, la notion de minorités sexuelles traduit en elle-même les rapports de domination et de pouvoir dans la catégorisation des comportements sexuels.

2 L'expression « hommes ayant des relations sexuelles avec des hommes » ou HSH (« Men who have sex with men » ou MSM en anglais) concerne selon l'ONUSIDA « toute personne de sexe masculin qui a des rapports sexuels avec un homme – définition qui renvoie à diverses identités sexuelles ainsi qu'aux hommes pratiquant à l'occasion une sexualité homosexuelle, sans pour autant se considérer comme des homosexuels ou des "gays" » (ONUSIDA, 2006 : 1). C'est le terme consacré dans la lutte contre le sida pour définir les personnes ciblées par ces actions. Aussi, nous l'utiliserons ici quand nous parlerons des dispositifs de santé publique orientés dans ce sens (projets, politiques de

et, par conséquent, comme l'une des « populations clés » envers lesquelles orienter de manière privilégiée les politiques de lutte contre le sida.

Ces changements de politiques globales s'expliquent en partie par un retour de la prévention dans les axes de lutte contre le sida (ONUSIDA, 2005), après plusieurs années essentiellement focalisées sur l'accès aux traitements des personnes vivant avec le VIH (McKenna, 1999 ; Broqua, 2009). Les conférences internationales sur le sida de Bangkok en 2004, de Toronto en 2006 et surtout de Mexico en 2008, ont révélé une dynamique de recherche d'envergure internationale, s'attachant à documenter les pratiques des HSH dans des contextes sociaux, économiques et sanitaires variés. Ces travaux ont permis d'objectiver la dimension homosexuelle de l'épidémie, qui constitue dès lors un problème de santé publique mondial. Sur le sol africain, des études ont montré que les HSH sont fortement exposés, pour plusieurs raisons : en plus d'une vulnérabilité importante aux risques de transmission de la maladie par voie anale, les discriminations et stigmatisations auxquelles ils sont confrontés amplifieraient les risques de contamination (Cáceres *et al.*, 2006 ; Smith *et al.*, 2009). En outre, il ressort des données disponibles qu'un pourcentage important des hommes concernés ont des pratiques sexuelles avec des hommes et des femmes (entre 40 à 50 % en Afrique subsaharienne, cf. Wade *et al.*, 2005 ; Cáceres *et al.*, 2006).

Ces données épidémiologiques confèrent ainsi une « bio-légitimité » nouvelle (Fassin, 2000 : 105) aux HSH sur le continent. Massivement rejetés dans tous les domaines de la vie sociale (juridique pour les pays où les pratiques homosexuelles sont pénalisées, religieux, social), leur vulnérabilité à l'épidémie leur octroie une reconnaissance institutionnelle inédite, dans les termes d'un droit à la vie et à la santé. Dès lors, depuis 2008, le Fonds mondial de lutte contre le sida, la tuberculose et le paludisme établit la prise en compte des minorités sexuelles dans les politiques nationales de lutte contre le sida comme l'une des conditions d'attribution de ses financements aux pays demandeurs (Global Fund, 2009). En 2011, l'OMS publie les premières recommandations en faveur des minorités sexuelles, marquant ainsi l'engagement des instances internationales de santé publique en faveur de ce groupe cible. Le document formule plusieurs recommandations à l'attention des responsables nationaux de santé publique, des ONG et des organisations de la société civile : à côté des recommandations techniques, des recommandations de « bonnes pratiques » informent des conditions structurelles et idéologiques nécessaires à leur mise en pratique. Les différentes institutions sont ainsi enjointes de se positionner en faveur des :

santé publique, catégorie de personnes considérées comme groupe cible des actions, etc.). Ensuite, les termes « homosexuel » ou « homosexualité » seront employés pour désigner des personnes se reconnaissant dans une identité sociale homosexuelle.

> droits de l'homme et [d'un] environnement ouvert à tous. [...] Les législateurs et les autres autorités gouvernementales doivent établir et appliquer des lois anti-discriminatoires et protectrices, établies en fonction des normes internationales en matière de droits de l'homme, afin d'éliminer la stigmatisation, la discrimination et la violence subies par les HSH et les personnes transgenres, et de réduire leur vulnérabilité à l'infection à VIH ainsi que l'impact du VIH et du sida.
>
> OMS, 2011 : 34-35

Par conséquent, en ciblant les minorités sexuelles, ces directives lient aux objectifs de santé publique ceux de reconnaissance de leurs droits. Inspirés de l'histoire des mobilisations contre le sida en Occident et des revendications pour la reconnaissance des minorités sexuelles aux États-Unis et en Europe, ces dispositifs globaux de santé publique participent à l'internationalisation de la reconnaissance publique et politique d'identités sexuelles non hétérosexuelles. Face à ces injonctions internationales, un grand nombre d'États africains ont intégré les HSH dans leurs plans stratégiques nationaux de lutte contre le sida. Pour autant, et selon les contextes, ces dispositions coexistent parfois avec des dispositifs juridiques qui pénalisent les pratiques homosexuelles. En outre, ces engagements sur le papier conduisent rarement à des programmes opérationnels de lutte contre le sida, et à un engagement concret des États à mettre en œuvre les directives[3]. Néanmoins, plusieurs associations de lutte contre le sida sur le continent ont mis en place des projets en direction des HSH, reprenant à leur compte ce nouveau référentiel global (Dozon & Fassin, 2001).

C'est dans ce cadre que nous nous intéresserons ici à trois associations de lutte contre le sida ayant mis en œuvre de tels projets, en collaboration avec les associations françaises AIDES et Sidaction : l'Association nationale de soutien aux séropositifs et malades du sida (ANSS) au Burundi, Espoir Vie Togo (EVT) au Togo, et Responsabilité, Espoir, Vie, Solidarité (REVS+) au Burkina Faso. Cette contribution a pour objet de décrire et analyser l'émergence et l'intégration des projets au sein des structures et les différentes orientations qui leur ont été données au fil du temps. Refusant l'acception commune d'une « essence homophobe africaine » (Broqua, 2012)[4], nous souhaitons interroger les

---

3 Sur les sept pays africains francophones étudiés lors de l'enquête (2011-2012), seule la Côte d'Ivoire disposait d'un programme de lutte contre le sida en direction des populations hautement vulnérables (PLS-PHV).

4 À la suite de Christophe Broqua (2012), nous souhaitons nous départir du stéréotype répandu, et essentiellement basé sur les données juridiques des différents pays, selon lequel le continent africain serait par essence homophobe. Nous préférons à cela une approche de type constructiviste, interrogeant les enjeux et logiques multiples produits par l'émergence de ces initiatives sur le continent.

modalités locales d'appropriation de la « bio-légitimité » nouvelle qui est accordée aux HSH sur le continent africain[5].

1. GENÈSES DES « ENVIES D'AGIR »

Les contextes historiques communs d'émergence des trois structures et des projets, ainsi que les liens établis avec AIDES et Sidaction, permettent une analyse de type comparative et transversale.

1.1. Des associations communautaires de lutte contre le sida…

Durant la décennie 1990, les personnes vivant avec le VIH (PVVIH) prennent une place croissante dans les stratégies globales de lutte contre l'épidémie. La signature par de nombreux pays de la déclaration sur « la participation accrue des personnes infectées ou affectées par le VIH/sida » lors du Sommet de Paris en 1994, marque ce changement d'orientation (ONUSIDA, 1999). C'est l'expérience directe de la maladie et de ses réalités qui confère aux PVVIH une nouvelle légitimité. D'un statut de victimes en marge de l'espace public, elles passent à celui de militants visibles, acteurs de la lutte contre l'épidémie :

> Rien ne remplace l'expérience immédiate, qui peut être considérée comme une sorte de compétence particulière, dans la mesure où elle s'accompagne de la capacité à s'exprimer clairement. La participation accrue des PVVIH représente donc à tout le moins l'ouverture d'un espace qui permette aux individus de :
>
> – Mettre en pratique leur expérience de personne vivant avec ou affectée par le VIH/sida au service étendu de la lutte contre l'épidémie ;
>
> – Donner à l'épidémie une voix et un visage humains dans l'esprit des gens qu'elle n'a pas atteints.
>
> ONUSIDA, 1999 : 2

Dès lors, la reconnaissance institutionnelle des PVVIH engendre de nouveaux dispositifs et stratégies d'action aux niveaux local et national, de sorte que plusieurs associations de PVVIH se créent avec l'appui d'instances nationales et supranationales (Nguyen, 2002). Ces structures sont qualifiées de « communautaires », dans le sens où elles sont essentiellement composées de personnes infectées ou affectées (proches, amis, famille, etc.) par le VIH. Elles

---

5 Les données présentées sont issues d'une étude qualitative menée en 2011-2012 au sein de la MIRE (le pôle de recherche de l'association AIDES) auprès de neuf associations africaines partenaires d'AIDES et Sidaction (Gallardo *et al.*, 2012). Trente entretiens semi-directifs ont été réalisés auprès du personnel et des membres des associations, ainsi que des observations sur place des activités liées aux projets en direction des HSH.

se distinguent ainsi des organisations dites médicales, composées en grande partie de professionnels de santé.

Les associations ANSS, EVT et REVS+ sont le fruit de ces changements de politiques. Créées dans les années 1990[6] par des personnes concernées par la pathologie, elles réalisent, à leurs débuts, des activités de prévention, de sensibilisation et de soutien psychosocial des personnes infectées et affectées par la maladie (visites à domicile, groupes de paroles, etc.). Elles participent par la suite, dans les années 2000, aux luttes pour l'accès aux antirétroviraux (ARV) sur le continent via, entre autres, le Réseau Afrique 2000 créé avec l'association AIDES en 1997. Jusqu'à sa dissolution en 2014, ce dernier regroupait trente et une associations africaines de lutte contre le sida mobilisées pour une prise en charge globale (dépistage, traitements, soutien psychosocial) des PVVIH (AIDES, 2011). Les membres du réseau se rassemblaient plusieurs fois par an pour des séances de formation ou d'appui mutuels et organisaient des actions de plaidoyer collectives lors de conférences internationales[7]. L'investissement dans le réseau des trois associations étudiées ici a permis de renforcer leur leadership national. Elles figurent aujourd'hui parmi les plus importantes organisations de lutte contre le sida dans leurs pays respectifs (au regard du nombre de bénévoles et salariés, des services proposés, des partenariats, ou encore des budgets annuels). Centres de distribution d'ARV, elles proposent un suivi global des personnes concernées, depuis la prise en charge médicale et psychosociale jusqu'à des activités de prévention auprès de groupes spécifiques (orphelins et enfants vulnérables, femmes, professionnel/les du sexe, HSH).

1.2. ... *Confrontées à la « question homosexuelle »*

Les projets dédiés aux HSH sont parmi les derniers-nés au sein des trois structures. D'une part, ils s'articulent autour d'un travail de prévention de proximité. Celui-ci est assuré par des pairs-éducateurs qui transmettent les messages de prévention et distribuent les préservatifs et les gels lubrifiants dans les différents lieux fréquentés par ces hommes, et lors de réunions. Certaines activités de prévention et de soutien psychosocial, comme les causeries éducatives ou les groupes de paroles, sont réalisées dans les locaux des associations. D'autre part, la prise en charge médicale était, jusqu'en 2012[8],

---

6 EVT, l'ANSS, et REVS+ ont été respectivement créés en 1993, 1995 et 1997.

7 Anthony Billaud (2011) traite dans sa thèse de doctorat du Réseau Afrique 2000 et plus particulièrement des relations inter-associatives entre la France et le Sénégal.

8 Après 2012, les actions dédiées aux HSH ont perduré dans les trois structures avec le soutien de différents bailleurs, alors que jusque-là elles étaient toutes trois financées par un programme en consortium entre AIDES et Sidaction. Ces changements ont pu jouer sur les modalités de prise en charge des HSH, qui ne sont pas analysées ici, puisque cette étude s'est achevée à la fin de l'année 2012.

quasi totale pour ces hommes (consultations VIH/IST, médecine générale, accès aux ARV, médicaments et examens complémentaires en dehors des associations, etc.).

L'essor de ces projets au sein des trois structures est en partie lié aux différents partenariats établis avec les associations françaises AIDES et Sidaction. En effet, en septembre 2007, dix-huit représentants d'associations africaines de lutte contre le sida, communautaires ou identitaires[9] (dont quatorze membres du Réseau Afrique 2000), ainsi que des militants d'AIDES et Sidaction, se sont rassemblés pour la première fois à Ouagadougou pour échanger autour du thème : « Pratiques homosexuelles et prévention du VIH/sida en Afrique » (Africagay contre le sida, 2007). Plusieurs réunions du même type ont suivi, conduisant en 2008 à la création du réseau Africagay contre le sida (Gallardo, 2016). Depuis, des rencontres ont lieu chaque année, ainsi que des stages et formations entre les structures membres du réseau. Des actions communes de plaidoyer en faveur du respect des droits humains sont également menées (représentations dans les rencontres et conférences internationales, communiqués de presse, etc.). Depuis 2011, les actions de plaidoyer ont été désignées comme l'une des priorités du réseau, qui considère que « la lutte contre le sida passe par l'acquisition ou l'application des droits pour tout le monde » (Africagay contre le sida, 2012 : 4). Jusqu'en 2015, AIDES gérait la logistique technique et financière du réseau et accueillait son secrétariat, mission ensuite confiée à une association camerounaise. Depuis sa création, de nouvelles associations ont rejoint le groupe, puisqu'en 2016, dix-neuf associations de dix pays d'Afrique en étaient membres.

Les premières réunions du réseau ont parallèlement conduit à l'élaboration, en 2008, par AIDES et Sidaction, d'un programme visant à soutenir le développement de projets dédiés aux HSH, baptisé « Renforcement des acteurs de la société civile de la lutte contre le sida en Afrique pour une intervention adaptée auprès des MSM » (Sidaction & AIDES, 2008). Il a démarré un an après les premiers rassemblements d'Africagay contre le sida. Durant quatre ans (de 2008 à 2012), le programme propose un appui technique, assuré par AIDES (formations, ateliers de réflexion, etc.), et financier (fonds d'appui à la mise en place des projets), garanti par Sidaction. Il se base sur une approche en santé publique, dans le sens où il « s'attache d'abord à s'assurer du "droit pour tous à la santé", plutôt que la revendication pour un "droit à une sexualité différente" et les "droits des minorités sexuelles" » (Sidaction & AIDES, 2008 : 47). Onze associations africaines en ont bénéficié, dont neuf membres d'Africagay contre le sida.

---

[9] Les associations dites « identitaires » dans le milieu militant de la lutte contre le sida désignent des associations qui s'adressent à et sont constituées essentiellement de personnes homosexuelles.

Ces deux initiatives ne se positionnent donc pas de la même manière sur le sujet. Le réseau Africagay contre le sida agit pour le respect des droits humains et des minorités sexuelles, tandis que le programme commun d'AIDES et Sidaction luttait pour un accès universel à la santé. Pour autant, ces deux dispositifs ont regroupé en grande partie les mêmes associations. L'ANSS, EVT et REVS+ furent à la fois membres du Réseau Afrique 2000 et d'Africagay contre le sida, et bénéficiaires du programme d'AIDES et Sidaction qui, jusqu'en 2012, fut leur principal appui technique et financier pour les projets en direction des HSH. De 2012 à 2015, les trois structures disposaient de représentants au sein du « groupe restreint » (anciennement nommé « comité de pilotage ») d'Africagay contre le sida et ont participé au développement du réseau depuis ses débuts. En outre, ces associations font partie des premières structures au niveau national à avoir proposé des services aux HSH. Elles sont par conséquent des interlocutrices privilégiées des instances gouvernementales de lutte contre le sida dans ce domaine. Toutefois, dans chacune des associations, l'engagement en faveur des HSH s'est construit de manière singulière.

L'ANSS a débuté ce type d'action en 2007. C'est un jeune militant homosexuel, président d'une association de défense des homosexuels à Bujumbura, qui, suivant les conseils de militants d'AIDES avec lesquels il était en contact, a fait appel à la présidente de l'ANSS :

> *En fait, à ce moment-là, George m'interpelle et me dit qu'il y a un groupe, qu'il y a des gens qui sont là, qui sont délaissés et qu'on ne tient pas compte d'eux, alors qu'ils sont très vulnérables. C'est à ce moment qu'il m'apprend qu'ils ne se protègent pas parce qu'il n'y a rien ici, et que j'apprends qu'il faut du gel. Moi, je croyais qu'il leur fallait juste le préservatif. Je lui ai dit : « Mais on vous donne des préservatifs », et il m'a répondu : « Ça ne suffit pas ».*
>
> Présidente de l'ANSS, 2012

Les premières activités débutent alors au sein de la structure en partenariat avec l'association dont George fait partie. Des actions de prévention et de plaidoyer sont mises en œuvre : la distribution de gel lubrifiant et de préservatifs, et des prises de parole dans les médias et auprès d'hommes politiques. George participe au premier atelier d'Africagay contre le sida fin 2007, en tant que représentant de l'ANSS. Quelques mois plus tard, lors du second rassemblement du réseau, il est nommé membre du comité de pilotage. Ce n'est qu'en 2009 que le projet en direction des HSH se formalise au sein de l'ANSS, avec l'appui du programme commun d'AIDES et Sidaction. George est alors employé comme coordinateur du projet. La même année, une loi qui pénalise « les relations sexuelles avec une personne de même sexe »[10] est votée au Burundi. Au fil des années, l'équipe du projet grandit ; en 2012, trois personnes étaient employées à temps plein et une dizaine de pairs-éducateurs étaient indemnisés.

Les acteurs associatifs de REVS+, quant à eux, rencontrent plusieurs HSH lors d'activités de prévention menées auprès de professionnelles du sexe en 2004. Pour autant, aucune activité n'est engagée à leur endroit. L'association participe par la suite à la première réunion d'Africagay contre le sida en 2007. Quelques mois plus tard, un conseiller psychosocial de la structure dévoile ses pratiques homosexuelles à plusieurs membres du bureau exécutif. C'est grâce à lui que REVS+ prend contact avec plusieurs HSH de la ville et débute des activités. La présidente de l'association souligne à ce propos :

> *On ne savait pas qu'on avait quelqu'un en notre sein qui était concerné. Du fait qu'on en ait parlé, il s'est dévoilé. On a dit : « Tiens, dans ce cas on va mettre l'accent tout autour de toi pour pouvoir... » Parce que nous n'avions aucune expérience dans le domaine, on ne connaissait rien à ce groupe, on ne connaissait pas leurs besoins, leurs difficultés, et leur vécu. Il fallait qu'on apprenne à les connaître, donc il a été la porte d'entrée pour nous.*
>
> Présidente de REVS+, 2012

En février 2008, lors du second rassemblement d'Africagay contre le sida, le conseiller psychosocial est nommé membre du comité de pilotage du réseau. Les actions dédiées aux HSH commencent à la fin de l'année 2008, lors du lancement du programme commun d'AIDES et Sidaction. Le conseiller psychosocial est employé et coordonne une équipe d'une vingtaine de pairs-éducateurs. Au Burkina Faso, aucun texte juridique ne fait mention des pratiques sexuelles entre personnes de même sexe ; elles ne sont donc pas pénalisées.

Au sein d'EVT, c'est la présidente de la structure qui est à l'initiative du projet. Elle explique comment cette problématique l'a interpellée lors de rencontres internationales :

> *Une fois, je suis allée en mission en France où on nous a parlé de la thématique des homosexuels. Et alors ça a commencé à me travailler et je me suis dit : « Il y a de ces gens ici, mais est-ce qu'il y en a au pays ? » C'était ma première question. Dans ces rencontres, on nous montrait que les HSH sont très touchés par l'infection mais que comme ils sont rejetés par la société, personne ne les prend en compte. Je me suis dit : « Il faut que moi je fasse quelque chose ici ». Tout est parti de là.*
>
> Présidente d'EVT, 2011

---

[10] Loi n° 1/05 du 22 avril 2009 portant révision du Code pénal, article 567 : « Quiconque a des relations sexuelles avec une personne de même sexe est puni d'un emprisonnement de trois mois à deux ans et d'une amende de 50 000 francs à 100 000 francs ou d'une de ces peines seulement » (ILGA, 2012 : 27).

Le premier contact avec le « milieu »[11] de Lomé est facilité par des militants d'AIDES, au début de l'année 2008 :

> *Il y avait une mission d'AIDES qui est arrivée et j'ai dit à A. [personnel d'AIDES] que j'avais envie de faire la prise en charge des homosexuels, que ça me fait mal parce que je sens que ce sont des personnes qui sont touchées par l'infection mais qui ne sont pas prises en compte. [...] Un jour il m'a branché avec l'un d'eux. J'allais l'accompagner à l'aéroport et il m'a dit : « Tu cherches un homosexuel ? Voilà T. » « T., tu connais la présidente ? La voilà ! » Et c'est comme ça qu'on s'est branché. Grâce à lui, on est maintenant rentré dans le monde des homosexuels.*
>
> Présidente d'EVT, 2011

À partir de ce moment-là, des causeries éducatives et des séances de sensibilisation sont organisées une fois par semaine, ainsi que des activités de conseil et de dépistage. L'association bénéficie de l'appui du programme commun d'AIDES et Sidaction au milieu de l'année 2009, qui lui permet de formaliser les activités du projet et d'engager du personnel (un coordinateur de projet et une quinzaine de pairs-éducateurs). Au Togo, les pratiques homosexuelles sont pénalisées par la loi[12].

L'appui et l'engagement d'AIDES et Sidaction ont donc fortement contribué au développement des projets, à la prise de contact avec le milieu homosexuel local et à la formalisation des « envies d'agir » des trois structures. Malgré des trajectoires locales d'émergence singulières, dans les trois structures, les initiatives et motivations sont portées par des acteurs associatifs au leadership reconnu. Incontournables, ne serait-ce que par leurs parcours et responsabilités, ils sont également des interlocuteurs privilégiés des partenaires internationaux et représentent les associations lors des rencontres et conférences internationales. Ils ont suivi les évolutions des stratégies globales de lutte contre le sida au fil des années et ont intériorisé les enjeux récents de la prise en charge des HSH. Généralement, ce sont eux qui ont rédigé les projets avec l'appui des associations françaises partenaires, sans toujours mobiliser et associer les autres membres et acteurs associatifs. En position d'intermédiaires, ces leaders associatifs ont fait le lien entre les nouvelles priorités globales de lutte contre le sida et leur application et appropriation locales.

---

[11] Le mot « milieu » est souvent utilisé par les HSH au Togo pour qualifier leurs groupes de sociabilité.

[12] Code pénal du 13 août 1980, article 88 : « Les actes impudiques ou les crimes contre nature avec un individu de son sexe sont punis d'un emprisonnement d'un à trois ans et d'une amende de 100 000 à 500 000 francs » (ILGA, 2012 : 39).

2. PROCESSUS D'INTÉGRATION DES PROJETS DANS LES STRUCTURES

Dans les trois pays, la question homosexuelle est peu visible et peu traitée dans l'espace public. Lorsqu'elle l'est, c'est généralement dans un contexte qui la condamne fortement et l'instrumentalise dans le jeu politico-médiatique. Les manifestations de rue autour du vote pour la pénalisation des pratiques sexuelles entre personnes de même sexe de 2009 au Burundi en sont un exemple[13]. C'est peut-être l'une des raisons pour lesquelles la plupart des acteurs associatifs, en dehors de leurs leaders, n'avaient que peu de connaissances sur le milieu homosexuel local et plus largement sur la question homosexuelle (telle qu'on y fait référence dans les stratégies globales de lutte contre le sida) avant que les projets ne soient mis en place. Par conséquent, l'intégration des projets au sein des trois structures a suscité quelques réticences au cours des premiers mois, et parfois même, durant plusieurs années. Les leaders associatifs ont souvent dû convaincre leurs collègues de la légitimité des projets. Pour cela, les arguments avancés s'inspirent essentiellement des rhétoriques de santé publique, à savoir l'accès universel aux soins et à la prise en charge globale. Ils tendent alors à resituer les projets dédiés aux HSH dans les missions générales des structures en matière de prévention du sida. Il est ainsi souvent question du manque à gagner et de la vacuité de la lutte contre le sida si une frange importante de la population est délaissée. Autrement dit, ne pas intégrer ces hommes au projet associatif global reviendrait à nier, voire contredire, une partie des missions des associations. La présidente d'EVT explique à ce propos :

> *Si on veut faire l'accès universel, on ne peut pas prendre en charge qu'une partie et puis laisser les autres. C'est tout le monde pour l'accès universel aux soins et aux traitements. C'est toutes les personnes touchées par l'infection ! C'est ça moi ma fierté ! Je parle au nom du VIH !*
>
> Présidente d'EVT, 2011

Une salariée de REVS+, favorable au projet depuis son émergence, explique comment les leaders de l'association ont défendu et justifié l'annexion du projet lors d'une réunion avec les bénéficiaires de l'association :

> *Dès qu'on a dit : « À REVS+, nous voulons intégrer la thématique MSM dans le cadre de la lutte contre le VIH » (elle rit), ça huait de tous côtés, chacun criait. Mais avec l'effort, les explications, les gens ont compris qu'effectivement on ne peut pas parler de lutte sans avoir cette vision large de la chose. Parce que si on laisse des gens sur le bas-côté du chemin, c'est comme si on ne faisait rien. Parce que ce sont ces mêmes gens-là qui sont cachés dans nos maisons. Peut-être, ce sont leurs enfants,*

[13] Au Burundi, après un premier refus de la part du Sénat, la loi qui pénalise les pratiques sexuelles entre personnes de même sexe a été finalement votée en 2009 par l'Assemblée nationale du pays, suite à une importante manifestation en faveur de cette loi menée par le parti au pouvoir.

peut-être que c'est leur mari, leur frère, leur sœur, qui font ce genre de pratiques, et si jamais ils n'ont pas accès à l'information, la prévention, vous voyez ? C'est comme si on régressait. Tout ce qu'on fait, ça devient zéro. Donc on a essayé d'expliquer par un processus de trois séances et je pense que c'est passé. Nous comptons renouveler ça parce que c'est pas du tout facile pour eux, parce que l'information n'est pas accessible à ce monde-là, les gens ne vont pas chercher l'information d'eux-mêmes, donc c'est bon de chaque fois réactualiser, et de pouvoir s'entendre sur un truc bien clair. Si c'est clair pour tout le monde, que tout le monde sache où veut partir l'association et adhère au concept, ça sera bon pour nous, parce que chacun est une pierre ou une clé pour l'association.

Salariée de REVS+, 2012

À ce travail de promotion des projets, se joignent également des argumentaires liés aux contextes socioculturels des pays ainsi qu'aux spécificités communautaires des associations. Par exemple, la présidente de REVS+ a adapté son discours pour convaincre un prêtre, membre du conseil d'administration, d'intégrer le projet :

Le prêtre est tombé à la renverse ! On lui a dit : « Mais tu sais, dans l'Évangile, Jésus n'a jugé personne, il a aidé ceux qui en avaient le plus besoin et c'est dans cette optique que nous nous inscrivons. Toutes les religions acceptent cette valeur d'apporter de l'aide à ceux qui en ont besoin, donc je ne vois pas en quoi ça peut être en contradiction ». [...] Et là, il n'a plus rien dit.

Présidente de REVS+, 2012

En outre, les discriminations et stigmatisations auxquelles sont confrontés les HSH, mais aussi leurs vécus et leurs vulnérabilités sociales, sont souvent comparés et rapprochés de l'expérience des personnes séropositives. Les présidentes d'EVT et de l'ANSS expliquent, par exemple :

Pour les convaincre [les membres et salariés], je disais : « Ce sont des gens touchés par le VIH. Est-ce qu'il faut les laisser mourir ? » C'était le seul argument que je donnais. Même les membres, quand ils me critiquent, et qu'ils disent : « Maman c'est quoi ça ? On voit des gens qui marchent de façon féminine », je dis : « Mais ce sont des gens qui sont touchés par l'infection, ce sont des séropos comme vous ! Vous voulez les écarter ? Ils vont aller où ? » Alors ils disent : « Ah ! C'est maintenant qu'on a compris ». Donc petit à petit...

Présidente d'EVT, 2011

Moi j'ai toujours fait le lien avec le VIH. J'ai fait le lien et j'y crois. La discrimination que vivent les minorités sexuelles, c'est exactement ce que les personnes infectées ont vécu. Et c'est peut-être pour ça que je suis très sensible. Et chaque fois, je leur [personnel de l'ANSS] montre le lien, je leur montre ma première sortie, où on disait que j'ai péché. C'est ce même langage qu'il y a maintenant avec les minorités sexuelles : c'est eux qui empêchent la pluie, c'est eux qui font que rien ne va dans le pays. Donc c'est la punition divine à cause du fait qu'il y a des homosexuels. C'est exactement ce qu'on disait : « Vous avez péché, il faut vous mettre en quarantaine, il faut..., parce que vous êtes en train de nous mettre dans des problèmes, parce que vous êtes des prostituées [...] ». Donc, être infecté, ça voulait dire être prostitué. Moi je fais le lien entre les deux et la lutte contre le sida c'est avec tout le monde, s'il y a une poche qui est oubliée on n'est pas en train de faire la lutte.

Présidente de l'ANSS, 2012

Ces constructions ou tournures rhétoriques confèrent une dimension émotionnelle ou compassionnelle[14] aux projets défendus. Axées sur les « raisons épidémiologiques » et les « raisons humanitaires », elles ont joué un rôle important dans l'acceptation et l'intégration interne des projets, réaffirmant combien « la santé publique est une affaire de mots » (Fassin, 2001 : 56). Le soutien massif des leaders associatifs ainsi que les stratégies mises en œuvre dès l'émergence des projets ont donc fortement favorisé leur intégration. Néanmoins, dans certains cas, ils ont aussi pu conduire à une certaine personnification des initiatives et à une acceptation de façade des projets, comme le souligne un pair-éducateur de l'ANSS :

Ça ne manque pas chez certains, au niveau interne, qui ne sont pas très convaincus et qui n'acceptent pas ça. [...] Il y a certains qui disent : « Non, c'est seulement que la présidente vous protège, mais sinon vraiment c'est pas bon que le projet soit ici ». Donc je dirais qu'au niveau interne, il y a toujours des problèmes de compréhension, des gens ne comprennent pas réellement pourquoi le projet est là.

Pair-éducateur de l'ANSS, 2012

En outre, durant la première année d'exercice des projets, les trois associations ont bénéficié d'un « atelier de formation axé sur les représentations » (Sidaction & AIDES, 2008 : 54) organisé par AIDES dans le cadre du programme commun. Il consistait à « créer les conditions en interne pour l'action auprès des HSH (Savoir être) » (Sidaction & AIDES, 2008 : 13). Cet atelier est présenté comme un « moment de formation, un moment de partage et un moment de communication au sein de la structure » (Sidaction & AIDES, 2008 : 54). Il est animé conjointement par des intervenants d'AIDES, des partenaires d'autres associations africaines ayant une expérience de tels projets, ainsi que des hommes concernés (pairs-éducateurs ou autres) de l'association où a lieu l'atelier. Il dure entre deux et trois jours et permet aux acteurs associatifs d'échanger, aux HSH de s'exprimer auprès de leurs collègues, et de travailler collectivement sur la thématique de la lutte contre le sida en direction de ce groupe cible. Organisé sous la forme de jeux interactifs,

---

14 Jean-Pierre Dozon et Didier Fassin (2001) abordent les dimensions rhétoriques des dispositifs de santé publique.

le premier jour se focalise sur la déconstruction des stéréotypes liés aux pratiques homosexuelles, et le second sur la présentation de l'incidence de l'épidémie chez les HSH. Cet atelier fut quasi systématiquement présenté comme l'un des leviers ayant participé à une meilleure intégration des projets aux structures.

Cela étant, il resterait à s'interroger sur l'influence des dispositifs d'appuis techniques, financiers, politiques et militants des structures françaises sur les représentations et perceptions des projets et des pratiques homosexuelles chez les différents acteurs associatifs africains. En effet, ces dispositifs n'alimentent-ils pas les représentations sociales, très répandues sur le continent, décrivant l'homosexualité comme une pratique sexuelle importée d'Occident ? Notre « encliquage »[15] ou rattachement institutionnel à l'association AIDES dans le cadre de cette étude n'a sans doute pas favorisé l'expression de critiques à ce sujet.

Il n'en reste pas moins qu'après plusieurs années d'exercice des projets, la majorité des acteurs associatifs conviennent de la légitimité de leur intégration aux structures, même si tous ne s'accordent pas sur leurs objectifs et finalités.

3. Lutte contre le sida versus « promotion de l'homosexualité »

Depuis l'intégration des HSH aux groupes cibles des associations, les critiques de la part d'autres acteurs de la lutte contre le sida sont fréquentes, comme le souligne la présidente de REVS+ :

> *En ma qualité de présidente du réseau d'associations du Burkina, je suis parfois indexée [...] [par] les autres acteurs, je suis agressée verbalement dans ce sens : « Tu fais la promotion de l'homosexualité ! »*
>
> Présidente de REVS+, 2012

Parfois, ces accusations remettent même en cause la réputation et le sérieux des structures et de ses leaders :

> *Dans l'opinion burundaise, les gens disent : « Voilà la présidente, c'était une grande femme qu'on adorait, qu'on respectait, mais elle vient de nous trahir, elle vient de nous décevoir parce qu'elle fait la promotion des homosexuels, elle accepte des homosexuels dans l'association, c'est vraiment honteux ! »*
>
> Membre du CA de l'ANSS, 2012

15 Jean-Pierre Olivier de Sardan définit l'encliquage comme « un des principaux problèmes de la recherche de terrain », puisque « le chercheur peut toujours être assimilé, souvent malgré lui, mais parfois avec sa complicité, à une "clique" ou une "faction" locale, ce qui offre un double inconvénient. D'un côté, il risque de se faire trop l'écho de sa "clique" adoptive et d'en reprendre les points de vue. De l'autre il risque de se voir fermer les portes des autres "cliques" locales » (Olivier de Sardan, 2008 : 93-94).

Pour autant, ces attaques ne proviennent pas que de l'extérieur et l'usage de l'expression « promotion de l'homosexualité » est également courant à l'intérieur des murs associatifs et procède de significations variées. En effet, cette tournure est revenue souvent dans les discours des acteurs associatifs recueillis lors de l'étude, pour qualifier les effets indésirables produits (ou à éviter) par les projets en direction des HSH. L'analyse des usages de cette expression et des registres et logiques auxquels elle renvoie permet de mieux comprendre quelques-uns des rapports des acteurs associatifs à ces projets.

3.1. S'engager pour les droits des homosexuels : une prise de position jugée hors cadre

Dans les trois associations, la défense des droits des homosexuels est souvent associée à de la « promotion de l'homosexualité ». Une salariée du projet dédié aux HSH à l'ANSS explique à ce propos :

> *Ici, il n'y a pas de training ou d'autre chose en rapport avec les droits des homosexuels. Ça, ça montrerait que l'association est en train de faire une promotion, enfin, les gens cadreraient ça comme une promotion. Après différents témoignages ou ateliers qu'on organise souvent avec les gens de la société civile ou en interne, la majorité des instruits comprennent, tout le monde dit : « OK si c'est vraiment au niveau de la santé, on comprend, mais ne venez pas nous dire que vous voulez qu'il y ait le mariage légal et tout ça, non. Nous tous on sait et on comprend que tout être humain a droit à la santé et aux soins ». Donc la présidente elle, elle dit souvent : « Mon domaine, c'est stopper le sida, faire le maximum possible pour que le pourcentage descende ». Le plaidoyer, et donc les droits humains, c'est pas le domaine de l'ANSS.*
>
> Salariée du projet dédié aux HSH à l'ANSS, 2012

Les actions de renforcement des personnes concernées sur leurs droits, de soutien juridique, ou de plaidoyer pour la reconnaissance publique des minorités sexuelles, sont rares dans ces trois structures, et soulèvent désaccords et tensions internes. À EVT, par exemple, le coordinateur du projet en direction des HSH, en poste jusqu'en 2013, a interpellé le conseil d'administration à ce sujet :

> *Je leur ai posé la question de savoir concrètement jusqu'où ils veulent aller, est-ce que l'implication dont ils parlent est juste essentiellement VIH, IST et traitements, Point ? Et si c'est le cas, d'accord, ils n'ont qu'à le dire clairement, et on sait qu'on va s'entendre au sein de la communauté pour s'organiser autrement par rapport à d'autres services pour les droits et le plaidoyer. [...] Le secrétaire général du CA était vraiment très remonté, il a tapé sur la table, il s'est levé, et il m'a dit : « Non mais c'est de la merde tout ça franchement, et puis quoi encore ! » Il a rajouté qu'ils étaient là quand la présidente est partie à une conférence [...], qu'elle est revenue avec cette histoire d'homosexuels.*

> *Elle leur en a parlé en disant que c'était une question de santé publique et que sur cette base-là, ils se sont mis d'accord pour intégrer les homosexuels dans l'association. Mais de là à parler d'autres services comme les droits et le plaidoyer, non, ils ne sont pas là pour promouvoir l'homosexualité, pour pouvoir prendre ça et dépénaliser, que lui, il est complètement contre.*
>
> Coordinateur du projet dédié aux HSH à EVT, 2011

Par conséquent, les rapprochements entrepris entre lutte contre le sida et défense des droits des minorités sexuelles dans les directives internationales récentes sont peu pris en compte et appropriés au niveau local. Les actions de défense des droits sont généralement considérées comme débordant les missions de santé publique des associations. Dans des contextes où la question de la reconnaissance légale des identités sexuelles minoritaires suscite de nombreuses polémiques autant sociales que politiques, ce cantonnement strict aux actions de santé publique peut alors être compris comme un moyen de se préserver collectivement de représailles. En outre, même si, dans certains cas, des actions de ce type sont mises en œuvre, elles résultent souvent de négociations internes fortes et de stratégies particulières pour convaincre les décideurs associatifs, l'argument de la santé publique conservant alors une place importante. Par exemple, malgré les réticences et conflits décrits ci-dessus à EVT, l'équipe du projet dédié aux HSH a intégré en 2012 de nouvelles actions, où la défense des droits des homosexuels a pris une place plus importante. Il s'agissait, par exemple, d'activités de plaidoyer en faveur de la prise en charge des HSH, menées auprès de différents leaders de la société (religieux, journalistes, professionnels de santé, etc.), ainsi que de l'ouverture d'une permanence juridique pour les hommes ayant eu des difficultés avec la justice ou la police. Le coordinateur précise alors que le but de ces activités n'est pas « de dire "Écoutez, allez voter une loi pour l'homosexualité", non, [...] on va juste informer qu'à l'heure actuelle, stigmatisation et pénalisation sont égales à de nouvelles infections » (2012). Financée par un bailleur de fonds anglophone, cette initiative a permis d'intégrer l'association dans le réseau anglophone de lutte contre le sida et d'augmenter ainsi son leadership. Cet élément nous est d'ailleurs présenté comme l'une des raisons majeures ayant motivé l'accord du conseil d'administration pour la réalisation du projet.

Ainsi, tout ce qui déborde le cadre strict des objectifs de santé publique est souvent perçu comme de la « promotion de l'homosexualité ». Nous l'avons vu avec les actions de défense des droits des homosexuels, pour lesquelles cette désignation est fréquente, mais elle concerne aussi parfois certaines activités spécifiquement déployées pour ce groupe cible et adaptées à ses modes de socialisation et de rencontre. C'est, par exemple, le cas des soirées festives, où le divertissement et la fête accompagnent les actions de prévention, et sont parfois le sujet de critiques et incompréhensions.

3.2. Débats internes autour de « l'exception HSH »

Les activités classiques de prévention et de prise en charge des HSH ne sont pas remises en cause au sein des associations. Elles sont perçues comme entrant dans le champ de la santé publique et la grande majorité des acteurs associatifs s'accordent sur leur bien-fondé. Pour autant, des polémiques et désaccords se sont produits dans les trois structures à propos de la place singulière accordée à ce groupe cible et aux activités financées par le programme d'AIDES et Sidaction.

D'abord, nous ont été rapportées à plusieurs reprises certaines jalousies de la part d'acteurs associatifs non investis dans les projets en direction des HSH. Ces dernières survenaient à propos des moyens mis à disposition dans les trois associations pour ces projets, jugés disproportionnés. Par exemple, les pairs-éducateurs et coordinateurs desdits projets étaient souvent sollicités lors de stages nationaux et sous-régionaux organisés par AIDES et Sidaction dans le cadre de leur programme commun, ou encore du réseau Africagay contre le sida. La mobilité importante du personnel directement impliqué dans ces projets a produit des jalousies dans certains cas, et des logiques concurrentielles entre les programmes au sein des structures.

Ensuite, les projets dédiés aux HSH dans le cadre du programme d'AIDES et Sidaction offraient une gamme étendue de services en santé sexuelle et en médecine générale, dans l'objectif de contrebalancer le manque d'accès généralisé à la santé de ces hommes en dehors des associations. À REVS+, par exemple, tous les hommes entrant dans les projets en direction des HSH bénéficiaient d'une prise en charge plus importante que celle habituellement proposée aux autres groupes cibles. En plus des traitements et des consultations gratuites pour le VIH et les IST, ils avaient accès à des traitements contre les parasitoses ainsi qu'à des consultations chez des spécialistes, payés par l'association. Lors d'un entretien avec une soignante du centre médical de REVS+, alors que nous l'interrogions sur les accusations externes portées à l'encontre de la structure, celle-ci répond :

> *Pour moi, REVS+, son objectif n'était pas de faire la promotion des homosexuels. [...] REVS+ a peut-être fait ce projet pour réellement lutter contre le VIH, mais ceux qui vont entendre que les homos sont bien traités ici, qu'ils ont des soins, qu'ils ne payent pas la consultation, qu'ils ont des médicaments et tout et tout, peut-être qu'ils ne sont pas homos, mais s'ils sont pauvres, qu'ils n'ont pas l'argent, ils peuvent dire qu'ils sont homos. Qui va vérifier pour voir ? Est-ce qu'il y a quelque chose qui montre qu'une personne est homo ou pas ? [...] Par exemple, ici, nos IO [patients ayant des infections opportunistes], peuvent les [médicaments] chercher en pharmacie, mais si c'est des spécialités [traitements particuliers], c'est pas exonéré, il faut aller chercher [payer] pour toi-même. Pourtant, les MSM, si c'est eux, leur projet prend tout en charge.*

> *[...] Donc pendant la formation avec les coordinateurs, je leur disais : « Mais ça même, ça peut pousser des gens à être MSM, parce que quand on est MSM on est pris en charge, quand on est malade on est soigné, nos ordonnances sont exonérées et tout et tout ». J'ai dit : « Mais quelqu'un peut dire qu'il est MSM mais pourtant il ne l'est pas, juste pour bénéficier de l'aide ».*
>
> Soignante du centre médical de REVS+, 2012

Selon ce point de vue, les avantages concédés aux HSH par rapport aux autres bénéficiaires de l'association inciteraient certaines personnes, dans un contexte de grande pauvreté, à se faire passer pour des HSH, afin d'en bénéficier à leur tour. En favorisant ce groupe cible, le projet aurait produit de nouvelles inégalités, au détriment des autres bénéficiaires de l'association.

L'usage de l'expression « promotion de l'homosexualité » (dans le sens d'incitation à se faire passer pour HSH), remet ainsi indirectement en cause le fait de prioriser les actions en direction de ce groupe cible, et la volonté implicite de discrimination positive qui leur est conférée. En outre, les avantages de ce groupe sont perçus par certains acteurs associatifs comme injustifiés, à l'instar de la soignante :

> *Je remarque que ces personnes [HSH] ne sont pas vraiment concernées, peu de HSH sont infectés. Pourquoi dépenser autant d'argent pour eux tandis que ceux qui sont réellement infectés sont là et qu'ils ne peuvent pas bénéficier de certains avantages par rapport aux HSH ?*
>
> Soignante du centre médical de REVS+, 2012

L'accent porté sur les minorités sexuelles et plus particulièrement sur les HSH par les agences internationales qui les ont désignés comme groupe prioritaire de la riposte mondiale au VIH/sida, ne fait donc pas sens pour tous les acteurs associatifs, comme le souligne à son tour ce membre du conseil d'administration d'EVT :

> *On ne doit pas en faire la priorité de l'association. Maintenant, si tu es HSH et infecté, OK, tu es un PVVIH donc là ça se comprend, tu fais partie... Mais on ne doit pas vraiment faire la promotion de l'homosexualité. [...] On fait leur prise en charge mais c'est pas vraiment encore la priorité, pour nous, c'est la maladie, les PVVIH. Tu es homosexuel infecté, OK.*
>
> Membre du CA d'EVT, 2011

Ainsi, les projets dédiés aux HSH ont produit des enjeux, tensions et positionnements multiples au sein des trois structures. De manière transversale, les HSH sont perçus par un grand nombre d'acteurs associatifs comme des bénéficiaires *comme les autres*. Autrement dit, ce n'est pas le fait d'intégrer ce groupe au reste des bénéficiaires des structures qui pose problème à certains, mais plutôt le fait de prioriser ces actions, que le groupe bénéficie de certains avantages, ou que les associations s'engagent dans des domaines considérés comme hors-cadre. Dans ces structures qui se sont historiquement construites autour de la légitimation et de la visibilisation de la catégorie des PVVIH, se joue alors, avec l'intégration récente des HSH, une concurrence entre catégories.

En outre, en créant une certaine confusion entre les catégories de population ou de comportements établies par les instances internationales de lutte contre le sida (PVVIH et HSH), les stratégies rhétoriques déployées par les leaders associatifs pour favoriser l'intégration des projets au sein des structures alimentent cette tendance à une *homogénéisation de traitement des bénéficiaires*.

CONCLUSION

La « bio-légitimité » récemment accordée aux HSH dans le domaine internationalisé de la lutte contre le sida et la place particulière qu'ils y ont prise ces dernières années sont aplanies sous les traits d'une homogénéisation de traitement des bénéficiaires dans ces trois associations de lutte contre le sida. Dans des contextes où la question homosexuelle reste très controversée dans l'espace public, les trois associations tentent de s'approprier les changements de politiques globales, désireuses de répondre aux directives internationales de lutte contre le sida et de se positionner dans cette « arène » (Olivier de Sardan, 1995 : 178-179), sans pour autant sortir du cadre de ce qu'elles conçoivent comme relevant de leur mission, c'est-à-dire la lutte contre le sida. Cependant, toutes trois étant impliquées dans le réseau Africagay contre le sida, elles participent à l'échelle internationale aux actions de plaidoyer sur les droits humains développées par le réseau, même si ces engagements sont peu relayés au niveau local auprès des autres acteurs associatifs, concernés ou non par les projets dédiés aux HSH. Ce décalage entre les niveaux d'engagement et d'intervention, ainsi que les problématiques locales du traitement de la question homosexuelle, demandent alors à être documentés et renvoient plus largement, nous le supposons, aux enjeux et rapports complexes qui lient les acteurs et groupes d'acteurs du continent africain aux institutions et bailleurs internationaux, depuis le début de l'histoire de la lutte contre le sida dans les années 1980 (Dozon & Fassin, 1989).

BIBLIOGRAPHIE

Africagay contre le sida, 2007. *Actes de l'atelier de Ouagadougou, 1 au 5 octobre 2007.*

Africagay contre le sida, 2012. *Africagay, un combat africain.*

AIDES, 2011. *Guide du Réseau Afrique 2000 : annuaire des associations et situation pays*, Paris, AIDES.

Billaud A., 2011. *« Le pouvoir fonctionne » : les experts profanes face au VIH/sida à Dakar (Sénégal)*, Thèse de sociologie, EHESS, Paris.

Broqua C., 2009. « Une découverte scientifique récente : l'homosexualité en Afrique ». *In* J.-P. Cazier (dir.). *L'objet homosexuel : études, constructions, critiques*, Mons, Sils Maria, p. 87-97.

Broqua C., 2012. « L'émergence des minorités sexuelles dans l'espace public en Afrique », *Politique africaine*, 126, p. 5-23.

Cáceres C., Konda K., Pecheny M., Chatterjee A., Lyerla R., 2006. "Estimating the Number of Men who Have Sex with Men in Low and Middle Income Countries", *Sexually Transmitted Infections*, 82, S3, p. iii3-iii9.

Dozon J.-P., Fassin D., 1989. « Raison épidémiologique et raisons d'État : les enjeux sociopolitiques du sida en Afrique », *Sciences sociales et santé*, VII, 1, p. 21-36.

Dozon J.-P., Fassin D. (dir.), 2001. *Critique de la santé publique : une approche anthropologique*, Paris, Balland.

Fassin D., 2000. « Entre politique du vivant et politique de la vie : pour une anthropologie de la santé », *Anthropologie et sociétés*, 24, 1, p. 95-116.

Fassin D., 2001. « Au cœur de la cité salubre : la santé publique entre les mots et les choses ». *In* J.-P. Dozon, D. Fassin (dir.). *Critique de la santé publique : une approche anthropologique*, Paris, Balland, p. 47-73.

Gallardo L., 2016. « Plaider la cause homosexuelle en Afrique : engagements et enjeux de visibilité au sein d'un réseau franco-africain », *Critique internationale*, 70, p. 71-86.

Gallardo L., Rojas Castro D., Le Gall J.-M., 2012. *Lutte contre le sida et homosexualités en Afrique francophone : une étude comparative*, Paris, rapport AIDES/MIRE.

Global Fund, 2008. *Fiche d'information : Les minorités sexuelles et le VIH/sida.*

Global Fund, 2009. *The Global Fund Strategy in Relation to Sexual Orientation and Gender Identities.*

ILGA, 2012. *Homophobie d'État, une enquête mondiale sur les lois qui criminalisent la sexualité entre adultes consentants de même sexe.*

McKenna N., 1999. *L'épidémie silencieuse*, PANOS, ALCS.

Nguyen V.-K., 2002. « Sida, ONG et la politique du témoignage en Afrique de l'Ouest », *Anthropologie et sociétés*, 26, 1, p. 69-87.

Olivier de Sardan J.-P., 1995. *Anthropologie et développement : essai en socio-anthropologie du changement social*, Paris, Karthala/APAD.

Olivier de Sardan J.-P., 2008. *La rigueur du qualitatif, les contraintes de l'interprétation socio-anthropologique*, Louvain-la-Neuve, Academia Bruylant.

OMS, 2011. *Prevention and Treatment of HIV and Other Sexually Transmitted Infections among Men who Have Sex with Men and Transgender People: Recommendations for a Public Health Approach.*

ONU, 2000. *Objectifs du Millénaire pour le développement, objectif 6 : Combattre le VIH/sida, le paludisme et d'autres maladies.*

ONUSIDA, 1999. *De la théorie à la pratique : une participation accrue des personnes infectées ou affectées par le VIH/sida – Le concept « GIPA »*, Collection Meilleures pratiques, Outils fondamentaux.

ONUSIDA, 2005. *Intensification de la prévention du VIH, Document d'orientation politique.*

ONUSIDA, 2006. *VIH et sexualité entre hommes.*

Sidaction, AIDES, 2008. *« Renforcement des acteurs de la société civile de la lutte contre le sida en Afrique pour une intervention adaptée auprès des MSM (hommes ayant des relations sexuelles avec des hommes) ». Document de projet dans le cadre de l'appel à initiatives : Renforcement des organisations des sociétés civiles du Sud engagées dans la lutte contre le sida.*

Smith A., Tapsoba P., Peshu N., Sanders E. J., Jaff H. W., 2009. "Men who Have Sex with Men and HIV/AIDS in Sub-Saharan Africa", *The Lancet*, 374, p. 416-422.

Wade A. *et al.*, 2005. "HIV Infection and Sexually Transmitted Infections among Men who Have Sex with Men in Senegal", *AIDS*, 19, p. 2133-2140.

LES ASSOCIATIONS D'USAGERS DE DROGUES INJECTABLES AU SÉNÉGAL : D'UNE PARTICIPATION SOUS TUTELLE À UN PROJET AUTONOME ?

Albert Gautier NDIONE

Les mobilisations collectives contre le sida ou contre d'autres maladies ont fait l'objet de recherches en sciences sociales qui ont décrit et analysé les différentes formes d'engagement des associations (Barbot, 2002 ; Pinell *et al.*, 2002 ; Akrich *et al.*, 2009) ainsi que le passage de la subordination des associations aux ONG plus puissantes à une certaine émancipation (Mbodj, 2007 ; Eboko & Mandjem, 2011). Dans le contexte de l'usage de drogues, cette autonomisation associative renvoie à la notion d'auto-support. Le terme d'auto-support désigne :

> un regroupement de personnes volontaires, issues de la même catégorie sociale, des « pairs », en l'occurrence des usagers de drogues, réunis dans le but de s'offrir une aide mutuelle et de réaliser des objectifs spécifiques : satisfaire des besoins communs, surmonter un handicap, résoudre un problème social auquel le groupe est confronté dans son ensemble.
>
> Toufik, 1997

L'auto-support entre usagers de drogues apparaît en 1953 avec la création des Narcotics Anonymous aux États-Unis et en 1980 avec la création du Rotterdam Junkie Bond aux Pays-Bas (Jauffret, 2000). Le principe d'auto-support avait été développé par Alcoholic Anonymous aux États-Unis à partir de 1935, face à la carence du système institutionnel de prise en charge des alcooliques, perçu comme bureaucratique, peu efficace et culpabilisant pour les « patients » (Rabeharisoa *et al.*, 2000).

La participation des usagers des drogues à la prévention a été qualifiée d'« éducation par les pairs », « auto-support » et « auto-organisation ». Ces termes partagent la même idée de base : les toxicomanes ont les ressources nécessaires, la capacité de trouver par eux-mêmes et pour eux-mêmes les réponses adéquates aux problèmes auxquels ils sont confrontés (Toufik & Jauffret, 1997). La typologie des groupes d'auto-support proposée par Christophe Broqua et Marie Jauffret en France distingue : d'une part, les groupes d'intérêt (*interest groups*) ayant surtout un objectif politique de défense des droits des usagers et fonctionnant comme des syndicats, avec des revendications contestataires vis-à-vis des politiques de la drogue et de la toxicomanie ; d'autre part, les groupes d'entraide (*self-help groups*) qui répondent à une logique plus consensuelle, affichent des objectifs de soutien entre usagers de drogues et fonctionnent comme des groupes de parole (Broqua & Jauffret, 2004).

La création des associations d'auto-support en Europe est intervenue à l'époque de la mise en œuvre, à partir de 1970, du traitement de substitution aux opiacés par la méthadone. Les travaux sur l'auto-support ont été conduits en Europe dans un contexte marqué par la disponibilité de dispositifs de traitement des addictions. Il semble important de décrire et d'analyser les formes de mobilisation associatives autour de l'usage de drogues dans les pays d'Afrique de l'Ouest où il n'existe quasiment pas de programmes de traitement de substitution par la méthadone (néanmoins en projet dans certains pays)[1].

1. L'USAGE DE DROGUES INJECTABLES AU SÉNÉGAL

Les substances traditionnellement consommées en Afrique sont les dérivés du *cannabis sativa*, le *khat* et les boissons alcooliques de production artisanale, consacrées à des fins rituelles ou thérapeutiques. Certaines de ces substances, comme la kola, ont joué un rôle économique et culturel important (Laure, 2004), comme moteur des échanges transfrontaliers (Cesoni, 1992). En parallèle à la consommation d'alcool ou de cannabis, des changements significatifs d'usage et de mode de consommation de drogues illicites sont observés depuis la fin des années 1990. Durant cette décennie, selon Interpol, l'Afrique a été impliquée à trois niveaux : production et trafic de cannabis, trafic et transit d'opiacés et de cocaïne, importation de médicaments psychotropes. En 1999, un rapport de l'Office des Nations Unies contre la drogue et le crime (ONUDC) indiquait que le trafic et la consommation de cannabis, mais aussi de cocaïne et d'héroïne, et d'autres drogues, étaient en expansion sur le continent africain (ONUDC, 1999).

En 2008, le nombre d'usagers de drogues par voie intraveineuse était estimé entre 534 000 et 3 000 000 en Afrique subsaharienne (Mathers *et al.*, 2008). D'après les dernières données disponibles, aucun changement notable de situation n'a été constaté à l'échelle mondiale en ce qui concerne la consommation, la production et les conséquences sanitaires des drogues illicites (ONUDC, 2012). Plus récemment, dans une interview, Pierre Lapaque, représentant de l'ONUDC pour l'Afrique de l'Ouest et du Centre, estimait entre

[1] Remerciements au CRCF et à l'IRD pour le financement des enquêtes en 2013 qui a permis ce travail.

1 million et 2,5 millions le nombre d'usagers de « drogues dures » en Afrique de l'Ouest[2].

Au Sénégal, une enquête du Comité interministériel de lutte contre la drogue (CILD, 2005) montre la diffusion de l'usage de la cocaïne/crack et de l'héroïne ainsi que le recours à l'injection par voie intraveineuse dans plusieurs régions du pays. À la fin des années 2000, se confirme l'existence d'un usage de drogues injectables au Sénégal, classé dans la catégorie des pays à faible prévalence, avec entre 1 000 et 10 000 consommateurs de drogues intraveineuses (ONUDC, 2009). L'expression « drogues injectables » renvoie aux drogues qu'une personne peut s'injecter mais aussi qu'elle peut consommer via d'autres moyens comme la fumette, le sniff, le « chasser le dragon ». En 2011, l'enquête « Usagers de drogues au Sénégal » (UDSEN) estimait la taille de la population d'usagers de drogues injectables (UDI) à 1 324 individus à Dakar (Leprêtre & Bâ, 2014). Cette enquête montre que la prévalence du VIH chez les UDI est de 5,2 %, soit sept fois plus élevée qu'en population générale, et que les usagers ne disposent pas de traitement contre leur addiction. En réponse, le Centre régional de recherche et de formation à la prise en charge clinique (du VIH et des maladies associées) (CRCF), situé dans le Centre hospitalier national universitaire (CHNU) de Fann à Dakar, qui abrite le projet UDSEN, a soutenu la mise en place d'un programme de réduction des risques (informations, échanges de seringues, accès aux soins) par le biais d'une équipe de terrain, puis a ouvert un programme de traitement de substitution aux opiacés (méthadone) fin 2014.

2. OBJET DE RECHERCHE

L'expression UDI a été employée et vulgarisée à Dakar (dans les organismes et chez les usagers de drogues) par le projet UDSEN. Elle a donc fait son apparition dans le champ de la lutte contre le sida et particulièrement en ce qui concerne l'identification des groupes les plus exposés. L'expression a évolué en passant d'*usagers de drogues par voie intraveineuse*, pour spécifier la catégorie des usagers de drogues la plus exposée aux risques infectieux (VIH et VHC particulièrement), à *consommateurs de drogues injectables*. La dernière expression met en relief la possibilité de consommer les drogues par voies intramusculaire, sous-cutanée et intraveineuse (ONUSIDA, 2011), et se veut moins stigmatisante en employant le terme « consommation » à la place de celui d'« usage ». Toutefois, les expressions qui se sont succédé ont davantage mis l'accent sur la lutte contre le sida que sur la lutte contre la toxicomanie.

---

[2] Voir : http://www.wacommissionondrugs.org/fr/dans-les-nouvelles/pierre-lapaque-onudc-lafrique-de-louest-est-une-zone-de-transit-de-production-et-de-consommation-de-drogues-dures/.

Dans les suites de l'enquête UDSEN, un désir de mobilisation autour d'une association a été exprimé par les usagers de drogues. Lors d'une restitution des résultats de l'enquête UDSEN aux UDI dans un quartier de Dakar, ces derniers ont fait émerger l'idée d'une association d'usagers de drogues. La création d'une association n'est pas un fait nouveau chez les UDI à Dakar. En 2004-2005, l'Alliance nationale contre le sida (ANCS) a soutenu la mise sur pied d'une association dénommée Association pour la prise en charge du VIH/sida chez les usagers de drogues (ASPUD). Elle avait pour objectif de mener des activités de sensibilisation et d'information sur les risques liés au VIH. Cet objectif n'avait cependant pas été atteint car, selon Brama, leader dans l'association, l'orientation donnée ne correspondait pas aux attentes des usagers de drogues. Elle fut très peu fréquentée par les UDI, contrairement à l'engouement observé pour le nouveau projet associatif.

Ainsi, ce chapitre, en décrivant (1) les mobilisations associatives autour de l'usage de drogues à Dakar (incluant leur genèse, les acteurs impliqués, leurs objectifs et leurs contraintes) et (2) les appréciations des UDI à propos du dispositif associatif autour de l'usage de drogues, se propose (3) d'analyser les perceptions des UDI sur ce que doit être une association (incluant les acteurs à responsabiliser, le processus de mise en place et les objectifs).

3. MÉTHODOLOGIE

Les données qui servent de base à ce travail ont été recueillies lors de nos enquêtes doctorales entre janvier et avril 2013 auprès de différentes cibles. La méthodologie a été qualitative avec comme outils différents guides d'entretien semi-directif et une grille d'observation dans le milieu des UDI. Le contact avec un ancien usager de drogue, membre de l'équipe de terrain du projet UDSEN, a été utilisé dans un premier temps pour rencontrer d'autres usagers et leur expliquer l'objet de notre thèse. Les entretiens ont été réalisés auprès de seize UDI, parmi lesquels trois femmes, d'une ancienneté de consommation variant entre dix et trente-six ans. Les résultats montrent que les drogues utilisées dans cette population sont l'héroïne, la cocaïne, le crack, le cannabis, l'alcool et la cigarette. Les principaux modes d'usage sont le sniff, la fumette, l'inhalation et l'injection, avec une fréquence d'usage de trois fois par jour (pour l'héroïne qui est la drogue la plus consommée dans cette population).

Les investigations ont ensuite ciblé les associations des groupes dits « clés » : deux associations d'hommes ayant des relations sexuelles avec des hommes (HSH), une association de lesbiennes et une association de professionnelles du sexe (PS). Les présidents de ces associations ont été contactés grâce à l'accompagnatrice du Réseau communautaire pour la promotion de l'éthique de la recherche et des soins au Sénégal (RECERS) qui regroupe plusieurs associations de « populations clés ». Les enquêtes avaient pour objet de décrire la constitution d'associations, incluant leur genèse, les acteurs impliqués, leurs objectifs ainsi que leurs contraintes de mise en œuvre et de fonctionnement. Les investigations ont également ciblé deux ONG qui exercent dans le domaine des drogues : le Centre de sensibilisation et d'information sur les drogues Jacques Chirac (CSID) en banlieue de Dakar et l'ONG Jamra – où nous avons rencontré le président de la Fédération des ONG et OCB luttant contre la drogue (FONSELUD) – en milieu urbain. Les enquêtes à ce niveau ont permis de documenter le dispositif en place à Dakar pour le traitement des usagers de drogues. Enfin, le Comité interministériel de lutte contre la drogue (CILD) a été investigué pour préciser le contexte juridique de l'usage de drogues.

4. LE CONTEXTE DAKAROIS

À Dakar, les associations autour de l'usage de drogues interviennent d'abord dans la prévention. Les usagers de drogues ne sont pas la seule population visée par le dispositif associatif à l'œuvre dans le traitement qui leur est destiné. Les investigations menées à l'ONG Jamra, en milieu urbain, et au CSID Jacques Chirac, en banlieue dakaroise, montrent que leurs interventions visent la population générale. Leur objectif principal est de sensibiliser sur les méfaits des drogues afin de décourager leur usage. Les principaux outils employés sont des causeries, des conférences, des formations en stratégie fixe dans la structure ou en stratégie avancée dans les communautés, dans tout le pays à la demande des populations. La drogue le plus souvent évoquée est le *yamba* (mot wolof pour désigner le cannabis) car, selon les responsables des structures visitées, il fait « plus de ravages » que les autres drogues au Sénégal. Ces structures pensent les « drogues dures » comme un problème d'Occidentaux qui veulent les combattre en Afrique afin qu'elles n'arrivent pas dans leurs pays.

Concernant les activités spécifiques pour les UDI, les structures font face à des difficultés financières. Leurs responsables soutiennent que certaines activités nécessitent un financement, pour la formation des acteurs de la lutte ou pour les campagnes de sensibilisation au niveau national. D'autres activités ne nécessitent pas de financement, par exemple, les interventions d'animation ou sportives au CSID Jacques Chirac. Parmi les activités qui ne nécessitent pas de financement, aucune ne concerne les UDI : elles visent plutôt des non-usagers de drogues. Pour les usagers de drogues en général, sont réalisés des médiations sociales, des séances de *gew* (groupe de parole), du *counseling*. Les UDI qui manifestent un désir de sevrage sont toujours référés vers les hôpitaux psychiatriques, ce qui explique qu'ils cessent de fréquenter ces structures et les critiquent, en les considérant peu capables de les traiter. Les activités de communication déroulées pour les UDI se font le plus souvent dans le cadre de financements précis tels que celui de l'ANCS qui a financé un programme de sensibilisation sur les risques infectieux auprès des UDI en 2004.

En résumé, entre la focalisation des associations sur le cannabis et la prévention d'une part, et la référence systématique aux hôpitaux psychiatriques d'autre part, les UDI sont la population « parent pauvre » du dispositif associatif autour de l'usage de drogues à Dakar.

5. PREMIÈRE CRÉATION D'UNE ASSOCIATION D'INITIATIVE MÉDICALE : L'ASPUD

Au début des années 2000, suite au constat que les usagers de drogues « tombaient comme des mouches » (Brama), les UDI, sous l'impulsion d'un des leurs, Brama, ont pris la décision de se regrouper en association pour réfléchir à des solutions afin de sortir de cette situation à « risque de mort élevé ». Puis, quand Brama est hospitalisé à la clinique Moussa Diop de l'hôpital Fann pour un sevrage, soutenu par sa famille, il y rencontre un médecin psychiatre avec qui il discute du projet associatif. Le médecin lui propose de se constituer en association et propose de l'aider pour trouver des fonds et bénéficier d'un traitement global. À partir de ce moment, un noyau dur est formé, composé du médecin, d'une assistante sociale et de Brama qui joue le rôle de relais. Après des démarches d'information auprès des pairs par Brama, l'association des usagers est formée de manière informelle. Elle commence par des activités de groupe de parole hebdomadaire, dénommé *penc*, que dirigent le médecin psychiatre et une psychologue dans le service. Une quinzaine d'usagers convoqués par Brama y discutent des maladies à risque (tuberculose particulièrement), de la vision qu'ils ont de leur avenir, de leurs attentes vis-à-vis des autorités.

En 2004, l'ANCS débute un programme d'information et de sensibilisation sur les risques liés à l'usage des drogues financé par le Fonds mondial. Le coordonnateur principal de ce programme est le CSID Jacques Chirac. Les activités menées dans ce programme ont pour objet d'informer les usagers de drogues sur les risques liés à la consommation de drogues et les comportements de gestion des risques. L'ANCS se rapproche aussi de la clinique Moussa Diop du CHNU de Fann, réputée en matière de traitement des usagers de drogues. Elle prend attache avec le médecin psychiatre qui la met en rapport avec l'association des usagers.

À partir de ce moment, l'association, qui jusque-là était informelle, doit se formaliser pour participer au programme. Elle devient l'Association sénégalaise pour la prise en charge du VIH chez les usagers de drogues (ASPUD). Un bureau est constitué, composé d'un président (médecin psychiatre), d'un secrétaire général (Brama, UDI), d'une trésorière (assistante sociale de la clinique Moussa Diop), d'une chargée de prise en charge psychologique des usagers de drogues (psychologue à la clinique Moussa Diop), d'un secrétaire à l'organisation (homme, UDI) et d'un chargé d'animation (homme, UDI). Ce petit groupe mène les activités de causerie désormais orientées vers les comportements à risque de contamination par le VIH. Le recrutement des participants aux causeries se fait par les UDI membres du bureau. L'association est ouverte à tout usager de drogues qui manifeste le désir de participer aux activités.

Les activités associatives comprennent d'abord des ateliers de formation des pairs-éducateurs chez les hommes et chez les femmes, animés par le médecin et l'assistante sociale. Des usagers reçoivent une formation de sensibilisation aux risques de contamination par le VIH pour être capables de transmettre le message à leurs pairs. La formation vise certaines pratiques à risque telles que l'injection ou les rapports sexuels non protégés, les échanges de seringues et d'objets contondants. Les participants sont choisis par quartier et des remboursements de transport sont prévus à chaque séance.

Les difficultés liées à la mise en œuvre de l'ASPUD relèvent de l'objectif donné à l'association de lutter contre l'infection à VIH dans cette population. Les UDI dénoncent que l'ANCS se soit focalisée sur la lutte contre le sida qui ne constitue pas leur premier souci. Leur problème principal, « arrêter la consommation », n'est pas pris en compte par le programme. De plus, les usagers interrogés pensent que la meilleure prévention des risques liés à la consommation de drogues est de combattre la racine du problème, à savoir l'usage.

Ce facteur a conduit à la fin de la collaboration entre l'association des UDI et l'ANCS pour ce programme, un an après sa mise en place. Les investigations menées au niveau de cette structure font état d'une mésentente entre les usagers et l'équipe de médecin, psychiatre et assistante sociale qui ont accompagné le processus. À l'instar de beaucoup d'autres associations financées dans le cadre du programme d'information et de sensibilisation, l'ANCS dénonce l'absence d'évaluation des activités menées par l'ASPUD comme par d'autres bénéficiaires à l'exception d'une seule structure, l'ONG Jamra, qui a produit et partagé son rapport d'activités.

6. L'ASRDR : UNE ASSOCIATION ORIENTÉE VERS LA RÉDUCTION DES RISQUES

L'Association sénégalaise pour la réduction des risques infectieux chez les groupes vulnérables (ASRDR) a été mise en place à partir de 2011 dans les suites du projet UDSEN. Elle a pour objectif général l'amélioration de la prise en charge médicale, sociale, économique et communautaire des consommateurs de drogues injectables dans la région de Dakar. Elle vise de manière spécifique à mener des activités de prévention et de réduction des risques liés à la consommation de drogues, et à contribuer à la réinsertion socio-économique des UDI. Elle se donne aussi pour objectif de favoriser l'entraide entre UDI, en aidant à la création de deux groupes d'auto-support dans la région de Dakar.

L'association vise les « populations vulnérables » telles que les UDI, les PS, les HSH. Elle s'intéresse aussi aux familles des UDI et aux autorités étatiques (forces de sécurité, ministère de la Santé).

6.1. *Mise en place de l'ASRDR*

L'idée de mettre en place cette association est née parmi les membres de l'équipe sociale dans les suites du projet UDSEN avec le souci de garder le lien déjà créé avec les usagers de drogues. Depuis sa création en 2011, l'association a eu deux présidents. Le premier était un assistant social membre de l'équipe des intervenants de terrain. Le deuxième, toujours en exercice en 2016, est un médecin psychiatre et addictologue, investigateur Sud (premier responsable au Sénégal) du projet UDSEN. Le projet associatif est d'abord porté par le premier président qui le partage avec la dizaine de membres de l'équipe de terrain. Ils se réunissent pour mettre en place un premier bureau, selon une procédure consensuelle, à l'initiative de ce premier président qui revient ici sur ce processus :

> *J'ai foncé et j'ai demandé à tous leur carte d'identité, récupéré les statuts à la chambre de commerce. Je leur ai demandé leurs avis : « Est-ce qu'on peut déposer une demande pour avoir un récépissé ? » Ils m'ont dit oui, et c'est de là que tout est parti. C'est ainsi que j'ai déposé le dossier, je l'ai suivi [...]. Je leur ai dit : « Écoutez ! On a tout juste fait un petit bureau pour avoir le récépissé mais en attendant que le récépissé sorte, soyons vraiment démocratiques. Est-ce que vous êtes d'accord pour créer un bureau avec moi comme président ? » À l'unanimité, ils ont dit oui : la secrétaire M1 et trésorière M2, chargé de communication M3, chargé de l'organisation M4, et on avait choisi deux animateurs de terrain qui sont des usagers de drogues.*

Depuis, les membres de l'association déroulent leurs activités d'*outreach* pour le compte du programme UDSEN. Deux années plus tard, avec le concours de ce même programme, l'association renforce ses capacités par des séances de formation à la mise en œuvre d'un projet associatif. Une assemblée générale extraordinaire se tient au mois de juillet 2013 au cours de laquelle le bureau est renouvelé avec l'arrivée du deuxième président. L'association compte alors dix-sept membres comprenant cinq animateurs de terrain (parmi lesquels trois UDI et un ex-usager), quatre médecins, trois assistants sociaux, trois éducateurs spécialisés, un infirmier et un spécialiste en relations publiques. Hormis les médecins, tous les membres de l'association sont ou ont été membres de l'équipe sociale du programme UDSEN.

6.2. *Difficultés et perceptions de l'ASRDR par les UDI*

En matière d'activités déroulées, l'ASRDR a rencontré des difficultés liées au double rôle de ses membres, qui sont en même temps des intervenants de terrain du programme UDSEN.

> *En termes d'activités directes pour les usagers, il y a confusion entre l'équipe d'outreach et l'équipe ASRDR. Les membres de l'équipe outreach sont tous membres de l'équipe ASRDR et les rôles ne sont pas bien définis entre le travail d'outreach et celui de l'ASRDR.*

Cette affirmation de l'ex-président montre que l'association n'a pas d'activité spécifique. Bossa, un autre membre, explique la similitude des activités par le champ de la réduction des risques que l'association et l'équipe *outreach* partagent. D'autre part, dans la perception collective des UDI, la distinction n'est pas faite entre l'association et l'équipe *outreach.* D'ailleurs, pour en parler, ils utilisent des appellations comme « l'équipe de Fann », « UDSEN », ou donnent le nom d'un membre.

Les usagers de drogues font une critique de la légitimité des travailleurs sociaux perçus comme étant en concurrence avec les UDI. Les propos d'un UDI sont révélateurs :

> *Les X [il évoque le nom d'un membre de l'équipe de terrain et de l'association], vraiment, ce qu'ils font, c'est pas mal. Mais il leur manque beaucoup de choses. Il ne faut pas prendre n'importe qui pour lui donner ce travail, sinon il vous jouera un mauvais rôle. Il y en a qui y sont passés, ils ont fumé jusqu'à arrêter, le travail, c'est pour ces personnes-là. Ce devrait être ceux qui ont vécu la réalité, qui savent ce qu'il en est durant des années.*

Les UDI pensent que les pairs sont les mieux placés pour le travail de terrain car ils ont vécu l'expérience. Bien que cette idée soit partagée, il n'y a pas, chez les usagers, de consensus sur le ou les acteurs idéal/aux à impliquer. Chaque usager pense être la personne la mieux indiquée de par l'expérience qu'il a eue dans l'usage de drogues. Les deux pairs (un ancien usager et un actif) impliqués dans l'équipe de terrain et membres de l'association sont perçus par les usagers interrogés comme ayant peu de connaissance dans le « tracé » (terme utilisé pour désigner le milieu des usagers de drogues). Le fait que chaque usager se considère comme un leader a été la cause de l'abandon de l'emploi de la distinction entre « leaders » et « usagers » pour utiliser celle entre « usagers associatifs » et « non associatifs », cette distinction recouvrant d'une part les usagers de drogues qui adhèrent au projet associatif et d'autre part ceux qui n'y adhèrent pas.

Cependant, les critiques adressées par les usagers envers l'association/équipe sociale relèvent davantage d'une « lutte des places » pour être membre de l'équipe sociale. Le désir d'être membre de l'association/équipe sociale est motivé par la perception que les membres seront les premiers à bénéficier du traitement de substitution à venir. Les UDI ont des attentes spécifiques qui, le plus souvent, ne correspondent pas aux activités menées par l'équipe de terrain. Ils apprécient la référence pour le traitement sans frais de certains de leurs maux à l'hôpital, mais attendent beaucoup plus le traitement de substitution. Les informations sur les risques liés à l'usage leur paraissent moins importantes pour des personnes déjà « accrochées » aux produits.

7. CRITIQUES DES STRUCTURES EXISTANTES PAR LES UDI

Tout au long de leur carrière de consommateurs, les UDI ont eu connaissance du dispositif en vigueur pour le traitement des drogues. De la fréquentation d'un centre de traitement au partage de l'information dans le « tracé », ils développent un discours univoque sur les structures de traitement existantes. Leurs perceptions sont négatives envers ces ONG qui, selon eux, n'ont pas pour préoccupation principale les toxicomanes. Les UDI rencontrés affirment que les ONG et associations les « utilisent pour obtenir des financements pour leur propre compte, mais [qu'] il n'y a aucun traitement qu'ils font pour les drogués » (Kawman). Les UDI perçoivent une certaine instrumentalisation de leur situation par les structures à l'œuvre dans le champ de la toxicomanie à Dakar.

Les appréciations négatives des UDI découlent aussi de l'absence de prise en compte de leur préoccupation première qui est le sevrage. Les activités de sensibilisation organisées par les ONG de lutte contre les drogues sont perçues comme peu pertinentes pour des « gens déjà tombés dans l'affaire ». Les causeries autour des risques liés à la consommation de drogues (programme ANCS de 2004 particulièrement) sont perçues comme moins importantes car, selon eux, « c'est parce qu'il y a la drogue qu'on parle de sida chez les drogués, donc il faut résoudre le problème de la consommation de drogues et il n'y aura plus de sida » (Brama).

Les critiques des structures existantes par les UDI sont enfin orientées vers les types de drogue pris en considération. Les usagers interrogés dénoncent généralement une absence de prise en compte de leur véritable situation d'héroïnomanes ou de cocaïnomanes. Or selon eux, le problème qui met les individus dans des situations à haut risque de désintégration sociale, de morbidité et de mortalité, « c'est l'usage de drogues dures ». Or, dans les centres d'accueil pour usagers de drogues, le problème majeur est le développement rapide et généralisé de l'usage du cannabis. Les usagers de « drogues dures », selon eux, sont moins nombreux que les consommateurs de « yamba ». Qui plus est, la lutte contre les drogues injectables est perçue comme une préoccupation des pays occidentaux. Les propos suivants illustrent ce point :

> *C'est parce que ce sont les drogues dures qui posent plus de problèmes aux Occidentaux qu'ils les combattent en Afrique de l'Ouest qui est une zone de transit. Si le yamba quittait l'Afrique pour aller en Occident, ils allaient combattre son trafic pour que cela n'arrive pas chez eux et touche leurs enfants, mais c'est l'héroïne et la cocaïne qui leur posent problème, or, ici c'est le yamba qui fait des ravages.*

Ces propos du coordonnateur du CSID Jacques Chirac sont également partagés par le président de l'ONG Jamra et par le CILD. Leur principal souci reste la question du « yamba ». Leur investissement dans le domaine des drogues injectables s'explique par la tendance au conformisme et par l'orientation donnée par les bailleurs de fonds. Au vu de ces différentes idées, les usagers de « drogues dures » apparaissent comme une population délaissée dans le dispositif de traitement pour les toxicomanes à Dakar.

8. Perceptions des objectifs d'une association qui réponde aux besoins des UDI

8.1. *Aider le sevrage immédiat*

> *Lorsqu'on crée une association comme je l'entends, c'est pour sortir d'une situation. [...] Pour moi, l'existence d'une association, c'est pour réunir une force qu'on n'a pas lorsqu'on est seul.*
>
> Accra, héroïnomane, snifeur, homme

Pour sortir de leur situation de toxicomanes, la grande majorité des usagers de drogues rencontrés à Dakar a procédé à des stratégies d'auto-sevrage par le voyage hors du milieu des drogues, l'usage de médicaments, l'incarcération volontaire. Ces différents parcours de traitement font état de plusieurs difficultés liées à des problèmes de qualité, de compétences, ou de revenus, lesquelles peuvent être résolues, selon les UDI, par des initiatives collectives. L'union apparaît comme une force par le biais de l'association qui permet le rassemblement de ressources humaines, d'idées, de capitaux pour réussir des actions plusieurs fois engagées seules en vain. Le désir de sevrage est évoqué comme objectif fondamental :

> *L'association va aller à l'essentiel, mettre en place une organisation, une méthode, les moyens pour aider le plus grand nombre à s'en sortir, parce qu'il y a cette possibilité aujourd'hui, d'autant plus que le produit présenté à la consommation n'a plus la même virulence qu'il y a dix ans.*
>
> Baron

L'expérience de consommation de drogues confère une expertise basée sur la pratique. L'objectif de l'association qui consiste à aider les UDI à sortir de leur situation est moins difficile à atteindre dans un contexte où, disent-ils, les drogues sont de « moindre qualité ». Ces remarques sur la qualité des produits et leur évolution sont des éléments que « seuls les consommateurs peuvent fournir ». C'est l'une des raisons pour lesquelles les UDI pensent que leur implication est nécessaire dans le dispositif de traitement de leur situation.

8.2. Appuyer la médiation sociale et l'insertion des pairs

Les nombreux cas de rechute après les pratiques d'auto-sevrage sont dus, selon les UDI, au retour dans le « milieu » et à l'absence d'activité et de confiance de la part de l'entourage. Les UDI attendent que l'association les aide pour l'insertion sociale face aux nombreux problèmes familiaux de cette population. Ils pensent que l'association pourra « recoller les morceaux », permettre aux pairs de retrouver la confiance de leur famille, et aussi faire œuvre de médiation dans les lieux où travaillent ou ont travaillé les pairs pour réinstaller la confiance. Les propos suivants l'illustrent :

> *Si l'association arrive à évoluer, elle peut se porter garant et dire à certaines sociétés : « Faites-nous confiance ! Il va changer ! Il s'est soigné ! C'est une grande personne ». Parce que dire cela en personne, c'est sans valeur, mais avec l'association qui le garantit, c'est plus facile.*
>
> Zara

Les consommateurs de drogues qui ont eu l'expérience des moments sans les drogues (en postcure) pensent qu'ils ne peuvent pas arrêter le cycle de la consommation sans être occupés par une activité et sans une (ré)intégration dans les familles. L'appui des tiers est envisagé pour le financement d'activités que les ex-usagers pourront exercer. Dans ce sens, ils pensent qu'avec l'association et ses futurs partenaires, ils pourront mettre en place des « activités génératrices de revenus ». Cette perception assez partagée découle des constats faits par les UDI à propos des ex-usagers qui ont quitté le « tracé », qu'ils rencontrent à Dakar, exerçant une activité lucrative.

8.3. Combattre le trafic et sensibiliser les non-usagers de drogues

Les UDI interrogés pensent que la connaissance acquise dans le milieu de par leur expérience de consommation peut permettre d'agir sur le trafic et d'appuyer l'État dans la lutte contre la circulation des drogues. Ils partagent l'idée selon laquelle s'il n'y a plus de « camé », le « deal » arrêtera et le trafic finira. Interrogés sur les nouveaux usagers potentiels, les UDI disent que, pour être efficace, l'arrêt de la consommation sera associé à la sensibilisation des populations qui permettront de combattre le trafic. L'association aura aussi pour rôle, selon Repé :

> *de parler aux jeunes qui fument le chanvre indien, discuter avec eux. Il ne s'agira pas de les bousculer ou de les violenter, mais plutôt de parler*

avec eux en leur disant : « On y était pendant des années, on sait comment ça se passe ».

Au-delà des jeunes, le programme de sensibilisation de l'association cible plusieurs catégories telles que les familles, les médecins, les autorités juridiques, vers lesquels les UDI pensent faire des plaidoyers pour les « drogués ». Kawman, qui travaille dans la papeterie, évoque un autre canal pour véhiculer les informations que sont les flyers que l'association se chargerait de distribuer.

9. Perceptions des obstacles à la mobilisation associative

L'idée d'association, telle qu'envisagée, fait face à certaines contraintes liées, selon les UDI, au temps et la visibilité des membres mais aussi à la question juridique.

9.1. *Le manque de disponibilité dû à la dépendance*

La première contrainte perçue par les UDI relève de leur indisponibilité à faire autre chose que la recherche de moyens financiers pour acheter les produits, la recherche du dealer et du temps de consommation. Ils perçoivent ces démarches comme un cycle qui ne s'arrête pas et qui fait obstacle à l'idée d'association. Ce facteur bloquant lié au temps a déjà été évoqué par Abdallah Toufik (1997) qui écrivait que s'organiser demande du temps et une attention difficile à assurer par les usagers. Les effets du produit, les conditions du marché de la drogue (trouver l'argent nécessaire, trouver le produit, etc.) et la « galère » qui en découle, absorbent beaucoup d'énergie, moralement et physiquement. Cette dépense d'énergie laisse peu de temps pour toute autre préoccupation et encore moins pour l'organisation. Cela est particulièrement vrai pour les utilisateurs de produits injectables, notamment l'héroïne.

9.2. *Le désir de ne pas dévoiler leur addiction*

Beaucoup d'usagers rencontrés n'adhèrent pas à l'idée d'association ou, s'ils doivent y participer, ne veulent pas s'afficher. Il s'agit particulièrement des usagers qui, jusqu'à présent, réussissent à cacher leur toxicomanie à leur famille et qui évoquent des raisons familiales. L'extrait d'entretien suivant l'illustre :

> *Moi, je n'accepte pas de m'afficher parce que dans ma famille, ils vont prendre cela pour critiquer plus tard tes enfants, du genre ton père était ceci, ta mère cela. Donc je n'accepterai pas que mes enfants subissent les conséquences dans l'avenir. Et puis je me dis que si je m'affiche, je fais encore du tort à ma famille, surtout les garçons car, plus tard, tout ce que je voudrais leur interdire sera difficile.*
>
> Fecca

Beaucoup d'usagers ont toujours caché leur consommation à leur famille bien que celle-ci puisse parfois « soupçonner des comportements bizarres », selon l'expression d'un informateur. La participation à l'association constituerait une confirmation des doutes de l'entourage. Ce problème est une réalité pour d'autres associations de groupes dits « vulnérables ». Les enquêtes menées auprès d'associations de PS, d'HSH et de lesbiennes abordent ce problème et la manière dont il affecte les démarches de reconnaissance juridique dans un contexte marqué par l'interdiction de certaines pratiques.

9.3. *L'obstacle juridique*

La perception de l'aspect juridique comme obstacle relève particulièrement de l'expérience des UDI lors de la création de l'ASPUD : « La difficulté était que tous les membres de l'association avaient fait la prison à un moment ou à un autre, alors qu'on dit que pour diriger une association, il faut être clean » (Brama). Il est en effet procédé à une enquête de moralité par le ministère de l'Intérieur sur tous les membres du bureau de l'association, qui porte sur les activités professionnelles, associatives, syndicales, politiques et les antécédents judiciaires. Pour résoudre cette contrainte, il a fallu que les UDI aillent exposer le problème au niveau du CILD où ils ont demandé à voir l'autorité supérieure, pour la « convaincre de la justesse de [leur] prise de position, l'amener à adhérer à cette idée » (Brama). Compte tenu de leurs antécédents juridiques, les usagers interrogés pensent qu'« il faudra un traitement spécifique pour le groupe spécifique » qu'ils constituent.

10. L'ÉMERGENCE DU PROJET D'ASSOCIATION DE PAIRS

L'exemple de l'association des femmes professionnelles du sexe permet de comprendre, par comparaison, le désir de constitution en association de pairs par les UDI. Leur association, dénommée And Soppalikou (Union pour un changement de comportement), a été créée suite à un conflit interne dans une autre association. L'extrait d'entretien avec Pokou montre comment cette association s'est constituée :

> *Notre association a été créée le 6 mai 2007. Mes cinq copines et moi l'avons décidé comme ça. On était membre d'une autre association dénommée AWA, mais on n'arrivait plus à s'y identifier, on a créé la nôtre car, à un moment donné, on s'est dit que nous ne voulions plus être que des bénéficiaires. On ne voulait plus rester à attendre que des infirmières, des assistantes sociales aillent chercher les fonds et nous relèguent sur le terrain, ce qu'on voulait, c'était voler de nos propres ailes puisqu'on nous avait bien appris de quoi il s'agissait.*
>
> Pokou, membre d'And Soppalikou

Le mode de constitution de l'association And Soppalikou est sans doute celui qui se rapproche le plus de l'émergence de l'idée d'association chez les usagers de drogues. Il arrive un moment où un groupe de personnes ne se reconnaissent plus dans les structures existantes et procèdent à un rassemblement entre pairs avec des aspirations communes. Les motivations au démarrage sont de deux ordres : désaccord avec l'organisation (par exemple, la ressource humaine responsable) et désaccord avec les objectifs de la structure (par exemple, encadrer la profession du sexe en gérant les risques infectieux). Les PS de l'association And Soppalikou ont voulu être leurs propres responsables avec comme objectif de changer de comportement (abandonner la profession).

Les UDI ont des appréciations négatives des structures à l'œuvre en matière de traitement des toxicomanes dans lesquels ils ne se reconnaissent pas. Pour sa part, Bossa, qui est membre de l'ASRDR et de l'équipe *outreach*, pense que les usagers ne sont pas encore prêts à faire de l'auto-support et que l'ASRDR travaille dans le sens de les appuyer pour qu'ils mettent en place leurs propres associations. Or, les UDI pensent être assez expérimentés pour mettre en place leur propre association sans l'intervention d'une personne externe et ne demandent de soutien que pour le traitement approprié de leur toxicomanie par des soignants spécialisés et pour le financement de leurs activités par les partenaires.

Le projet UDSEN, par lequel les UDI espèrent accéder à un traitement approprié, a influencé l'idée d'association. Les UDI attendent « qu'ils [UDSEN] disent que les médicaments sont arrivés, que l'État a signé l'autorisation de distribution de la méthadone » (Kawman).

> *On n'a pas besoin, disent-ils, d'aller à contre-courant, sinon, c'est comme si on ne voulait pas les attendre. Si tout est prêt et que les médicaments arrivent, c'est en ce moment qu'on montera notre association. Ce n'est pas encore le moment, mais on songe à faire une association.*
>
> Accra

Les usagers ont une position attentiste envers le projet UDSEN car, pour beaucoup d'entre eux, le sevrage doit précéder la mise en place de l'association. Ils perçoivent qu'il est difficile dans leur situation présente de mener des activités (sensibilisation, médiation).

CONCLUSION : L'ASSOCIATION D'USAGERS DE DROGUES, UN PROCESSUS QUI SE CHERCHE

Le désir de mobilisation collective des usagers de drogues a pour objectif principal de regrouper des forces, des idées et des fonds, pour « sortir de leur situation » de toxicomane, suite aux nombreux échecs des projets de sevrage entrepris individuellement. Le projet de regroupement collectif fait cependant face à plusieurs contraintes liées au temps disponible, au désir de ne pas dévoiler leur identité et à l'obstacle juridique. Or, si la préoccupation majeure est de sortir de la situation de toxicomanes, il reste que les objectifs de l'association après le sevrage ne sont pas élucidés clairement par les UDI, mis à part l'objectif de sensibilisation des jeunes. Néanmoins, ce projet donne un contenu à la notion d'auto-support, que les UDI se sont appropriée en lui associant un objectif qui correspond à leurs priorités.

Pour que le projet endogène soit acceptable par les institutions susceptibles de lui fournir des moyens d'existence, un accompagnement semble nécessaire pour la création de l'association de pairs, l'identification des objectifs et la mise en œuvre des activités, mais aussi pour que les UDI aient accès à un meilleur niveau d'information. Les usagers ne savent pas que le traitement de leur addiction (par la substitution à la méthadone, par exemple) peut durer toute une vie, de même que le VIH nécessite un traitement à vie. De plus, la sensibilisation des populations sur les drogues nécessite une connaissance de certaines techniques et la maîtrise des outils de communication ; autant d'éléments sur lesquels une formation est nécessaire.

Enfin, les associations décrites ne correspondent pas à la notion d'association de pairs qui suppose une communauté d'intérêts entre des personnes se mobilisant, pour eux et par eux, pour une cause les concernant. Elles sont plutôt dans le domaine de l'intervention pour des tiers (ANCS) ou dans le modèle d'associations initiées par l'institution médicale qui deviennent mixtes (ASPUD, ARSDR). Cette « mobilisation sous tutelle », qui ne correspond pas au schéma associatif souhaité par les UDI, peut néanmoins être analysée comme un moyen par lequel leur statut évolue d'une vision sociale négative de « coupables » à celle de « victimes ».

BIBLIOGRAPHIE

Akrich M., Méadel C., Rabeharisoa V., 2009. *Se mobiliser pour la santé : des associations de patients témoignent*, Paris, Presses des Mines.

Barbot J., 2002. *Les malades en mouvements : la médecine et la science à l'épreuve du sida*, Paris, Balland.

Broqua C., Jauffret M., 2004. « Les collectifs d'usagers dans les champs du sida et de la toxicomanie », *Médecine/Sciences*, 20, p. 475-479.

Cesoni M. L., 1992. « Les routes des drogues : exploration en Afrique subsaharienne », *Tiers-Monde*, 33, 131, p. 645-671.

CILD, 2005. *Rapport demande de traitement : projet volet base de données demande de traitement*, CILD-ONUDC/GAP.

Eboko F., Mandjem Y. P., 2011. « ONG et associations de lutte contre le sida en Afrique : incitations transnationales et ruptures locales au Cameroun ». *In* F. Eboko, F. Bourdier, C. Broqua (dir.), *Les Suds face au sida : quand la société civile se mobilise*, Marseille, IRD éditions, p. 205-230.

Jauffret M., 2000. *L'auto-support des usagers de drogues en France : groupes d'entraide et groupes d'intérêt*, Documents du groupement de recherche Psychotropes, politique et société, 6.

Laure P., 2004. *Les alchimistes de la performance : histoire du dopage et des conduites dopantes*, Vuibert, Paris.

Leprêtre A., Bâ I., 2014. *Étude ANRS 1243 : rapport final. Enquête de prévalence et de pratiques à risques d'infection à VIH, VHC, VHB chez les usagers de drogues dans la région de Dakar (Sénégal)*, Dakar, CRCF.

Mathers B. M. *et al.*, 2008. "Global Epidemiology of Injecting Drug Use and HIV among People who Inject Drugs: A Systematic Review", *The Lancet*, 372, 9651, p. 1733-1745.

Mbodj F. L., 2007. « Les associations de personnes vivant avec le VIH au Sénégal : genèse d'une participation décrétée ». *In* M.-C. Diop, J. Benoist (dir.), *L'Afrique des associations : entre culture et développement*, Paris, Karthala, p. 215-229.

ONUDC (Office des Nations Unies contre la drogue et le crime), 1999. *The Drug Nexus in Africa*, www.unodc.org.

ONUDC, 2009. *Rapport mondial sur les drogues*, www.unodc.org.

ONUDC, 2012. *Rapport mondial sur les drogues*, www.unodc.org.

ONUSIDA, 2011. *Guide de terminologie de l'ONUSIDA*, Genève, ONUSIDA.

Pinell P., Broqua C., De Busscher P.-O., Jauffret M., Thiaudière C., 2002. *Une épidémie politique : la lutte contre le sida en France (1981-1996)*, Paris, PUF.

Rabeharisoa A., Callon M., Démonty B., 2000. « Les associations de malades et la recherche : des self-help groups aux associations de malades », *Médecine/Sciences*, 16, 8-9, p. 945-949.

Toufik A., 1997. « Continuité et rupture dans l'histoire de l'auto-support des usagers de drogues en Europe », *Prévenir*, 32, p. 127-150.

Toufik A., Jauffret M., 1997. « Les groupes d'auto-support d'usagers de drogues », *Revue Toxibase*, 4, p. 1-23.

POSTFACE

Vinh-Kim NGUYEN

L'apport de ce volume doit s'envisager dans la perspective de l'histoire longue de l'épidémie à VIH et, plus précisément, de la mobilisation sociale et politique contre celle-ci. Il rend compte du moment, en Afrique francophone, du passage à l'échelle de la lutte contre le sida, lorsqu'elle devient un enjeu et appelle une réponse véritablement mondialisée. La lutte contre le sida constitue donc un vecteur de mondialisation en Afrique, y transmettant et standardisant des pratiques de prévention (et puis de traitement), des normes de gouvernance (notamment d'associations mais aussi de concertation entre États et sociétés civiles), des politiques publiques, et des cultures sexuelles. Le passage à l'échelle de la lutte contre le sida a une signification particulière en Afrique francophone car elle produit en quelque sorte un choc culturel, une sortie forcée de la « Françafrique » et des relations France-Afrique postcoloniales, dans la mesure où sont impliqués des acteurs internationaux pour qui les normes et la culture sont davantage anglo-saxonnes, voire néolibérales. Soulignons que les grands bailleurs de la lutte contre le sida en Afrique francophone ne sont plus français, mais américains ou internationaux, dominés par une culture américaine de gestion et un souci d'efficacité et de logistique performante : on parle ici bien sûr du PEPFAR, du Fonds mondial, de la Fondation Gates, et ainsi de suite.

La signification de ce moment se comprend mieux si on le contextualise, même rapidement, dans l'histoire politique du sida et des traces qu'elle a laissées. L'apparition de cette maladie mystérieuse en 1981, rapportée chez de jeunes homosexuels masculins, d'abord à Los Angeles, survient lors d'une conjoncture importante dans l'histoire états-unienne. Ce pays marqua, un an auparavant, un virage à droite séismique avec l'élection de Ronald Reagan qui triompha contre son adversaire, Jimmy Carter, affaibli par la crise du pétrole et la prise d'otages à l'Ambassade américaine à Téhéran. Si on attribue d'abord cette victoire à la perception d'une Amérique affaiblie sous Carter, les raisons sont plus complexes. Mais on peut en retenir une ici, qui sera marquante au début du sida : une réaction contre les victoires des luttes féministes et pour les droits civiques (des Afro-Américains : le *civil rights movement*), et la visibilité croissante des revendications des « gays », un terme repris par les homosexuels américains pour se libérer des appellations péjoratives ou pathologisantes.

Ces *culture wars*, telles qu'on les appellera par la suite, opposent progressistes (*liberals* dans le vocabulaire politique états-unien) et conservateurs (*conservatives*), autant sur le terrain politique que moral. D'un côté, on parle d'une « majorité morale » qui, silencieuse, aurait accepté la dégradation des mœurs mais exprime maintenant son ras-le-bol ; et de l'autre, une *rainbow coalition* de Noirs, de femmes, de gays, qui luttent pour l'égalité. Si ce moment n'est pas sans rappeler 2016 et l'élection de Donald Trump à la présidence états-unienne, c'est parce qu'en effet, les termes du débat récent ont été dessinés dans les années menant à l'élection de Reagan et infléchis par le sida. Car il s'agit en fait d'une véritable campagne idéologique menée par des éléments de la droite américaine consternée par la montée en puissance du *liberalism*. Ce mot n'a pas le même sens qu'en français, car pour les Américains il se réfère à une idéologie qui défend un État interventionniste protégeant les plus vulnérables et cherchant à remédier aux injustices qu'ils ont subies. Un exemple phare est celui des programmes d'« affirmative action » qui visent à favoriser l'accès à l'éducation et à l'emploi des plus exclus – par exemple, les femmes et les Noirs dans le milieu universitaire. Dans les milieux des *think-tanks* conservateurs, les prémisses d'un nouveau consensus idéologique sont fabriquées, qui allient la quête de la liberté individuelle à l'essor du marché et au démantèlement de l'État : ce qu'on connaît aujourd'hui sous le terme « néolibéralisme ». L'individualisme de cette idéologie sert à occulter les questions de discriminations voire de violences systémiques. Fondamentalement, cette idéologie politique promeut une méfiance profonde à l'égard de l'État et réussit à transformer, dans l'imaginaire politique, les plus vulnérables (donc bénéficiaires de l'aide de l'État) en manipulateurs sans scrupule qui profitent de la bonne volonté du citoyen moyen : les *welfare queens* qui vivent de l'aide sociale en conduisant des Cadillacs.

Dans ce contexte, le sida sert de paratonnerre à un large éventail d'anxiétés généralisées autant du côté de la « majorité morale » que des progressistes. Le président Reagan refusa longtemps de parler du sida, même lorsque l'on savait que l'épidémie avait déjà fait des milliers de morts et certainement beaucoup plus, et son administration investit peu dans la lutte contre le sida. L'épidémie continue alors de se propager, chez les homosexuels et les hémophiles (infectés par les produits sanguins), mais aussi de plus en plus chez les populations afro-américaines des grandes villes, contaminés dans le cadre d'une épidémie concomitante de drogues (héroïne et cocaïne), elle-même propagée par un mélange toxique de pauvreté, d'indifférence politique et de corruption. D'un côté, on voyait dans le sida la conséquence inévitable de la décadence morale et de la libération sexuelle, voire un châtiment de Dieu ; de l'autre, on constatait avec colère que certaines vies ne valaient pas autant que d'autres, et qu'un fléau qui touchait les homosexuels et les Afro-Américains semblait peu préoccuper.

C'est donc dans ce contexte que s'inscrit la construction d'une réponse communautaire de lutte contre le sida aux États-Unis, qui servira de modèle ailleurs dans le monde – d'abord au Canada, au Royaume-Uni et en Australie, par la suite en Europe, et bien plus tard en Afrique. Face à l'inaction de l'État, des organismes communautaires – tels que la Gay Men's Health Crisis à New York ou la Whitman Walker Clinic à Washington – prennent le relais. Palliant la frilosité des autorités, ces *AIDS service organizations* sont pionnières en matière de messages de prévention qui parlent ouvertement de pratiques sexuelles sans moraliser. Confrontées à tant de jeunes hommes malades souvent ostracisés par la famille et la société, elles développent le système des *buddies* (accompagnants profanes de malades) pour leur apporter du soutien. Ces efforts mobilisent une solidarité sans précédent entre gays et lesbiennes, femmes, Afro-Américains et plus largement ceux – surtout jeunes – qui souhaitent faire barrière aux réponses d'intolérance qui marquent la panique morale autour de l'épidémie. Le sida, avec le désarmement nucléaire et le mouvement pour isoler le régime d'apartheid en Afrique du Sud, fait ainsi partie des nouvelles mobilisations progressistes des années 1980 dans le monde anglo-saxon. Avec l'épidémie, sont nées de nouvelles stratégies militantes dont des campagnes très sophistiquées sur le plan visuel – et symbolique – qui cherchent à mobiliser par le biais de l'affect. Elles sont en rupture avec les « nouveaux mouvements sociaux » (féministes ou gays, par exemple) en rejetant l'essentialisme et le binarisme des positions politiques identitaires (gauche/droite, homme/femme, hétéro/homo, etc.). C'est l'exemple d'Act Up aux États-Unis.

Même si le Royaume-Uni, sous Margaret Thatcher, marque aussi un virage à droite et devient un laboratoire pour l'implantation des nouvelles idées néolibérales, la réponse du gouvernement britannique à l'épidémie de sida sera plus pragmatique. Rappelons également que le Royaume-Uni dispose d'un service de santé publique et universelle, le National Health Service. Ce contexte fait que la lutte contre le sida dans ce pays sera moins polarisée par des débats idéologiques qu'aux États-Unis. En France, par contre, l'élection du premier président socialiste, François Mitterrand, fournit un contexte politique tout autre. La mobilisation communautaire – et étatique – contre le sida tardera, et ce sera une ministre de la Santé de droite, Michèle Barzach, qui en 1986 fera voter une loi pour faciliter l'accès au préservatif et ensuite aux seringues.

Sur le plan international, ce sont des éléments de la réponse américaine qui succèdent au premier modèle, timide, fourni par le Global Programme on AIDS de l'OMS qui au départ avait dessiné une riposte aux contours de santé publique orthodoxe (surveillance, dépistage, éducation). Cette réponse est restée largement virtuelle dans beaucoup de pays africains, confinée aux circulaires des ministères de la Santé ou aux directives dans les hôpitaux. Ce n'est qu'à partir des années 1990, et face au constat des dimensions parfois apocalyptiques que prenait l'épidémie (surtout en Afrique de l'Est), que la réponse prend corps.

Certains anthropologues pionniers, tels Brooke Schoepf ou Paul Farmer, légitiment une approche qui tente de recadrer la réponse en tenant compte des conditions vécues par les groupes les plus atteints ou vulnérables. Dans un premier temps, les approches de prévention prennent une épaisseur sociale à travers les stratégies de changement de comportement vouées à situer la sexualité dans son contexte social, plutôt que d'y voir un « choix » individuel susceptible d'être « informé » par les campagnes de prévention. En 1994, on adopte le principe GIPA (*greater involvement of people living with AIDS*), prônant l'implication des personnes « infectées et affectées » dans la réponse, dans un souci d'inclusion, de lutte contre la stigmatisation et de visibilisation de l'épidémie encore passée sous silence dans beaucoup de pays africains. C'est le début de la généralisation des programmes qui visent à catalyser la création d'associations de séropositifs, à les soutenir dans leurs activités et à promouvoir l'inclusion des séropositifs dans les associations qu'on appellera beaucoup plus tard « généralistes ».

En 1994, une nouvelle famille de molécules antirétrovirales, les antiprotéases, est mise à l'épreuve. On constate des résultats spectaculaires dans les essais cliniques quand les malades sont traités avec des antiprotéases associées aux antirétroviraux existants : la trithérapie fait donc son apparition. Dès 1996, ces premiers résultats se généralisent, et la mortalité et la morbidité commencent à chuter chez ceux qui ont accès à la trithérapie. Celle-ci n'est pas disponible en dehors des pays riches. Dans les pays pauvres, la visibilité croissante des personnes atteintes favorise le développement de programmes à leur intention, sous la rubrique du *care and support* (soins et soutien), traduit à l'époque en français par « prise en charge communautaire » (car non médicale). Ce sont des programmes où le médical occupe peu de place. Il s'agit plutôt de soutien psychosocial, d'organisation de groupes d'auto-support et éventuellement de prévention d'infections opportunistes, mais surtout pas de traitement antirétroviral malgré les résultats prometteurs obtenus dans les pays du Nord.

On trouve parfois dans les programmes de *care and support* des vestiges du *buddy system* (expérimenté dix ans auparavant à San Francisco et New York), sous la rubrique du *community-based care*. Celle-ci prend forme dans des pays ou les systèmes de santé ont été affaiblis, voire démantelés, par plus d'une décennie d'« ajustement structurel ». Il s'agit de programmes qui permettent aux pays endettés d'emprunter en acceptant une cure d'austérité. Que ce soit aux États-Unis ou en Afrique, les soins communautaires sont prodigués face à un État qui ne veut pas ou ne peut pas répondre aux besoins de la population en la matière. L'absence de l'État s'inscrit dans la logique historique qui reflète, depuis Reagan et Thatcher, et malgré les années Mitterrand en France, la dominance de l'idéologie néolibérale et la diminution du périmètre d'action de l'État. Le climat de révolte dans lequel est née la réponse communautaire aux

États-Unis lui donne une fibre politique de lutte contre l'apathie et l'injustice qui va se diluer avec l'arrivée des trithérapies (la question de vie et de mort est atténuée par l'efficacité de ces nouveaux traitements) et le nouveau consensus néolibéral qui normalise le désinvestissement de l'État sur les questions de santé.

Entre 1996 et 2001, la question de l'accès aux antirétroviraux devient l'enjeu principal de la lutte contre le sida. Vu leur coût exorbitant, ces médicaments ne sont pas disponibles en Afrique, là où la vaste majorité des malades vivent. Cette injustice déclenche une deuxième vague d'activisme, après celle des années 1980 contre le rejet et la discrimination. Celle-ci revendique l'accès pour tous, mobilisant activistes tant au Nord qu'au Sud. Une solidarité thérapeutique relie des personnes sous traitement au Nord et sans traitement au Sud, dont le nombre ne cesse de gonfler les effectifs des organismes communautaires. Les grands bailleurs de fonds et les organisations internationales résistent à cette revendication, mettant en avant les arguments de coût-efficacité et de manque d'infrastructure, et parfois des arguments carrément racistes suggérant que les Africains ne pourraient pas respecter les horaires exigeants des traitements. Le vent tourne entre 2000 et 2001. Les activistes gagnent la bataille, en large partie aidés par la chute des prix des antirétroviraux proposés par les génériques brésiliens et indiens, des victoires juridiques qui cassent les monopoles pharmaceutiques notamment au niveau de la Cour suprême sud-africaine, et par la portée des arguments humanitaires.

Le décor est ainsi planté : en s'engageant dans le traitement pour tous, la lutte contre le VIH dépasse désormais le cadre de la prévention ou même de la prise en charge communautaire. On est à l'ère des programmes de traitement de masse. Les montants financiers et les défis logistiques sont colossaux ; il faut donc envisager de nouveaux mécanismes de financement. Le Fonds mondial de lutte contre le sida, la tuberculose et le paludisme est créé en 2002 pour répondre à cette nouvelle exigence. Les modes de financement de ce bailleur important exigent l'implication des « communautés » dans la gestion des fonds. Les produits de la mobilisation communautaire se retrouvent au sein de la gouvernance internationale du financement de la lutte contre le sida. Un autre grand bailleur voit le jour en 2003 : c'est le President's Emergency Fund for AIDS Relief (PEPFAR), créé par le président états-unien George W. Bush, en partie pour contrer l'image ternie des États-Unis suite à l'invasion et l'occupation de l'Irak, et dans le souci de fournir un mécanisme de financement des églises fondamentalistes (socle de la droite américaine) dans le cadre de la coopération internationale. Vingt ans après le début de l'épidémie, la réponse prend de l'essor ; c'est ce qui est appelé dans le jargon le « passage à échelle » (*scaling up*).

On peut donc parler d'une véritable « industrie du sida » – pas dans le sens péjoratif, mais plutôt pour éclairer le niveau qu'atteignent désormais la réponse planétaire et les mécanismes de standardisation politiques, sociaux, et épidémiologiques nécessaires à la production de résultats à des échelles nationales et internationales. On ne peut plus continuer dans l'artisanal vu les enjeux : des dizaines de millions de personnes doivent leur survie à l'accès à un médicament qui doit être fourni sans rupture et pris quotidiennement. L'« industrialisation » de la réponse mondiale au VIH est structurante pour ce nouveau chantier qu'est la « santé mondiale » (*global health*). Face au sida, la santé mondiale se construit sur les fondations de la « santé internationale » : par cette expression, on indique l'assemblage des institutions et des pratiques tissé par les programmes d'aide au développement consacrés aux problèmes de santé, les campagnes de santé publique visant le contrôle, voire l'éradication de maladies infectieuses (varicelle, polio, variole, etc.) et dont les limitations sont déjà contestées par Médecins Sans Frontières et d'autres acteurs humanitaires. La santé mondiale réagit aux limitations des approches intergouvernementales face à la recomposition de l'échiquier géopolitique suite à la chute de l'URSS en 1989, et à la prolifération d'acteurs non gouvernementaux particulièrement en réponse au VIH. Elle est propulsée par une constellation disparate de facteurs, y compris l'engagement croissant de la Banque mondiale sur les questions de santé dans les années 1990 et les nouveaux enjeux humanitaires et sécuritaires résultant des « nouvelles guerres » aux Balkans, en Afrique, puis au Moyen-Orient.

Sur le terrain du sida, depuis dix ans donc, on voit émerger l'architecture de la santé mondiale qui à son tour travaille à standardiser et à moduler la lutte contre l'épidémie selon des normes et des techniques reconnues par tous les acteurs. En Afrique francophone, ce processus se déploie sur un paysage marqué par l'histoire de l'implication française en Afrique. Pour les acteurs francophones, cette réponse internationale est au début peu familière : elle est anglo-saxonne, façonnée par des laboratoires où les idées néolibérales sont devenues la norme, et marquée aussi par l'histoire de la lutte contre le VIH aux États-Unis et, dans une moindre mesure, au Royaume-Uni, au Canada et en Australie. L'industrie du sida fonctionne véritablement comme un marché, globalisé, où les acteurs doivent former des alliances et entrer en compétition pour les financements. Elle oblige à sortir de la dyade France-Afrique, un entre-soi historique où l'on peut être à la fois « frères et sujets ».

Dans ce livre, il s'agit de capter et de décrire les suites de ce moment de passage à échelle. Les auteurs interrogent, à travers des descriptions ethnographiques fines et des analyses sociologiques, les formes de standardisation et les résistances, les ambivalences et les incitations qui en résultent. Les enjeux se déclinent sur plusieurs terrains. Sur le plan politique, c'est le modèle de la coopération française en Afrique qui se trouve bousculé avec l'introduction de nouveaux modèles de gouvernance (tels ceux du Fonds mondial) et de politiques inédites (par exemple, l'accès aux traitements). La société civile se trouve aussi recomposée, épaissie par des formes associatives incitées par l'industrie du sida, auxquelles vont s'ajouter des *faith-based organizations* si chères aux Américains, qui vont se heurter aux sensibilités laïques de beaucoup d'acteurs engagés dans la lutte contre le VIH. Mais c'est sur le plan épidémiologique que le travail de standardisation sera le plus visible. Le savoir dans ce domaine passe par des catégorisations épidémiologiques qui permettent de cerner les plus vulnérables et les plus à risque, pour mieux cibler les interventions ; or, la « traduction » n'est pas toujours facile entre des entités bien connues et décrites en Occident et leurs équivalents africains. Une agitation épidémio-sanitaire intense s'organise autour des « camionneurs », des « prostituées ». Plus tard, ce sera le tour des « MSM » : *men who have sex with men*, expression désignant un comportement et non pas seulement une identité, qui sera reprise telle quelle dans les milieux francophones (en dehors du Canada où l'on traduit par « hommes ayant des rapports sexuels avec des hommes », ou HSH). Cette agitation aidera à nommer des comportements, certes, mais elle produira aussi des subjectivités, une véritable « fabrique des identités », qui servira à son tour à gouverner les populations à l'ère du sida. Le résultat sera inattendu, car ces subjectivités inédites produiront également des revendications et de nouveaux enjeux.

BIBLIOGRAPHIE

Bayer R., 1991. *Private Acts, Social Consequences: AIDS and the Politics of Public Health*, New Brunswick, Rutgers University Press.

Boffin T., Gupta S. (dir.), 1990. *Ecstatic Antibodies: Resisting the AIDS Mythology*, London, Rivers Oram Press.

Broqua C., Eboko F., 2009. « La fabrique des identités sexuelles », *Autrepart*, 49, p. 3-13.

Crimp D. (dir.), 1991. *AIDS: Cultural Analysis/Cultural Activism*, Cambridge, MIT Press.

Dozon J.-P., 2003. *Frères et sujets : la France et l'Afrique en perspective*, Paris, Flammarion.

Epstein S., 1996. *Impure Science: AIDS, Activism, and the Politics of Knowledge*, Berkeley, University of California Press.

Farmer P., 1992. *AIDS and Accusation: Haiti and the Geography of Blame*, Berkeley, University of California Press.

Fee E., Fox D. M. (dir.), 1988. *AIDS: The Burdens of History*, Berkeley, University of California Press.

Herdt G., Lindenbaum S. (dir.), 1992. *The Time of AIDS: Social Analysis, Theory and Method*, London, Sage Publications.

Iliffe J., 2006. *The Africa AIDS Epidemic: A History*, Athens, University of Ohio Press.

Kayal P. M., 1993. *Bearing Witness: Gay Men's Health Crisis and the Politics of AIDS*, Boulder, Westview Press.

Miller J., 1992. *Fluid Exchanges: Artists and Critics in the AIDS Crisis*, Toronto, University of Toronto Press.

Musso S., Nguyen V.-K., 2013. « D'une industrie… l'autre ? », *Genre, sexualité & société*, 9, http://journals.openedition.org/gss/2882.

Nelkin D., Willis D. P., Parris S. V. (dir.), 1991. *A Disease of Society: Cultural and Institutional Responses to AIDS*, Cambridge, Cambridge University Press.

Nguyen V.-K., 2010. *The Republic of Therapy: Triage and Sovereignty in West Africa's Time of AIDS*, Durham, Duke University Press.

Patton C., 1990. *Inventing AIDS*, New York: Routledge.

Schoepf B. G., 1992. "AIDS, Sex and Condoms: African Healers and the Reinvention of Tradition in Zaire", *Medical Anthropology*, 14, 2-4, p. 225-242.

Seckinelgin H., 2017. *The Global Politics of AIDS*, Heidelberg, Springer.

Watney S., 1994. *Practices of Freedom: Selected Writings on HIV/AIDS*, London, Rivers Oram Press.

LISTE DES AUTEURS

Anthony BILLAUD : Socio-économiste, chercheur indépendant, Dakar, Sénégal.

Auguste Didier BLIBOLO : Socio-anthropologue, enseignant et chercheur à l'Institut des sciences anthropologiques de développement (ISAD), UFR Sciences de l'Homme et de la société, Université Félix Houphouët-Boigny, Abidjan, Côte d'Ivoire.

Perrine BONVALET-DÖRING : Politiste, Les Afriques dans le monde (LAM), Sciences Po Bordeaux, France.

Christophe BROQUA : Socio-anthropologue, chargé de recherche au CNRS, Institut des mondes africains (IMAF), Paris, France.

Julie CASTRO : Médecin, Doctorante en sciences sociales, Institut de recherche interdisciplinaire sur les enjeux sociaux (IRIS), EHESS, Paris, France.

Christophe CORNU : Responsable d'équipe, Section de l'éducation et de la santé, UNESCO, Paris, France.

Carolina DE ROSIS : Anthropologue, Institut des mondes africains (IMAF), Paris, France.

Jean-Pierre DOZON : Directeur de recherche émérite à l'IRD/directeur d'études à l'EHESS, Paris, France.

Lucille GALLARDO : Doctorante en sociologie, SOPHIAPOL, Université Paris Nanterre, France.

Bla Claire KONAN : Doctorante en socio-anthropologie, Université Alassane Ouattara, Bouaké, Côte d'Ivoire.

Jean-Marie LE GALL : Ancien responsable de la Mission innovation recherche évaluation, association AIDES, Paris, France.

Elhadji Mamadou MBAYE : Responsable de l'Unité sciences sociales et santé, Institut de recherche en santé, de surveillance épidémiologique et de formation (IRESSEF), Dakar, Sénégal.

Albert Gautier NDIONE : Socio-anthropologue, post-doctorant IRD, UMI TransVIHMI/Centre régional de recherche et de formation à la prise en charge clinique (CRCF), Dakar, Sénégal.

Vinh-Kim NGUYEN : Médecin, anthropologue, Graduate Institute of International and Development Studies, Genève, Suisse.

Branwyn POLEYKETT: Anthropologue, Wellcome Centre for Cultures and Environments of Health, University of Exeter, Royaume-Uni.

Daniela ROJAS CASTRO : Directrice recherche communautaire, Coalition PLUS, Paris/Sciences économiques et sociales de la santé & traitement de l'information médicale (SESSTIM), Marseille, France.

Clément SORIAT : Chercheur en sciences politiques, Centre d'études et de recherches administratives, politiques et sociales (CERAPS), Université de Lille, France.

Khoudia SOW : Médecin, anthropologue, Centre régional de recherche et de formation à la prise en charge clinique (CRCF), Dakar, Sénégal.

Laurence TOURÉ : Anthropologue, association Miseli, Bamako, Mali.

MÉDECINE, PHARMACIE, PARAMÉDICAL, MÉDECINE VÉTÉRINAIRE

AUX ÉDITIONS L'HARMATTAN

Dernières parutions

EPIDEMIOLOGICAL, DIAGNOSTIC AND THERAPEUTIC SPECIFICITIES OF GYNAECOLOGICAL, BREAST AND UROLOGICAL CANCERS IN CAMEROON

Under the supervision of Jean Yomi - Preface by Mama Fouda André

This contribution is to highlight the essential specificities of epidemiology, semiology and clinical signs of cancer pathology in Cameroon. He particularly describes and insists on the limit and lack of some means and methods of diagnostic, extension assessment and treatment of tumours. Therefore, the major aim of this publication is to promote corrective measures, starting normally from the scientific aspects, followed and supported by economics, technologies and planification needs improvement.

(166 p., 18 euros)

ISBN : 978-2-343-15915-7, EAN EBOOK : 9782140103155

MORT DE LA CLINIQUE

Analyse de la fracture du système de santé

Michel Derrière Bass

Une médecine sans clinique est-elle encore humaine ? C'est la question posée par Michel Bass devant la crise profonde que traverse notre actuel système de santé. Procédures, protocoles, recommandations, traçabilité, evidence based medicine, gestion du risque, télémédecine, robotisation, transhumanisme : la médecine est désormais envahie par la technoscience d'une part, mais également par le marché et le management, au risque de se perdre.

(Coll. Psychanalyse et civilisations, 264 p., 27 euros)

ISBN : 978-2-343-15314-8, EAN EBOOK : 9782140100437

LIVE SURGERY

Alerte sur une pratique médicale dangereuse

Philippe Liverneaux

Une « Live Surgery » est une chirurgie en direct. Ainsi, pendant un congrès de chirurgie, une opération est retransmise sur grand écran. Tout en opérant, le chirurgien répond aux questions de la salle. Les opérations chirurgicales ont toujours attiré un public avide de sensations fortes et inspiré de nombreux artistes. Aujourd'hui, des sociétés savantes ferment les yeux sur la « Live Surgery », malgré des complications voire des morts en direct. Cet essai a pour but de lancer une alerte sur les risques encourus par les patients au cours d'une telle pratique. Faut-il interdire ou règlementer la « Live Surgery »?

(Coll. Ethique et pratique médicale, 110 p., 13 euros)

ISBN : 978-2-343-15466-4, EAN EBOOK : 9782140097454

HISTOIRE DE LA RELATION MÉDECIN-MALADE

Analyse autour des concepts d'information, de consentement et d'autonomie du patient

Sous la direction de Élodie Petitjean et Olivier Petitjean - Préfaces de Stéphanie Hennette-Vauchez et de François Bricaire

Le présent livre épluche la jurisprudence et recueille de nombreux témoignages pour prendre le lecteur par la main et le faire voyager au travers des siècles, du Moyen Âge jusqu'à aujourd'hui, avec quelques étapes marquantes, notamment : les grands procès fondateurs de la responsabilité médicale, la pleine autonomie existe-t-elle ?, le patient souhaite-t-il toujours être informé ?, le refus de consentir, le malade psychiatrique, le sujet dément, la protection du volontaire lors des essais cliniques, les préjudices subis, quelle information donner ?, comment et sous quelle forme ?

(Coll. Ethique et pratique médicale, 1080 p., 70 euros)

ISBN : 978-2-343-15238-7, EAN EBOOK : 9782140097447

LES SARCOMES OSSEUX CHEZ L'ENFANT

Une longue histoire

Michel A. Germain

Préambule du Professeur Georges Casanova - Préface du Professeur Dominique Poitout

À travers une approche historique précise qui rappelle qui est Ewing, le découvreur d'un type de sarcome infantile, et quels sont les différents éléments et autres acteurs intervenus dans la thérapeutique de cette pathologie. L'auteur s'attarde ici sur les transplants autologues de fibula vascularisée qu'il a utilisés précocement. Dans une analyse critique et historienne des procédés chirurgicaux fréquemment utilisés, il expose sa technique propre tant pour les membres que pour la mandibule. Xavier Riaud

(Coll. Médecine à travers les siècles, 172 p., 18 euros)

ISBN : 978-2-343-15315-5, EAN EBOOK : 9782140095504

INDUSTRIE PHARMACEUTIQUE : QUEL AVENIR ?

L'exemple de l'Algérie

Lillia Arezki

Préface de Thierry Garcin

Le marché du médicament est un enjeu économique, sociétal et éthique majeur dans l'industrie, mais la mondialisation contraint les firmes pharmaceutiques à rechercher de nouveaux marchés. Cependant, ce secteur situé au coeur des innovations technologiques est soumis à des règles strictes ; les stratégies d'implantation dans ces nouveaux marchés doivent donc être finement définies, notamment dans les pays émergents. Cette étude apporte des éléments de réponse en prenant le cas particulier de l'Algérie, pays monoculture ayant les hydrocarbures pour seule réelle ressource.

(Coll. Raisonance, 170 p., 18 euros)

ISBN : 978-2-343-15299-8, EAN EBOOK : 9782140095351

LES MOTS DE LA PHARMACIE

Une histoire linguistique de la pharmacie

Tithnara Sun

La place du pharmacien doit se discuter en considérant l'histoire de ses activités. Les conceptions attachées au médicament au cours des derniers millénaires sont accessibles par le vocabulaire fondamental de la pharmacie, par les mots désignant le médicament ainsi que le lieu, l'art ou la science, et le professionnel qui lui sont associés. Dans la perspective des enjeux de la définition de la pharmacie, cet ouvrage analyse ce vocabulaire dans plusieurs langues, son histoire et son interprétation.

(Coll. Acteurs de la Science, 304 p., 30 euros)

ISBN : 978-2-343-15202-8, EAN EBOOK : 9782140095016

L'INFORMATION DU PATIENT EN MÉDECINE NUCLÉAIRE

Dire et comprendre

Jean-Marc Israël

Lorsqu'un malade bénéficie d'un examen d'imagerie médicale, il semble indispensable qu'il en connaisse le résultat. Comment aborder le patient, que lui dire, et qui peut ou doit lui parler ? Cette version particulière du colloque singulier, de la rencontre malade-médecin, impose une réflexion qui aborde aussi bien les notions légales ou réglementaires qu'un regard sur la psychologie du patient, les angoisses éventuelles des soignants ou les nécessités médico-économiques qui s'imposent au monde de la santé.

(Coll. Ethique et pratique médicale, 104 p., 12,5 euros)

ISBN : 978-2-343-14795-6, EAN EBOOK : 9782140094293

VOYAGE À TRAVERS LA PSYCHIATRIE STÉPHANOISE 1975-2015

De l'envie de changer le monde à l'imagerie cérébrale

Gilles Damas Froissart

Voici un panorama des idées, des techniques, et des conceptions des soins. Il met en perspective le passage du modèle asilaire à la prise en charge de la personne ; et examine l'évolution de la pédopsychiatrie publique et associative dans ses réussites et les déchirements. L'auteur interroge également l'avenir de la discipline et ses enjeux : comment réguler l'augmentation des demandeurs aux urgences psychiatriques ? Quelle place accorder à la psychiatrie médicolégale ? Comment soigner les nouvelles pathologies addictives et avec quels moyens financiers ? Quelle place accorder à la psychanalyse dans la formation des psychiatres ?

(Coll. Ethique et pratique médicale, 212 p., 21,5 euros)

ISBN : 978-2-343-14797-0, EAN EBOOK : 9782140092244

HISTOIRE DE LA FACULTÉ DE MÉDECINE ET DES HÔPITAUX DE LILLE

Philippe Scherpereel, Marc Decoulx, Gérard Biserte

La Faculté de médecine de Lille fut créée en 1875. Bien avant la loi Debré, les concepteurs du Centre hospitalier universitaire de Lille eurent l'idée de réunir en un même lieu l'hôpital et la faculté qui constituent, après bien des mutations racontées dans cet ouvrage, l'un des principaux CHU et la plus importante faculté de médecine de France. Après avoir rappelé l'histoire de Lille et de ses hôpitaux, l'ouvrage abordera le développement des disciplines universitaires médicales et la vie des enseignants.

(Coll. Médecine à travers les siècles, 394 p., 38,5 euros)

ISBN : 978-2-343-14857-1, EAN EBOOK : 9782140093784

FÉMININ PLURIEL

Mémoires et réflexions d'un accoucheur gynécologue

Tanguy Kervran

À travers une expérience de 35 ans de vie professionnelle comme obstétricien, Tanguy Kervran nous invite à partager ses souvenirs, ses réflexions, ses interrogations, ses émotions, relatives aux prodiges de la grossesse et de la naissance. Il s'interroge sur l'évolution de la gynécologie et obstétrique. Il souligne à travers son expérience l'intrication entre la santé et la maladie, le corps et l'esprit.

(Coll. Ethique et pratique médicale, 304 p., 29 euros)

ISBN : 978-2-343-14149-7, EAN EBOOK : 9782140093111

LA NEUROCHIRURGIE EN AUVERGNE

Quarante années fondatrices (1953-1993)

Jacques Chabannes

Préface de François Resche

A partir de 1950 la neurochirurgie connait un véritable essor et s'organise au sein des structures hospitalières des grandes villes. Jacques Chabannes nous présente la période fondatrice de la neurochirurgie à Clermont-Ferrand, ainsi que ses principaux acteurs. Un témoignage unique puisque l'auteur a rencontré ces premiers neurochirurgiens, a été formé par eux et à contribué lui-même à l'essor de cette spécialité, tant sur le plan national qu'international.

(Coll. Médecine à travers les siècles, 124 p., 14 euros)

ISBN : 978-2-343-14768-0, EAN EBOOK : 9782140087899

FRÉDÉRIC CHOPIN (1810 - 1849)

Un musicien de génie atteint d'une maladie rare, la mucoviscidose

Michel A. Germain

Chopin est mort il y a 170 ans et personne ne s'est sérieusement interrogé sur sa maladie, ni sur la cause de son décès. Beaucoup de médecins considèrent sa maladie respiratoire comme étant la tuberculose pulmonaire. Michel Germain, à la lecture des archives de l'époque, est convaincu qu'il s'agit d'une maladie génétique : la mucoviscidose. Tous les symptômes se recoupent : taille petite et poids plume, infections et affections respiratoires avec toux chronique et intolérances digestives, probable stérilité, hémoptysies avec essoufflement, etc. Tout y est, même ses antécédents familiaux.

(Coll. Médecine à travers les siècles, 142 p., 15,5 euros)

ISBN : 978-2-343-14652-2, EAN EBOOK : 9782140086854

MÉDECINS ET POLITIQUE

Galerie de portraits de médecins politiciens à travers les âges

André Julien Fabre

Préface du Professeur Iradj Gandkbakhch

Les médecins se sont toujours intéressés à la politique. Cette participation a pris, au fil des siècles, les caractères les plus divers, de simple conseiller à dirigeant laissant une empreinte forte dans la vie politique du pays. C'est une galerie de portraits de plus de 300 médecins politiciens, de l'Antiquité à nos jours (de Che Guevara, à Céline et Littré), qui est présentée dans ce livre. Les politiciens vont-ils prendre le contrôle de la médecine ? Médecins et politiciens sont en effet condamnés à travailler ensemble.

(Coll. Médecine à travers les siècles, 286 p., 29,5 euros)

ISBN : 978-2-343-13018-7, EAN EBOOK : 9782140077166

PARTICULARITÉS ÉPIDÉMIOLOGIQUES ET THÉRAPEUTIQUES DES CANCERS GYNÉCOLOGIQUES ET UROLOGIQUES AU CAMEROUN

Jean Yomi

Sous la direction de - Préface d'André Mama Fouda

Cet essai cherche à relever l'essentiel des particularités sémiologiques et cliniques de la pathologie cancéreuse au Cameroun. Il décrit également les limites et les lacunes des diagnostiques, des bilans, des extensions et des traitements. Cet ouvrage propose une étude du cancer indispensable afin de mieux lutter contre.

(Coll. Harmattan Cameroun, 158 p., 17,5 euros)

ISBN : 978-2-343-13816-9, EAN EBOOK : 9782140059780

MÉMOIRES SINGULIÈRES, MÉMOIRES PLURIELLES

À l'heure du dataïsme et de l'intelligence artificielle

Marc-Williams Debono

Sans mémoire, la vie n'aurait aucun sens. C'est ce que veut montrer ce livre en interrogeant tour à tour l'intelligibilité de l'univers, la plasticité du cerveau, la géométrie des formes et la singularité du vivant. En corollaire, la mémoire évolutive sous-jacente à la naissance de la pensée symbolique, les arts de la mémoire, la littérature proustienne, les souvenances divines, et enfin la mémoire augmentée et ses conséquences sur notre appréhension du monde. Cette nouvelle donne constitue le point d'achoppement des interrogations portées par les auteurs dans un esprit transdisciplinaire : il s'agit avant tout de défricher les mémoires et de ne pas opposer dataisme et plasticisme pour donner à voir, si tant est qu'elle éclose, une mémoire « posthumaine » digne de ce nom.

(Coll. Colloques et rencontres, 220 p., 25 euros)

ISBN : 978-2-343-13959-3, EAN EBOOK : 9782140069246

ACCOMPAGNER LES MALADES D'ALZHEIMER

Manuel pour l'aidant

Guide bilingue français-arabe

Omar Samaoli

Ce petit guide français-arabe apporte des conseils pratiques destinés aux intervenants et à l'entourage des personnes atteintes de la maladie d'Alzheimer. Conçu comme un instrument pratique et abondamment illustré, il s'adresse plus spécifiquement à un public issu de l'immigration, de plus en plus concerné par les problématiques du vieillissement.

(86 p., 15 euros)

ISBN : 978-2-343-13624-0, EAN EBOOK : 9782140065163

Structures éditoriales du groupe L'Harmattan

L'Harmattan Italie
Via degli Artisti, 15
10124 Torino
harmattan.italia@gmail.com

L'Harmattan Hongrie
Kossuth l. u. 14-16.
1053 Budapest
harmattan@harmattan.hu

L'Harmattan Sénégal
10 VDN en face Mermoz
BP 45034 Dakar-Fann
senharmattan@gmail.com

L'Harmattan Cameroun
TSINGA/FECAFOOT
BP 11486 Yaoundé
inkoukam@gmail.com

L'Harmattan Burkina Faso
Achille Somé – tengnule@hotmail.fr

L'Harmattan Guinée
Almamya, rue KA 028 OKB Agency
BP 3470 Conakry
harmattanguinee@yahoo.fr

L'Harmattan RDC
185, avenue Nyangwe
Commune de Lingwala – Kinshasa
matangilamusadila@yahoo.fr

L'Harmattan Congo
67, boulevard Denis-Sassou-N'Guesso
BP 2874 Brazzaville
harmattan.congo@yahoo.fr

L'Harmattan Mali
Sirakoro-Meguetana V31
Bamako
syllaka@yahoo.fr

L'Harmattan Togo
Djidjole – Lomé
Maison Amela
face EPP BATOME
ddamela@aol.com

L'Harmattan Côte d'Ivoire
Résidence Karl – Cité des Arts
Abidjan-Cocody
03 BP 1588 Abidjan
espace_harmattan.ci@hotmail.fr

L'Harmattan Algérie
22, rue Moulay-Mohamed
31000 Oran
info2@harmattan-algerie.com

L'Harmattan Maroc
5, rue Ferrane-Kouicha, Talaâ-Elkbira
Chrableyine, Fès-Médine
30000 Fès
harmattan.maroc@gmail.com

Nos librairies en France

Librairie internationale
16, rue des Écoles – 75005 Paris
librairie.internationale@harmattan.fr
01 40 46 79 11
www.librairieharmattan.com

Librairie l'Espace Harmattan
21 bis, rue des Écoles – 75005 Paris
librairie.espace@harmattan.fr
01 43 29 49 42

Lib. sciences humaines & histoire
21, rue des Écoles – 75005 Paris
librairie.sh@harmattan.fr
01 46 34 13 71
www.librairieharmattansh.com

Lib. Méditerranée & Moyen-Orient
7, rue des Carmes – 75005 Paris
librairie.mediterranee@harmattan.fr
01 43 29 71 15

Librairie Le Lucernaire
53, rue Notre-Dame-des-Champs – 75006 Paris
librairie@lucernaire.fr
01 42 22 67 13

www.ingramcontent.com/pod-product-compliance
Lightning Source LLC
LaVergne TN
LVHW011147061026
849535LV00003B/638